母婴营养师职业水平评价教材

主编　吴为群　刘喜红　杨永红

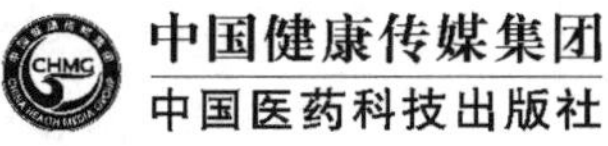

内容提要

本书是规范母婴营养师专业培训和职业水平评价的教材。系统地介绍了母婴营养知识，不同孕期和产褥期妇女的营养膳食指导、常见问题的营养指导及食谱举例，以及0～2岁婴幼儿营养及喂养指导和孕产妇中医对症药膳食谱。书中附有一些典型案例分析，间有介绍一些营养食谱和营养餐制作方法，特别注重培养母婴营养师的专业工作能力。本书每章节附有练习题，以供读者复习，对协助读者考证和掌握知识都很有帮助。全书内容实用，适合从事母婴营养工作的人员及爱好者阅读。

图书在版编目（CIP）数据

母婴营养师职业水平评价教材 / 吴为群，刘喜红，杨永红主编. -- 北京 ：中国医药科技出版社，2024.11. -- ISBN 978-7-5214-4926-6

Ⅰ. R153.1

中国国家版本馆 CIP 数据核字第 2024XP0734 号

美术编辑 陈君杞

版式设计 诚达誉高

出版 **中国健康传媒集团** | 中国医药科技出版社

地址 北京市海淀区文慧园北路甲22号

邮编 100082

电话 发行：010-62227427 邮购：010-62236938

网址 www.cmstp.com

规格 787×1092mm 1/16

印张 23½

字数 720千字

版次 2024年11月第1版

印次 2024年11月第1次印刷

印刷 河北环京美印刷有限公司

经销 全国各地新华书店

书号 ISBN 978-7-5214-4926-6

定价 98.00元

版权所有 盗版必究

举报电话：010-62228771

本社图书如存在印装质量问题请与本社联系调换

获取新书信息、投稿、为图书纠错，请扫码联系我们。

编　委　会

主　　编　吴为群　刘喜红　杨永红

副主编　王　聪　刘　昕　邵　华

编　　者　吴为群（广东省营养师协会）

刘喜红（广州市妇女儿童医疗中心）

杨永红（南部战区空军医院）

王　聪（广东省中医院）

刘　昕（广东省营养师协会）

邵　华（南部战区空军医院）

周筱燕（南方医科大学珠江医院）

陈会云（南部战区空军医院）

李沐蔓（南部战区总医院一五七分院）

学术秘书　支妙静　吴宣竺

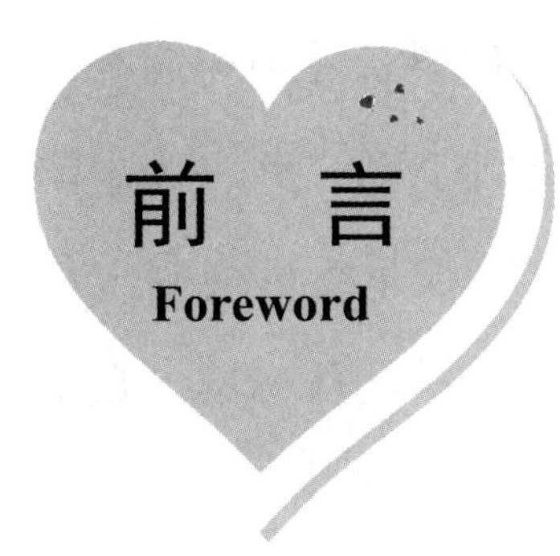

母婴健康是全民健康的基石，是人类可持续发展的前提，也是家庭幸福的根本。母婴健康反映了国家全民健康水平、生活质量和文明程度。世界卫生组织将人均预期寿命、婴儿死亡率和孕产妇死亡率作为衡量一个国家人民健康水平的主要指标。世界卫生组织和联合国营养执行委员会提出“生命早期1000天”概念，并定义为一个人生长发育的“机遇窗口期”，是奠定一辈子生命质量的关键时期。因此，需要特别重视生命早期1000天的营养和照护。遗憾的是，全球范围包括中国在内，孕期、哺乳期及婴幼儿期，孕产妇和宝宝营养不良的情况依然普遍；孕产妇膳食营养不均衡，吃动不平衡，缺乏维生素A和维生素D，缺锌、碘、铁，贫血和糖尿病，增重不达标等问题普遍存在；严重缺乏核心营养素引起严重神经管畸形的情况也时有发生。所以，母婴营养无论从哪个角度来讲都是很重要的，必须引起大家的重视。

我国政府高度重视妇幼保健事业，中共中央、国务院制定《“健康中国2030”规划纲要》《中国妇女发展纲要（2021—2030年）》《中国儿童发展纲要（2021—2030年）》等纲领性文件，指出需要强化干预妇女、儿童人群，提出要改善妇女营养状况，预防和控制营养不良、肥胖及贫血；开展孕前、孕产期营养与膳食评价指导，开展儿童生长发育监测和评价，加强个性化营养指导，保障妇女儿童营养健康。

国家要做好妇幼保健工作需要大量母婴营养师等专业人才。为了积极配合落实国家健康产业新政策，广东省营养师协会组织专家编写《母婴营养师职业水平评价教材》，并在全国率先开展母婴营养师专业培训和职业水平评价工作，为中国母婴营养事业的发展培养优秀专业人才。另外，协会的妇幼专业委员会制定的《母婴营养师职业水平评价标准》，经审核已在全国标准化委员会团体标准信息平台公开发布（编号为 T/GDYX 04—2018）。

母婴营养师是从事母婴营养咨询、营养测评、营养宣教和营养管理，母婴营养与食品知识传播，进行孕期和月子期营养指导、产后恢复、婴儿智力开发，落实生命最初 1000 天营养计划，促进母婴健康的工作人员。

编写本书的主要目的是规范全国母婴营养师的培养，推进科技人才评价专业化和社会化，方便用人单位选择合格专业人才，促进我国母婴营养产业的发展。

本书的编者为大学、专科医院或专业协会的孕期或产褥期营养或保健专家，都具有长期母婴营养工作及教学的经验，专家们编写时均毫无保留地把自己的多年经验有机融合在每章的文字里，让读者能从本书中直接学到许多母婴营养知识，这是本教材的一大特色。

本书是一本非常实用的母婴营养学习教材和职业水平评价教材，可供广大母婴营养师、幼儿园工作人员和校医、社区医务人员及保健人员、产科和新生儿科医生和护士、婴幼儿家长、妊娠期和产褥期妇女、母婴营养产品企业的工作人员等社会各界人士参考学习。想进一步深入学习的读者可以参加母婴营养师专业培训，参加母婴营养师职业水平评价考试，获取《母婴营养师》职业水平评价证书。持证上岗，可以更有效地开展母婴营养工作。

本书编写过程中得到了广东省营养师协会的大力支持，在此表示衷心的感谢。书中不足之处，恳请读者批评指正，以便再版订正。

编　者

2024 年 8 月

目　录

Contents

第一章
绪论

第一节　妇幼营养学介绍

一、妇幼营养学的范畴

（一）营养学的范畴

营养学亦称营养科学，是研究人体健康和食物之间关系的科学，涉及生理学、生物化学、医学、卫生学、心理学、社会学等多个学科。营养学是研究食物中的各种营养素及其他膳食成分，以及对人体健康与疾病的作用和关系，机体营养规律及其改善措施的科学，即研究在不同条件下人体对营养素的需要量；研究人体摄入食物后，在机体消化、吸收、转运、利用和排泄的过程；研究保持与强化食物中营养素含量的方法以及合理膳食结构科学依据的一门学科。营养学研究范畴包括一般生活条件、特殊生理条件、特殊环境下食物营养成分在人体中摄取和利用的规律，在此基础上采取具体的、宏观的、社会性措施改善人类营养以维护健康，提高生命质量。营养学分为基础营养、食物营养、公共营养、特殊人群营养和临床营养等领域，包括基础营养学、公共营养学、临床营养学、妇幼营养学、老年营养学、食品营养学、营养流行病学等。营养学的各个分支关注的内容、对象及侧重点有所不同。由于妇女、儿童在生理、心理方面有很多不同于一般人群之处，对饮食营养有其特殊的需求，因此，妇幼营养学成为营养学的一个重要分支。

（二）妇幼营养学的范畴

妇幼营养学是以基础营养学为基础，专门研究孕妇、乳母、婴幼儿、学龄前儿童、青少年、围绝经期女性、老年女性等特定人群营养规律及其改善措施的科学。所谓营养规律，包括孕妇、乳母、婴幼儿、学龄前儿童、青少年、围绝经期女性、老年女性等特定人群在一般生活条件下和特殊生理条件或特殊环境条件下，食入、消化、吸收、运转、利用和排泄食物中营养素的规律；改善措施包括科学性措施和社会性措施。妇幼营养学是一门具有较强的社会性、实践性和应用性的科学，与妇女健康状况、劳动能力及孩子的身体素质和智力发育有着密切的关系。妇幼营养学所关注的人群在生理上对营养有特殊需要，营养对维持该人群健康、保证正常生长发育、增强智力及维护母体健康等，都是一个非常重要的因素；食物营养素是必需的物质基础。不仅如此，母亲营养的好坏直接影响后代的身体健康及智力发育，儿童早期特别是生命早期 1000 天是整个生命的最关键时期，生命早期营养状况对于整个生命周期的健康与疾病有重要影响，这预示着孕妇、乳母及婴儿营养对于下一代的身体素质有不可低估的作用。例如，孕妇营养不良对妊娠结局和母体产生多种影响，对胎儿的影响主要包括胎儿在母体内生长停滞、胎儿生长受限，其结局包括：①早产及新生儿低出生体重发生率增加；②胎儿先天性畸形发生率增加；③围产期婴儿死亡率增高；④影响胎儿及婴儿的体格和智力发育。

婴幼儿期营养不良可能导致儿童不可逆转的生长和认知发育迟缓，影响智力潜能的发挥，降低学习能力和成年后的劳动生产能力，导致成年后患肥胖、高血压、冠心病和糖尿病等诸多慢性疾病的风险加大。同时，儿童营养状况与死亡率的变化也有着密切的关系，据世界卫生组织报告，全球 5 岁以下儿童死亡归因于营养不良的比例达 35%，急性重度营养不良儿童的死亡风险是营养正常儿童的 9 倍。儿童期营养状况直接关系到联合国千年发展目标 1（挨饿人口比例减半）和目标 4（降低 5 岁以下儿童死亡率）的实现，与经济社会发展、人口素质密切相关。妇女尤其是孕妇、乳母和婴幼儿营养各有其特殊的规律，妇幼营养学在妇幼人群健康保健方面占有重要的地位。世界卫生大会对孕产妇、婴幼儿营养实施的全面计划中包括一系列推荐行动，即针对卫生、农业、教育、社会支持和贸易领域集体实施行动，解决日益增长的营养不良问题所造成的公共健康负担。该计划还包括到 2025 年全球要实现的六个目标：①儿童发育营养不良比例减少 40%；②生育年龄妇女的贫血比例减少 50%；③低出生体重比例减少 30%；④儿童期体重过重比例增加 0%；⑤在儿童前六个月提高至少 50% 纯母乳喂养率；⑥减少儿童死亡率到 5% 以下。

（三）婴幼儿营养学的范畴

近年来有学者将婴幼儿营养学作为妇幼营养学一个新的分支提出来加以系统研究，提出婴幼儿营养学是应用现代营养科学的基本原理指导婴幼儿身体发育和智力发育过程的一门应用性学科，专门研究婴幼儿营养状况如何影响一生的健康，如婴幼儿营养不良不仅造成体重减轻、身材矮小，而且影响其智力和免疫功能；营养过剩则会导致成人心血管疾病、糖尿病、高血压等疾患发生风险升高。一个具有重要标志的成果就是成人疾病起源的 DOHaD 学说，即除了基因和成年期环境因素，宫内和出生早期环境也会对某些成年疾病的发生发展产生关键性影响。DOHaD 学说包括三个假说：①节约表型假说：是指胎儿发育时，如遇不利生长环境，将改变其发育轨迹，尤其是降低生长速度以适应环境，但此改变对其以后生长发育不利。②发育可塑性：是指胎儿在细胞分化的关键期对外界环境变化敏感且有适应环境变化的能力。发育可塑性对母体营养敏感，母体营养缺乏时，会影响胎儿发育的可塑性，进而导致成年疾病。③预知适应反应：是指发育中的胎儿能预测未来环境变化，并可通过改变其发育轨迹以适应所预知的环境。若预知适当，预测环境与未来实际环境匹配，则具有进化优势；若预知不适当，预测环境与未来实际环境不匹配，发育成熟的器官不能适应可塑期以外的环境，则可导致将来成年疾病的发生，且不匹配越多，导致的疾病风险越大。这说明孕妇及婴幼儿营养对于预防成人疾病是很重要的。婴幼儿营养学虽然没有作为独立的课程开设，但其发展势头强劲，并随着儿科学和营养学的持续发展、研究领域的逐渐扩充，不断向纵深发展。

二、妇幼营养学的起源与发展

自从人类开始繁育，便开启了母乳喂养的先河。随后，通过人类反复尝试与经验积累，食物的品种及烹调方法逐渐丰富，形成了具有地方民族特色的饮食风俗习惯。我国 2000 多年前的医学经典《黄帝内经》就记载了“五谷为养，五果为助，五畜为益，五菜为充，气味和而服之，以补益精气”的营养保健思想，该膳食原则同样适用于妇女儿童的饮食指导。《神农本草经》记载了许多有益于妇女儿童保健的食物及用法。《伤寒杂病论》收录的“猪肤汤”和“当归生姜羊肉汤”都是典型的女性食疗处方。《备急千金要方》是现存最早的营养疗法专篇，非常重视饮食养生，认为“安生治本，必资于饮食，不知食宜者，不足以生存也”，强调饮食有节、五味不可偏盛等观点，对于老年养生、妇幼养生等也有多处论述。饮食营养逐渐由经验积累上升到理论高度，中国营养学理论全面发展时期影响较大的代表著作有《寿亲养老新书》《饮膳正要》等，其中宋神宗时代（1085 年）陈直撰的《寿亲养老新书》是一部老年疾病治疗保健学著作，记有食疗方剂 162 首，对老人食治的贡献甚大，强调老人尤其应该注重饮食养生，以食治病为养老之大法；还记载了部分用于妇儿的食治方，如鲤鱼粥治妊娠胎动，鲍鱼羹治产妇乳汁不下。元代饮膳太医忽思慧（蒙古人）于天历三年（1331 年）著《饮膳正要》，开始从健康人的饮食方面立论，这是我国第一部有名的营养学专著，全书共三卷，继承了食、养、医结合的传统，对每一种食品都同时注意它的养生和医疗效果，该书所载的基本为保健用食品，且对所载各种食品均详述其制作方法、烹调细则，实属难能可贵；此外，还记述了少数民族的食物，丰富了食药资源；强调了妊娠食忌、乳母食忌、饮酒禁忌等。明、清时期，对营养学的研究有了进一步发展，有关饮食保健的著作大量涌现。如《食物本草》《食疗本草》《随息居饮食谱》《饮食须知》等，从不同角度对食物的性能、功用、主治、膳食结构等作了有实用价值的阐述。另外，如《救荒本草》等救荒和野菜类著作，扩大了食物的来源，这是营养学上的一大贡献。

国外最早关于营养方面的记载始见于《圣经》等著作中，有将肝汁挤入眼中治疗眼病的记载。古希腊名医希波克拉底在公元前四百多年就提出“食物即药”的观点，还尝试用海藻治疗甲状腺肿、动物肝脏治疗夜盲症和用含铁的水治疗贫血等。1616 年起，国外营养学发展脉络是以笛卡尔的分解思维走向纵深的，其主要贡献是将食物从整体进行分解，确定了现代营养学的思想基础。直到 1785 年法国“化学革命”鉴定了一些主要化学元素，建立了一些化学分析方法，才开始了现代意义的营养学研究，即利用定量、科学的方法，系统地、深层次地研究验证古老的或新的营养观点。国外现代营养学从开始至现在的主要成就包括：①认识了食物与人体基本化学元素组成，形成了营养学的基本概念、理论；②建立了食物成分的化学分析和动物实验方法；③分离和鉴定了食物中绝大多数营养素，系统研究了其吸收、代谢及生理功能；④关注了营养素缺乏引起的疾病及其机制，以及营养过剩对人类健康的危害；⑤形成了营养学的基本框架，并随后建立了食物配给制度，确立了调整食物结构的政策及预防营养缺乏病所应采取的社会性措施；⑥拓展了营养学研究领域，研究植物化学物对人体健康的影响及其对慢病防治的作用。营养学的研究内容也包括食物与人体健康，社会政治、经济、文化及环境与生态系统的变化，对人类生存和健康的影响等。强调同时关注一个地区、一个国家、整个世界的营养问题；同时关注当今营养学发展现状和未来营养学持续发展的问题。

中国现代妇幼营养学发展与国内外营养科学及其相关科学如化学、生物学等发展密切相关，也与当时社会需求有关。解放初期，由于我国人民生活水平很低，营养不足，机体抵抗力差，患儿病死率高，因此，儿童营养受到特别重视。我国首创用鱼肌和鱼蛋白粉喂养婴儿，研制以大豆蛋白质为基础的代乳品和强化乳儿糕，拟订中国儿童营养素供给量标准，大力提倡母乳喂养；还进行了儿童青年生长发育、形态、功能与素质的研究，也在幼儿园进行了儿童营养状况调查研究，并提出了改善办法。1986 年以后，借助英国专家 J. M. 坦纳（J. M. Tanner）的骨龄计分法，我国专家制定了北京地区 7 ~ 18 岁儿童青少年的骨龄标准，用骨成熟度判断骨龄，同时制作了图谱。此外，他们还创办了中国第一所儿童青少年卫生科研机构——北京医科大学儿童青少年卫生研究所；进行了全国性的人群营养调查，发布了妇幼营养相关的政策及发展规划等，如《中国婴幼儿喂养策略》《母乳代用品销售管理办法》《托儿所幼儿园卫生保健管理办法》《儿童缺铁和缺铁性贫血防治建议》《佝偻病早期综合防治方案》《儿童喂养与营养指导技术规范》《儿童营养性疾病管理技术规范》《辅食营养补充品通用标准》《中国 0 ~ 6 岁儿童营养发展报告（2012）》《中国食物与营养发展规划》。1988 年中国营养学会妇幼营养学会正式成立，后又更名为中国营养学会妇幼营养分会。会员主要由各类卫生机构如医院、妇幼保健院等的儿科、妇产科、儿童保健、妇女保健等专业人员和各大专院校、科研机构的专业技术人员以及相应政府机构的人员组成。

我国妇幼保健医学专门人才培养则始于 1985 年，为此组织专家制定了培养方案、教学大纲、课程大纲，建立了实习基地等。还编撰了系列教材与参考书，编写了中国第一部《儿童营养学》，1952 年即开始了儿童营养学教学。我国先后出版了《妇幼营养学》《实用儿童营养学》《母乳喂养好》《儿童营养食谱》《小儿常见病营养指导》等专著。

三、中国政府重视妇幼营养工作

妇女儿童健康是全民健康的基石，是人类可持续发展的前提，也是家庭幸福的根本。妇女儿童健康反映了国家全民健康水平、生活质量和文明程度。世界卫生组织将人均预期寿命、婴儿死亡率和孕产妇死亡率作为衡量一个国家人民健康水平的主要指标。

党的十八大以来，党中央、国务院高度重视妇女儿童事业，中共中央、国务院制定《“健康中国 2030”规划纲要》《中国妇女发展纲要（2021—2030 年）》《中国儿童发展纲要（2021—2030 年）》等纲领性文件。中共中央国务院印发《“健康中国 2030”规划纲要》提出全民健康要立足全人群和全生命周期两个着力点，指出要强化干预妇女儿童人群，实现从胎儿到生命终点的全程健康服务和健康保障，全面维护人民健康。2021 年 9 月 8 日国务院印发《中国妇女发展纲要（2021—2030 年）》提出要改善妇女营养状况，提高妇女营养水平，因地制宜开展营养和膳食指导，预防控制营养不良和肥胖，开展孕产妇营养监测和定期评估，预防控制老年妇女低体重和贫血。《中国儿童发展纲要（2021—2030 年）》提出要改善儿童营养状况，关注儿童生命早期1000天营养，开展孕前、孕产期营养与膳食评价指导，开展儿童生长发育监测和评价，加强个性化营养指导，保障儿童营养充足，加强食育教育，引导科学均衡饮食、吃动平衡，预防控制儿童超重和肥胖。

由于中国政府加强顶层设计，巩固完善制度，优化配置资源，我国妇幼健康工作取得了长足进步和显著成就，如期实现“十三五”规划目标和中国妇女儿童发展规划纲要、妇幼健康各项目标，妇女儿童健康水平显著提升。2021年我国孕产妇死亡率已下降到16.1/10万，婴儿死亡率下降至5.0‰，5岁以下儿童死亡率下降至7.1‰，妇幼健康核心指标已降至历史最低水平，这些核心指标已经位于全球中高收入国家的前列，被世界卫生组织评定为“全球十个妇幼健康高绩效国家之一”。出生缺陷防治、乙肝母婴传播、儿童保健等重点工作取得了积极成效。主要工作进展体现在以下三方面。

一是国家妇幼健康制度建设进一步完善。始终秉持儿童优先、母亲安全理念，坚持保健与临床相结合，个体与群体相结合，中医与西医相结合的中国特色妇幼健康发展道路。贯彻落实中国妇女儿童发展纲要，推进健康中国建设，启动妇幼健康促进行动。建立完善母婴安全五项制度，实施母婴安全行动计划和健康儿童行动等系列计划。不断完善妇幼健康制度建设。

二是国家妇幼健康服务能力持续提高。十年来，连续实施了妇幼健康保障工程，妇幼保健机构能力建设项目和基层产科、新生儿科医师和儿童保健人才培训项目，以妇幼保健机构、妇女儿童医院为核心，以基层医疗卫生机构为基础，以综合医院和相关科研教学机构为支撑的中国特色妇幼健康服务体系不断健全。近年来云上妇幼、智慧妇幼等创新模式不断推进，妇幼健康服务能力得到持续提升。

三是国家妇幼健康均等化水平不断提升。通过持续推进国家基本公共卫生服务、儿童营养改善、孕前优生健康检查等项目，着力解决妇幼健康事业发展不平衡、不充分问题。妇幼健康服务的公平性、可及性不断增强。

国家防控出生缺陷工作主要从以下几个方面入手。

第一方面，要继续持续加强出生缺陷三级预防、四道防线的防治策略。因为这是多年实践经验的总结，总体上是行之有效的。一级预防就是要把握住婚前和孕前这两道关口，统筹推进婚前保健、孕前优生健康检查，还有像叶酸的补充等服务，努力让出生缺陷不发生。二级预防非常关键的就是在孕中，要加强产前筛查和诊断，产前筛查非常重要，有助于显著减少有严重出生缺陷的新生儿出生。三级预防就是产后新生儿的筛查，在筛查过程中发现的先天性疾病、可疑的病例，要及时召回，尽早诊断，尽早治疗，同时加强随访追踪。在这个过程当中，争取做到早发现、早干预、早康复，尽可能地减少致残现象的发生。

第二方面，加强整体防治能力的提升。国家已经印发了《健康儿童行动提升计划（2021—2025年）》，也已经制订《出生缺陷防治能力提升计划（2023—2027年）》，通过这些计划的颁布、落实，整体上国家希望达到重点疾病在县级能够筛查，地市级能够诊断，省级能够指导，区域能够辐射的一个总体目标。积极完善防治网络，健全防治的链条，加强人才队伍培养，最终能够达到出生缺陷整体服务能力提升的目标。

第三方面，加强科技攻关。从“十一五”到“十三五”，国家布局了一系列专项，从胚胎植入的遗传学诊断，到产前和产后，有一系列研究的突破和新技术的产生，使得总体防治水平有了不小的提高。“十四五”国家科技攻关项目，又对出生缺陷的薄弱环节做了有针对性的布局，希望在整体加大科研投入的基础上，能够通过孕前、早孕期、产前以及出生后全链条的科技攻关项目的创新，做到进一步提升出生缺陷的防控水平。

我国坚持政府主导，全面实施“十四五”规划，加强部门合作，动员社会力量，营造保护和促进妇女儿童健康的社会氛围，将推动中国妇女儿童健康水平有更大的提高。

第二节　母婴营养的重要性

一、生命早期1000天及其重要性

生命早期1000天是指从女性怀孕的胎儿期（280天）到宝宝出生之后的2岁（720天），是奠定生

命质量的关键时期。生命早期1000天是决定孩子一生营养与健康状况的最关键时期，也是预防成年慢性疾病的窗口期。这个阶段的营养不良后果是不可逆的，世界卫生组织将这1000天定义为一个人生长发育的“机遇窗口期”。这1000天涉及胎儿、婴儿和幼儿，也涵盖孕妇、产妇和乳母，是改变个体一生的很重要的窗口期；这1000天，不管是营养摄入还是喂养方式，都关系到孩子一生的健康，是大家应该重视的“起跑线”。因此，我们要特别重视生命早期1000天，特别是与其密切相关的营养和照护。

营养是生命的基石，充足的营养是保证体格发育、大脑发育的物质基础；营养均衡和营养充足可以纠正营养不良的代际传递，这种影响甚至会持续几代人；同时营养充足也是降低出生缺陷发生率、降低疾病易感性和增强免疫力的保障。胎儿期和婴儿期营养不良不仅对儿童的体格和智能发育产生负面的影响，导致以后学习认知能力差，专注力和坚持力不足，缺乏创造力及工作能力等；还可以通过改变基因表达以及蛋白质代谢等因素，影响成年后的健康和疾病发生率。

（一）营养不当可增加成年后患慢性疾病的风险

“生命早期1000天”是从生命的起源到基本结构功能完成的阶段，这期间最重要的就是营养的摄入。营养是整个生命起源发生发展的基础，人体的细胞是由营养合成的，营养不良或不均衡就会影响细胞的发育和繁殖（包括DNA的复制），就可能导致细胞复制过程出现偏差，就会影响生长发育过程中细胞的数量和质量，就会发育复制出许多不健康的细胞和患病的身体。在基因复制的过程中，偏差经过积累，最终可能会出现具有明显缺陷性的表现，那就是疾病。这些疾病不仅是一些婴幼儿疾病及儿童疾病，而且还包括成年慢性代谢性疾病，比如糖尿病、心血管疾病、脑血管疾病、免疫性疾病及癌症等。

所以母亲在怀孕期间需要尽可能保证营养丰富，出生后尽可能坚持纯母乳喂养，并且至少要坚持一年，最好是两到三年，这样能够保证孩子的进食过程是跟消化、吸收、代谢基本上相符的，孩子在整个营养物质消化吸收的过程中出现的代谢废物就少，影响DNA转录的干扰因素也少，那么DNA在这1000天内的复制偏差就小，这会对成年期的健康起一个根本性的支持作用。所以生命早期1000天的营养确实非常重要。

如果在1000天中，我们没有在意，孩子也不一定表现出什么疾病，比如孩子只是相对胖一些、瘦一些、矮一些，看似问题都不大；但是到二三十年后，可能就会出现巨大的变化、长年累积的问题集中爆发。所以在生命早期1000天要特别关注孩子的各项生长发育指标，这并不是医生要求苛刻，而是为了给孩子的将来奠定一个良好的基础。人最宝贵的是生命，生命对每个人来说只有一次。在生命起源的初期阶段就要尽可能纠正或避免一些问题，为一生的健康打下基础，生命早期1000天的意义便在于此。

（二）目前存在的问题

目前业内关于生命早期1000天的说法已经很普遍，但大家的重视度还不够，简单地拿营养来说，孕期、哺乳期及婴幼儿期，妈妈和宝宝营养不良的情况依然很严峻，孕妇膳食营养不均衡、孕期吃动不平衡、缺维生素A和维生素D、妊娠期贫血和糖尿病、孕期增重不达标等问题普遍存在。国际妇产科联盟特别强调，只有孕妇健康了，才能为宝宝提供健康的宫内环境。因此，建立健康的生活方式，避免营养不良、营养过剩和肥胖，是经济而有效的干预措施。

据《2019年世界儿童状况：儿童、食物与营养》相关报告，全球5岁以下儿童面临着营养不足，因缺乏必需营养素而引起的隐形饥饿以及超重的问题严峻，因此保证奶量、科学添加辅食、注重营养搭配、不要过早吃“大人饭”等都是宝宝健康成长的基础。母乳是婴儿最好的食物，坚持母乳喂养对乳母和宝宝都有许多好处，比如帮助子宫收缩和恢复，预防产妇产后贫血，促进身体康复，减少女性患卵巢癌、乳腺癌的概率；并能提供宝宝所需的丰富营养，更有利于增强宝宝抵抗力、免疫力，减少婴儿消化不良和过敏现象，还有助于降低成人后慢性病的发生风险。喂养方式要得当。不少家长的喂养方式都存在一定问题，比如选奶不当、频繁换奶、冲调过浓等。

1000天虽然只有两年多，但足以影响人的一生！重视生命早期1000天，重视妈妈的营养摄入和宝宝的成长需求，重视母乳喂养和正确的喂养方式，从现在开始，从细节做起，防患于未然，把控好这一决定孩子一生营养与健康状况的最关键时期，是最有价值的优生优育措施，也是给予子孙后代的最佳礼物。

二、母婴营养的重要性

（一）孕前营养的重要性

孕前营养很重要，因为孕前营养的摄入直接关系到女性能否正常怀孕、日后身体恢复是否容易、宝宝身体是否健康等系列问题。

研究发现孕前营养对于优生很重要。胎儿的健康与智力发展与父母精子和卵子的质量及营养状况有关。据育儿专家研究发现，女性孕前营养摄入关系到胎儿的正常发育，也与新生儿出生时的体重密切相关。

因此，在决定怀孕前，就要特别注意饮食，保证营养摄入的全面和丰富，必要时补充需要的蛋白质、脂肪、碳水化合物、维生素与矿物质。

（二）孕期营养的重要性

孕期营养对于孕妇和胎儿来说都是特别重要的，如果孕期营养失衡，会增加妊娠期疾病发生率，影响女性产后的身体健康；怀孕期间的营养会影响孩子的一生，如果营养不良容易导致孕期胎儿出现危险，发育不良，造成胎儿先天畸形、出生体重不足等。孕期营养影响孩子的一生，需要科学膳食和合理补充。

（三）哺乳期营养的重要性

乳母需要充足的营养以补充妊娠和分娩时的消耗，恢复健康和体力，并且分泌乳汁哺育婴儿。

所以，哺乳期产妇保证充足的营养摄入也非常重要。如果产后不能及时补充足够的高质量营养物质和充分的休息，就会影响产妇的身体健康，很容易得病。如乳母存在营养不良，则会降低母乳的质量，会直接对宝宝的生长发育造成影响，出现免疫力低下，容易患病等情况。

因此，处于哺乳期的女性需要注意饮食上的营养均衡，每天可额外增加各种需要的营养，保证营养全面性，避免有挑食或者偏食的习惯，乳母一日三餐要有规律，可以适当多吃鱼肉、鸡肉、瘦牛肉等高蛋白食物，有助于提高乳汁的质量，其他富含维生素、矿物质的食物也都要合理食用。女性产褥期饮食很重要，首先，不要吃生冷的食物，避免诱发腹痛、腹泻等不适；其次，不要吃的太油腻，避免产妇肥胖或者消化不良。

三、目前中国母婴营养方面存在诸多问题

（一）孕妇营养问题

从全球范围来看，大量妇女出现微量营养素缺乏症，例如缺乏铁和维生素 A。全世界孕妇有近半数患有贫血，980 万孕妇患有夜盲症，估计有 1910 万孕妇血清视黄醇浓度过低。孕产期间缺乏微量营养素可降低婴儿的出生体重，并危及其存活和发育；孕妇叶酸缺乏可能导致胎盘早期剥离、先兆子痫、自然流产、死胎、早产、低出生体重以及脑和脊髓的严重先天性异常；科学研究发现孕产期碘缺乏与先天性畸形和儿童精神发育迟缓相关。

中国妊娠期妇女比较普遍的营养不足是缺铁性贫血，其城市患病率约为 20%，农村约为 40%，故在妊娠期应注意补充易吸收的血红素铁，尽量减少贫血的患病率。此外，对钙、锌、碘、维生素 A、叶酸等的供给也应予以重视；二十二碳六烯酸（DHA）等特定脂肪酸摄入量不足，也可阻碍儿童的发育。还有一点需要特别提出的是，对妊娠妇女要进行营养教育，使她们认识到合理营养、平衡膳食的重要性，以免不合理膳食影响自身和胎儿的健康。

我国是出生缺陷高发国家，根据世界卫生组织估计，中国出生缺陷发生率与世界中等收入国家的平均水平接近，约为 5.6%，每年新增出生缺陷数约 90 万例，其中出生时临床明显可见的出生缺陷约有 25 万例，约有 10 万例主要为叶酸等缺乏引起的神经管畸形；2020 年严重致残的出生缺陷发生率为 10.40/万。

出生缺陷已成为我国 5 岁以下儿童死亡的首要原因。随着我国社会经济的快速发展和医疗服务水平的提高，婴儿死亡率和 5 岁以下儿童死亡率持续下降，危害儿童健康的传染性疾病逐步得到有效控制，出生缺陷问题开始凸显，逐渐成为影响儿童健康和出生人口素质的重大公共卫生问题。国家卫生健康委

员会报告显示，出生缺陷不但是造成儿童残疾的重要原因，也日渐成为儿童死亡的主要原因。同时，出生缺陷还加重了因治疗、残疾或死亡导致的疾病负担，严重影响儿童的生命和生活质量，给家庭带来沉重的精神和经济负担，也是我国人口潜在寿命损失的重要原因。

引起出生缺陷发生的常见原因有：①孕期营养缺乏造成胎儿畸形，如叶酸等缺乏造成神经管畸形。②近亲结婚生育遗传病的发生率明显增加。③高龄怀孕生育后代唐氏综合征的发病风险升高。④孕期病毒感染，如风疹病毒感染可导致新生儿耳聋、先天性心脏病、青光眼、视网膜炎等疾病发生。⑤孕期疾患，如孕期糖尿病会增加胎儿畸形的发生风险。⑥怀孕期间使用了致畸药物。⑦孕期不良嗜好，如吸毒、吸烟、酗酒、大量饮用咖啡。⑧孕期接触有毒有害物质，如汞、铅、苯、农药和X线等。大多数出生缺陷是由遗传因素与环境因素共同作用引起的。

（二）婴幼儿营养缺乏症

全球约1/4（26%，1.64亿）的儿童发育不良，1/6（16%，1.01亿）的孩子体重过轻，1/12（8%，5200万）的儿童消瘦，近2000万儿童患有严重的营养不良，包括儿童发育迟缓、体重过轻、消瘦和超重等。世界卫生组织（WHO）婴幼儿营养报告称，每年孕产妇营养不良导致80万新生儿死亡，每年发育不良、消瘦和微量营养素缺乏引起近3100万儿童死亡。

《中国0~6岁儿童营养发展报告（2012年）》显示，我国儿童营养改善虽然取得显著成就，但也面临着一些问题与挑战：①儿童营养状况存在显著的城乡和地区差异，农村地区特别是贫困地区农村儿童营养问题更为突出。我国营养调查显示，2010年我国5岁以下儿童低体重率为3.6%，生长迟缓率为9.9%，消瘦率为2.3%；2010年全国贫困地区农村儿童低体重率、生长迟缓率分别为8.0%和20.3%。贫血尤其是缺铁性贫血是我国儿童最常见的营养缺乏性疾病，2010年中国5岁以下儿童贫血患病率为12.6%；其中城市为10.3%，农村为13.3%。2020年中国5岁以下儿童贫血患病率、低体重率和生长迟缓率分别为4.51%、1.19%和0.99%。其中2岁以下儿童贫血问题较突出，我国2岁以内婴幼儿贫血率仍达到31.1%，显著高于美国报告的13.1%水平。如果我国儿童中缺铁性贫血率维持在当前水平，今后十年生产力损失将达到2.4万亿元以上。缺铁性贫血甚至轻度的铁缺乏都可能会造成孩子学习认知能力下降、行为偏异及免疫功能降低，对认知功能等的发育造成不可逆转的损害。②农村地区儿童营养改善基础尚不稳定，呈现脆弱性，容易受到经济条件和突发事件的影响。③流动及留守儿童营养状况亟待改善。④超重和肥胖问题逐步显现，不仅城市地区儿童肥胖问题日益突出，农村地区儿童肥胖问题也逐渐呈现。

第三节　母婴营养师介绍

一、母婴营养师职业定义和水平评价的目的

1. 母婴营养师职业定义

母婴营养师是从事母婴营养咨询、营养测评、营养宣教、营养管理，传播母婴营养与食品知识，进行孕期和月子期营养指导、产后恢复、婴儿智力开发，落实生命最初1000天营养计划，促进母婴健康的工作人员。

2. 母婴营养师职业水平评价的目的

母婴营养师职业水平评价的目的是规范母婴营养师的培养，为幼儿园、月子中心、孕产妇及婴儿食品生产等相关企业培养具备相应职业技能的合格营养师，推进科技人才评价专业化和社会化，方便用人单位选择合格的专业人才，促进母婴营养相关产业的发展。

二、母婴营养师职业水平评价的主要内容和主要适用对象

（一）主要培训内容

（1）营养学基础：包括基础营养、食物营养与膳食补充剂、膳食结构与膳食指南等内容。

（2）孕期营养饮食指导：包括孕期母体和胎儿营养评估、备孕期准备和孕前营养、孕早期营养、孕

中期营养、孕晚期营养、营养不良或过剩对孕妇及胎儿的影响、孕妇和胎儿体重管理方法。

（3）产褥期营养饮食指导：包括影响乳汁分泌及质量的因素、乳母营养需要及重点营养素、中国哺乳期妇女平衡膳食宝塔、产褥期营养配餐、产褥期营养常见误区与问题指导、产褥期乳房的按摩护理等内容。

（4）婴儿营养及喂养指导：包括母乳喂养、配方奶喂养、混合喂养、食物转换、婴儿期营养素补充、婴儿喂养指南、婴儿期常见营养性问题及处理、婴儿生长发育监测与生长促进。

（5）中医药膳：包括中医体质分类方法、中医体质辨识、不同体质药膳的选择、孕产期常用中药材的药性和功效、孕期常见病症的药膳处理、月子期对症药膳。

（二）母婴营养师主要适用对象

（1）托儿所、幼儿园的保健医生和保育员。

（2）月子中心工作人员，包括营养师、医生、护师、护理人员及老板。

（3）月嫂、保姆和家政服务人员。

（4）医务人员和计生人员，尤其是产科、新生儿科、儿科医护人员。

（5）孕婴童营养产品企业的销售人员和客服人员。

（6）母婴营养师自由职业者。

（7）对母婴营养感兴趣的社会各界人士。

三、母婴营养师的职业前景

母婴健康是每一个家庭关注的焦点。生养一个健康和聪明的宝宝需要很多条件，营养均衡是最基本的条件，是必要条件，也是最重要的条件。母婴营养师是促进母婴健康的专业人才。因此，母婴营养师这个职业应运而生，随着社会经济的发展，居民健康要求的不断提高，母婴营养师的社会需求将会越来越大。规范培养母婴营养师，为幼儿园、托儿所、月子中心、孕产妇及婴儿食品生产相关企业培养专业营养人才，将促进母婴营养产业的发展。

为适应社会经济发展，国家出台“健康中国 2030 规划纲要”和国民营养计划，提倡由专业协会来开展职业水平评价工作。国家要大力发展健康产业，需要大量专业人才，需要许多培训机构来培训人才，而培养的人才需要专业协会来做水平评价。为了积极配合落实国家职业评价新政策，广东省营养师协会决定于 2019 年在开展“广东省公共营养师水平评价”工作的基础上，设立妇幼营养专业委员会，专门负责母婴营养师职业水平评价工作，规范母婴营养专业人才的培养和水平评价，为社会和企业培养更多具备相应职业技能的合格人才，进一步推进科技人才评价标准化、专业化和社会化，将促进中国母婴营养行业的发展，增进母婴健康，并促进中国营养健康产业的发展。

练习题

一、理论练习题

（一）单项选择题

1. 营养学是研究人体健康和（A）之间关系的科学。

A. 食物　B. 营养　C. 寿命　D. 预防医学

2. 妇幼营养学是（B）的一个分支。

A. 食物营养学　B. 营养学　C. 公共营养　D. 临床营养

3. 孕妇营养不良对胎儿的影响不包括（C）。

A. 早产及新生儿低出生体重发生率增加　B. 胎儿先天性畸形发生率增加

C. 围产期婴儿死亡率降低　D 影响胎儿的体格和智力发育

4. 有关中国儿童存在的营养问题，不符合实际的是（B）。

A. 每日从食物中得到的钙不到推荐摄入量的一半

B. 50% 的儿童存在低体重

C. 约有三分之一的学生患有缺铁性贫血

D. 维生素 A 缺乏及可疑缺乏者达 50%

5. 生命早期 1000 天时间段，不包括（A）。

A. 孕期 300 天　　B. 婴儿期　　C. 出生后第二年　　D. 孕期 280 天

6. 以下有关防控出生缺陷一级预防的描述，不正确的是（D）。

A. 要把握住婚前和孕前这两道关口

B. 统筹推进婚前保健、孕前优生健康检查

C. 及时充分补充叶酸

D. 尽早诊断、尽早治疗

7. 以下有关防控出生缺陷三级预防的描述，不正确的是（A）。

A. 孕中要加强产前筛查和诊断　　B. 加强产后新生儿的筛查

C. 尽早诊断，尽早治疗　　D. 早康复，减少致残现象

8. 孕期风疹病毒感染可导致一些先天性疾病发生，但一般不包括（C）。

A. 新生儿耳聋　　B. 先天性心脏病　　C. 神经管畸形　　D. 青光眼

9. 孕期一些不良嗜好可以引起出生缺陷高发，但一般不包括（B）。

A. 吸毒　　B. 甜食　　C. 吸烟　　D. 酗酒

10. 孕期接触一些有毒有害物质可能引起出生缺陷高发，但一般不包括（C）。

A. 汞　　B. 农药　　C. 化肥　　D. X 线

（二）判断题（正确的在题后括号内填“A”，错误的填“B”）

1. 孕妇营养不良可增加围产期婴儿死亡率。（A）

2. 世界卫生组织将人均预期寿命、婴儿死亡率和孕产妇死亡率作为衡量一个国家人民健康水平的主要指标。（A）

3. 生命早期 1000 天是决定一生营养与健康状况的最关键时期。（A）

4. 防控出生缺陷的一级预防就是要加强产前筛查和诊断。（B）

5. 防控出生缺陷的二级预防就是要把握好婚前和孕前这两道关口。（B）

6. 防控出生缺陷的三级预防就是要做好产后新生儿筛查，做到早发现、早干预、早康复，减少致残现象。（A）

7. 目前中国孕期、哺乳期及婴幼儿期，妈妈和宝宝营养不良的情况比较少见。（B）

8. 重视生命早期 1000 天是最有价值的优生优育措施，也是给予子孙后代的最佳礼物。（A）

9. 低龄怀孕生育后代唐氏综合征的发病风险升高。（B）

10. 孕期糖尿病会增加胎儿畸形的发生风险。（A）

二、技能题

（一）简述世界卫生大会对孕产妇、婴幼儿营养实施的全面计划及六个目标。

参考答案：

世界卫生大会对孕产妇、婴幼儿营养实施的全面计划，包括一系列推荐行动，即针对卫生、农业、教育、社会支持和贸易领域集体实施行动，解决日益增长的营养不良问题所造成的公共健康负担。该计划还包括到 2025 年全球要实现的六个目标：①儿童发育营养不良比例减少 40%；②生育年龄妇女的贫血比例减少 50%；③低出生体重比例减少 30%；④儿童期体重过重比例增加 0%；⑤在儿童前六个月提高至少 50% 纯母乳喂养率；⑥减少儿童死亡率到 5% 以下。

（二）简述党中央、国务院近几年制定的与妇女儿童有关的纲领性文件。

参考答案：

党的十八大以来，党中央、国务院高度重视妇女儿童事业，中共中央、国务院制定《“健康中国 2030”

规划纲要》《中国妇女发展纲要（2021—2030 年）》《中国儿童发展纲要（2021—2030 年）》等纲领性文件。《“健康中国 2030” 规划纲要》提出全民健康要立足全人群和全生命周期两个着力点，指出要强化干预妇女儿童人群，实现从胎儿到生命终点的全程健康服务和健康保障，全面维护人民健康。《中国妇女发展纲要（2021—2030 年）》提出要改善妇女营养状况，提高妇女营养水平，因地制宜开展营养和膳食指导，预防控制营养不良和肥胖，开展孕产妇营养监测和定期评估，预防控制老年妇女低体重和贫血。《中国儿童发展纲要（2021—2030 年）》提出要改善儿童营养状况，关注儿童生命早期 1000 天营养，开展孕前、孕产期营养与膳食评价指导，开展儿童生长发育监测和评价，加强个性化营养指导，保障儿童营养充足，加强食育教育，引导科学均衡饮食、吃动平衡，预防控制儿童超重和肥胖。

（三）简述国家防控出生缺陷工作的主要内容。

参考答案：

国家防控出生缺陷工作主要从以下几个方面入手。

第一方面，要继续持续加强出生缺陷三级预防、四道防线的防治策略。一级预防就是要把握住婚前和孕前这两道关口，统筹推进婚前保健、孕前优生健康检查，还有像叶酸的补充等服务，努力让出生缺陷不发生。二级预防非常关键的就是在孕中要加强产前筛查和诊断，这样就可让有严重出生缺陷的胎儿尽可能少出生。三级预防就是产后新生儿的筛查，在筛查过程中发现的先天性疾病、可疑的病例，要及时召回，尽早诊断，尽早治疗，同时加强随访追踪，争取做到早康复，尽可能地减少致残现象的发生。

第二方面，加强整体防治能力的提升。国家已经印发了《健康儿童行动提升计划（2021—2025 年）》，也已经制订出生缺陷能力提升计划（2022—2025 年）。要积极落实这些计划，积极完善防治网络，健全防治的链条，加强人才队伍培养，最终能够达到出生缺陷整体服务能力提升的目标。

第三方面，加强科技攻关。研究新技术，提高总体防治水平，进一步提升出生缺陷防控水平。

（四）简述生命早期 1000 天及其重要性。

参考答案：

生命早期 1000 天是指从女性怀孕的胎儿期到宝宝出生之后的 2 岁，是奠定生命质量的关键时期。生命早期 1000 天是决定孩子一生营养与健康状况的最关键时期，也是预防成年慢性疾病的窗口期。这个阶段的营养不良后果是不可逆的，世界卫生组织将这 1000 天定义为一个人生长发育的“机遇窗口期”。这 1000 天涉及胎儿、婴儿和幼儿，也涵盖孕妇、产妇和乳母，是改变个体一生的十分重要的窗口期；这 1000 天，不管是营养摄入还是喂养方式，都关系到孩子一生的健康，是大家应该重视的“起跑线”。因此，我们要特别重视生命早期 1000 天，特别是与其密切相关的营养和照护。

（五）简述生命早期 1000 天营养的重要性。

参考答案：

“生命早期 1000 天” 是从生命的起源到基本结构功能完成的阶段，这期间最重要的就是营养的摄入。营养是整个生命起源发生发展的物质基础，人体的细胞是由营养合成的，营养不良或不均衡就会影响细胞的发育和繁殖，包括 DNA 的复制，就可能导致细胞复制过程出现偏差，就会影响生长发育过程中细胞数量的增加和细胞质量，就会发育复制出许多不健康的细胞和患病的身体。在基因复制的过程中，偏差经过积累，最终会出现一个明显的缺陷性表现，那就是疾病。这些疾病不仅是一些婴幼儿疾病及儿童疾病，而且还包括成年慢性代谢性疾病，比如糖尿病、心血管疾病、脑血管疾病、免疫性疾病及癌症等。

所以孕妇在怀孕期间尽可能保证营养丰富，出生后尽可能坚持纯母乳喂养，并且至少要坚持一年，最好是两到三年，这样能够保证孩子的进食过程是跟消化、吸收、代谢基本上相符，孩子在整个营养物质消化吸收的过程中出现的代谢废物就少，影响 DNA 转录的干扰因素也少，那么 DNA 在这 1000 天内的复制偏差就小，这会对成年期的健康起一个根本性的支持作用。所以生命早期 1000 天的营养非常重要。

如果在 1000 天中，我们没有在意，孩子也不一定表现出什么疾病，比如孩子只是相对胖一些、瘦一些、矮一些，看似问题都不大；但是到二三十年后，可能会出现巨大的变化、累积问题的集中爆发。所以在生命早期 1000 天要特别关注孩子的各项生长发育指标。在生命起源的初期阶段就要尽可能纠正或避免一些问题，为一生的健康打下基础，生命早期 1000 天的意义便在于此。

（六）阐述中外孕妇存在的营养问题。

参考答案：

从全球范围来看，大量妇女出现微量营养素缺乏症。全世界孕妇有近半数患有贫血，980 万孕妇患有夜盲症，估计有 1910 万孕妇血清视黄醇浓度过低。孕产期间缺乏微量营养素可降低婴儿的出生体重，并危及其存活和发育；孕妇叶酸缺乏可能导致胎盘早期剥离、先兆子痫、自然流产、死胎、早产、低出生体重以及脑和脊髓的严重先天性异常；科学研究发现孕产期碘缺乏与先天性畸形和儿童精神发育迟缓相关。

中国妊娠期妇女比较普遍的营养不足是缺铁性贫血，其城市患病率约为 20%，农村约为 40%，故在妊娠期应注意补充易吸收的血红素铁，尽量减少贫血的患病率。此外，对钙、锌、碘、维生素 A、叶酸等的供给也应予以重视；DHA 等特定脂肪酸摄入量不足，也可阻碍儿童的发育。

我国是出生缺陷高发国家，根据世界卫生组织估计，中国出生缺陷发生率与世界中等收入国家的平均水平接近，约为 5.6%，每年新增出生缺陷数约 90 万例。

（七）简述引起出生缺陷发生的常见原因。

参考答案：

引起出生缺陷发生的常见原因有：

（1）孕期营养缺乏造成胎儿畸形，如叶酸等缺乏造成神经管畸形。

（2）近亲结婚生育遗传病的发生率明显增加。

（3）高龄怀孕生育后代唐氏综合征的发病风险升高。

（4）孕期病毒感染，如风疹病毒感染可导致新生儿耳聋、先天性心脏病、青光眼、视网膜炎等疾病发生。

（5）孕期疾患，如孕期糖尿病会增加胎儿畸形的发生风险。

（6）怀孕期间使用了致畸药物。

（7）孕期不良嗜好，如吸毒、吸烟、酗酒、大量饮用咖啡。

（8）孕期接触有毒有害物质，如汞、铅、苯、农药和 X 线等。

大多数出生缺陷是由遗传因素与环境因素共同作用引起的。

（八）简述母婴营养师职业定义和职业前景。

参考答案：

（1）母婴营养师职业定义：母婴营养师是从事母婴营养咨询、营养测评、营养宣教、营养管理，传播母婴营养与食品知识，进行孕期和月子期营养指导、产后恢复、婴儿智力开发，落实生命最初 1000 天营养计划，促进母婴健康的工作人员。

（2）母婴营养师的职业前景：母婴健康是每一个家庭关注的焦点。生养一个健康和聪明的宝宝需要很多条件，营养均衡是基本的条件，是必要条件，也是最重要的条件。母婴营养师是促进母婴健康的专业人才。因此，母婴营养师这个职业应运而生，随着社会经济的发展，居民健康要求的不断提高，母婴营养师的社会需求将会越来越大。规范培养母婴营养师，为托儿所、幼儿园、月子中心、孕产妇及婴儿食品生产相关企业培养专业营养人才，将促进母婴营养产业的发展。

（吴为群）

第二章
基础营养及食物营养

第一节　消化系统基础知识

人体从组织细胞水平上是由细胞、组织、器官和系统构成的。构成人体的基本单位是细胞，细胞与细胞间质组合在一起构成细胞群体，形成组织。人体的基本组织分为上皮组织、肌组织、结缔组织和神经组织四种。几种组织相互结合，组成器官。人体的诸多器官按功能的差异，分类组成九大系统，包括运动系统、消化系统、呼吸系统、泌尿系统、生殖系统、脉管系统、感觉器、神经系统和内分泌系统，其主要功能和构成见表 2－1。消化系统在机体中承担消化食物、吸收营养物质和排出代谢产物等功能。

表 2－1　人体各系统的主要功能和构成

系统名称	主要功能	构成
运动系统	躯体的支持、运动等	骨骼、关节（骨连结）和骨骼肌
消化系统	消化食物、吸收营养物质和排出代谢产物	消化管（食管、胃、小肠等）和消化腺（肝、胰等）
呼吸系统	气体交换，吸进氧气，排出二氧化碳；参与维持人体血液的酸碱平衡	由气管、支气管和肺等器官构成
泌尿系统	排出机体内溶于水的代谢产物，如尿素、尿酸等	由肾、输尿管、膀胱、尿道等器官构成
生殖系统	生殖繁衍后代	包括女性生殖系统（由卵巢、子宫、阴道等器官构成）和男性生殖系统（由睾丸、附睾、阴茎等器官构成）
脉管系统	输送血液在体内循环流动	包括心血管系统和淋巴系统
感觉器	感受机体内、外环境刺激而产生兴奋	眼和耳等
神经系统	调控人体全身各系统器官活动的协调和统一	包括中枢神经系统（脑和脊髓）和周围神经系统（脑神经、脊神经等）
内分泌系统	调控全身各系统的器官活动	包括脑垂体、甲状腺、肾上腺、性腺等器官

一、消化系统的组成

消化系统由消化管和消化腺两大部分组成，如图 2－1 所示。

1. 消化管

消化管包括口腔、咽、食管、胃、小肠（十二指肠、空肠和回肠）和大肠（盲肠、阑尾、结肠、直肠和肛管）。消化管各段虽然形态和功能不尽相同，但是除口腔以外，其管壁由内向外一般依次由黏膜、黏膜下层、肌层和外膜四层构成，如图 2－2 所示。黏膜位于最内层，面向管腔，它又可分为上皮、固有层和黏膜肌层三层，上皮衬于消化管的内表面，有两种细胞类型，口腔、食管和肛门为复层扁平上皮，主要有保护作用，胃、小肠和大肠为单层柱状上皮，除有保护作用外，主要有消化和吸收的功能；固有层，位于上皮的外层，由结缔组织构成，含有消化腺、血管、神经、淋巴管和淋巴组织；黏膜肌层为薄层平滑肌，将黏膜和黏膜下层分开，收缩时可以改变黏膜的形态，有利于物质的消化和吸收。黏膜下层是疏松结缔组织，可使黏膜有一定的移动性，以利扩大器官的空腔，它具有缓冲和防御作用，其内含有血管、淋巴、神经、腺体以及脂肪等。肌层主要由平滑肌构成，一般可分为内环、外纵两层。环形肌与纵肌交替收缩，可改变器官的形态，使管腔内容物向前推进。外膜是最外面的一层纤维膜，有润滑和保护器官的功能。

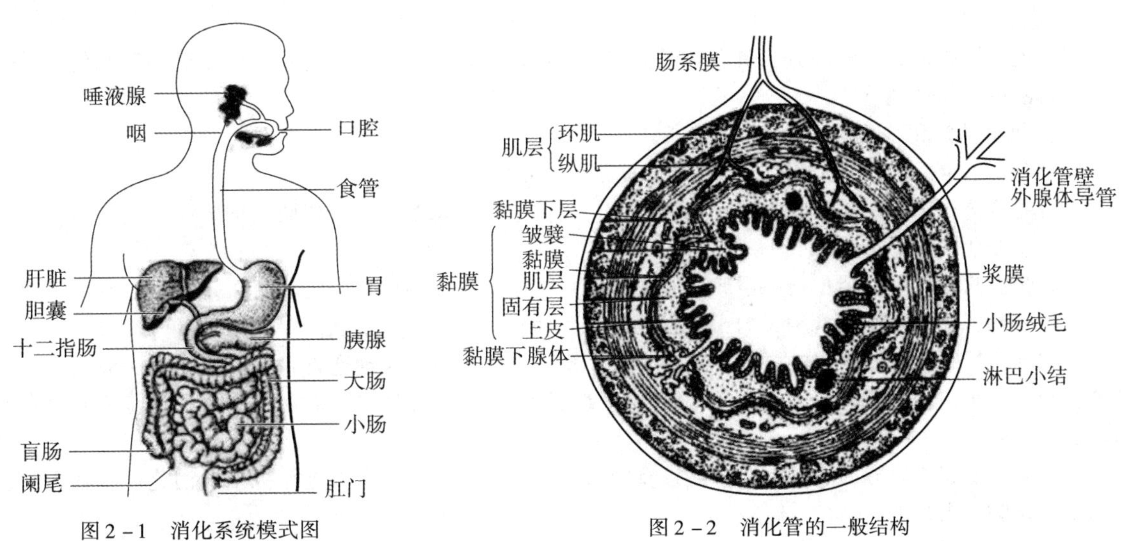

图 2－1 消化系统模式图

图 2－2 消化管的一般结构

2. 消化腺

除口腔腺和消化管壁的腺体以外，主要有肝和胰。消化腺的功能是分泌消化液到消化管，参与食物的消化。肝脏是人体最大的消化腺，其产生的胆汁对脂类的消化和吸收有重要作用。胰腺实质由外分泌部和内分泌部（胰岛）组成，外分泌部能产生多种消化酶，包括胰淀粉酶、胰蛋白酶和胰脂肪酶等，分别协助淀粉、蛋白质和脂肪的消化；内分泌部能产生胰岛素、胰高血糖素、生长抑素、胰多肽等激素，直接进入血液循环，调节机体的各种生理功能。胰岛素能促进全身组织对葡萄糖的摄取和利用，并抑制糖原的分解和糖异生，因此，胰岛素有降低血糖的作用。胰岛素能促进脂肪的合成与贮存，使血中游离脂肪酸减少，同时抑制脂肪的分解氧化。胰岛素一方面促进细胞对氨基酸的摄取和蛋白质的合成，一方面抑制蛋白质的分解，因而有利于生长。胰高血糖素作用与之相反，此二者是调节血糖的重要激素。生长抑素调节胰腺内分泌部其他三种激素的分泌；胰多肽具有抑制胃肠运动、胰液分泌及胆囊收缩的作用。

二、食物消化与吸收的生理学知识

（一）食物的消化

消化是食物在消化道内被分解为小分子物质的过程。消化的方式分为两种：一种是机械性消化，即通过消化道的运动，将食物磨碎，并使其与消化液充分混合，同时将其向消化道远端推送。另一种是化学性消化，即通过消化液的各种化学作用，将食物中的营养成分分解成小分子物质。通常这两种消化方式同时进行，相互配合。食物经过消化后，透过消化道黏膜，进入血液和淋巴循环的过程称为吸收。消化和吸收是两个相辅相成、紧密联系的过程。不能被消化和吸收的食物残渣，最终形成粪便排出体外。

1. 口腔内消化

消化过程从口腔开始。食物在口腔停留的时间短，在这里食物被咀嚼、湿润而后吞咽。口腔中唾液对食物有较弱的化学性消化作用。人的口腔内有三对主要唾液腺，即腮腺、颌下腺和舌下腺，还有众多散在的小唾液腺，唾液是这些腺体分泌的混合液。

唾液可以湿润和溶解食物，以引起味觉并易于吞咽；还可以清除口腔中的食物残渣，冲淡、中和进入口腔的有害物质，对口腔起清洁和保护作用；唾液中的溶菌酶和免疫球蛋白有杀灭细菌和病毒的作用；在人的唾液中含有唾液淀粉酶，可将淀粉分解为麦芽糖，此酶的最适 pH 值为 7.0，随食物进入胃后还可以继续作用一段时间，直至食物的 pH 值小于 4.5 后才彻底失去活性。唾液还有一定的排泄功能，进入体内的某些异物（如铅等）可随唾液排出，有些药物也会随唾液一起排出。

2. 胃内消化

胃是消化道中最膨大的部分，具有暂时储存食物的功能。食物在胃内将受到胃壁肌肉运动的机械性消化和胃液的化学性消化。

（1）机械性消化

1）胃的运动主要有三种形式，即容受性舒张、紧张性收缩和蠕动。

①容受性舒张：当咀嚼和吞咽时，食物对咽、食管等处的刺激可引起胃肌肉的舒张，使胃腔容量增加而胃内压变化不大。

②紧张性收缩：这是消化道平滑肌共有的运动形式。这种收缩使胃腔内具有一定压力，有助于胃液渗入食物内部，并协助推动食糜移向十二指肠，同时使胃保持一定的形状。

③蠕动：胃蠕动起始于胃的中部，约每分钟 3 次。进食后胃的蠕动通常是一波未平，一波又起。蠕动波初起时较小，在传播过程中，波的幅度和速度逐渐增加，当接近幽门时明显增强，可将一部分食糜（1～2ml）排入十二指肠。

胃运动主要完成三方面的功能：容纳进食时摄入的大量食物；对食物进行机械性消化；以适当的速率向十二指肠排出食糜。

胃内食糜由胃排入十二指肠的过程称为胃排空。一般在食物入胃后 5 分钟即有部分食糜被排入十二指肠。胃的排空取决于幽门两侧的压力差（直接动力），胃运动产生的胃内压增高是胃排空的动力（原始动力），阻力是幽门和十二指肠的收缩。当胃内压超过十二指肠内压，并足以克服幽门的阻力时，胃的排空才能进行。因此，凡能增强胃运动的因素都能促进胃的排空；反之，则延缓排空。

2）影响胃排空的因素

①胃内食物量：胃的内容物作为扩张胃的机械刺激，通过壁内神经反射或迷走神经反射，引起胃运动的加强。一般胃排空食物的速率和与留在胃内的容物量成正相关。

②胃泌素：扩张刺激以及食物的某些成分，主要是蛋白质消化产物，可引起胃窦黏膜释放胃泌素。胃泌素除了促进胃酸分泌外，对胃的运动也有中等程度的刺激作用，因而对胃排空有重要的促进作用。

③食糜的理化性状和化学组成：食糜的理化性状和化学组成不同，胃排空的速度也不同。一般来说，稀的、流体食物比稠的、固体食物排空快；颗粒小的食物比大块的食物排空快；等渗溶液比非等渗液体排空快。在三种主要食物营养成分中，碳水化合物类排空得最快，蛋白质次之，脂肪类排空最慢。一般碳水化合物类食物在胃停留 1 小时左右；蛋白质类停留 2～3 小时；脂肪类食物停留 5～6 小时以上。这是进食油腻食物后饱胀感与耐饿的原因。另外，在减肥时，选择高蛋白饮食也可延迟排空，增加饱腹感。液体食物与固体食物以不同的速率排空，液体食物的排空开始于进食后即刻，液体食物的排空是被动的，它们沿胃窦－幽门－十二指肠的压力梯度排空，它们有一个早期快速排空期，以及一个较长的延迟排空期。液体排空的压力梯度来源于胃底收缩形成的胃窦－幽门－十二指肠的压力梯度，半排空时间约为 30 分钟。固体食物的排空起始较慢，进食后有一个碾磨期，平均持续 45 分钟左右，此时几乎没有固体食物排空；一旦碾磨完毕，食糜以线性方式排空，连续不断，直至胃内完全空虚，半排空时间平均为 43 分钟左右；所以，固体食物在进食后约 1.5 小时排空 50%。混合食物由胃完全排空通常需 4～6 小时。

（2）化学性消化：胃黏膜含管状外分泌腺和多种内分泌细胞，能生成胃液。胃液的成分包括无机物如盐酸、钠和钾的氯化物等，以及有机物黏蛋白、消化酶等。

盐酸也称胃酸，是由胃黏膜壁细胞分泌。胃酸可杀灭随食物进入胃内的细菌；胃腺还产生胃蛋白酶原，胃酸激活胃蛋白酶原，使其转变为有活性的胃蛋白酶，并为其作用提供必要的酸性环境，以分解蛋白质；胃酸与 Ca^{2+} 和 Fe^{2+} 结合，形成可溶性盐，促进它们的吸收；胃酸进入小肠内可引起胰泌素的释放，从而促进胰液、胆汁和小肠液的分泌。胃黏膜壁细胞分泌的内因子可与随食物进入胃内的维生素 B_{12} 结合而促进维生素 B_{12} 在回肠的吸收。胃黏膜细胞还能分泌黏液和碳酸氢盐，共同构成一个厚 0.5 ~ 1.0mm 的抗胃黏膜损伤的屏障，称为黏液 – 碳酸氢盐屏障。这个屏障在一定程度上能有效保护胃黏膜免受 H^+ 的直接侵蚀，同时也使胃蛋白酶原在上皮细胞侧不被激活，防止胃蛋白酶对胃黏膜的作用。

3. 小肠内消化

小肠内消化是整个消化过程中最重要的阶段。在这里，食糜受到胰液、胆汁和小肠液的化学性消化作用以及小肠运动的机械性消化作用。食物通过小肠后，消化过程基本完成。大多数营养物质在小肠被吸收，未被消化的食物残渣则从小肠进入大肠。

食物在小肠内停留的时间随食物的性质不同而不同，一般为 3 ~ 8 小时。

（1）机械性消化：小肠的运动功能是靠肠壁的两层平滑肌完成的。肠壁的外层是纵行肌，内层是环行肌。小肠的运动形式包括紧张性收缩、分节运动和蠕动三种。

1）紧张性收缩：小肠平滑肌紧张性收缩是其他运动形式有效进行的基础，即使在空腹时也存在，进食后显著加强。紧张性收缩使小肠平滑肌保持一定的紧张度，保持肠道一定的形状，并维持一定的腔内压。

2）分节运动：这是一种以环行肌为主的节律性收缩和舒张运动。在食糜所在的一段肠管上，环行肌在许多点同时收缩，把食糜分割成许多节段。随后，原来收缩处舒张，而原来舒张处收缩，使原来的节段分为两半，而相邻的两半则合拢来形成一个新的节段。如此反复进行，食糜得以不断地分开，又不断地混合。

3）蠕动：小肠蠕动波很弱，通常只进行一段短距离（约数厘米）后即消失。蠕动的意义在于使经过分节运动作用的食糜向前推进一步，到达一个新肠段，再开始分节运动。

（2）化学性消化：参与这一过程的有胰液、胆汁和小肠液。

1）胰液：由胰腺外分泌部产生，含多种酶。如碳水化合物水解酶（胰淀粉酶）、脂类水解酶（胰脂肪酶、胆固醇酯酶和磷脂酶 A_2）、蛋白质水解酶（胰蛋白酶、糜蛋白酶等），正常胰液中还含有羧基肽酶、核糖核酸酶、脱氧核糖核酸酶等水解酶。在正常情况下，胰液中的消化酶并不消化胰腺本身，这是因为它们是以无活性的酶原形式分泌的。同时，腺泡还能分泌少量胰蛋白酶抑制物。

由于胰液中含有产能营养素的四种水解酶，因此其是所有消化液中消化食物最全面、消化能力最强的一种消化液。当急慢性胰腺炎引起胰液分泌缺乏时，即使其他的分泌都很正常，食物中的脂肪和蛋白质仍不能完全被消化和吸收，常引起脂肪泻；同时，也使脂溶性维生素 A、维生素 D、维生素 E 和维生素 K 等的吸收受到影响，但对碳水化合物的消化和吸收影响不大。

2）胆汁：由肝细胞不断生成，生成后由肝管流出，经胆总管排入十二指肠，或由肝管转入胆管而贮存于胆囊内，在消化食物时再由胆囊排出，进入十二指肠。胆汁的成分复杂，除水分和钠、钾、钙、碳酸氢盐等无机成分外，其有机成分包括胆汁酸、胆色素、脂肪酸、胆固醇、卵磷脂和黏蛋白等。胆汁中无消化酶，但对于脂肪的消化和吸收却具有重要意义，其中的胆盐（胆汁酸与其他物质结合而成）、胆固醇和卵磷脂可作为乳化剂，减小脂肪的表面张力，使脂肪变成小的脂肪微滴，分散在肠腔内，从而增加了胰脂肪酶的作用面积，使其分解脂肪的作用加速。胆盐可以作为运载工具，将不溶于水的脂肪分解产物（脂肪酸、甘油一酯等）运送到小肠黏膜表面，从而促进脂肪消化产物的吸收。胆汁通过促进脂肪分解产物的吸收，对脂溶性维生素（维生素 A、维生素 D、维生素 E、维生素 K）的吸收也有促进作用。另外，胆汁在十二指肠内可中和胃酸，胆盐是胆固醇的有效溶剂。

3）小肠液：是一种弱碱性液体。主要成分除水之外，无机成分包括 Na^+、K^+、Ca^{2+}、Cl^-、HCO_3^- 等，有机成分有黏蛋白、肠激酶等。由小肠产生的肠致活酶能激活胰液中的胰蛋白酶原，使之变为有活性的胰蛋白酶，从而有利于蛋白质的消化。在肠上皮细胞内还含有多种消化酶，如分解多肽的肽酶、分解双糖的蔗糖酶和麦芽糖酶等。这些存在于肠上皮细胞内的酶可随脱落的肠上皮细胞进入肠腔内，但它们对小肠内的消化并不起作用，但当营养物质被吸收入上皮细胞内时，这些存在于上皮细胞刷状缘内的消化酶可发挥消化作用，将寡肽和双糖进一步分解，阻止没有完全分解的消化产物被吸收入血液中。

4. 大肠内消化

人类大肠内没有重要的消化活动。大肠的主要生理功能包括以下三方面。

（1）吸收水和电解质，参与机体对水、电解质平衡的调节。

（2）吸收由结肠内微生物产生的 B 族维生素和维生素 K。

（3）完成对食物残渣的加工，形成并暂时贮存粪便。

正常人的直肠内是没有粪便的。当肠蠕动将粪便推入直肠时，刺激直肠壁，会引起便意。条件允许时，即可发生排便反射。排便反射受大脑皮层的意识控制，如果对便意经常予以制止，会使直肠对粪便压力刺激的敏感性逐渐降低，便意的刺激阈就会提高。粪便在大肠内滞留过久，水分吸收过多而干硬，引起排便困难和次数减少，这种症状称为便秘。

（二）食物的吸收

消化管内的吸收是指食物的成分或其消化后的产物通过上皮细胞进入血液和淋巴的过程。消化过程是吸收的重要前提。

1. 概述

消化管不同部位的吸收能力和吸收速度是不同的。这主要取决于各部分消化管的组织结构，以及食物在各部位被消化的程度和停留的时间。在口腔和食管内，食物不被吸收。在胃内，食物的吸收也很少，可吸收酒精和少量水分。小肠是吸收的主要部位，一般认为，碳水化合物、蛋白质和脂肪的消化产物大部分是在十二指肠和空肠被吸收的；回肠有其独特的功能，即主动吸收胆盐和维生素 B_{12}。对于大部分营养成分，当它们到达回肠时，通常已被吸收完毕。小肠内容物进入大肠时，除水分和盐类外，基本不含有可被吸收的物质了。一般认为，结肠可吸收进入结肠内的 80% 的水和 90% 的 Na^+ 和 Cl^-。

人的小肠长 4 ~ 6m，其黏膜具有环形皱褶，并拥有大量的绒毛。绒毛是小肠黏膜的微小突出构造，每一条绒毛的外面是一层柱状上皮细胞。在显微镜下观察，可见柱状上皮细胞顶端有明显的纵纹。电子显微镜下的观察进一步表明，纵纹乃是柱状细胞顶端细胞膜的突起，被称为微绒毛。人的肠绒毛上，每一柱状上皮细胞的顶端约有 1700 条微绒毛。由于环状皱褶、绒毛和微绒毛的存在，最终使小肠的吸收面积比同样长短简单圆筒的面积增加约 600 倍，达到 $200m^2$ 左右。小肠除了具有巨大的吸收面积外，食物在小肠内停留的时间较长（3 ~ 8 小时），且食物在小肠内已被消化为适于吸收的小分子物质，这些都是小肠在吸收中的有利条件。

小肠的吸收方式包括单纯扩散、易化扩散、主动转运及胞饮作用等。

（1）单纯扩散：将两种不同浓度的同种物质的溶液相邻地放在一起，则高浓度区域中的溶质分子将向低浓度区域发生静移动，这种现象称为扩散。在生物体系中，细胞外液和细胞内液都是水溶液，溶于其中的各种溶质分子，只要它们是脂溶性的（能通过膜脂），就可能顺浓度梯度作跨膜运动或转运，这称为单纯扩散。除脂溶性物质外，水及更小的颗粒物质可经膜之间的细孔进出。

（2）易化扩散：有很多物质虽然不溶于脂质，或其溶解度小，但能在细胞膜上一些特殊蛋白质分子的“帮助”下迅速通过细胞膜，被称为易化扩散。如氨基酸、单糖、某些维生素等。

（3）主动转运：主动转运是指细胞通过本身的某种耗能过程，将某种物质的分子或离子由膜的低浓度一侧移向高浓度一侧的过程。大多数的营养素经此途径吸收，如葡萄糖、半乳糖、钠、钾、镁、磷、碘、钙、铁等。主动转运能逆浓度差转运物质，依靠的是一种称为“泵”的结构，其中最常见的是钠泵。钠泵是镶嵌在膜的脂质双分子层中的一种特殊蛋白质分子，本身具有 ATP 酶的活性，可以分解 ATP，使之释放能量，并能利用此能量进行 Na^+ 和 K^+ 的转运。因此，钠泵也称为 Na^+-K^+ 依赖式 ATP 酶。

（4）胞饮作用：细胞环境中的某些物质与细胞膜接触，引起该处的质膜发生内陷，以至包被该物质，然后与膜结构断离，最后该物质连同包被它的那一部分质膜整个地进入细胞浆中，如大分子的蛋白质。

2. 小肠内主要营养物质的吸收

（1）水：水的吸收都是被动性的，各种溶质所产生的渗透压梯度是水被吸收的动力。在十二指肠和空肠上部，水的吸收量很大，但消化液的分泌量也很大，因此，这一部位水的净吸收量较小，肠腔内容物中液体量减少得不多。在回肠净吸收的水分较大。结肠吸收水的能力很强，但到达结肠的内容物中水分已很少。

（2）矿物质：单价碱性盐类如钠、钾、铵盐的吸收很快，多价碱性盐则吸收很慢，而与钙等离子结合形成沉淀的盐则不能被吸收。

小肠黏膜对钠的吸收属于主动转运。吸收 Na^+ 的原动力来自肠上皮细胞基底侧膜上的钠泵。钠泵不断将细胞内的 Na^+ 泵至细胞间隙，进入毛细血管被血液带走，并造成细胞内的钠含量降低。肠腔内的 Na^+ 在电－化学梯度的推动下，借助于肠上皮细胞顶端的多种转运体进入细胞，并往往与葡萄糖、氨基酸等同向转运，为后者的吸收提供动力。

铁的吸收是一个主动过程。其吸收量有限，吸收的主要部位在小肠上部。上皮细胞的顶端膜上存在铁的载体，即转铁蛋白。铁进入细胞后，一小部分通过基底侧膜被主动转运出细胞，并进入血液，大部分存储在细胞内。转铁蛋白对 Fe^{2+} 的转运效率比 Fe^{3+} 高 2～15 倍，所以 Fe^{2+} 更容易被吸收。维生素 C 能将 Fe^{3+} 还原成 Fe^{2+}，因而可以促进铁的吸收。

钙的吸收部位是小肠，其中十二指肠的吸收能力最强。只有可溶性的钙才能被吸收，离子状态的钙最易被吸收。进入小肠的胃酸可促进钙游离，有助于钙的吸收；脂肪酸对钙吸收也有促进作用；而钙一旦形成不易溶解的钙盐，则不能被吸收。钙的吸收是一个主动转运过程。在小肠黏膜细胞的微绒毛上存在一种钙结合蛋白，与 Ca^{2+} 有很强的亲和力。进入细胞内的 Ca^{2+} 可随时被转运出细胞，进入血液。维生素 D 影响钙结合蛋白的合成，从而影响钙的吸收。

（3）碳水化合物：碳水化合物一般被分解为单糖时才能被小肠上皮细胞所吸收。单糖的吸收是主动运输，能量来自钠泵。在肠黏膜上皮细胞的刷状缘上存在着一种转运蛋白，它能选择性地把葡萄糖和半乳糖从刷状缘的肠腔面转运入细胞内，然后再扩散入血。各种单糖与转运体的亲和力不同，因此吸收速率也不同。转运体对单糖的转运依赖于对 Na^+ 的转运，转运体每次可将 2 个 Na^+ 和 1 分子单糖同时转运入胞内。细胞底侧膜上的 Na^+ 泵将胞内的 Na^+ 主动转运出胞，维持胞内较低的 Na^+ 浓度，从而保证转运体不断转运 Na^+ 入胞，同时为单糖的转运提供动力，使之能逆浓度差转运入细胞内。

（4）蛋白质：食物的蛋白质经消化分解为氨基酸和寡肽后，几乎全部被小肠吸收。经煮过的蛋白质因变性而易于消化，在十二指肠和近端空肠就被迅速吸收；未经煮过的蛋白质和内源性蛋白质较难消化，需进入回肠后才被吸收。氨基酸的吸收是主动的。在小肠上皮细胞刷状缘上存在不同种类的氨基酸转运系统，分别选择性地转运中性、酸性和碱性氨基酸。这些转运系统多数与钠的转运耦联，机制与单糖转运相似，但也存在非钠依赖性的氨基酸转运。

在某些情况下，小量的完整蛋白也可以通过小肠上皮细胞进入血液，它们没有营养学意义，相反可作为抗原而引起过敏反应，对人体不利。

（5）脂肪：在小肠内，脂肪的消化产物脂肪酸、甘油一酯、甘油二酯等，与胆汁中的胆盐形成混合微胶粒。由于胆盐有亲水性，能携带脂肪的消化产物通过覆盖在小肠绒毛表面的非流动水层到达微绒毛；脂肪酸、甘油一酯、甘油二酯等又逐渐从混合微胶粒中释出，并透过微绒毛的细胞膜而进入黏膜细胞，而胆盐则被留在肠腔内。长链脂肪酸（含 12 个碳原子以上）及甘油一酯被吸收后，大部分在肠上皮细胞的内质网中被重新合成为三酰甘油，并与细胞中生成的载脂蛋白合成乳糜微粒。乳糜微粒形成后即进入高尔基复合体中，许多乳糜微粒被包裹在一个囊泡内。囊泡移行到细胞侧膜时，便与细胞膜融合，并被释出胞外，进入细胞间质，再扩散入淋巴系统中。三酰甘油水解产生的短链脂肪酸和甘油一酯是水溶性的，也可以直接进入肝门静脉而不进入淋巴系统。由于膳食中的动物、植物油中含有 15 个以上碳原子的长链脂肪酸很多，所以脂肪的吸收途径仍以淋巴系统为主。正常人膳食中脂肪的吸收率可达 90% 以上。

（6）胆固醇：进入肠道的胆固醇主要有两个来源：一是来自食物，二是来自肝脏分泌的胆汁。来自于胆汁的胆固醇是游离胆固醇，而食物中的胆固醇部分是酯化胆固醇。酯化的胆固醇必须在肠腔里经消化液中的胆固醇酯酶作用，水解为游离胆固醇后才能被吸收。游离的胆固醇通过形成混合微胶粒，在小肠上部被吸收。吸收后的胆固醇大部分在小肠黏膜细胞中又重新酯化，生成胆固醇酯，最后与载脂蛋白一起组成乳糜微粒经由淋巴系统进入血液循环。一般情况下胆固醇的吸收率约为 30%。随着胆固醇摄入量的增加，其吸收率相对降低，但吸收总量增加。

（7）维生素：大部分维生素在小肠上段被吸收。只有维生素 B_{12} 是在回肠被吸收的。大部分水溶性维生素（如维生素 B_1、维生素 B_2、维生素 B_6 等）是通过依赖于 Na^+ 的同向转运体被吸收。脂溶性维生素 A、维生素 D、维生素 E 和维生素 K 的吸收与脂类消化产物相同。

第二节　营养学基础知识

营养（nutrition）是指生物从外界摄入食物，在体内经过消化、吸收和代谢以满足自身生理功能和从事各种活动需要的整个生物学过程。营养素（nutrient）是指食物中可给人体提供能量，构成机体和修复组织以及具有生理调节功能的化学成分。

人体需求量较大的营养素称为宏量营养素，包括碳水化合物、脂肪、蛋白质、膳食纤维和水，它们在机体的生理活动中具有重要的作用。碳水化合物、脂肪、蛋白质还为人体提供能量，故称为三大产能营养素。需求量较小的称为微量营养素，包括矿物质、维生素和植物化学物。

食物是能量、各种营养素和植物化学物的主要来源，是人类赖以生存的物质基础。不同食物中的营养素及生物活性成分的种类和数量各异，因此，营养价值与特点各不相同。合理营养需要科学的膳食搭配，才能为机体提供充足的能量和种类齐全、比例适当的营养素，以维持机体正常的生理功能和生长发育，防止营养不良，预防疾病和促进健康。相反，不合理的营养或膳食搭配可引起能量与营养素摄入的不足或过剩。妇女和儿童是特殊的敏感人群，更易受到营养不良的危害。本章主要阐述食物中能量与各种营养素的生理功能、吸收与代谢、缺乏与过量的健康危害、食物来源与膳食参考摄入量，以及植物化学物的生物活性与膳食来源等内容。

一、能量及其来源

（一）概述

能量，又称热量、热能。人体的一切生命活动都需要能量。新陈代谢是生命活动的基本特征，包括物质代谢和能量代谢。物质代谢分为同化作用和异化作用，生物体把从外界环境中获取的营养物质转变成自身的组成物质，称为同化作用（又称合成代谢）；生物体把自身的一部分组成物质加以分解，并且把分解的终产物排出体外的过程，称为异化作用（又称分解代谢）。生物体在进行物质代谢的同时，也在进行着能量的转换。在同化过程中，以合成自身成分的方式将能量贮存起来；在异化过程中，分解自身成分释放出能量，这种能量转换叫做能量代谢。

能量的单位以焦耳（J）表示。1 焦耳为用 1 牛顿（N）的力使 1 千克（kg）的物质移动 1 米（m）所消耗的能量。在营养学上，为了计算方便，采用千焦耳（kJ）或兆焦耳（MJ）。

$$1kJ = 1 \times 10^3 J;\ 1MJ = 1 \times 10^6 J$$

中国传统上习惯用的能量单位为千卡（kcal），指1千克（kg）纯水的温度由15℃上升到16℃所需的能量。两者的换算方法是：

$$1kcal = 4.184kJ;\ 1kJ = 0.239kcal$$

千卡（kcal）为非法定单位，通常当以千卡（kcal）标示能量值时，应同时用千焦（kJ）标示。

（二）人体的能量来源

1. 产能营养素

地球上生物体所需的能量均来自太阳辐射。植物通过光合作用合成碳水化合物并贮存能量。动物通过摄取植物获得所需能量。人类则通过摄取动、植物性食物获取自身所需的能量。

人体所需营养素中，碳水化合物、脂肪和蛋白质经体内氧化可释放能量，三者统称为“产能营养素”。碳水化合物是体内的主要供能营养素，1g碳水化合物在体内约可产生4kcal的能量。人体所需的能量约60%是由碳水化合物提供的。脑组织所需能量全部来自葡萄糖的有氧氧化，因而对缺氧非常敏感，对血糖的依赖性也比较大，这使碳水化合物在能量供给上更具特殊重要性。

脂肪也是人体重要的供能营养素，是机体贮存能量的重要形式。1g脂肪在体内约可产生9kcal的能量。在进行长时间身体活动后，随着血糖降低，生物体将动用脂肪，称为脂肪动员。脂肪水解成甘油和脂肪酸进入血液，被运送到肝脏和肌肉等组织被氧化利用。脂肪酸经生物氧化成二氧化碳及水并释放出能量。

蛋白质在体内的功能主要是构成细胞成分，实现组织的自我更新，以及以酶、激素、抗体等生物活性物质的形式参与机体生理功能。1g蛋白质在体内约可产生4kcal的能量，但为机体提供能量是蛋白质的次要功能，只有在长期不能进食或体力极度消耗时，才会由蛋白质分解所产生的氨基酸来供能。另外，从食物中摄取的蛋白质，有些不符合人体需要，或者摄取数量过多，也会被氧化分解，释放能量。

此外，乙醇和一些有机酸（如柠檬酸、苹果酸等）被摄入人体后也能产生能量，如1g乙醇在体内约可产生7kcal的能量，但这是空热，不能为机体所利用。所以，这些物质不是人类生存所必需的基本营养物质。

2. 食物的热价

每克产能营养素在体外充分燃烧产生的能量值称为物理热价。每克产能营养素在体内分解产生的能量称为生理热价（或称为能量系数）。食物中产能营养素的生理热价和物理热价的比较如表2－2所示。

表2－2　食物中产能营养素的生理热价和物理热价的比较

营养素	物理热价 kJ/g（kcal/g）	生理热价 kJ/g（kcal/g）	代谢特点
碳水化合物	17.15（4.10）	16.74（4.0）	肠道吸收率约为98%，在体内可以彻底分解
脂肪	39.54（9.45）	37.66（9.0）	肠道吸收率约为95%，在体内可以彻底分解
蛋白质	23.64（5.65）	16.74（4.0）	肠道吸收率约为92%，在体内不能彻底分解

（三）人体的能量消耗

成人的能量消耗主要用于基础代谢、体力活动和食物的热效应三个方面。婴幼儿、儿童、青少年还应包括生长发育所需的能量消耗。

1. 基础代谢和静息代谢

（1）基础代谢和基础代谢率：基础代谢（basal metabolism，BM）是指人体为了维持基本生命活动所消耗的最低能量，如维持正常体温、血液流动、呼吸运动、骨骼肌维持张力及腺体的活动等。测量要求：一般在清晨（禁食12～14小时后）进行，环境安静，室温保持在18～25℃，测量前放松、平卧30

分钟以上。此时的能量消耗占人体总能量消耗的50% ~65%，所测值比一般休息时要低，但比熟睡时高。基础代谢率（basal metabolic rate，BMR）是指人体处于基础代谢状态下，每小时每平方米体表面积的能量消耗。我国1~19岁人群的BMR平均值见表2-3。

表2-3　1~19岁人群BMR的平均值［kJ/（m^2·h）］

年龄（岁）	男	女	年龄（岁）	男	女
1~	221.8	221.8	11~	179.9	175.7
3~	214.6	214.2	13~	177.0	168.6
5~	206.3	202.5	15~	174.9	158.8
7~	197.9	200.0	17~	170.7	151.9
9~	189.1	179.1	19~	164.0	148.5

（2）静息代谢与静息代谢率：静息代谢（RM）是维持人体正常功能和体内稳态以及交感神经活动所消耗的能量，在每日总耗能中占60% ~75%。由于基础代谢率的测定比较困难，目前使用静息代谢率更为普遍。静息代谢率（RMR）测定时机体仍在进行着若干正常的消化活动。因此，RMR的值略高于BMR，相差约10%。

（3）影响基础代谢率的因素：基础代谢不仅存在着较为明显的个体差异，且同一个体在不同生理、环境条件下也会发生变化。影响基础代谢率的主要因素有以下几个方面。

1）年龄与性别：婴幼儿期因身体组织生长旺盛，基础代谢率最高，随着年龄的增长逐年下降。女性体内瘦组织相对较少，故基础代谢率低于男性5% ~10%（图2-3）。

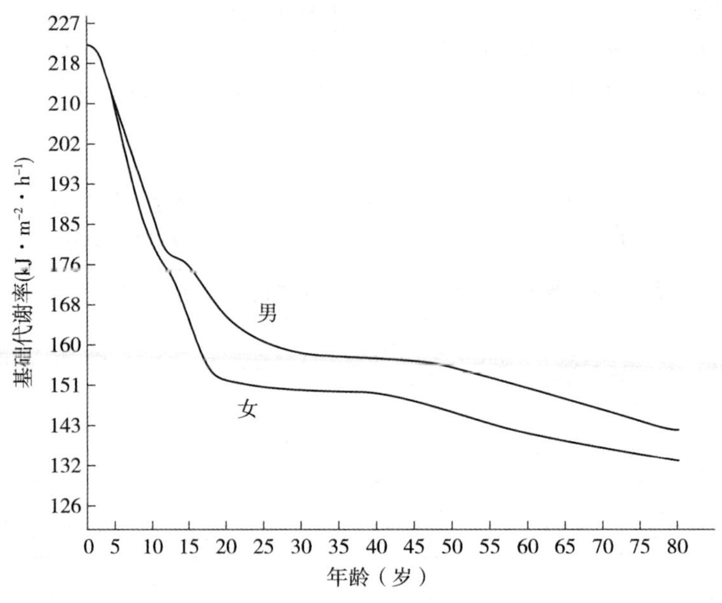

图2-3　不同性别与不同年龄的正常BMR

2）体格构成：体表面积与基础代谢率成正相关，在性别、年龄与体重相同的情况下，瘦组织多、肌肉发达者的基础代谢率较高。

3）温度与其他：室温为18~25℃时代谢率最低，低温和高温都会令代谢率增加。特殊生理状态（排卵期、怀孕、哺乳等）、疾病、创伤与感染也会改变基础代谢水平。

2. 身体活动

身体活动包括职业活动、社会活动、家务活动、休闲娱乐活动等。身体活动的强度、持续时间及熟练程度直接影响能量消耗。通常活动强度越大、持续时间越长、熟练程度越低耗能越大。每天身体活动所消耗的能量占人体总能量消耗的15%～30%。

3. 食物的热效应消耗能量

食物热效应又称食物特殊动力作用，指人体因进食而引起的额外能量消耗，即进食后对食物的消化、吸收、转运、代谢和储存过程所消耗的能量。影响食物热效应的因素有以下三个方面。

（1）营养素成分：不同产能营养素的食物热效应消耗本身产生能量的比率不同。脂肪的热效应占4%～5%，碳水化合物为5%～6%，而蛋白质高达30%。

（2）进食速度：进食越快，食物热效应也越高，因为进食快者，其中枢神经系统更活跃，激素和酶的分泌速度更快、分泌量更多，能量消耗也就越多。

（3）进食量：进食量大，能量消耗也多。

4. 生长发育消耗能量

生长发育阶段的儿童，还需考虑生长发育的能量需要。按千克（kg）体重算，新生儿的能量消耗高出成人的2～4倍。3～6月龄的婴儿，每天摄入的能量15%～23%用于新组织的生成，每增加1g新组织约需要4.78kcal的能量。

5. 其他

神经紧张程度、营养状况、尼古丁与咖啡因的摄入对能量的消耗都有一定的影响。

（四）人体能量需要及食物来源

能量需要量（EER）是指能长期保持良好的健康状态，维持良好的体型和机体构成以及理想身体活动的个体或群体，达到能量平衡时所需要的膳食能量需要量。对于儿童来说，EER还包括维持正常生长发育所需要的能量。

人体能量来源于碳水化合物、脂肪和蛋白质等三大产能营养素。根据《中国居民膳食营养素参考摄入量（2023版）》所述，65岁以下成年人三大产能营养素所提供能量占总能量消耗的可接受范围（AMDR）为：碳水化合物50%～65%，脂肪20%～30%，蛋白质10%～20%。婴幼儿与儿童青少年以及孕妇、乳母，需视其需要适当增加蛋白质与脂肪的供能比；4岁以后的脂肪供能与成人相同，不宜超过总能量的30%。

人体能量的需要量受年龄、性别、生理状态、体力活动强度等多种因素的影响。中国营养学会推荐的能量需要量是根据性别，按婴儿、儿童青少年及成人分别制定的。6岁以上年龄段又按轻度、中度、重度身体活动水平度规定了不同的能量需要量，详参见本书附录三。

碳水化合物主要存在于粮谷类和薯类食物中，是人类的主要能量来源，也是最经济的能量来源。脂肪主要来源于油料作物和动物性食物，如花生、大豆和动物脂肪。蛋白质主要来源于动物性食物、谷类和大豆。食物产热能力的高低，取决于它的构成，即碳水化合物、脂肪、蛋白质的比例。脂肪含量高，其食物含有的能量就高；水分含量高，其食物含有的能量就少。

二、蛋白质

蛋白质（protein）是所有生命细胞、组织和器官中极其重要的结构成分和活性物质，是机体内各种功能因子和调控因子的重要组成成分，是一切生命的物质基础。没有蛋白质就没有生命，生命的表现形式，本质上就是蛋白质功能的体现。蛋白质约占人体干重的50%，且时刻处于合成和分解的动态平衡之中，使组织蛋白质得以不断地更新和修复。成人体内每天约有3%的蛋白质被更新，其中以肠道和骨髓内的蛋白质更新速度最快。

（一）基本结构与分类

1. 蛋白质的基本结构

组成人体蛋白质的是20种氨基酸通过肽键联结而成的具有一定空间结构的生物大分子。由碳、氢、氧、氮、硫、磷、碘以及少量的铁、锌等金属元素组成。由于氨基酸排列次序不同、链长短不一，以及空间结构的差异，形成了无数功能各异的蛋白质。蛋白质部分水解形成的次级结构称作肽，含 10 个以上氨基酸残基的是多肽，10 个以下的是寡肽，只有 3 个和 2 个氨基酸残基的称为三肽和二肽。

2. 必需氨基酸、非必需氨基酸与条件必需氨基酸

在构成人体蛋白质的 20 种氨基酸中，有 9 种氨基酸是人体自身不能合成或合成速度不能满足机体需要，必须从食物直接摄取，称作必需氨基酸（essential amino acid，EAA）；另有 9 种氨基酸可由其他氨基酸甚至更简单的单体合成而来，不是必须从食物摄取，称之为非必需氨基酸；而半胱氨酸和酪氨酸尽管可分别由前体蛋氨酸和苯丙氨酸合成，但前体却是必需氨基酸，尤其是蛋氨酸较易缺乏，可能导致合成受限，如果膳食半胱氨酸和酪氨酸充足，其前体需要可分别减少 30% 和 50%，因此半胱氨酸和酪氨酸被称作条件必需氨基酸或半必需氨基酸。在计算食物必需氨基酸组成时，往往将蛋氨酸和半胱氨酸、苯丙氨酸和酪氨酸合并计算。

构成人体蛋白质的 20 种氨基酸按“必需性”分类，如表 2－4 所示。成人必需氨基酸有八种；对儿童来说，组氨酸也是必需氨基酸，共有九种。

表 2－4　构成人体蛋白质的氨基酸分类

必需氨基酸	非必需氨基酸	条件必需氨基酸
异亮氨酸	丙氨酸	半胱氨酸
亮氨酸	精氨酸	酪氨酸
赖氨酸	天门冬氨酸	
蛋氨酸	天门冬酰胺	
苯丙氨酸	谷氨酸	
苏氨酸	谷氨酰胺	
色氨酸	甘氨酸	
缬氨酸	脯氨酸	
组氨酸	丝氨酸	

3. 氨基酸模式、限制性氨基酸、优质蛋白质与非优质蛋白质

由于必需氨基酸的种类和数量直接影响蛋白质的营养价值，故营养学上将各种必需氨基酸的构成比例称作氨基酸模式。通常食物中色氨酸的含量最低，因此在计算氨基酸模式时常将色氨酸标化为 1 后计算其他各必需氨基酸与之的相应比值。人体和几种常见食物中蛋白质的氨基酸模式如表 2－5 所示。

表 2－5　人体和几种常用食物中蛋白质的氨基酸模式

氨基酸	人体	全鸡蛋	牛奶	牛肉	大豆	面粉	大米
异亮氨酸	4.0	3.2	3.4	4.4	4.3	3.8	4.0
亮氨酸	7.0	51	6.8	6.8	5.7	6.4	6.3
赖氨酸	5.5	4.1	5.6	7.2	4.9	1.8	2.3
蛋氨酸＋半胱氨酸	3.5	3.4	2.4	3.2	1.2	2.8	2.3
苯丙氨酸＋酪氨酸	6.0	5.5	7.3	6.2	3.2	7.2	3.8
苏氨酸	4.0	2.8	3.1	3.6	2.8	2.5	2.9
缬氨酸	5.0	3.9	4.6	4.6	3.2	3.8	4.8
色氨酸	1.0	1.0	1.0	1.0	1.0	1.0	1.0

食物蛋白质氨基酸模式与人体蛋白质氨基酸模式越接近，越有利于机体蛋白质的更新与修复，该蛋白质的潜在营养价值也越高，这样的蛋白质被称为优质蛋白质或完全蛋白质，如蛋、奶、肉、鱼等多数动物蛋白质及大豆蛋白等。如果食物中一种或几种必需氨基酸含量相对较低，导致其他的必需氨基酸在体内不能被充分利用，这些必需氨基酸称为限制性氨基酸，其中相对含量最低的必需氨基酸被称为第一限制性氨基酸，依此类推。这些氨基酸模式与人体差异较大的蛋白质，营养价值低，被称为非优质蛋白质；大多数植物蛋白因缺乏赖氨酸、蛋氨酸、苏氨酸、色氨酸等，属于非优质蛋白质。

4. 蛋白质的互补作用

含蛋白质的食物混合食用时，一种蛋白质中含量较多的必需氨基酸可以弥补另一蛋白质中该氨基酸的不足，这种相互以多补少以达到综合提高蛋白质营养价值的作用，称为蛋白质的互补作用；例如小麦、小米、大豆、牛肉单独食用时，蛋白质生物价分别为 67、57、76、64；而按 39%、13%、22% 和 26% 的比例搭配食用时，牛肉与大豆蛋白中的赖氨酸弥补了面、米的不足，使得混合食物蛋白的生物价高达 89%。

（二）生理功能与营养价值评价

1. 蛋白质的生理功能与营养学意义

（1）构成机体的重要成分：人体大到各器官、系统，小到每一个细胞及其更精细的各种细胞器，都含有大量的蛋白质。即使是骨骼和牙齿也含有大量胶原蛋白，指（趾）甲含有角蛋白。一个 70kg 的健康成年男子，体内大约含有 12kg 的蛋白质。

（2）构成体内的生物活性物质：如催化各种生化反应的蛋白酶，调节各种生理过程并维持内环境稳定的激素，具有物质转运作用的各种载体蛋白和通道蛋白，发挥免疫作用的抗体，调节体液渗透压的白蛋白，参与视觉形成的视蛋白，参与凝血作用的凝血因子，参与运动的肌纤蛋白与肌凝蛋白等。可以说，机体的所有生命活动及其调节都是由蛋白质来执行的。

（3）免疫功能：蛋白质是构成免疫器官、免疫细胞以及免疫活性物质如抗体、细胞因子的物质基础。免疫细胞及免疫球蛋白可以直接抵御外来微生物及其他有害物质的入侵。

（4）维持内环境的稳定：如血红蛋白、白蛋白参与调节体内的酸碱平衡、胶体渗透压和水的平衡；许多营养物质的转运都与蛋白质和氨基酸有关；核蛋白是遗传信息传递的重要物质，而遗传信息的传递和表达均与蛋白质有关。

（5）供给能量：供给能量是蛋白质的次要功能。需要时蛋白质可被直接氧化分解释放能量，1g 食物蛋白质在体内产生约 4kcal（1kcal = 4. 184kJ）的能量。某些氨基酸还可通过糖异生作用生成葡萄糖。

2. 蛋白质的消化、吸收和代谢

食物的蛋白质经消化分解为氨基酸和寡肽后，几乎全部被小肠吸收。经煮过的蛋白质因变性而易于消化，在十二指肠和近端空肠就被迅速吸收；未经煮过的蛋白质和内源性蛋白质较难消化，需进入回肠后才被吸收。氨基酸的吸收是主动的。在小肠上皮细胞刷状缘上存在不同种类的氨基酸转运系统，分别选择性地转运中性、酸性和碱性氨基酸。这些转运系统多数与钠的转运耦联，机制与单糖转运相似，但也存在非钠依赖性的氨基酸转运。在某些情况下，小量的完整蛋白也可以通过小肠上皮细胞进入血液，但它们没有营养学意义，相反可作为抗原而引起过敏反应，对人体不利。

进入细胞的氨基酸大多用来合成人体蛋白质（大约 30% 用于合成肌肉蛋白，50% 用于合成体液、器官蛋白质，20% 用于合成白蛋白、血红蛋白等）。同时，人体内的蛋白质也在不断地水解，成人每天约有 300g 蛋白质处于合成与分解的动态平衡中，藉此实现蛋白质的更新和修复。测定结果表明，氨基酸池中游离氨基酸除食物来源外，更多的是来自体内蛋白质的水解。未被利用的氨基酸则经代谢转变成尿素、氨、尿酸和肌酐等含氮物质，由尿和其他途径排出体外或转化为糖原和脂肪。尿氮占总排出氮的 80% 以上，按来源同样包括来自食物中的氮和内源性氮两种。

机体每天由于皮肤、毛发和黏膜的脱落，女性月经期的失血及肠道菌体死亡排出等损失约 20g 的蛋白质，这种氮排出是机体不可避免的氮消耗，称为必要的氮损失。当膳食中的碳水化合物和脂肪不能满足机体能量需要或蛋白质摄入过多时，蛋白质才分别被用来作为能量或转化为碳水化合物和脂肪。因此，理论上只要从膳食中获得相当于必要的氮损失量的蛋白质，即氮平衡（nitrogen balance），就可满足人体对蛋白质的需要。

当摄入氮和排出氮相等时为零氮平衡，健康成人应该维持在零氮平衡的基础上富余5%以确保蛋白质的需要。生长发育期的儿童、孕妇、恢复期患者等应保证适当的正氮平衡，以满足机体对蛋白质额外的需要。饥饿、疾病及老年时往往处于负氮平衡，应尽可能减轻或纠正，以保持健康、促进疾病康复和延缓衰老。

3. 食物蛋白质营养价值评价

（1）食物蛋白质的含量：蛋白质含量是评价食物中蛋白质营养价值的首要指标和基础。几乎所有蛋白质的含氮量都是约16%，一般使用凯氏定氮法测定。食物蛋白质含量计算公式为：

$$蛋白质含量（g/100g）=\frac{食物总氮量\times 6.25}{食物总量}\times 100$$

（2）蛋白质消化率：蛋白质消化率反映蛋白质分解后被吸收的程度，即被吸收的蛋白质占食物总蛋白质的比值。蛋白质的消化率除了受蛋白质本身性质的影响外，还受人体状态、消化功能、饮食习惯和心理因素的影响，另外还受食物的属性、膳食纤维的含量、烹调加工方法和同时进食其他食物的影响。一般动物性食物中的蛋白质消化率高于植物性食物。大豆加工成豆腐后食用，其蛋白质的消化率由整粒食用时的60%提高到90%以上。严格来讲，测定蛋白质消化率时需要扣除粪代谢氮，这种消化率称为真消化率；如果粪代谢氮忽略不计，即为蛋白质表观消化率。

（3）蛋白质生物价：蛋白质生物价（biological value，BV）反映被消化吸收后的蛋白质被机体利用的程度。

（4）蛋白质净利用率：蛋白质净利用率（net protein utilization，NPU）反映食物蛋白质被利用的程度，即储留氮占食物氮的百分比，具体计算公式如下：

$$蛋白质净利用率=生物价\times 消化率=\frac{储留氮}{食物氮}\times 100\%$$

（5）蛋白质功效比值：蛋白质功效比值（protein efficiency ratio，PER）指处于生长阶段中的幼年动物在实验期内，其体重增加量（g）和摄入蛋白质的量（g）的比值，该方法被广泛用于婴幼儿食品中蛋白质营养价值的评价。

（6）氨基酸评分：氨基酸评分（amino acid score，AAS）指某食物蛋白质中必需氨基酸含量与参考蛋白或理想模式中对应必需氨基酸含量的比值。常见食物蛋白质质量见表2-6。

表2-6 几种常见食物蛋白质质量

指标	全鸡蛋	全牛奶	鱼	牛肉	大豆	精制面粉	大米	大豆
BV（%）	94	87	83	74	73	52	63	67
NPU（%）	84	82	81	73	66	51	63	60
PER	3.92	3.09	4.55	2.30	2.32	0.6	2.16	—
AAS	1.06	0.98	1.00	1.00	0.63	0.34	0.59	0.48

（三）食物来源与供给量

蛋白质缺乏在各类人群中都有发生，但妇女尤其是处于生长阶段的儿童更为突出。据WHO估计，全球大约有500万儿童因贫困和饥饿等原因而罹患蛋白质-热能营养不良（PEM），主要表现为虚弱无力、表情淡漠、生长滞缓、水肿型或消瘦型。其中，水肿型是能量摄入基本足够但蛋白质缺乏严重所致；而消瘦型是能量与蛋白质均严重缺乏所致，该型极易因免疫力低下和继发各类感染而导致死亡。

蛋白质广泛存在于各种动、植物性食物中。动物性食物中蛋白质质量好、利用率高，但同时含有较多的饱和脂肪酸和胆固醇；与之相反，植物性食物不含胆固醇，饱和脂肪酸含量低，但蛋白质含量与利用率相对较低。我国居民传统饮食结构中植物性食物所占比例较高，植物蛋白是我国居民蛋白质的重要膳食来源，因此合理搭配、充分发挥蛋白质互补作用显得非常重要。大豆不仅蛋白质含量高、质量好，且含有多种营养保健成分，更需合理利用。牛奶也是优质蛋白质的重要来源。然而，蛋白质摄入过多也对健康有害。人体不能贮存蛋白质，过多摄入而未能利用的蛋白质只有经脱氨分解后随尿排出体外，这一过程会加重肾脏的负荷，在肾功能已经受损时危害更大。此外，蛋白质摄入过量，尤其是动物蛋白摄入过多，常伴随能量、动物脂肪、胆固醇、含硫氨基酸摄入过量，从而加速骨钙丢失、同型半胱氨酸累积，导致骨质疏松、心脏病、癌症等多种疾病的高发。

根据《中国居民膳食营养素参考摄入量（2023 版）》，我国成人蛋白质的推荐摄入量（RNI）为男性 65g/d、女性 55g/d，孕妇在怀孕早、中、晚三期每日分别增加 0g、15g、30g，乳母每日增加 25g，青春期按 1. 68g/（kg · d）推荐摄入。老年人按 1. 27g/（kg · d）推荐摄入，65 岁及以上老年人蛋白质供能比占 15% ~20% 较为合适，详见本书附录四。如果使用计算法来计算每日蛋白质摄入量，一般人群为 1 ~1. 2g/（kg · d）。常用的高蛋白食物有煮鸡蛋、牛奶、瘦猪肉、鸡胸脯肉、瘦牛肉、瘦羊肉、带鱼、虾和大豆类食物等。

三、脂类

脂类是一大类疏水性生物物质的总称，包括脂肪和类脂，共同特点是难溶于水、易溶于有机溶剂。脂类是人体必需的一类营养素。

（一）脂类的分类及生理功能

1. 脂肪

脂肪又称为三酰甘油，是由碳、氢、氧元素所组成的一种有机化合物。脂肪由一分子甘油和三分子脂肪酸构成，三分子脂肪酸可相同也可不同，若相同则称为单纯甘油酯，若不同则称为混合甘油酯。

脂肪是人体的重要组成成分，又是能量密度最高的营养物质。一部分来源于食物，一部分由自身合成。在体内主要分布于内脏周围、皮下和肌肉纤维之间。

脂肪主要有以下功能。

（1）贮存和供给能量：当人体内能量不能被及时利用或过多时，能量就以脂肪的形式贮存起来。贮存的脂肪常处于分解（供能）和合成（储能）的动态平衡中。当机体需要时，脂肪通过氧化释放能量，供给机体利用。1g 脂肪在体内完全氧化所产生的能量约为 37. 66kJ（9. 0kcal），比碳水化合物和蛋白质产生的能量多 1 倍以上。全身组织，除脑和血液中的红细胞外，所需能量的 40% ~50% 是由脂肪转化的；若禁食 1 ~3 天，能量的 85% 来自脂肪。一般合理膳食的总能量有 20% ~30% 由脂肪提供。

（2）构成机体组织的成分：正常人按体重计算含脂类 14% ~19%，绝大部分是以三酰甘油形式贮存于脂肪组织内，人体贮存的脂类中三酰甘油高达 99%。

（3）供给必需脂肪酸：必需脂肪酸是构成机体组织细胞的重要成分，由膳食中的三酰甘油提供。

（4）维持体温和保护脏器的作用：脂肪不易传热，故能防止散热，可维持体温恒定。肥胖的人由于在皮下及肠系膜等处贮存了较多脂肪，体内热量散发得较慢，在冬天有抵御寒冷的作用，但在夏天因体内热量不易散发而怕热。脂肪组织在体内对器官有支撑和衬垫作用，可保护体内器官免受外力伤害。

（5）促进脂溶性维生素的吸收：脂溶性维生素，如维生素 A、维生素 D 等，是随脂肪一起被人体吸收利用的。

（6）其他：脂肪可以使胃排空时间延长，增加饱腹感；脂肪在烹调中可以改善食物的色、香、味、形，增加食欲。另外，研究表明脂肪细胞具有内分泌功能，可以分泌瘦素、肿瘤坏死因子、白细胞介素、雌激素等。

2. 类脂

类脂包括磷脂、糖脂和固醇类等。

（1）磷脂：含磷酸的脂类称为磷脂，包括甘油磷脂和鞘脂。甘油磷脂是指三酰甘油中一个或两个脂肪酸被含磷酸的其他基团所取代的一种脂类，在体内含量最多，其中最重要的是卵磷脂，它是由一个含磷酸胆碱基团取代三酰甘油中的一个脂肪酸而形成的。鞘脂不含甘油，分为鞘磷脂和鞘糖脂。

人体内磷脂一部分直接来自于食物，大部分是在各组织细胞内，经过一系列酶的催化而合成。磷脂有以下生理功能。

1）提供能量：磷脂和脂肪一样，其所含甘油和脂肪酸可用于能量供给。

2）生物膜的重要组成成分：磷脂与蛋白质结合形成脂蛋白，并以这种形式参与构成细胞的各种生物膜，如细胞膜、核膜、线粒体膜等。磷脂为两性分子，一端为亲水的含氮或磷的头，另一端为疏水（亲油）的长烃基链。磷脂分子的亲水端相互靠近，疏水端相互靠近，在生物膜中磷脂的亲水头位于膜表面，而疏水尾位于膜内侧。由于磷脂内的不饱和脂肪酸分子具有双键，使得生物膜具有良好的流动性与特殊的通透性，这些膜在体内新陈代谢中起着重要作用。

3）血浆脂蛋白的重要组成成分：利用两性分子的特性，磷脂与三酰甘油、胆固醇和载脂蛋白一起构成脂蛋白，磷脂覆盖于脂蛋白表面，使不溶于水的脂肪和胆固醇能在水相的血浆中正常运输。

4）促进脂类的消化吸收：磷脂存在于胆汁中，作为乳化剂，可以乳化脂类变成小的微胶粒，有利于脂类的消化与吸收。

5）其他：卵磷脂可释放胆碱，参与形成神经递质－乙酰胆碱。

（2）糖脂：糖脂是糖与脂质结合所形成的物质，是细胞膜、细胞表面抗原等的成分。

（3）固醇类

1）胆固醇：胆固醇是人和动物体内一种重要的固醇类，大部分与脂肪酸结合形成胆固醇酯，是体内固醇类物质的贮存形式。胆固醇的生理功能主要有：①构成细胞膜和细胞器膜的重要成分。细胞膜包围在人体的每一细胞外，胆固醇是其基本组成成分。有人曾发现给动物喂食缺乏胆固醇的食物，结果这些动物的红细胞脆性增加，容易发生细胞的破裂。②促进脂类消化和吸收。胆固醇在肝脏转化为胆汁酸，随胆汁进入肠道，作为乳化剂，可以乳化脂类变成小的微胶粒，促进脂类的消化与吸收。③合成类固醇激素和维生素 D 的前体物质。人体的肾上腺皮质和性腺所释放的各种激素，如皮质醇、睾丸酮、雌二醇等，以及人体自身合成的维生素 D，其前体物质都是胆固醇。因此，对于大多数组织来说，保证胆固醇的供给，维持其代谢平衡是十分重要的。

人体约含胆固醇 140g，广泛存在于全身各组织中，其中约 1/4 分布在脑及神经组织中，占脑组织总重量的 2% 左右。肝、肾及肠等内脏以及皮肤、脂肪组织亦含较多的胆固醇，每 100g 组织中含 200～500mg，以肝为最多，而肌肉较少，肾上腺、卵巢等组织胆固醇含量可高达 1%～5%，但总量很少。

人体内的胆固醇来源有两个，一是肝脏和小肠的相关细胞可利用糖和脂肪的代谢中间产物自行合成，称“内源性胆固醇”，约占人体胆固醇总量的 75%。正常情况下体内合成量可自动调节，以保持平衡。二是来源于各种食物所含的胆固醇，称“外源性胆固醇”，约占人体胆固醇的 25%。

2）植物固醇：植物不含胆固醇但含植物固醇。植物固醇是以游离状态或与脂肪酸和糖等结合的状态存在的一种功能性成分，广泛存在于蔬菜、水果等各种植物的细胞膜中，主要成分为 β－谷固醇、豆固醇、菜籽固醇等，总称为植物固醇。以 β－谷固醇含量最多，其与胆固醇结构相似。植物固醇在肠道内可以与胆固醇竞争，减少胆固醇的吸收。有研究认为，膳食中植物固醇的摄入量越高，人群罹患心脏病和其他慢性病的危险性就越低。

（二）脂类的消化、吸收和代谢

从食物摄入的脂类中，三酰甘油占 90% 以上，此外还有少量的磷脂、胆固醇等。由于口腔中没有消化脂类的酶，胃中虽有少量脂肪酶，但它们只有在 pH 值为中性时才有活性，因此食物中的脂类在成人口腔和胃中不能被消化。脂类的消化及吸收主要在小肠中进行，首先在小肠上段，通过小肠蠕动，由胆汁中的胆汁酸盐使脂类乳化；然后脂肪被胰脂肪酶水解成甘油和脂肪酸，胆固醇酯被胆固醇酯酶水解成胆固醇及脂肪酸。甘油、脂肪酸、胆固醇等可被肠黏膜细胞吸收。食物中小部分磷脂在胆盐的协助下，混合在乳胶微粒内，在肠内可以不经消化而直接被吸收，大部分磷脂需在肠道内完全水解成甘油、磷酸及替代基团（如胆碱、乙醇胺等）后才被吸收。

脂类主要在十二指肠下段和空肠内被吸收。长链脂肪酸及其他脂类消化产物被吸收入小肠黏膜细胞后，重新生成三酰甘油、磷脂、胆固醇酯，加上少量胆固醇，与细胞内合成的载脂蛋白构成乳糜颗粒，通过淋巴最终进入血液。甘油及中短链脂肪酸可直接经小肠黏膜细胞被吸收入血。正常人膳食中脂肪的吸收率可达90%以上；一般情况下胆固醇的吸收率为30%，随着胆固醇摄入量的增加，其吸收率相对减少，但吸收总量增多。

血液中的脂类是以脂蛋白的形式运输的。按其所含蛋白质和脂类的不同，可分为乳糜微粒（CM）、极低密度脂蛋白（VLDL）、低密度脂蛋白（LDL）和高密度脂蛋白（HDL）等。脂肪和胆固醇以脂蛋白的形式被运至不同组织进行代谢，从而发挥相应的生理功能。

（三）脂肪酸

1. 脂肪酸的种类

脂肪酸是由4～24个碳原子的脂肪烃基（－R）和羧基（－COOH）组成的一元羧酸。脂肪酸是组成脂肪的基本单位，脂肪的性质和特点主要取决于脂肪酸。不同食物中的脂肪所含有的脂肪酸种类和含量不一样，自然界有40多种脂肪酸，因此可形成多种三酰甘油。

根据碳链的长度将脂肪酸分为短链脂肪酸（2～4碳）、中链脂肪酸（6～10碳）和长链脂肪酸（12碳以上）。为方便描述，目前通行计数碳原子的方法（即编码）有△和n两种。△法从羧基端开始计数，n法从最远端的甲基碳开始计数。如油酸（C18：1，n－9），表示含18个碳原子，1个不饱和键，第一个双键从甲基端数起，在第9碳与第10碳之间。

根据脂肪酸的饱和程度，脂肪酸分为饱和脂肪酸（碳链中不含双键）、单不饱和脂肪酸（碳链中只含一个双键）和多不饱和脂肪酸（碳链中含有两个或两个以上双键）。食物中的脂肪酸以18碳为主。饱和脂肪酸主要为硬脂酸（C18：0），单不饱和脂肪酸主要为油酸（C18：1），多不饱和脂肪酸为n－6系的亚油酸（C18：2，n－6，9）和n－3系的α－亚麻酸（C18：3，n－3，6，9）。脂肪随其脂肪酸的饱和程度越高、碳链越长，其熔点也越高。一般动物脂肪中饱和脂肪酸含量多，常温下呈固态，称为脂；植物脂肪中不饱和脂肪酸含量多，常温下呈液态，称为油。

研究发现，长期食用含饱和脂肪酸为主的食物可升高血浆总胆固醇（TC）、低密度脂蛋白胆固醇（LDL－C）；富含油酸的橄榄油和茶籽油替代膳食中的饱和脂肪可降低血浆TC和LDL－C水平，而保持高密度脂蛋白胆固醇（HDL－C）水平；多不饱和脂肪酸替代饱和脂肪酸可使血清胆固醇下降，n－6多不饱和脂肪酸能降低血浆TC，但在降低LDL－C的同时也降低了HDL－C；n－3多不饱和脂肪酸降低TC和LDL－C，并且升高HDL－C。

n－3多不饱和脂肪酸还有抗血小板凝集和抗心律失常的作用。但应注意的是，多不饱和脂肪酸双键多，在体内易被氧化，大量摄入时可增加动脉硬化的发生风险。

根据空间构象，不饱和脂肪酸分为顺式脂肪酸（CFA）和反式脂肪酸（TFA）。常用植物油的脂肪酸均属于顺式脂肪酸。顺式脂肪酸多为液态，熔点较低。TFA多为固态或半固体，熔点较高。TFA存在于自然界，如反刍动物体脂中TFA的含量占总脂肪酸的4%～11%，牛奶、羊奶中TFA的含量占总脂肪酸的3%～5%。人工制造TFA是对植物油进行氢化改性过程中产生的一种不饱和脂肪酸（改性后的油称为氢化油）。不同植物油氢化后产生的TFA含量差异较大。如色拉油和人造黄油中TFA含量为5%～45%，最高可达65%。由于氢化后的油脂具有熔点高、氧化稳定性好、货架期长、风味独特、口感更佳等优点，且成本低廉，常以人造奶油、起酥油、煎炸油等产品的形式投放市场，TFA在糕点、饼干、油炸食品等食品中广泛存在。此外，植物油在脱色、脱臭等精炼过程中或过度加热、反复煎炸等过程中也会产生少量的TFA。膳食TFA的其他来源还包括蔬菜（卷心菜、菠菜、豌豆）、禽肉、猪肉、鱼和蛋等，由于其含量有限，因此在膳食中所占的比例甚微。研究表明，尚未发现食物中的天然TFA对健康有不利影响，甚至有研究显示天然的TFA对人体健康可能有益。但是，长期过量食用氢化加工产生的TFA

可引起人体血脂代谢异常，增加 LDL－C 含量，降低 HDL－C 含量，从而增加心血管疾病发生的风险。也有报道称可能会增加糖尿病、肥胖等慢性疾病的患病风险。另外，TFA 会干扰必需脂肪酸代谢，影响儿童的生长发育。美国、瑞典等国家已宣布将逐步禁止在食品中使用人造 TFA，以降低心血管等疾病的发病风险。

2. 必需脂肪酸

（1）种类：必需脂肪酸是指人体不可缺少而自身又不能合成，必须通过食物供给的脂肪酸。n－3 系列的 α－亚麻酸和 n－6 系列的亚油酸是人体必需的两种脂肪酸。

n－3 系列和 n－6 系列中的许多脂肪酸，如二十碳五烯酸（EPA）和二十二碳六烯酸（DHA）、花生四烯酸（ARA）也是人体不可缺少的脂肪酸，但人体可以利用 α－亚麻酸和亚油酸来合成这些脂肪酸。

（2）生理功能

1）磷脂的主要成分：必需脂肪酸在体内参与磷脂合成，对形成生物膜的结构具有重要作用。如果缺乏必需脂肪酸，就会影响细胞膜的功能，表现为上皮细胞功能异常、湿疹样皮炎、皮肤角化不全、创伤愈合不良、机体抵抗力减弱、心肌收缩力降低、血小板聚集能力增强、生长停滞等。

2）参与胆固醇运输与代谢：胆固醇与必需脂肪酸结合后才能在体内转运并进行正常代谢。如果缺乏必需脂肪酸，胆固醇就和一些饱和脂肪酸结合，不能在体内进行正常运转与代谢，并可能在血管壁沉积，导致动脉粥样硬化形成。适当补充必需脂肪酸，特别是 α－亚麻酸，能降低 TC 和 LDL－C，从而有利于防治动脉粥样硬化。

3）合成前列腺素的前体：亚油酸在体内可以合成花生四烯酸，它是合成前列腺素的前体，前列腺素在体内具有广泛的生理作用。

3. 二十碳五烯酸和二十二碳六烯酸

二十碳五烯酸（EPA）能降低血胆固醇和三酰甘油的含量，促进体内饱和脂肪酸代谢，从而降低血液黏稠度，促进血液循环，防止胆固醇在血管壁的沉积，抑制动脉粥样硬化的形成和发展。二十二碳六烯酸（DHA）对脑神经生长发育至关重要，并促进视网膜光感细胞的成熟。在孕期，母体利用 α－亚麻酸合成 DHA，然后输送到胎儿大脑和视网膜，使胎儿的神经细胞成熟度提高。另外，研究认为，DHA 具有抗过敏、增强免疫的作用。虽然人体可以利用亚麻酸合成 EPA 和 DHA，但合成速度较慢，不易满足人体需要。从食物中获得，可节约 α－亚麻酸，并有利于其生理功能的发挥。

（四）供给量与食物来源

1. 供给量

0～6 个月婴儿每日摄入母乳约 800ml，含能量 244.8kcal，可获得脂肪 27.7g，占总能量的 48%；7～12 个月婴儿因添加辅食，脂肪供能比降为 40%。另外，0～3 岁婴幼儿应注意补充 DHA，其适宜摄入量（AI）为 0.1g/d。

随着年龄增加，脂肪供能的比例应逐步降低。根据《中国居民膳食营养素参考摄入量（2023）》，4～17 岁儿童、青少年每日膳食中脂肪提供的能量为总能量的 20%～30%，其中饱和脂肪酸提供的能量应小于总能量的 8%。成人每日膳食中脂肪提供的能量为总能量的 20%～30%，其中饱和脂肪酸提供的能量应小于总能量的 10%，n－6 多不饱和脂肪酸供能比为 2.5%～9.0%，n－3 多不饱和脂肪酸供能比为 0.5%～2.0%。成人 EPA＋DHA 的宏量营养素可接受范围为 0.25～2.0g/d，孕妇和哺乳期妇女 EPA＋DHA 的推荐摄入量为 0.25g/d（其中 DHA 为 0.20g/d）。

传统上认为过多的胆固醇摄入会增加血浆总胆固醇水平，而高胆固醇血症与动脉粥样硬化、静脉血栓形成和胆石症等有密切的相关性，因此应限制胆固醇的摄入量，每日摄入总量不超过 300mg。但近年来循证医学研究表明，膳食胆固醇摄入量与人群总死亡率以及心血管疾病并无明显相关性，因此 2015 版的《美国膳食指南》中不再主张限制胆固醇的摄入量。同时，《美国膳食指南的科学报告》倡导从豆类、坚果等植物源摄取不饱和脂肪，降低来自工业源的反式脂肪酸，并避免以高糖低脂食物来替代饱和脂肪；在限制总热量和饱和脂肪酸（主要来自动物脂肪）的前提下，取消了对膳食脂肪摄入的比例限制。

2. 食物来源

膳食脂肪主要来源于动物脂肪、肉类及植物种子。动物性食物以畜肉类脂肪含量最丰富，且以饱和脂肪酸为主。禽肉类脂肪含量较低，不饱和脂肪酸比畜肉类高。鱼类脂肪含量为5%左右，脂肪组成与畜肉明显不同，以不饱和脂肪酸为主；深海鱼的脂肪中还含有较多的EPA和DHA。

植物油（椰子油、可可油、棕榈油除外）主要由不饱和脂肪酸组成，其中的单不饱和脂肪酸主要是油酸，其含量较高的有茶油（78.8%）、橄榄油（83%）、花生油（40.4%）等。必需脂肪酸中n－6系亚油酸广泛存在于植物油和硬果中，如花生油、大豆油、棉籽油、芝麻油、玉米油等，而n－3系α－亚麻酸仅存在于少数植物油，如亚麻籽油、紫苏籽油、低芥酸菜籽油，等。

食物中的胆固醇主要来源于动物性食物，动物脑、蛋黄、鱼籽、鱿鱼、墨鱼以及动物内脏（如肝、肾）等胆固醇含量均较高。各种动物瘦肉的胆固醇含量相近。磷脂在自然界分布很广泛，种类繁多。所有动植物均含有卵磷脂，但在脑、心、肾、肝、蛋黄、大豆中含量较丰富。

四、碳水化合物

碳水化合物也称糖类，是由碳、氢、氧三种元素组成的一类化合物，是人体能量的主要来源。

（一）分类

营养学上一般将碳水化合物分为单糖、双糖、低聚糖和多糖四类。

1. 单糖

在通常条件下不能再被水解的糖叫单糖。单糖有3～7个碳原子，按照碳原子数的多少，依次称为丙糖、丁糖、戊糖、己糖、庚糖。自然界存在最多的单糖是戊糖和己糖。单糖具有醛基或酮基，有醛基者称醛糖，有酮基者称酮糖。单糖易溶于水，有甜味，不经消化就可以被人体吸收利用。常见的单糖有下列几种。

（1）葡萄糖：葡萄糖是最常见的单糖。葡萄糖在自然界中存在于水果等多种植物中。它是许多糖类，如蔗糖、麦芽糖、乳糖、淀粉、糖原、纤维素等的基本构成单位。

（2）半乳糖：半乳糖是己醛糖，半乳糖与葡萄糖结合成乳糖，存在于哺乳动物的乳汁中。人体内的半乳糖是食物中乳糖的水解产物，在酶的催化下半乳糖能转变为葡萄糖。

（3）果糖：果糖是己醛糖，以游离状态存在于水果和蜂蜜中。果糖是蔗糖的组成单位之一，是自然界中甜度最高的糖。

（4）糖醇：糖醇是单糖的重要衍生物，存在于天然水果、蔬菜中，常见的有山梨醇、甘露醇、木糖醇、麦芽糖醇等。糖醇在人体内代谢不需要胰岛素，可供糖尿病患者食用。糖醇类因不会被人体口腔中引起龋齿的微生物所利用，故具有防龋齿效果。在小肠中因其分子结构和糖的分子结构不同，所以吸收得比葡萄糖慢，有一定的润肠通便作用。有一部分进入大肠，被细菌利用，因产生气体而出现腹胀、肠鸣，甚至腹泻，因此有些国家将糖醇作缓泻剂使用。如在对含糖醇和低聚糖的保健品进行食品营养标签标注时，日本就要求注明“过多食用会导致腹泻”。

2. 双糖

双糖是由两个单糖通过脱水缩合，并由糖苷键相连而成。常见的双糖有蔗糖、麦芽糖、乳糖等。

（1）蔗糖：由一分子葡萄糖和一分子果糖脱水缩合而成。纯净的蔗糖是无色晶体，易溶于水，比葡萄糖、麦芽糖甜，但不如果糖甜。广泛分布于植物的叶、花、根、茎及果实中，甜菜、甘蔗中的蔗糖含量极高。

（2）乳糖：由一分子葡萄糖和一分子半乳糖脱水缩合而成，只存在于哺乳动物乳汁中。乳糖的味微甜，人乳中乳糖的含量约为7%，羊乳中约为5%，牛乳中约为4%。乳糖是婴幼儿哺乳期碳水化合物的主要来源。

（3）麦芽糖：由两个分子的葡萄糖脱水缩合而成。麦芽糖主要存在于发芽的谷粒，特别是麦芽中。

麦芽糖可以制成结晶体，用作甜味剂，但甜度仅为蔗糖的 1/3。

3. 低聚糖

3～9 个分子的单糖聚合物称低聚糖，又称寡糖。低聚糖可分为两类，即麦芽低聚糖和杂低聚糖。水解产生的单糖都是葡萄糖的低聚糖，称麦芽低聚糖，由 3 个葡萄糖分子组成的叫麦芽三糖，4 个葡萄糖分子组成的叫麦芽四糖，这一类低聚糖分解后变成单糖，被吸收后产生能量。水解产生的单糖不止一种的低聚糖，称杂低聚糖，也称为功能性低聚糖，如大豆中的棉子糖和水苏糖等。功能性低聚糖甜度低，人体不易消化，在胃和小肠不能被利用，但是可在结肠被细菌发酵产生短链脂肪酸，短链脂肪酸使肠道变成酸性环境以及作为能量物质被细菌利用，可促使益生菌群如双歧杆菌、乳酸菌等增殖，抑制致病菌和条件致病菌的生长，调节肠道菌群平衡。长期使用抗生素的患者服用功能性低聚糖，可预防真菌性肠炎的发生。另外，肠道的酸性环境可以减少有害物质吸收，且功能性低聚糖能促进肠蠕动，预防便秘和肠道肿瘤的发生。对肝硬化晚期患者，低聚果糖可以减少肠道氨的吸收，预防肝昏迷的发生。已经商品化的低聚糖有低聚果糖和低聚半乳糖。

4. 多糖

每分子能水解 10 个以上单糖分子的糖类称为多糖。多糖一般不溶于水，无甜味，不形成结晶，无还原性。重要的有淀粉、糖原、非淀粉多糖（包括纤维素、半纤维素等）以及活性多糖类，均由葡萄糖分子构成。

（1）淀粉：淀粉是葡萄糖分子聚合而成的，它是细胞中碳水化合物最普遍的贮存形式。淀粉是食物的重要组成部分。各类植物的淀粉含量都较高，主要存在于种子和块茎中。淀粉分类如下。

1）直链淀粉和支链淀粉：淀粉按照结构分为直链淀粉和支链淀粉两类。直链淀粉含几百个葡萄糖单元，支链淀粉含几千个葡萄糖单元。直链淀粉又称为糖淀粉，是由葡萄糖以 $\alpha-1,4-$糖苷键结合而成的链状化合物，能被淀粉酶水解为麦芽糖，能溶于热水而不成糊状，遇碘显蓝色。在食物淀粉中含量较少，一般占淀粉的 19%～35%。支链淀粉又称为胶淀粉，分子较大，带有许多分支，每 25～30 个葡萄糖单元就有一个分支，只有外围的支链能被淀粉酶水解为麦芽糖。支链淀粉不溶于冷水，与热水作用则膨胀成糊状，遇碘显棕色。在食物淀粉中含量较多，一般占淀粉的 65%～81%。

2）可消化淀粉和抗性淀粉：从营养学角度，淀粉分为可以消化吸收且产生能量的淀粉和在小肠不能被消化吸收的抗性淀粉（RS）两大类。抗性淀粉存在于某些天然食品中，如马铃薯、香蕉、大米等都含有抗性淀粉，特别是高直链玉米淀粉含抗性淀粉高达 60%。

抗性淀粉的生理功能类似于膳食纤维和功能性低聚糖的作用。

抗性淀粉可分为四类：①RS1，即物理包埋淀粉，指那些因细胞壁的屏障作用或蛋白质的隔离作用而不能被淀粉酶接近的淀粉。如部分研磨的谷物和豆类中，一些淀粉被裹在细胞壁里，在水中不能充分膨胀和分散，不能被淀粉酶接近，因此不能被消化。但是在被加工和被咀嚼之后，往往变得可以消化。②RS2，即抗性淀粉颗粒，指那些天然具有抗消化性的淀粉。主要存在于生的马铃薯、香蕉和高直链玉米淀粉中。其抗酶解的原因是具有致密的结构和部分结晶结构，其抗性随着糊化完成而消失。③RS3，即回生淀粉，指糊化后在冷却或贮存过程中结晶而难以被淀粉酶分解的淀粉，也称为老化淀粉。回生淀粉是膳食中抗性淀粉的主要成分，通过食品加工引起淀粉化学结构、聚合度和晶体构象方面等的变化形成，这类淀粉即使经加热处理，也难以被淀粉酶类消化，因此可作为食品添加剂使用，如抗性糊精已经被广泛用于减肥代餐食品中。④RS4，即化学改性淀粉，主要指经过物理或化学变性后，由于淀粉分子结构的改变以及一些化学官能团的引入而产生的抗酶解淀粉部分，如羧甲基淀粉、交联淀粉等。另外也包括种植过程中基因改造引起的淀粉分子结构变化，如基因改造或化学方法引起的分子结构变化后产生的抗酶解淀粉部分。研究结果显示，生的薯类、香蕉、豌豆和高直链玉米具有较高的 RS；青香蕉成熟后以及谷、薯类加工后 RS 有所下降。相比较而言，挂面、饼干等含水量较低且加工温度较低的食品 RS 相对较高；膨化食品、面包类食品及粥类饮品则几乎不含 RS。

（2）糖原：糖原存在于动物组织中，又称“动物淀粉”，是体内糖的贮存形式。糖原主要贮存在肌肉和肝脏中，肌肉中糖原占肌肉总重量的1%～2%，肝脏中糖原占肝脏总量的6%～8%。当血糖降低时，肝糖原分解转化为血葡萄糖进一步产生能量。

（3）非淀粉多糖：非淀粉多糖是植物细胞壁的重要组成成分，主要包括纤维素、半纤维素和果胶等，人体不能消化吸收。

（4）其他活性多糖：人类已在自然界中发现了几百种活性多糖。不同的活性多糖具有不同的生理活性，如降低血糖、降低血脂、降低血清过氧化脂质、抗凝血等，部分多糖还具有抗癌活性。多糖在保健食品中作为一类非特异性免疫增强剂，用于增强体质、抗缺氧、抗疲劳、延缓衰老等。其研究主要来自体外细胞培养和动物实验的结果，目前尚无循证医学的证据证实活性多糖的功能。在保健食品中常见的多糖主要有虫草多糖、银耳多糖、灵芝多糖、香菇多糖、枸杞多糖、螺旋藻多糖、猪苓多糖和党参多糖等。

（二）生理功能

碳水化合物主要有以下生理功能。

（1）供给能量：碳水化合物是供给人体能量的最主要、最经济的来源。每克葡萄糖在体内氧化可以产生16.74kJ（4.0kcal）的能量。维持人体健康所需要的能量中，50%～65%由碳水化合物提供。一般情况下，脑组织和成熟的红细胞等只能靠葡萄糖提供能量，故碳水化合物对维持脑组织和红细胞功能有重要意义。但过多的摄入，会增加糖代谢紊乱发生的风险；碳水化合物还可以转变成脂肪贮存在皮下等组织中，导致肥胖。

（2）构成机体组织细胞的成分：每个细胞都含有碳水化合物，主要以糖脂和糖蛋白的形式存在，例如核糖和脱氧核糖是核酸的成分，糖脂是组成神经组织与细胞膜的重要成分。

（3）解毒和保护肝脏：摄入充足的糖可以增加肝糖原，有助于增强肝细胞的再生，促进肝脏的代谢，具有保护肝脏的作用。葡萄糖醛酸是葡萄糖的C-6羟基被氧化为羧基形成的糖醛酸，是肝脏解毒的基本底物，适量葡萄糖的摄入有助于维持肝脏的解毒功能。

（4）节约蛋白质作用：机体需要的能量，主要由碳水化合物提供。当膳食中碳水化合物供应不足时，机体为了满足自身对葡萄糖的需要，通过糖异生作用动用蛋白质产生葡萄糖，供给能量；长期下去将因蛋白质过度分解而对机体器官造成损害，因此摄入足够的碳水化合物可以节省这部分蛋白质的消耗。这种作用称为节约蛋白质作用。

（5）抗生酮作用：当膳食中的碳水化合物供应严重不足，即每天摄入的碳水化合物低于50～100g时，体内脂肪被加速动员分解为脂肪酸来供应能量。在这一代谢过程中，脂肪酸氧化而产生的酮体过多，过多的酮体不能及时被清除而在体内蓄积，就会导致酮症的发生。轻者仅血中酮体增高，尿中出现酮体，临床上可无明显症状；如果血中酮体过多积聚，可导致酮症酸中毒。足量碳水化合物的摄入可抑制上述过程。

（三）消化、吸收和代谢

1. 碳水化合物的消化

碳水化合物的消化从口腔开始，口腔中的唾液淀粉酶可将淀粉水解为短链多糖和麦芽糖。由于食物在口腔内停留的时间很短，这种水解作用有限。胃液内不含能水解碳水化合物的酶，因此碳水化合物在胃内不被消化。碳水化合物的主要消化场所在小肠。胰腺分泌的胰淀粉酶可使淀粉水解成为α-临界糊精、麦芽三糖、麦芽糖及少量的葡萄糖，再经小肠黏膜上皮细胞刷状缘α-临界糊精酶、α-葡萄糖苷酶（包括麦芽糖酶）等继续分解为葡萄糖。肠黏膜细胞还存在蔗糖酶及乳糖酶等，分别水解蔗糖和乳糖。

发酵也是消化的一种方式，是指在小肠内不被消化的碳水化合物到达结肠后，被结肠菌群分解，产生氢气、甲烷气、二氧化碳和短链脂肪酸的一系列过程。发酵产生的物质如短链脂肪酸很快被肠壁吸收并被机体代谢。在日常生活中，有一部分人饮用牛奶后，出现胃肠不适的现象，称为乳糖不耐受症，主要由于小肠黏膜细胞缺乏乳糖酶或乳糖酶水平低下，不能完全分解乳糖，未消化吸收的乳糖进入大肠，在肠道细菌作用下产酸、产气，从而引起胀气、腹痛和腹泻等胃肠不适。建议具有乳糖不耐受症者选择食用发酵后的乳制品，如酸奶或者奶酪。发酵乳制品由于乳中添加了细菌或特定发酵剂，使部分乳糖转化成乳酸，乳糖不耐受者可以饮用。

2. 碳水化合物的吸收

经过消化以后的碳水化合物以单糖的形式存在。单糖首先进入肠黏膜上皮细胞，通过小肠壁的毛细血管，经门静脉进入肝脏，60%以上在肝内代谢，其余进入体循环，供全身组织利用。

3. 碳水化合物的代谢

葡萄糖进入肝细胞后与磷酸反应生成6－磷酸葡萄糖，果糖和半乳糖在肝中转变为葡萄糖。葡萄糖在肝内一部分经分解代谢提供机体所需要的能量，一部分合成糖原保留在肝内，一部分转变成脂肪运送到脂肪组织贮存起来。

糖在体内主要是作为能量的来源，代谢过程主要包括糖的无氧酵解和有氧氧化。糖的无氧酵解是指葡萄糖在无氧条件下，经过一系列酶促反应最终生成丙酮酸的过程。在无氧时，丙酮酸在胞浆内还原成乳酸；在有氧的情况下，丙酮酸进入线粒体，氧化脱羧后进入三羧酸循环，最终氧化成二氧化碳和水。

糖酵解释放的能量不多，1个分子葡萄糖经无氧酵解净生成2分子ATP。糖酵解是机体快速供给能量的一种方式，当机体缺氧或剧烈运动使肌肉局部血流相对不足时，能量主要通过糖酵解获得。神经细胞、白细胞、骨髓组织等代谢极为活跃，即使不缺氧也常由糖酵解提供部分能量。成熟红细胞没有线粒体，完全依赖糖酵解获得能量。

糖的有氧氧化是体内获取能量的主要途径。葡萄糖被彻底氧化分解生成二氧化碳和水，同时释放出其分子中蕴藏的全部能量，一分子葡萄糖经有氧氧化能生成36～38分子ATP。糖的有氧氧化不但释放能量效率高，而且能量的利用率也很高。

4. 糖的贮存与动员

糖的贮存与动员对维持体内血糖水平稳定和组织细胞的能量供应过程具有重要的作用。

（1）糖原的合成和分解：消化吸收的葡萄糖或体内其他物质转变而来的葡萄糖进入肝脏和肌肉后，可分别合成肝糖原和肌糖原，贮存在肝脏和肌肉中。肝糖原占肝脏总重量的6%～8%，约为100g，肌糖原占肌肉总重量的1%～2%，约为400g。在血糖降低时，肝糖原可在肝脏内分解为葡萄糖，在维持体内血糖水平稳定上起重要作用。肌糖原分解可为肌肉自身收缩供给能量，不能直接补充血糖。人体摄入的糖类大部分转变为脂肪后贮存于脂肪组织，只有一小部分以糖原形式贮存。人体储备的糖原是有限的，禁食18～24小时即可将糖原耗尽。

（2）糖异生：糖异生是指氨基酸、乳酸、甘油等非碳水化合物物质转变为葡萄糖或糖原的过程。肝脏是进行糖异生的主要器官。剧烈运动时，肌肉产生的大量乳酸经糖异生作用转变为糖原或葡萄糖，可防止乳酸堆积影响机体的酸碱平衡，这部分糖异生主要与运动强度相关。而在饥饿时，糖异生的原料主要是氨基酸和甘油。饥饿早期，随着脂肪的分解加速，运送至肝脏的甘油增多，每天可生成10～15g葡萄糖。肌肉蛋白质分解成的氨基酸是糖异生的主要原料，每天生成90～120g葡萄糖，需分解蛋白质180～200g。长期饥饿时，为减少蛋白质的消耗，人体经过调节，脑组织每天消耗的葡萄糖可减少，其余依赖酮体供能，这时甘油仍可异生提供约20g葡萄糖，每天消耗的蛋白质可减少至35g左右。

在饥饿状态下，糖异生对维持血糖的稳定以保护脑组织有重要意义，但糖异生过程会增加蛋白质和脂肪的消耗，尤其是蛋白质的消耗。因此，为保证机体健康，每日均应适当摄入碳水化合物，其供给量不应低于120g/d。

（四）供给量与食物来源

根据《中国居民膳食营养素参考摄入量（2023）》，0～6个月、7～12个月婴儿碳水化合物的AI分别为60g/d、85g/d。对1岁以上人群，碳水化合物提供能量占总能量的可接受范围为50%～65%，其中添加糖不超过总能量的10%。1～10岁儿童青少年和成人总碳水化合物EAR为120g/d，11～17岁为150g/d，孕期妇女为130g/d，乳母为160g/d。详见附录六。

膳食中淀粉的主要来源是粮谷类食物。粮谷类一般含60%～80%碳水化合物，薯类含量为15%～29%。单糖和双糖的来源主要是糖果、甜食、水果、含糖饮料和蜂蜜。

五、矿物质

（一）概述

人体内几乎含有自然界存在的所有化学元素。在这些元素中，除碳、氢、氧和氮主要以有机物的形式存在外，其余的统称为矿物质，又叫无机盐。目前能在人体中检测出的矿物质约有70种，其中含量占人体重量的0.01%以上或膳食中摄入量大于100mg/d的元素称为常量元素，包括钙、磷、镁、钾、钠、氯、硫7种；还有一些元素在人体内含量甚微，占人体重量的0.01%以下或膳食中摄入量小于100mg/d，这些元素称为微量元素。微量元素可分为3类：①人体必需的微量元素，目前认为有8种，它们是铁、碘、锌、硒、铜、钴、铬和钼；②人体可能必需的微量元素，有5种，它们是锰、硅、镍、硼和钒；③具有潜在毒性、但在低剂量时对人体可能必需的微量元素，包括氟、铅、汞、铝、砷、锡、锂和镉等。

矿物质在体内多数以无机盐的形式存在，如 Na^+、K^+、Cl^- 等。部分以螯合物的形式存在，如血红素中的铁、维生素 B_{12} 中的钴等。

矿物质的特点：①矿物质在体内不能合成，必须从食物和饮用水中摄取；②矿物质在体内组织器官中的分布不均匀；③矿物质元素相互之间存在协同或拮抗效应；④部分矿物质元素的需要量很少，生理需要量与中毒剂量的范围较窄，摄入过量易引起中毒。

造成矿物质缺乏的原因有：土壤中缺乏导致食物中缺乏；食物中含有天然存在的拮抗物质，影响吸收利用；食品加工、烹调过程中造成损失；不良饮食习惯导致摄入量不足；需要量增加。比较容易缺乏的元素是钙和铁，在特殊的地理环境或特殊条件下也可能造成碘、锌和硒的缺乏。

（二）常量元素

1. 钙

钙是人体内含量最多的无机元素。99%的钙存在于骨骼和牙齿中，主要以羟磷灰石结晶［$Ca_{10}(PO_4)_6(OH)_2$］的形式存在；其余1%的钙，有一半与柠檬酸或蛋白质结合，另一半则存在于组织细胞、组织液和血液中，称为混溶钙池，这部分钙与骨骼钙保持着动态平衡，维持体内细胞正常的生理功能。

（1）生理功能

1）构成骨骼和牙齿。钙是构成骨骼和牙齿的主要成分。骨骼中的钙在破骨细胞的作用下不断被释放，进入混溶钙池；而混溶钙池中的钙又在成骨细胞作用下不断地沉积于骨骼，如此使骨骼不断更新。幼儿骨骼每1～2年更新一次，以后随着年龄增大，更新速度减慢。成年人骨骼每10～12年更新一次，而40～50岁以后，钙的溶出大于沉积，骨组织中的钙逐渐减少，骨质密度逐渐降低，易出现骨质疏松症，这种现象女性早于男性。

2）维持神经和肌肉活动。心脏的正常搏动、神经肌肉的兴奋以及神经冲动的传导等都需要钙的参与。在心肌细胞和神经鞘膜上，均有钙离子的结合部位，与钙离子的结合和解离可使细胞膜的结构与功能发生变化，如对钾、钠等离子通透性的改变，从而引起机体不同的生理变化。若血清钙含量过低，可使神经肌肉的兴奋性增高，引起抽搐；反之，若血清钙含量过高，则可抑制神经肌肉的兴奋性，影响肌肉的收缩功能，严重时可引起心脏和呼吸衰竭。

3）参与凝血过程。血液的凝固是一个多途径、多环节的复杂生物化学反应过程，有多种凝血因子参加，其中钙离子为凝血因子之一。在钙离子存在的情况下，可溶性纤维蛋白原转变成纤维蛋白，促进凝血。

4）降低毛细血管通透性。在机体发生过敏时，毛细血管通透性增大，引起血浆外渗，表现为斑丘疹；给予钙制剂，可降低毛细血管通透性，从而缓解过敏症状。

5）促进体内某些酶的活性。体内某些酶，如脂肪酶、蛋白酶、三磷酸腺苷酶、琥珀酸脱氢酶等都需要钙的激活。

6）其他。钙离子还参与细胞信号转导、激素分泌、维持体液酸碱平衡等活动。

（2）吸收与代谢

1）吸收：人体对钙的吸收主要在小肠。一般食物中钙的吸收率为20%～60%，钙的吸收率受以下因素影响：①机体的生理状态。钙的吸收率随年龄增长而下降，婴儿对钙的吸收率可达60%～70%，儿童为40%，成人降至20%，老年人则更低。孕妇、乳母、婴幼儿对钙的需要量较大，钙吸收率远高于成年人。男性钙吸收率高于女性。②钙的存在形式。食物和钙剂中的钙大多以化合物的形式存在，而人体只能吸收二价形式的离子钙。胃酸中的氢离子可把钙离子置换出来，使钙变成游离状态。离子状态下的钙是通过主动转运吸收的。③维生素 D。维生素 D 首先在肝、肾中被羟化成 $1,25-(OH)_2-VitD_3$，能诱导产生钙结合蛋白，促进钙的吸收。④肠道 pH 值。能降低肠道 pH 值或增加钙在肠道中溶解度的物质均能促进钙的吸收。乳糖可降低肠道 pH 值，与钙形成低分子的乳酸钙络合物，有利于钙的吸收。某些氨基酸如精氨酸、赖氨酸和色氨酸等，可与钙形成可溶性的钙盐，也有利于钙的吸收。⑤植酸、草酸。谷物中的植酸、某些蔬菜中的草酸均可与钙结合形成难溶的植酸钙和草酸钙，使钙的吸收率降低。⑥膳食纤维。大量的膳食纤维能干扰钙的吸收，可能是其醛糖酸残基与钙结合所致。⑦脂肪酸。脂肪消化不良时，未被吸收的脂肪酸与钙形成钙皂，也会影响钙的吸收。⑧膳食钙磷比例。钙磷比例会影响钙的吸收，一般儿童以2∶1或1∶1、成人以1∶1或1∶2为宜。磷含量过高时，可降低钙的吸收量。⑨血钙的生理波动。人体的血钙水平在后半夜及清晨最低，同时为避免膳食因素的影响，口服补钙以早晨和临睡前服用为佳，这样可使钙剂得到充分吸收和利用。

2）代谢：钙的代谢主要通过肠道与泌尿系统，也有少量从汗液中排出。体内肠黏膜上皮细胞脱落释出的钙，除一部分被重吸收外，与食物中未被吸收的钙一起由粪便排出，每天为100～150mg；从尿中排出的钙每天为160～200mg。蛋白质的摄入量会影响钙的代谢，高蛋白质摄入会导致高钙尿，持续的高钙尿会引发负钙平衡；在高蛋白质摄入时，增加钙摄入往往不能有效地纠正负钙平衡；动物蛋白质诱导高钙尿的能力大于植物蛋白质；动物蛋白质的来源不同，诱导高钙尿的能力也不同，如乳清蛋白＞鸡蛋蛋白＞酪蛋白＞明胶。此外，摄入过多的钠可促进钙的代谢，降低钙在骨骼中的沉积，从而降低骨密度。

3）钙的激素调节：人体有两种钙调节激素，即降钙素（CT）和甲状旁腺激素（PTH）。CT 由甲状腺 C 细胞所分泌，作用主要是促进成骨细胞活跃，使骨盐沉着于骨质，并抑制胃肠道和肾小管吸收钙离子，使血钙浓度降低。PTH 由甲状旁腺所分泌，使破骨细胞活跃，骨质溶解，骨钙释放入血，升高血钙。老年人肾功能下降，肾小球滤过率降低，导致血磷升高，使PTH 继发性分泌增加，骨溶解增加，骨钙下降，血钙升高；甲状腺功能衰退，CT 分泌减少，骨形成下降，这是导致骨质疏松的重要原因之一。

（3）缺乏：钙在体内的贮存量与膳食供给量正相关。我国居民钙的摄入量普遍较低，仅达到推荐摄入量的50%左右，导致钙缺乏症较为常见。钙缺乏对不同年龄人群有不同影响，在青春期前的生长发育期表现为佝偻病，主要见于婴幼儿；对于成人，表现为骨质软化症，多见于妊娠和哺乳期妇女。

钙缺乏病的主要临床类型和特点如下所述。

1）佝偻病：婴幼儿缺钙时，骨不能正常钙化，易出现骨骼变软、弯曲，称为佝偻病，又称软骨病。在缺钙的初期，可有神经精神症状，表现为多汗、夜惊、易激惹等，特别是入睡后头部多汗（与气候无关），由于汗液刺激，患儿经常摇头擦枕，形成枕秃或环形脱发。随着缺钙时间的延长，骨骼钙化受到影响。颅骨软化为佝偻病的早期表现，多见于3～6月的婴儿，以手指按压枕、顶骨中央，有弹性，如乒乓球样。但3个月以内的婴儿在顶、枕骨骨缝处轻微软化仍属正常。还可表现为“方颅”、前囟大，囟门闭合延迟，可迟至2～3岁才闭合；佝偻病儿肋骨与肋软骨连接处形成“肋骨串珠”，胸骨外凸成“鸡胸”，脊柱弯曲，“手足镯”，两下肢膝部内弯成“X”形腿或外弯成“O”形腿，腹肌软弱无力，腹部膨出，身长增长缓慢。此外，佝偻病患儿出牙延迟，可延迟至1岁出牙，或3岁才出齐牙；牙齿排列不齐，釉质发育不良。佝偻病患儿的抵抗力减弱，易反复患上呼吸道感染、肺炎及腹泻等小儿常见疾病。

2）骨质软化症：成人缺钙早期的临床表现不明显，可多年没有症状。随着骨软化加重，长期负重或活动时肌肉牵拉而引起骨畸形，或压力触及了骨膜的感觉神经可引起明显的骨痛；开始或间断发生，冬春季明显，妊娠后期及哺乳期加剧；严重者脊柱、骨盆及四肢的近端部位有明显疼痛及压痛，肌肉软弱无力，甚至行动时呈鸭步；没有明显外伤也会出现骨折，最常发生骨折的部位为股骨颈、耻骨枝和肋骨；因多个椎体压缩，身高可能会缩短；孕妇骨盆变狭窄，易难产。

3）骨质疏松症：骨质疏松症的发生主要与遗传、年龄和性别有关，长期低钙饮食（每日摄入钙量小于600mg）是引发骨质疏松症的危险因素之一。因为男性骨量比女性高30%，男性对钙的吸收能力更强，以及女性绝经后体内雌激素减少对骨钙流失的影响，导致女性骨质疏松症的患病率比男性高2～8倍。女性50～60岁后，男性60～70岁后骨质疏松症的发病率升高，80岁以上达到高峰。骨质疏松症常见的临床表现以腰背痛多见，占疼痛患者中的70%～80%。疼痛沿脊柱向两侧扩散，仰卧或坐下时疼痛减轻，直立时后伸或久立、久坐时疼痛加剧，日间疼痛轻，夜间和清晨醒来时疼痛加重，弯腰、肌肉运动、咳嗽、大便用力时疼痛加重。一般骨量丢失12%以上时即会出现骨痛。骨质疏松症患者身长平均缩短3～6cm。骨折是骨质疏松症最常见和最严重的并发症。

4）手足搐搦症：钙吸收不足、缺乏维生素D、甲状旁腺功能失调等均可造成血清中钙离子水平降低，引起手足搐搦症，以腕、踝关节剧烈屈曲和肌肉痉挛为特征，可伴喉痉挛、惊厥。

（4）过量：钙摄入过多也有危害：①会增加肾结石的风险。长期饮用硬水的地区，肾结石的发病率较高。但也有流行病学调查不支持这一结论。②引起奶碱综合征。奶碱综合征是高钙血症和伴随代谢性碱中毒及肾功能不全的症候群。临床上长期将牛奶与碳酸钙同时服用或过多服用碳酸钙时易引发奶碱综合征，但极少见。③影响其他矿物质的吸收。如影响锌、铁和镁等的吸收。

（5）营养状况的评价指标

1）血清学指标：①血清总钙。血清总钙正常值为2.10～2.75mmol/L。佝偻病、骨软化症患者有时血清总钙含量下降，但老年性骨质疏松症患者血清总钙含量一般在正常范围内。②血清磷。佝偻病及骨软化症患者血清磷含量降低，患骨质疏松症的绝经妇女血清磷含量升高，而老年性骨质疏松症患者的血清磷含量一般在正常范围内。③血清镁。患骨质疏松症的绝经妇女及老年性骨质疏松症患者的血清镁含量均下降。④碱性磷酸酶（AKP）。单纯测血清AKP意义不大，不敏感。测骨AKP较敏感，骨AKP是反映骨代谢的指标。骨更新率增加的代谢性骨病患者，如患骨质疏松症的绝经妇女中骨AKP升高者占60%左右，而血清AKP升高者仅占22%。老年性骨质疏松症形成缓慢，AKP变化不显著。⑤骨钙素（BGP）。骨钙素是骨骼中含量最高的非胶原蛋白，由成骨细胞分泌，受1,25-$(OH)_2$-$VitD_3$调节。通过测定BGP可以了解成骨细胞的动态，BGP是骨骼更新的敏感指标。老年性骨质疏松症患者BGP可有轻度升高。绝经后骨质疏松症患者BGP升高明显，应用雌激素治疗2～8周后，BGP可下降50%以上。

2）X线检查：为一种较简单的检查骨质疏松症的方法。但该方法只能定性，不能定量，并且不够灵敏，一般在骨量丢失30%以上时，X线才有阳性所见。

3）骨密度（BMD）测量：骨密度测量是反映人体骨骼代谢状况的一项重要指标，是诊断骨质疏松症的金标准。测量骨密度的标准方法是双能X线吸收测定法（DXA）。

（6）供给量与食物来源：钙的供给量要考虑不同年龄、不同性别、不同生理情况和不同环境。婴幼儿、儿童、青春期少年、孕妇、乳母均要增加钙的供给量。此外，高温作业人员钙排出增加；寒带地区阳光不足，皮肤内转化的维生素D较少，钙吸收差，以上这些环境的人都需要增加钙的供给量。根据《中国居民膳食营养素参考摄入量（2023）》所述，对于中国居民来说，0～6个月婴儿钙的AI为200mg/d，可耐受最高摄入量（UL）为1000mg；7～12个月婴儿钙的AI为250mg/d，UL为1500mg；1～3岁儿童钙的RNI为600mg/d，UL为1500mg；4～6岁儿童钙的RNI为800m/d，7～10岁儿童为1000mg/d，11～13岁儿童为1200mg/d，14～17岁少年为1000mg/d，18～49岁成人和孕早期妇女为800mg/d，孕中、晚期妇女、乳母为1000mg/d，50岁以上人群为1000mg/d；4岁以上人群钙的UL为2000mg。详见附录七。

奶类食品含钙丰富，而且吸收率高，是钙的良好食物来源；水产品中的虾、蟹、海带等含钙高；植物性食物中，绿叶蔬菜、豆类、芝麻酱也是钙的重要来源。

2. 镁

成人体内镁总量为21～28g，平均24g。其中，53%存在于骨骼中，27%存在于肌肉中，19%存在于其他软组织中。镁主要分布于细胞内，仅1%存在于细胞外液。骨骼肌、心肌、肝、肾、脑等组织含镁量都高于血液中的镁浓度。细胞外液中1/3的镁与血浆蛋白结合，2/3以离子形式（镁的活性形式）存在。

（1）生理功能

1）作为酶的激活剂：镁作为多种酶的激活剂，参与体内300种以上的酶促反应。糖酵解、脂肪酸氧化、蛋白质合成、核酸代谢等都需要镁离子的参与。

2）促进骨的形成：镁是骨细胞结构和功能所必需的元素，在骨骼中仅次于钙和磷的含量，对促进骨形成和骨再生、维持骨骼和牙齿的强度和密度具有重要作用。

3）维持神经肌肉的兴奋性：镁与钙离子、钾离子一起维持神经肌肉的兴奋性。血中镁过低或钙过低，神经肌肉的兴奋性均增高；反之则降低。

（2）吸收与代谢：膳食摄入的镁可被空肠、回肠吸收，吸收率一般为30%左右。氨基酸、乳糖等可提高镁盐的溶解度，因此可促进镁的吸收；高钙高磷膳食则可抑制镁的吸收。镁主要通过肾排泄。尿镁排泄与血清镁相平行，以维持血中镁含量的稳定。汗液也可排出少量镁。

（3）缺乏：正常条件下很少发生镁缺乏。但在禁食、节食、厌食、慢性腹泻、慢性肾脏疾病等情况下会导致镁的缺乏，表现为肌肉自发性收缩（如手足抽搐）、心律失常、电解质紊乱、骨质疏松、骨生长缓慢等。

（4）过量：肾功能不全及使用含镁的药物时血镁浓度升高，可发生镁中毒，主要表现为恶心、呕吐、低血压等，血镁浓度进一步升高甚至可发生呼吸及中枢神经系统抑制。

（5）营养状况的评价指标：血清镁正常值为0.75～1.25mmol/L。血清镁低于0.75mol/L时可诊断为低镁血症，高于1.25mmol/L时可诊断为高镁血症。

（6）供给量与食物来源：根据《中国居民膳食营养素参考摄入量（2023）》，18～49岁成人镁的RNI为330mg/d，不同人群镁的参考摄入量见附录。富含镁的植物性食物有紫菜、莲子、小米、荞麦、燕麦、绿叶蔬菜等。肉、蛋、鱼和动物内脏中也含有丰富的镁。

（三）微量元素

1. 铁

铁是人体必需微量元素中含量最多的一种，成年人体内含铁3～5g，其含量随性别、年龄、体重、营养和健康状况的不同而有较大的个体差异。成年人体内约75%的铁为功能性铁，主要存在于血红蛋白、肌红蛋白和含铁酶中；其余25%的铁是贮存铁，以铁蛋白和含铁血黄素的形式存在于肝、脾和骨髓中。

（1）生理功能

1）维持正常造血功能，参与氧的运输和贮存：红细胞的血红蛋白是氧的运输载体，铁在骨髓造血组织中进入幼红细胞，与卟啉结合形成血红素，后者再与珠蛋白结合成血红蛋白。缺乏铁时，由于血红蛋白合成不足，新生红细胞的血红蛋白含量下降，红细胞体积小、颜色淡，从而影响氧的运输。铁还参与肌红蛋白的合成，肌红蛋白也是一种含血红素的蛋白质，其基本功能是在肌肉组织中转运和贮存氧。

2）参与能量代谢：铁是细胞色素酶以及电子传递链的主要复合物的重要组成部分。细胞色素酶是身体内复杂的氧化还原过程中所不能缺少的物质，有了它才可完成电子传递，使在三羧酸循环里脱下的氢原子和由血红蛋白从肺运来的氧结合生成水，同时释放出能量，以供给机体的需要。

3）与某些金属酶的合成与活性密切相关：铁参与过氧化物酶、过氧化氢酶、单胺氧化酶等的合成，并与琥珀酸脱氢酶、细胞色素C还原酶等的活性密切相关。

4）其他重要功能：催化β－胡萝卜素转化为维生素A，参与嘌呤与胶原的合成、脂类转运及肝脏解毒等。缺铁还可导致身体内其他无机盐，如锌、铜等的代谢障碍。铁与机体免疫功能有关，铁的过剩与铁的缺少均可以使机体的感染机会增多。

（2）吸收与代谢：铁的吸收主要在十二指肠和空肠上段进行。无机铁以 Fe^{2+} 形式吸收，络合物铁的吸收大于无机铁。机体对铁的吸收能力与其对铁的需要有关，当机体缺铁时，吸收铁的能力增强。铁在酸性环境中易溶解而便于吸收。

膳食中的铁可分为血红素铁和非血红素铁两种。血红素铁主要来自肉、禽、鱼的肌红蛋白及血红蛋白，以血红素的形式经肠黏膜被整体吸收，正常时吸收率为10%～20%，缺乏时吸收率可达40%，且基本不受膳食因素的影响。

非血红素铁主要存在于植物性食物中，一般以 Fe^{3+} 形式存在。三价铁被还原为二价铁，或与某些物质形成络合物后才能被机体吸收。非血红素铁的吸收率一般只有3%～5%。促进非血红素铁吸收的主要因素包括维生素C、维生素A、胡萝卜素、维生素 B_2、果糖以及某些氨基酸等。维生素C除能与铁螯合促进铁的吸收外，还能在肠道内将三价铁还原为二价铁，从而促进铁的吸收。抑制非血红素铁吸收的主要因素包括谷物和蔬菜中的植酸、草酸；茶叶中的鞣酸及多酚类物质等；胃酸缺乏和抗酸药物的使用，会影响二价铁的形成，因而也会阻碍铁的吸收。

成人每天需要20～30mg铁用于红细胞生成，其中95%以上来自体内铁的再利用。再利用的铁主要来自衰老的红细胞。机体内铁的丢失主要是由于胃肠黏膜细胞脱落和失血所致，也有因皮肤细胞脱落而丢失。妇女在月经期损失铁较多，月经期间每天约损失铁2mg，每个月经周期损失铁8～10mg，因此应适当增加铁供给量。此外，孕妇铁的需要量也会增加。

（3）缺乏：铁缺乏是一种很常见的营养缺乏病。婴幼儿、孕妇和乳母对铁的需要量相对较大，尽管每天膳食中含铁量不低，但吸收率低，故易造成铁缺乏。青春期少女和育龄妇女因月经失血，也易处于铁缺乏状态。

铁缺乏的症状由轻到重一般可分为三个阶段：第一阶段为铁减少期，此阶段体内铁贮存减少，血清铁蛋白减少，但无任何临床表现；第二阶段为红细胞生成缺铁期，其特征是血清铁蛋白、血清铁及运铁蛋白浓度都下降，但红细胞、血红蛋白值在正常范围，无临床表现，故称为无贫血的铁缺乏期（或隐性缺铁期）；第三阶段为缺铁性贫血期，此时血红蛋白和红细胞的数量、压积均下降，并伴有缺铁性贫血的临床表现。

最常见和最早出现的症状为疲乏、困倦、软弱无力；皮肤、黏膜苍白（一般观察睑结膜、手掌大小鱼际及甲床的颜色）；皮肤干燥、角化和萎缩，毛发易折与脱落；指甲不光整、扁平甲、反甲和灰甲；口角炎与舌炎、食欲减退、异食癖、腹部胀气、恶心、便秘等；心悸为最突出的症状之一；严重贫血时，可引起心绞痛、心脏扩大、心力衰竭；头晕、头痛、耳鸣、注意力不集中、嗜睡等均为常见症状；贫血严重时可出现晕厥，特别是老年患者；铁缺乏的婴幼儿和青少年儿童常表现呆滞，对周围的事物不感兴趣，易烦躁，注意力不易集中，学习能力和记忆力下降，严重时可影响机体的正常生长发育。女性常有月经失调，如闭经或月经过多；男女两性性欲减退。妊娠妇女缺铁与早产、低出生体重儿及胎儿死亡有关。铁缺乏时机体抗感染能力降低，易患感染性疾病。

（4）过量：正常膳食情况下不会有铁过量的情况出现，铁摄入过量主要见于服用铁制剂者。铁摄入过量会造成大量的铁在机体内蓄积。当正常的铁贮存机制不能容纳总的机体铁时，过量的铁会导致组织炎症、多器官的损伤和纤维化。研究发现，体内铁的贮存过多与多种疾病如心脏和肝脏疾病、糖尿病、某些肿瘤有关。

（5）营养状况的评价指标

1）血红蛋白：血红蛋白是贫血最常用的评价指标，贫血的判定标准是：男性的血红蛋白低于120g/L，女性低于110g/L，孕妇低于100g/L。

2）血清铁蛋白：血清铁蛋白的测定是估计铁贮存状态的一种敏感方法。在缺铁早期，体内贮存的铁含量减少，即可导致铁蛋白降低，此时血红蛋白可能正常，因此，有条件的医疗保健机构，对容易缺铁的重点人群（妇女和儿童，尤其是孕妇）要注意监测铁蛋白水平，及时发现和早期干预铁缺乏。当血清铁蛋白小于 12μg/L 时可诊断为缺铁。

3）血清铁：当血清铁小于 500μg/L、总铁结合力大于 4500μg/L 和运铁蛋白饱和度小于 15% 时，可诊断为缺铁。由于正常人血清铁水平会受炎症、妊娠、服用避孕药等影响，所以血清铁一般不单独作为诊断缺铁的指标。

4）红细胞游离原卟啉（FEP）：在缺铁进程的中期，随着骨髓贮存铁的耗竭，红细胞内血红蛋白合成过程中部分原卟啉分子无法与铁结合形成血红素，导致 FEP 增高。

5）网织红细胞计数：是判断骨髓红系造血功能的一项经典指标。缺铁性贫血红系代偿致网织红细胞增多。

（6）供给量与食物来源：根据《中国居民膳食营养素参考摄入量（2023）》，18 ~ 49 岁成人铁的 RNI 分别为男性 12mg/d，女性 20mg/d；男女性 UL 均为 42mg/d。孕早期妇女 RNI 为 20mg/d、孕中期妇女为 24mg/d、孕晚期妇女为 29mg/d、哺乳期为 24mg/d。不同人群铁的参考摄入量见附录七。

膳食中铁的良好来源为动物肝脏、动物全血、畜禽肉类和鱼类。此外，桂圆、大枣、鹿茸、地黄、细辛、当归等含铁多（表 2 –7）。蔬菜、蛋类、牛奶及奶制品铁含量不高，且吸收率低。动物性食品铁的吸收率一般高于植物性食物。

表 2 –7　常见食物中的铁含量（mg/100g 可食部分）

食物	铁含量	食物	铁含量	食物	铁含量
粳米	1.1	菠菜	2.9	瘦猪肉	3.0
标准粉	3.5	雪里蕻	3.2	猪肝	22.6
小米	5.1	芹菜（茎）	1.2	猪血	8.7
玉米面	3.2	油菜	1.2	瘦牛肉	2.8
大豆	8.2	葡萄干	9.1	鸡肉	1.4
绿豆	6.5	红枣（干）	2.3	鸡肝	12.0
红小豆	7.4	乌枣	3.7	鸡血	25.0
芝麻酱	58.0	黑木耳	97.4	鸡蛋	2.0
海带	4.7	带鱼	1.2	海米	11.0
鲤鱼	1.0	草鱼	0.8		

2. 锌

锌主要存在于骨骼，其次在皮肤、肌肉、牙齿中。此外，人体的肝、肾、心、胰、脑、肾等器官也含有一定量的锌，尤以视网膜和前列腺为多。

（1）生理功能

1）维持机体正常代谢和促进生长发育：锌参与多种含锌金属酶的构成，已知含锌的酶有 200 多种，如碳酸酐酶、碱性磷酸酶、羧肽酶、胸腺嘧啶核苷酸酶、DNA 和 RNA 聚合酶等，与核酸和蛋白质的生物合成、细胞的生长、分裂和分化等过程有关。因此锌对维持机体正常代谢和促进机体生长发育有重要作用。

2）维持皮肤的正常功能：锌与胶原蛋白和角蛋白合成有关；对维持上皮和黏膜组织正常，防御细菌和病毒侵入，促进伤口愈合，减少痤疮等皮肤病变有重要作用。

3）促进性器官和性功能的正常发育：锌与精子的形成及功能有关，男性前列腺、睾丸与精液中锌含量较多，特别是精液中含量比血浆高 50 倍以上，缺乏将影响男性的性器官发育和性腺成熟，可致男性不育。女性缺乏时可出现月经初潮推迟。

4）促进食欲：锌可通过参与构成一种含锌蛋白（即唾液蛋白），从而对味觉和食欲发生作用。

5）促进维生素 A 的代谢和生理作用：锌在体内可促进视黄醛的合成和构型转化；参与肝中维生素 A 的动员，使血浆维生素 A 的浓度保持恒定，对于维持正常暗适应能力有重要作用。

6）参与免疫功能：锌可促进淋巴细胞的增殖和维持其活动能力。

7）与脑组织发育和智力有关。

（2）吸收与代谢：锌主要在小肠吸收。吸收的锌一般与血浆中的白蛋白或转铁蛋白结合，随血液分布于全身各组织。食物中锌的吸收率为 20% ~30% 。促进膳食锌吸收的因素有组氨酸、半胱氨酸、柠檬酸、维生素 D 等。抑制锌吸收的因素有植酸、膳食纤维以及过量的铁、钙、铜等。锌代谢后主要通过粪便排出，仅有少量随尿排出。

（3）缺乏

1）原因：锌存在于各种食物中，一般情况下膳食中的锌完全可以满足人体对锌的基本需求而不会引起缺乏。但国内孕妇及儿童锌缺乏发生率高达 30% 。发生原因主要有以下几种：①摄入不足，是小儿锌缺乏的主要原因。营养不良特别是长期缺少动物性食物者易致锌缺乏。②肠道吸收不良，可见于脂肪泻、肠炎等疾病。③长期进食含有过多植酸或纤维素的食物，均可影响锌的吸收利用，“伊朗乡村病”就是因为食物中含较多的植酸而影响锌的吸收所致。④需要量增加。生长发育期的儿童、青少年及孕妇、乳母对锌的需求量增大。⑤丢失过多。常见于慢性失血、溶血（红细胞内有大量的锌，随红细胞破坏而丢失）；长期多汗、损伤（创伤、烧伤的渗出液中含锌）；肝肾疾病、糖尿病以及使用利尿剂等（尿中锌排泄量增加）。⑥长期使用螯合剂，如 EDTA、青霉胺等药物（与锌形成不溶性复合物）；单纯牛奶喂养者（牛奶内有干扰锌吸收的络合物）。

2）表现：锌缺乏的临床表现主要有以下几个方面：①生长发育障碍。孕妇缺锌，可致胎儿成为无脑畸形儿、早产儿、低体重儿。儿童发生慢性锌缺乏病时，主要表现为生长停滞。②性发育障碍。青少年缺锌会使性器官发育不全、性成熟推迟、第二性征发育不全等；成人缺锌可致性功能障碍以及不孕、不育。③味觉、嗅觉、视觉障碍。不论儿童或成人缺锌，均可引起味觉减退及食欲缺乏，出现异食癖，常见为食土癖。严重缺锌时，即使肝脏中有一定量的维生素 A 储备，亦会出现暗适应能力降低。④影响皮肤。容易出现复发性口腔溃疡、痤疮、皮肤干燥粗糙等症状。急性锌缺乏病主要表现为皮肤损害和秃发病，也会伴有腹泻、嗜睡、抑郁症和眼损害等症状。⑤肠原性肢体皮炎。肠原性肢体皮炎为地方性遗传性疾病，我国湖北仙桃地区 1979 ~1988 年共发现 89 例。此病多有家族史，患者多在幼儿母乳喂养停止后发病，病因主要是小肠吸收锌功能不全（异常）。临床特征有：进展性的肢端、口腔、肛门、生殖器部位的大脓疱皮炎，同时伴有甲沟炎和秃发；慢性腹泻、体瘦、角膜混浊等也是常见的症状。通过补锌可使 80% 以上的患者痊愈。

（4）过量：锌过量会损害免疫功能，主要是影响中性粒细胞吞噬功能和抑制细胞杀伤能力。但日常膳食不会导致锌的过量。

（5）营养状况的评价指标：一般采用血清锌、发锌和唾液锌等作为锌营养状况评价的参考指标。但缺锌的诊断目前还没有特异性方法。由于血清锌指标不稳定，发锌可作为慢性锌缺乏的参考指标。

（6）供给量与食物来源：根据《中国居民膳食营养素参考摄入量（2023）》，成年男性、女性锌的推荐摄入量（RNI）分别为 12. 5mg/d 和 7. 5mg/d，不同人群锌的参考摄入量参见附录七。

锌主要来源于动物性食物，贝壳类海产品、红色肉类、动物内脏类等都是锌的良好来源。另外，干果类、谷类胚芽等也富含锌。中药补骨脂、杜仲、何首乌、人参、五味子、山药等含锌较多，蔬菜水果中锌的含量较低。

3. 碘

碘是人体必需的微量元素之一。人体中甲状腺的含碘量最高，占全身碘的 70% ~80% 。甲状腺的碘以一碘酪氨酸、二碘酪氨酸、三碘甲状腺原氨酸（T_3）和甲状腺素（T_4）的形式存在，其余的碘分布于皮肤、骨骼、淋巴结和脑组织中。

（1）生理功能：碘的生理作用主要通过甲状腺素来完成。甲状腺素的主要生理功能如下所述。

1）促进生物氧化：甲状腺素参与磷酸化过程，调节能量的转换，促进物质的分解代谢，加强产热作用。甲状腺激素分泌过多，会导致基础代谢增高，表现为体温增高、怕热多汗、消瘦无力等。

2）调节蛋白质、碳水化合物和脂肪代谢：当蛋白质摄入不足时，甲状腺素可促进蛋白质合成；但当摄入蛋白质充足时，甲状腺素可促进蛋白质分解。它可促进糖和脂肪代谢，包括促进三羧酸循环和生物氧化，促进糖的吸收，加速肝糖原分解，促进周围组织对糖的利用；通过肾上腺素促进脂肪的分解和氧化等。

3）促进生长发育：甲状腺素有促进蛋白质合成的作用，对人体的生长发育具有重要意义，可促进神经系统的发育、组织的发育和分化。这些作用对胚胎发育期和出生后的早期尤为重要。

4）调节水盐代谢：甲状腺素缺乏时可引起组织内水盐潴留，从而导致黏液性水肿。

5）促进维生素的吸收和利用：甲状腺素能促进烟酸的吸收和利用，促进胡萝卜素转变为维生素 A。

（2）吸收与代谢：食物中的碘进入胃肠道后被迅速吸收，3 小时内可完全被吸收，并迅速转运至血浆，遍布于各组织中，但只有甲状腺能利用碘合成甲状腺素。肾是碘排出的主要途径，此外还可由粪便排出，但很少从汗液排出。

（3）缺乏：碘缺乏病的主要原因是环境缺碘，通过生物链的作用可导致生活在该地区的人群缺碘。不同时期碘缺乏病的临床表现如下所述。

1）胎儿期：流产、死胎、先天畸形，围产期死亡率增高，婴幼儿期死亡率增高；缺碘使甲状腺激素合成不足，严重影响胎儿中枢神经系统尤其是大脑的分化与发育。胎儿期或出生不久即已发生的甲状腺功能减退症，可导致呆小病（又称克汀病），克汀病的临床表现是呆、小、聋、哑、瘫；神经运动功能发育延迟。

2）新生儿期：新生儿甲状腺肿、甲状腺功能减退，严重者可致克汀病。

3）儿童期和青春期：表现为甲状腺肿、青春期甲状腺功能减退、亚临床型克汀病、智力发育障碍、体格发育障碍、单纯聋哑等，最严重为克汀病。

4）成人期：成人缺碘主要表现为甲状腺肿。由于碘缺乏引起的甲状腺肿常具有地区性特点，故称为地方性甲状腺肿。严重缺碘可引起甲状腺功能减退。从 1993 年开始，我国采用食盐加碘的措施来改善人群碘缺乏的状况。

（4）碘过量：碘过量会增加甲状腺疾病的发生风险，如高碘甲状腺肿、高碘性甲亢等。根据我国高碘性甲状腺肿的发病来看，当人群尿碘水平达 800μg/L 时，则可造成高碘性甲状腺肿。缺碘地区在食盐加碘后的 1 ~ 3 年内，高碘性甲亢的发病率升高，而后才逐渐下降至加碘前的水平。严重缺碘地区人群碘的摄入量不宜过高或过快地提高，其尿碘的适宜水平为 100 ~ 200μg/L。

碘过量通常发生在饮水和食物中含碘量高的地区。按市售碘盐中每克盐含碘 20 ~ 50μg 计算，中国人每天摄碘量达到 220 ~ 850μg，远远超过 WHO 划定的 200μg/d 的安全线。特别是在沿海地区，除进食加碘盐外，还有较多海产品的摄入，因此更应注意碘过量问题。

（5）营养状况的评价指标

1）垂体 – 甲状腺轴系激素：T_3 及 T_4 或 FT_4 下降、TSH 升高均提示碘缺乏；TSH 可作为筛查评估婴幼儿碘营养状况的敏感指标。

2）尿碘：碘主要经肾脏排出体外，尿碘的含量反映体内碘的营养状况。尿碘测定宜用 24 小时尿样本，其次为空腹晨尿。尿碘常以尿碘与尿肌酐比值表示。

3）儿童甲状腺肿大率：甲状腺肿大率大于 5%，提示该人群碘营养不良。

4）其他：儿童生长发育指标，如身高、体重、性发育、骨龄等，可反映过去与现在的甲状腺功能。通过检测智商及其他神经系统功能，可了解碘缺乏对脑发育的影响。

（6）供给量与食物来源：根据《中国居民膳食营养素参考摄入量（2023）》，成人碘的 RNI 为 120μg/d，孕妇为 230μg/d，乳母为 240μg/d，UL 为 600μg/d。其他人群碘的参考摄入量参见附录七。

海产品如海带、紫菜、鱼类等含碘丰富，是碘的良好食物来源。动物性食物碘的含量大于植物性食物。加碘盐是我国居民主要膳食碘的来源。

4. 硒

硒是人体必需的微量元素，硒广泛分布于所有的组织和器官中，肝、胰、肾、心、脾、牙釉质和指甲中浓度较高，脂肪组织中硒的浓度最低。

（1）生理功能

1）抗氧化：硒是谷胱甘肽过氧化物酶（GSH－PX）的组成成分，该酶能促进过氧化物（如过氧化氢、超氧阴离子、脂酰游离基等）还原为羟基化合物，从而保护细胞膜及组织免受过氧化物损伤，维持细胞的正常功能。

2）促进生长、保护视觉器官以及抗肿瘤：硒是机体生长必需的微量元素，补硒可减少视网膜的氧化损伤，提高视力，白内障及糖尿病性失明者补硒后，视觉功能有所改善。

3）保护心血管和心肌：硒能降低心血管病的发病率，保护心肌，我国以心肌损害为特征的克山病与缺硒有密切关系。

4）解毒：硒可与汞、镉、铅等重金属结合形成金属硒蛋白复合物，使之排出体外，从而达到解毒的效果。

5）增强免疫力：动物实验证实，硒缺乏时，吞噬细胞和中性粒细胞的功能减弱，合成的免疫球蛋白减少。硒缺乏地区肿瘤发病率明显升高。

（2）吸收与代谢：硒主要在小肠中被吸收，吸收率大于60%。硒的吸收率与化学结构、溶解度有关。有机硒比无机硒更易吸收。硒主要由尿排出，占总量的50%～60%。少量的硒可从肠道排出，汗液和呼出气体也可排出极少量的硒。

（3）缺乏：缺硒与克山病的发生有关，临床上主要表现为心脏扩大、心力衰竭或心源性休克、心律失常等。实验室检查可见血硒和GSH－PX活力下降。大骨节病是以发育期的儿童软骨变性坏死为主要病理特征的地方病。此种病区常与克山病病区重叠，其发病率亦与硒含量呈负相关，补硒可预防并有一定的疗效。

（4）过量：硒过量会导致中毒，中毒症状为指甲变形、头发脱落、肢端麻木、抽搐，严重者偏瘫、死亡。

（5）营养状况的评价指标

1）硒含量：通过测定血、发、尿、指（趾）甲等组织的硒含量，可评价人体硒的营养状况。红细胞硒反映的是远期膳食硒的摄入情况，因为人的红细胞寿命为120天；血浆（血清）硒反映的是近期膳食硒的摄入情况；血小板硒反映的是最近膳食硒的摄入情况，因为人血小板的寿命为7～14天。头发硒和指（趾）甲硒与血硒有很好的相关性，头发硒能反映较远期的硒状态。

2）GSH－PX活性：GSH－PX代表了硒在体内的活性形式，通常测定全血的GSH－PX活性（一般红细胞中的GSH－PX活性占全血GSH－PX活性的90%以上）来进行人体硒的营养状况评价。与血硒相似，红细胞、血浆、血小板的GSH－PX活性分别代表远期、近期、最近硒状态的变化。

（6）供给量与食物来源：根据《中国居民膳食营养素参考摄入量（2023）》，14岁以上我国居民成人膳食硒的RNI为60μg/d，，UL为400μg/d，不同人群硒的参考摄入量参见附录七。

海产品和动物内脏是硒的良好食物来源，鱼子酱、海参、牡蛎、蛤蛎和动物肝脏、肾等含硒丰富。黄芪、母乳含硒多。食物的含硒量随地区不同而异。

5. 铬

铬是人体内必需的微量元素。在人体中含量甚微，骨骼、大脑、肌肉、皮肤和肾上腺中铬含量较高。

（1）生理功能：铬能增强胰岛素的作用，促进葡萄糖的利用及葡萄糖到脂肪的转化；铬还具有降低血清胆固醇的作用；铬与核酸结合可调节细胞的生长。

（2）吸收与代谢：铬可与有机物结合成为具有生物活性的复合物，从而提高铬的吸收率。草酸盐和植酸盐可干扰铬的吸收，而维生素 C 促进铬的吸收。铬主要经肾脏排泄，少量铬由胆汁排泄。

（3）缺乏与过量：铬缺乏时会出现糖耐量降低或血糖升高、尿糖升高，且对胰岛素治疗不敏感。铬中毒多发生在制革工业的从业者中，中毒症状为过敏性皮炎。

（4）供给量与食物来源：根据《中国居民膳食营养素参考摄入量（2023）》，铬的成人适宜摄入量（AI）为 30μg/d，不同人群铬的 AI 参见附录七。

动物性食物中，肉类和海产品（牡蛎、海参、鳗鱼等）含铬较多。植物性食物，如谷物、豆类、坚果类、黑木耳、紫菜等，含铬也很丰富，啤酒酵母和动物肝脏中的铬以葡萄糖耐量因子的形式存在，吸收利用率较高。

6. 钴

钴是人体必需的微量元素，肝、肾及骨骼中含量较高。

（1）生理功能：钴的生理功能主要是参与构成维生素 B_{12}，从而促进红细胞的成熟；钴可以影响甲状腺的代谢，并可调节铁、铜、硒等微量元素的代谢。

（2）缺乏与过量：钴缺乏较少见，钴缺乏与甲状腺肿大有关。钴过量会引起食欲减退、体重下降、贫血甚至死亡。钴在肉类、海产品和绿叶菜中含量丰富。

六、维生素

维生素是维持人体生命活动所不可缺少的一类营养素，在机体的物质代谢和能量代谢中起着十分重要的作用。

（一）概述

1. 维生素命名和共同特点

（1）命名：维生素的命名有三种方式。一是按发现顺序以英文字母顺序命名，如维生素 A、维生素 B、维生素 C、维生素 D、维生素 E 等。二是按化学结构命名，如视黄醇、核黄素、硫胺素等。三是按生理功能命名，如抗坏血酸、抗干眼症因子等。同一种维生素可以有两种或三种命名方法，如维生素 C 又称抗坏血酸。

（2）维生素的共同特点：①存在于天然食物中。②在机体内不提供能量。③一般不是机体的构成成分。④机体只需要极少的数量即可满足维持正常生理功能的需要，但绝对不可缺少。⑤虽然机体自身可合成部分维生素，但一般不能充分满足机体需要，所以必须经常由食物来供给。

2. 分类

根据维生素的溶解性可将其分为两大类，即脂溶性维生素和水溶性维生素。

（1）脂溶性维生素：脂溶性维生素是指不溶于水而溶于脂肪及有机溶剂的维生素，包括维生素 A、维生素 D、维生素 E 和维生素 K 四种。除具有一般维生素的特点外，脂溶性维生素的共同特点有以下几个方面：①在食物中它们经常与脂类共存，其吸收与脂类的吸收有关。②与其他脂类一起贮存于脂肪组织中，通过胆汁缓慢排出体外。③长期过量摄入会在体内蓄积而导致中毒，但若摄入不足会缓慢出现缺乏。④用一般血液指标不易查出脂溶性维生素的短期缺乏。

（2）水溶性维生素：水溶性维生素是指可溶于水的维生素，主要有 B 族维生素和维生素 C。B 族维生素包括维生素 B_1、维生素 B_2、维生素 B_6、维生素 B_{12}、烟酸、叶酸、泛酸和生物素等。除具有一般维生素的特点外，水溶性维生素的共同特点有以下几个方面：①一般以前体形式存在于天然食物中，易溶于水，排泄率高，绝大多数随尿液排出，在体内仅有少量贮存，大剂量摄入不会发生蓄积，毒性小。②大多数以辅酶或辅基的形式参加各种酶的催化反应，参与机体糖、蛋白质、脂肪等多种物质的代谢及能量代谢。③用血或尿样中的标记物可检测其代谢状况。④若摄入不足，可较快地出现缺乏表现。

3. 缺乏原因

（1）摄入不足：食物本身含量不高，或人为因素导致破坏，或膳食不平衡引起的摄入不足是维生素缺乏的主要原因。在运输、加工、烹调和贮存过程中，均会引起食物中维生素特别是水溶性维生素的破坏和丢失。膳食不平衡会导致维生素缺乏，如素食者易缺乏维生素 A、维生素 D 和维生素 B_{12}。

（2）需要量增加：妊娠与哺乳期妇女、生长发育期儿童、特殊生活环境中人群易患维生素缺乏症；某些疾病（长期发热、慢性消耗性疾病）以及服用某些药物如异烟肼、避孕药等，均可引起维生素缺乏。

（3）吸收不良：患消化系统疾病，如慢性腹泻等会影响维生素的吸收利用；膳食中脂肪含量低，会影响脂溶性维生素的吸收。

维生素缺乏在体内是一个渐进过程。轻度缺乏虽然不出现临床表现，但会引起人体抵抗力下降和劳动效率下降；当长期缺乏达到一定程度时，机体则会出现相应的临床表现。补充维生素应以合理膳食为主，不可盲目地补充维生素制剂和相关保健品，应在医生或营养师的指导下进行适当的补充。

（二）脂溶性维生素

1. 维生素 A 及类胡萝卜素

维生素 A 又称视黄醇或抗干眼症因子，它是一类具有视黄醇生物活性的物质，包括维生素 A_1 和维生素 A_2。维生素 A_1 存在于哺乳动物及咸水鱼的肝脏中；维生素 A_2 存在于淡水鱼肝脏中，活性较低。通常所说的维生素 A 是指维生素 A_1。

维生素 A 耐高温和耐酸碱，但在高温、光照条件下易被氧化。天然存在于动物性食物中的维生素 A 是比较稳定的，一般烹调和罐头食品加工不易破坏。当食物中含有磷脂、维生素 E、维生素 C 或其他抗氧化物质时，有助于保持维生素 A 和 β－胡萝卜素的稳定性。但当油脂酸败时，其中的维生素 A 会被严重破坏。

类胡萝卜素是一类重要的天然色素的总称，属于类萜化合物，普遍存在于动物、植物、真菌、藻类中的黄色、橙红色或红色的色素之中。自 19 世纪初分离出胡萝卜素，至今已经发现的天然类胡萝卜素达 600 多种，如 α－胡萝卜素、β－胡萝卜素、γ－胡萝卜素、叶黄素、玉米黄素、番茄红素以及 β－隐黄素等。类胡萝卜素不溶于水，溶于脂肪和有机溶剂。α－胡萝卜素、β－胡萝卜素、γ－胡萝卜素可在人体内转化为维生素 A，因此被称为维生素 A 原。其中 β－胡萝卜素的转换效率最高。β－胡萝卜素有 20 余种异构体，主要是全反式，不溶于水，微溶于植物油，在脂肪族和芳香族的烃中有中等溶解性，易溶于三氯甲烷，化学性质不稳定，易在光照和加热时发生氧化反应。

人体从食物中摄取的维生素 A 和各种类胡萝卜素的总量用视黄醇活性当量（RAE，μg）来表示，指包括视黄醇和 β－胡萝卜素在内的具有维生素 A 活性的物质相当于视黄醇的量。视黄醇活性当量（μg）＝膳食或补充剂来源全反式视黄醇（μg）＋1/2 补充剂纯品全反式 β－胡萝卜素（μg）＋1/12 膳食全反式 β－胡萝卜素（μg）＋1/24 其他膳食维生素 A 原类胡萝卜素（μg）。

（1）生理功能

1）构成视觉细胞内的感光物质，维持正常暗视觉：维生素 A 参与人视网膜杆状细胞内视紫红质的合成。视紫红质是由视蛋白和 11－顺式视黄醛组成的复合蛋白质，对光敏感，可感受弱光或暗光。当视紫红质感光时，其中的 11－顺式视黄醛在光异构作用下转变成全反式视黄醛，并与视蛋白分离，同时引发神经冲动，传到大脑后产生视觉。人从明处进入暗处，因视紫红质已耗竭，所以暂时无法看清物体，只有在足够的视紫红质重新合成后才能看清物体，这一过程称为暗适应。

2）参与糖蛋白的合成，维持上皮细胞的完整性和机体免疫力：维生素 A 参与糖蛋白的合成，细胞膜的功能与细胞表面的糖蛋白密切相关，维生素 A 可以调节上皮组织细胞的生长与分化，维持上皮组织的正常形态与功能。当维生素 A 缺乏时，会引起糖蛋白合成异常，使上皮组织干燥、增生和角化。免疫球蛋白也是糖蛋白，当体内维生素 A 缺乏时，机体免疫功能降低，易引起呼吸道和消化道感染。

3）促进生长发育：促进蛋白质的生物合成和骨细胞的分化，促进机体的生长和骨骼的发育。婴幼儿缺乏维生素 A 会出现生长发育迟缓或停止。孕妇缺乏维生素 A 会直接影响胎儿发育，甚至发生死胎。

4）促进铁吸收：维生素 A 和类胡萝卜素在肠道内可以和铁络合，使铁保持溶解状态，防止植酸、草酸等与铁形成不溶性的络合物，促进铁的吸收利用。

5）抑制肿瘤细胞生长：研究表明，维生素 A 的摄入量与肿瘤的发生呈负相关，可能与其具有阻止恶性肿瘤形成的抗启动基因活性有关。

6）β－胡萝卜素的功能：除可转化为维生素 A 外，β－胡萝卜素在体内能直接清除自由基，具有抗氧化作用。大量研究证实，胡萝卜素具有解毒、抗癌、预防心血管疾病、防治白内障和保护肝脏等作用。

（2）代谢：食物中视黄醇主要是与脂肪酸结合成视黄醇酯的形式存在，在小肠水解为视黄醇，被吸收后重新合成视黄醇脂，以脂蛋白的形式贮存于储脂细胞内。

维生素 A 与 β－胡萝卜素的吸收过程是不同的。维生素 A 的吸收为主动吸收，需要能量，吸收速率比 β－胡萝卜素快。β－胡萝卜素的吸收为物理扩散，其吸收量与摄入量多少相关。胡萝卜素的吸收部位在小肠，小肠黏膜细胞内含有胡萝卜素加氧酶，在其作用下进入小肠黏膜细胞的 β－胡萝卜素被分解为 2 分子视黄醛或视黄醇。

（3）缺乏：维生素 A 缺乏的原因主要是摄入不足。长期对脂肪的吸收不良，如患有消化系统疾病、胃肠部分切除等，往往导致维生素 A 缺乏。维生素 A 缺乏主要表现在以下几方面。

1）夜盲症：早期表现为暗适应能力下降，即当从光亮的环境突然进入到黑暗处时，人的眼睛看清楚暗处物体的时间延长。严重者在暗光下无法看清物体，成为夜盲症，俗称“雀目眼”。

2）干眼症：结膜角化、泪腺分泌减少形成干眼症，进一步发展可出现角膜溃疡、穿孔、失明，还可出现结膜皱褶和毕脱斑。

3）皮肤改变：大腿和上臂最早出现皮肤干燥，重者可累及整个背部，伴有角化过度性毛囊丘疹，剥之留一小凹陷，称为毛囊角化过度症；还可出现毛发变灰，质脆易脱落；指（趾）甲薄脆，有纵沟、横纹，典型者呈蛋壳甲，甲板透明；汗腺、皮脂腺萎缩，毛发干枯脱落。

4）生长发育迟缓：缺乏维生素 A 的儿童生长停滞、发育迟缓、骨骼发育不良。

5）免疫和生殖功能下降；缺铁性贫血的发生风险增加。

（4）过量：人体摄入过量的维生素 A 会造成中毒，主要表现为以下两个方面。

1）急性中毒：一次或连续多次摄入大量的维生素 A，如成人大于 RNI100 倍或儿童大于 20 倍均可引起急性中毒，症状为恶心、呕吐、眩晕、视物模糊、肌肉活动失调。婴儿可出现厌食、乏力、嗜睡等症状。

2）慢性中毒：当长期摄入超过 RNI10 倍的维生素 A 时可引起慢性中毒，表现为头痛、脱发、肝脾肿大、皮肤瘙痒和干燥等；孕妇在怀孕早期若长期摄入 RNI 3～4 倍的维生素 A，可引起流产或胎儿畸形。绝大多数维生素 A 中毒是由于服用过量的维生素 A 制剂（如鱼肝油）所致，食用大量动物肝脏也可导致中毒。

只有当有需要时，人体才会将 β－胡萝卜素转换成维生素 A。这一个特征使 β－胡萝卜素成为维生素 A 的一个安全来源，不会有因过量摄食而造成维生素累积中毒现象。大量摄入富含胡萝卜素的食物，可出现皮肤变黄，但一般不会产生毒副作用，停止食用后，上述现象会慢慢消失。

（5）营养状况的评价指标

1）视觉暗适应能力测定：维生素 A 缺乏最早的症状是暗适应能力降低。暗适应能力测定标准如下：超过 30 秒，称为暗适应能力降低；超过 120 秒，称为夜盲症。

2）血清维生素 A 水平测定：成人血清维生素 A 的正常含量范围为 430～860μg/L，低于 200μg/L 可以诊断为维生素 A 缺乏。

3）其他：维生素 A 营养状况的评价指标还有相对剂量反应试验、改进的相对剂量反应试验、血浆视黄醇结合蛋白测定等。

（6）供给量与食物来源：根据《中国居民膳食营养素参考摄入量（2023）》，成年男性、女性维生素 A 的 RNI 分别为 800μgRAE/d、700μgRAE/d，UL 为 3000μgRAE/d，其他人群参考摄入量参见附录八。

维生素 A 的良好来源是各种动物肝脏、鱼肝油、奶油、鸡蛋等。植物性食物提供类胡萝卜素，其中 β－胡萝卜素在深绿色或红黄色的蔬菜和水果中含量丰富，如胡萝卜、红心红薯、芒果、辣椒和柿子等，一般越是颜色鲜艳的水果或蔬菜，β－胡萝卜素含量越丰富。药食同源食物车前子、防风、紫苏、藿香、枸杞子等含有丰富的胡萝卜素。实验表明，如果烹调时采用压力锅炖，因为减少了胡萝卜素与空气的接触，β－胡萝卜素的保存率可高达 97%。β－胡萝卜素的消化吸收率与烹调时所用的油脂量密切相关，用足量食油烹调后熟食，其消化吸收率可达 90%。

2. 维生素 D

维生素 D 又称为抗佝偻病维生素，主要包括维生素 D_2（麦角钙化醇）和维生素 D_3（胆钙化醇）。维生素 D_2 可由酵母和植物油中的麦角固醇经紫外线作用后转化生成。在人体内，胆固醇可转变为 7－脱氢胆固醇，贮存在皮下，在紫外线作用下转化为维生素 D_3。因此，7－脱氢胆固醇和麦角固醇被称为维生素 D 原。

维生素 D 为脂溶性维生素，易溶于脂肪和有机溶剂，在碱性条件下对热稳定，如在 130℃ 环境中加热 90 分钟，仍能保持其活性，故在加工烹调中一般不易被破坏。光及酸能促使维生素 D 异构化。维生素 D 的油溶液加抗氧化剂后稳定。

（1）生理功能：1,25－$(OH)_2$－$VitD_3$ 是维生素 D 的活性形式，作用于小肠、肾、骨等靶器官。维生素 D 的生理功能表现在以下几个方面。

1）调节血钙平衡：维生素 D_3 与甲状旁腺素、降钙素共同调节血钙的平衡。血钙浓度低时，诱导甲状旁腺素分泌，甲状旁腺素促使 25－（OH）－维生素 D_3 转化为有活性的 1,25－$(OH)_2$－$VitD_3$，使未成熟的破骨细胞转变成成熟的破骨细胞，骨钙溶出增加，并释放钙进入血液；同时，它促进远端肾小管对钙的重吸收，抑制近端肾小管对磷的重吸收，使血钙水平升高。当血钙增高时，降钙素分泌增加，降钙素可抑制破骨细胞的活性，抑制骨吸收，阻止钙从骨中动员出来；同时，降钙素可抑制近端肾小管对钙的重吸收，从而降低血钙水平。

2）促进小肠钙和磷的吸收转运：当血钙水平偏低时，维生素 D_3 的生成增加，诱导小肠黏膜细胞合成钙结合蛋白，钙结合蛋白在小肠黏膜细胞内促进钙的吸收；维生素 D_3 还能增加碱性磷酸酶的活性，促进磷酸酯键的水解和磷的吸收。

（2）代谢：食物中的维生素 D 在小肠被吸收后，加入乳糜微粒经淋巴入血，在肝脏经 25－羟化酶催化转变为 25－（OH）－$VitD_3$，再在肾脏经 1α－羟化酶的作用生成维生素 D 的活性形式 1,25－$(OH)_2$－$VitD_3$。25－（OH）－$VitD_3$ 是维生素 D 在肝内贮存及血液运输的形式，在肝内可与葡萄糖醛酸结合，随胆汁排入肠道。人体自身合成的维生素 D 循相同的活化过程活化。

（3）缺乏：日光照射不足和膳食供给不足是导致维生素 D 缺乏的主要原因。维生素 D 缺乏会造成肠道吸收钙、磷减少，肾小管对钙、磷的重吸收减少，影响骨钙化。婴幼儿缺乏维生素 D 会引起佝偻病；孕妇、乳母和老人缺乏维生素 D 会引起骨质软化症和骨质疏松症。

（4）过量：维生素 D 摄入过多可引起中毒。轻度中毒主要表现为消化道症状（食欲缺乏、恶心、呕吐、便秘或腹泻交替出现）；头痛、口渴、多尿、发热；皮肤瘙痒、肌肉乏力、关节疼痛等。中、重度中毒可引起软组织转移性钙化，这是由于钙可以在软组织内（如心脏、血管、肾小管等）沉积，以至发展成动脉、心肌、肺、肾、气管等软组织转移性钙化；增加肾结石的发生风险并可导致肾衰竭等。通常人体自身合成和膳食来源不会导致维生素 D 过量。

（5）营养状况的评价指标：维生素 D 在血浆中主要以 25－（OH）－$VitD_3$ 的形式存在，其正常值为 25～150nmol/L。血浆中 25－（OH）－$VitD_3$ 的半衰期是 3 周，因此它可特异地反映人体几周到几个月内维生素 D 的贮存情况。

（6）供给量与来源：根据《中国居民膳食营养素参考摄入量（2023）》，我国 18～49 岁成人居民维生素 D 的 RNI 为 10μg/d，UL 为 50μg/d。其他人群维生素 D 的参考摄入量见附录八。维生素 D 的计量单位也可用 IU 表示，与 μg 的换算关系为：1μg 维生素 D_3 =40IU 维生素 D_3。

维生素 D 的主要来源是人体自身皮肤合成。经常晒太阳是人体获得充足维生素 D_3 的最好来源，如婴儿暴露面部和前臂，每天户外活动 2 小时，可获得充足的维生素 D。

含脂肪高的海鱼和鱼卵、动物肝脏、蛋黄等均是维生素 D 良好的食物来源。鱼肝油是维生素 D 的丰富来源，含量高达 8500IU/100g，作为婴幼儿维生素 D 的补充剂，在防治佝偻病上有很重要的意义。瘦肉、奶含量较少，故许多国家在鲜奶和婴儿配方食品中强化维生素 D。植物类食物不含维生素 D。

3. 维生素 E

维生素 E 又名生育酚，是指具有 α－生育酚生物活性的一类物质。自然界共有 8 种具有维生素 E 活性的化合物，即 α－生育酚、β－生育酚、γ－生育酚、δ－生育酚四种生育酚和 α－生育三烯粉、β－生育三烯酚、γ－生育三烯酚、δ－生育三烯酚四种生育三烯酚，其中以 α－生育酚的活性最高。人体从食物摄取的维生素 E 的总量用 α－生育酚当量来表示。

膳食中总的 α－生育酚当量（α－TE，mg）＝1×α－生育酚（mg）＋0.5×β－生育酚（mg）＋0.1×γ－生育酚（mg）＋0.02×δ－生育酚（mg）＋0.3×α－三烯生育酚（mg）

维生素 E 溶于脂肪和乙醇，对热、酸稳定，对碱不稳定；对氧十分敏感，易自身氧化；油炸食物时维生素 E 活性明显降低。

（1）生理功能

1）抗氧化作用：维生素 E 是体内最重要的抗氧化剂。它与超氧化物歧化酶、谷胱甘肽过氧化物酶等一起保护细胞膜上的不饱和脂肪酸，并使蛋白质的巯基免受自由基攻击。在抗氧化过程中，维生素 E 与硒在抗氧化过程中发挥协同作用。维生素 E 也可防止维生素 A 和维生素 C 的氧化。

2）促进生殖：动物缺乏维生素 E 时会出现睾丸萎缩和上皮细胞变性，导致孕育异常。但人类尚未发现因维生素 E 缺乏所致的不育症。临床上常用维生素 E 治疗先兆流产和习惯性流产。

3）提高免疫能力：能保护 T 淋巴细胞，从而提高人体免疫功能。

4）抗肿瘤：亚硝酸盐在胃内可以转化为亚硝胺，这是胃癌的患病危险因素之一。维生素 E 可在胃中阻断亚硝胺生成，较维生素 C 作用更强。

5）抑制血小板的聚集：维生素 E 可抑制磷脂酶 A_2 的活性，减少血小板血栓素 A_2 的释放，从而抑制血小板的聚集。维生素 E 缺乏时血小板聚集和凝血作用增强，可增加心肌梗死及脑梗死的危险性。

6）保护红细胞：维生素 E 可延长红细胞的寿命。

7）降低胆固醇水平：维生素 E 能抑制体内胆固醇合成限速酶，从而降低血胆固醇水平。

（2）缺乏：维生素 E 缺乏症较为少见。维生素 E 缺乏多见于早产儿，可导致早产儿发生溶血性贫血。成年人发生维生素 E 缺乏大多是因脂肪吸收不良的疾病所致，表现为红细胞数量减少、寿命缩短。缺乏维生素 E 还可使患某些癌、动脉粥样硬化、白内障及其他老年退行性病变的概率增加。

（3）过量：在脂溶性维生素中，维生素 E 的毒性相对较小，每天摄入 800mg α－TE 以上有可能出现中毒症状，如肌无力、视物模糊、恶心、腹泻等。过多的维生素 E 还会影响血液凝固，增加脂肪在肝脏中的沉积，降低其他脂溶性维生素的吸收等。

（4）营养状况的评价指标

1）血浆 α－生育酚浓度：血浆 α－生育酚浓度可直接反映人体维生素 E 的贮存情况，是目前评价维生素 E 营养状况的主要指标。健康成人若其血脂正常，则血浆 a－生育酚的范围为 12～46μmol/L（5～20mg/L），儿童与婴儿较成年人低，尤其是早产儿，其血浆 α－生育酚浓度仅为成人的一半。

2）红细胞溶血试验：红细胞与 2%～2.4% H_2O_2 溶液温育后出现溶血，测红细胞的溶血率，可反映维生素 E 的营养状况。红细胞的溶血率为 10%～20% 时提示维生素 E 水平偏低，大于 20% 时提示维生素 E 缺乏。

（5）供给量与食物来源：根据《中国居民膳食营养素参考摄入量（2023）》，我国成人以及孕妇维生素 E 的 AI 为 14mgα－TE/d，UL 为 700mgα－TE/d。其他人群维生素 E 的 AI 见附录八。维生素 E 广泛存在于动植物食物中。维生素 E 含量丰富的食物有麦胚、大豆、坚果和植物油（橄榄油、椰子油除外)。我国居民日常膳食摄入的维生素 E 中约 70% 来自植物油，其余来自谷物、水果和蔬菜、鱼、肉类动物性食物。动物油脂中几乎不含维生素 E。

(三) 水溶性维生素

1. 维生素 B_1

维生素 B_1 又称硫胺素、抗神经炎因子。维生素 B_1 在酸性环境中较稳定，加热不易分解；但在碱性溶液中极不稳定，易被氧化而失去活性；遇光和加热时效价下降，故应置于遮光、阴凉处保存，不宜久贮。高温烹调和碱性烹调可以造成维生素 B_1 的损失。维生素 B_1 在体内主要以焦磷酸硫胺素（TPP）的形式存在，广泛分布于骨骼肌、心肌、肝脏、肾脏和脑组织中，半衰期为 9～10 天。

(1) 生理功能

1) 辅酶功能：TPP 是硫胺素的主要辅酶形式，是碳水化合物代谢时所必需的辅酶。它在体内参与两个重要的反应，即 α－酮酸的氧化脱羧反应和磷酸戊糖途径的转酮醇作用，从而影响能量代谢。在正常情况下，神经组织主要靠糖的有氧氧化供能，维生素 B_1 缺乏致糖的有氧氧化受阻，机体供能不足，可影响神经细胞膜髓鞘磷脂合成，导致末梢神经炎及其他神经病变。

2) 非辅酶功能：硫胺素在维持神经、肌肉特别是心肌的正常功能方面有明显的作用。维生素 B_1 有抑制胆碱酯酶活性的作用，缺乏维生素 B_1 时此酶活性过高，乙酰胆碱（神经递质之一）大量破坏使神经传导受到影响，可造成胃肠蠕动缓慢、消化液分泌减少、食欲缺乏、消化不良等。

(2) 缺乏：导致维生素 B_1 缺乏的主要原因包括：①摄入不足：多因食物加碱、母乳喂养未及时添加辅食、粮食蔬菜不当的精细加工等所致，全胃肠外营养也是目前临床上常见的摄入不足原因之一。一般较长时间摄取低维生素 B_1 饮食后出现症状。多见于以大米为主食的地区。新中国成立后已不多见，但近年来由于生活水平提高，食用精白米者增多，在某些地区患病率又有回升。②需要量增加或消耗过多：如妊娠、哺乳、特殊工作环境（高温等）、神经高度紧张等情况下，以及患有某些疾病（如糖尿病、甲亢等）时，对维生素 B_1 的需要量或消耗量会增加。③机体吸收或利用障碍：如长期服用某些药物、饮酒、腹泻等。

维生素 B_1 缺乏症又称脚气病，一般将其分为成人脚气病和婴儿脚气病两类。

1) 成人脚气病：分为干性脚气病和湿性脚气病。①干性脚气病。以多发性神经炎症状为主，肢体倦怠无力、感觉异常（肢体麻痹、针刺样或烧灼样疼痛）、肌肉酸痛（腓肠肌为主）。呈上升性、对称性，多先发生在下肢，脚趾麻木，呈袜套状分布。神经系统症状还表现为烦躁不安、容易激动、头痛等。消化道症状为食欲缺乏、恶心、呕吐、腹痛、腹泻或者便秘、腹胀。②湿性脚气病。以水肿和心脏症状为主，这是由于维生素 B_1 缺乏导致心血管系统功能障碍，出现水肿、心悸、气促、心律失常、心前区疼痛等表现。

2) 婴儿脚气病：常见于出生 2～5 个月的婴儿，且多是患有维生素 B_1 缺乏症的乳母所喂养的婴儿。发病突然，病情急。早期表现为食欲缺乏、呕吐、心动过速、气促，严重时可出现发绀、心脏扩大、心力衰竭，常在症状出现 1～2 天突然死亡。

(3) 过量：维生素 B_1 对肾功能正常者几乎无毒性。摄入超过 RNI100 倍以上剂量的维生素可出现头痛、心律失常等中毒表现，但十分少见。

(4) 营养状况的评价指标

1) 维生素 B_1 负荷试验：让受试者清晨口服 5mg 维生素 B_1，然后收集 4 小时以内排出的尿液，测定其中维生素 B_1 的含量。判断标准为 4 小时尿中排出的维生素 B_1 ≥200μg 为正常，100～199μg 为不足，小于 100μg 为缺乏。

2) 尿维生素 B_1 和肌酐含量比值的测定：取受试者清晨空腹尿样，测定其中的维生素 B_1 和肌酐含量，并以 μg 维生素 B_1/g 肌酐比值来评定维生素 B_1 的营养状况。μg 维生素 B_1/g 肌酐比值≥66 为正常，27～65 为不足，小于 27 为缺乏。

3) 红细胞转酮醇酶活力系数或焦磷酸硫胺素效应：焦磷酸硫胺素（TPP）效应大于 15% 为不足，

大于25%为缺乏。红细胞转酮醇酶活性系数可以反映机体贮存硫胺素的情况，用于早期诊断。

（5）供给量与食物来源：维生素 B_1 是人体能量代谢，特别是糖代谢所必需的，故人体对硫胺素的需要量通常与摄取的能量有关。当人体的能量主要来源于糖类时，维生素 B_1 的需要量大。我国居民维生素 B_1 的参考摄入量见附录八。

维生素 B_1 主要存在于种皮、糊粉层和胚芽中，膳食主要来源为未经精加工的谷类食物。杂粮、硬果及豆类中维生素 B_1 含量较高，瘦肉、动物内脏中也较丰富，而蛋类、乳类中维生素 B_1 含量较低。谷类的加工、食物的烹调（如加碱）等对维生素 B_1 的摄入量有明显影响。某些鱼类及软体动物体内含有硫胺素酶，生吃可以造成其他食物中维生素 B_1 的损失。

2. 维生素 B_2

维生素 B_2 又称核黄素，呈棕黄色，水溶性较差，故临床应用的维生素 B_2 多采用口服而非静脉注射。维生素 B_2 在中性和酸性溶液中对热稳定，在碱性条件下易分解。游离维生素 B_2 对光特别是紫外光敏感，所以人工合成的核黄素应存放于深色玻璃瓶中。食物中的维生素 B_2 多以结合型（辅酶衍生物的形式）存在，结合型维生素 B_2 对光稳定。

（1）生理功能：维生素 B_2 在体内通常以黄素腺嘌呤二核苷酸（FAD）和黄素单核苷酸（FMN）两种形式参与氧化还原反应。

1）参与体内生物氧化与能量代谢：FAD 和 FMN 与特定蛋白结合形成黄素蛋白，黄素蛋白是机体中许多黄素酶的重要辅基，参与体内氧化还原反应与能量代谢，与碳水化合物、蛋白质、脂肪的代谢有关。

2）参与维生素 B_6 和尼克酸的代谢：FAD 和 FMN 作为辅基参与维生素 B_6 转化为磷酸吡哆醛、色氨酸转化为尼克酸的过程。

3）参与机体的抗氧化防御体系：FAD 作为谷胱甘肽还原酶的辅酶，参与维持体内还原型谷胱甘肽的正常水平，与机体的抗氧化防御体系密切相关。

4）与铁的吸收、贮存及动员有关。

（2）缺乏：维生素 B_2 缺乏的主要原因包括：①摄入不足。营养调查显示，我国居民平均摄入量只有供给量标准的1/2。②吸收障碍。主要发生于胃肠道疾病情况下。③需要量增加或消耗过多，如发热、高温作业、妊娠、乳母等需要增加，糖尿病等排出增加。④某些药物影响。维生素 B_2 半衰期为 60～180 天，膳食供应不足 2～3 个月发生缺乏症状。

维生素 B_2 缺乏的主要表现如下所述。

1）口腔生殖器综合征：①眼部症状。怕光、流泪、视物模糊、结膜充血、角膜周围增生等。②唇炎、口角炎、舌炎等，唇炎表现为微肿、脱屑、开裂，口角炎为口角呈乳白色、糜烂，舌炎则表现为疼痛、肿胀及“地图舌”等。③皮肤炎症。鼻翼两侧皮肤常见脂溢性皮炎，阴囊炎也较为常见。

2）其他：维生素 B_2 缺乏还可影响铁的吸收，导致儿童缺铁性贫血。妊娠期缺乏核黄素可致胎儿骨骼畸形。

（3）过量：过量摄入维生素 B_2 一般不会引起中毒。

（4）营养状况的评价指标

1）红细胞谷胱甘肽还原酶活性系数：这是评价核黄素营养状况的一个灵敏指标，该酶的活性系数 $AC<1.2$ 为正常，$AC>1.4$ 为缺乏。

2）尿中维生素 B_2 与肌酐的比值：测任意一次尿维生素 B_2 与肌酐的比值，80～269 为正常，27～79 为不足，小于 27 为缺乏。

3）维生素 B_2 负荷试验：让受试者清晨口服 5mg 维生素 B_2，然后收集 4 小时以内排出的尿液，测定其中维生素 B_2 的含量。判断标准为 4 小时尿液中维生素 B_2 排出量 $\leq 400\mu g$ 为维生素 B_2 缺乏，400～799μg 为不足，800～1300μg 为正常。

（5）供给量与食物来源：维生素 B_2 的需要量随能量需要量的增加而增加。我国居民维生素 B_2 的参考摄入量见附录八。

维生素 B_2 广泛存在于植物与动物性食物中，动物性食物中维生素 B_2 含量比植物性食物高，肝、肾、心、蛋黄和乳类中含量丰富，谷类、大豆和绿叶蔬菜也含有一定数量的维生素 B_2，是我国居民维生素 B_2 的重要来源。谷类的加工、食物的烹调（如加碱）等对维生素 B_2 的摄入量有明显影响。

3. 维生素 B_6

维生素 B_6 包括吡哆醇（PL）、吡哆醛（PN）、吡哆胺（PM）三种衍生物，在动物组织内多以吡哆醛和吡哆胺的形式存在，而植物中则以吡哆醇形式为主。维生素 B_6 易溶于水及乙醇，在酸性溶液中稳定，在碱性溶液中易被破坏，在中性和碱性环境中对光敏感；吡哆醇耐热，吡哆醛和吡哆胺不耐高温。

（1）生理功能：维生素 B_6 主要以磷酸吡哆醛（PLP）的形式参与体内氨基酸、糖原和脂肪的代谢。维生素 B_6 还参与一碳单位代谢，影响核酸和 DNA 的合成。维生素 B_6 是催化血红素合成限速酶的辅酶，影响血红蛋白的合成。维生素 B_6 还涉及神经系统中许多酶促反应，使 γ－氨基丁酸（一种抑制性神经递质）的水平升高，常用于小儿惊厥和妊娠呕吐的治疗。另外，色氨酸转变为尼克酸亦需要维生素 B_6。

（2）缺乏：由于维生素 B_6 在食物中分布相当广泛，缺乏并不常见。维生素 B_6 缺乏多见于食用配方奶的新生婴儿、中老年人和酒精中毒者、使用口服避孕药的妇女、服用抗结核药物异烟肼者等。维生素 B_6 缺乏的临床表现如下所述。

1）皮肤改变：当食用缺乏维生素 B_6 的膳食，每天又服用维生素 B_6 拮抗剂时，几周内即可产生眼、鼻和口部皮肤脂溢样皮肤损害，伴有舌炎和口腔炎。服用维生素 B_6 后，皮肤损害迅速消失。

2）神经系统改变：周围神经炎，伴有滑液肿胀和触痛，特别是腕滑液肿胀（腕管病）。腕管病是由于缺乏维生素 B_6 所致，用大剂量维生素 B_6 治疗可奏效。

3）高同型半胱氨酸血症：同型半胱氨酸是由蛋氨酸转化而成，是一种含硫氨基酸，维生素 B_6、维生素 B_{12} 和叶酸缺乏使同型半胱氨酸不能转变为谷胱甘肽和 S－腺苷蛋氨酸而在血中堆积。谷胱甘肽和 S－腺苷蛋氨酸是体内非常重要的两种物质，与肝脏解毒、体内自由基的清除、修复 DNA 有着密切的关系，这两种物质缺乏会给人体健康带来很大的损害。同型半胱氨酸也可以通过多种机制损害人体健康，包括损伤血管壁导致血管阻塞、损伤血管内皮细胞、促进血小板激活、增强凝血功能、促进平滑肌增生、细胞毒化作用和刺激低密度脂蛋白氧化等。同型半胱氨酸是心脑血管病的独立危险因素，测定血浆同型半胱氨酸可以预知动脉粥样硬化的危险性。

4）营养性贫血：维生素 B_6 缺乏，致催化血红素合成的限速酶活性降低，影响血红蛋白的合成。因维生素 B_6 参与一碳基团和维生素 B_{12} 与叶酸的代谢，缺乏时可引起巨幼红细胞贫血。

（3）过量：维生素 B_6 的毒性相对较低，经食物来源摄入大量的维生素 B_6 没有不良反应。

（4）营养状况的评价标准

1）色氨酸负荷试验：让受试者口服负荷剂量的色氨酸 0.1g/kg，收集 24 小时内排出的尿液，测定其中的黄尿酸含量，计算黄尿酸指数（XI），XI＝24 小时尿中黄尿酸排出量（mg）/色氨酸给予量（mg）。XI 为 0～1.5 时表示维生素 B_6 的营养状况良好，XI 大于 12 时表示维生素 B_6 不足。

2）尿中 4－吡哆酸含量：4－吡哆酸是维生素 B_6 代谢的最终产物，其排出量约占维生素 B_6 摄入量的 50%，可反映近期膳食中维生素 B_6 摄入量的变化。

3）血浆磷酸吡哆醛（PLP）：血浆 PLP 是肝脏维生素 B_6 的主要存在形式，可反映组织中维生素 B_6 的贮存情况。血浆 PLP 的正常含量为 3.6～18ng/ml，若低于 3.6ng/ml 表示维生素 B_6 不足。

（5）供给量与食物来源：中国居民维生素 B_6 的参考摄入量见附录八。维生素 B_6 广泛存在于动植物性食物中，含量最高的食物为白色肉类（如鸡肉和鱼肉），其他良好的食物来源为肝脏、豆类、坚果类等，水果、蔬菜也是较好的来源。柠檬类水果、奶类含量最少。

4. 维生素 B_{12}

维生素 B_{12} 又称钴胺素，是唯一含有金属元素的维生素。维生素 B_{12} 易溶于水和乙醇，在弱酸（pH 4.5～5.0）环境中稳定，在强酸（pH＜2）和强碱环境中容易分解，遇热可受一定程度的破坏，但短时间的高温损失小，普通烹调过程损失量约30%。遇氧化剂、紫外线或强光易被破坏。维生素 B_{12} 必须与胃的内因子结合，在回肠被吸收。

（1）生理功能：维生素 B_{12} 在体内以甲基 B_{12}（甲基钴胺素）和辅酶 B_{12}（5－脱氧腺苷钴胺素）两种形式参与生化反应。甲基 B_{12} 作为蛋氨酸合成酶的辅因子，与叶酸一起参与转甲基反应，使同型半胱氨酸甲基化形成蛋氨酸，可促进蛋白质的合成；如甲基 B_{12} 缺乏，会影响四氢叶酸的再生，使组织中的游离四氢叶酸含量减少，不能被重新利用来转运一碳单位，影响嘌呤和嘧啶合成，最终导致核酸合成障碍，影响细胞分裂，结果产生巨幼红细胞性贫血；辅酶 B_{12} 是一种脂肪酸合成酶的辅酶，缺乏会影响脂肪酸的合成，导致神经髓鞘生成异常。维生素 B_{12} 参与神经组织中一种脂蛋白的形成，缺乏维生素 B_{12} 时，可引起神经障碍、脊髓变性，并可引起严重的精神症状。维生素 B_{12} 还参与脂肪、碳水化合物及蛋白质的代谢，对婴幼儿的生长发育有重要作用。

（2）缺乏：正常膳食者极少发生维生素 B_{12} 缺乏症，偶见于有严重吸收障碍疾病、胃大部分切除术后及长期素食者。维生素 B_{12} 缺乏临床表现为巨幼红细胞贫血和高同型半胱氨酸血症；维生素 B_{12} 缺乏还可引起弥漫性的神经脱髓鞘，出现四肢震颤以及痛觉异常、精神抑郁、记忆力下降等神经症状。小儿缺乏维生素 B_{12} 的早期表现是情绪异常、表情呆滞、反应迟钝，后期出现贫血。

（3）过量：膳食中摄入大量的维生素 B_{12} 无不良反应。

（4）营养状况的评价指标

1）血清全转钴胺素Ⅱ：血清全转钴胺素Ⅱ是反映维生素 B_{12} 负平衡的早期指标。一般当血清全转钴胺素Ⅱ小于29.6pmol/L（40pg/ml）时判定为维生素 B_{12} 负平衡。

2）血清全结合咕啉：结合咕啉是循环中维生素 B_{12} 的贮存蛋白质，血清全结合咕啉与肝脏维生素 B_{12} 的贮存相平衡，血清全结合咕啉小于110pmol/L（150pg/ml）表示肝脏维生素 B_{12} 贮存缺乏。

3）血清维生素 B_{12} 浓度：血清维生素 B_{12} 浓度小于1.1pmol/L表示维生素 B_{12} 缺乏。

（5）供给量与食物来源：我国居民维生素 B_{12} 的参考摄入量见附录八。维生素 B_{12} 广泛存在于动物性食品中，主要来源为畜禽鱼肉类、动物内脏、贝壳类及蛋类，乳及乳制品中含量少。植物性食物基本上不含维生素 B_{12}，但自然界中的维生素 B_{12} 都是微生物合成的，因此经发酵的豆制品中维生素 B_{12} 含量丰富。

5. 维生素PP

维生素PP又名烟酸、尼克酸、抗癞皮病因子。色氨酸是烟酸的前体，在体内可转化为烟酸。烟酸溶于水和乙醇，对酸、碱、光、热均稳定，一般烹调对其破坏甚少。烟酸在体内主要转化为烟酰胺，烟酰胺是辅酶Ⅰ（NAD）和辅酶Ⅱ（NADP）的组成部分，广泛分布于体内各组织中，以肝脏中浓度最高。

（1）生理功能：烟酰胺是构成辅酶Ⅰ和辅酶Ⅱ的重要成分，二者均为脱氢酶的辅酶，在体内参与碳水化合物、脂肪和蛋白质的合成与分解，与DNA复制、修复和细胞分化有关；参与脂肪酸、胆固醇以及类固醇激素的生物合成。大剂量的烟酸还有降低血三酰甘油、总胆固醇以及扩张血管的作用。

（2）缺乏：当烟酸缺乏时，体内辅酶Ⅰ和辅酶Ⅱ合成受阻，机体某些生理过程不能顺利进行，会引起烟酸缺乏症，俗称癞皮病，典型症状是皮炎（dermatitis）、腹泻（diarrhea）和痴呆（dementia），即所谓“三D”症状。癞皮病早期表现为食欲缺乏、体重减轻、失眠、疲劳、记忆力减退。随后出现皮肤、消化系统和神经系统症状。

1）皮炎：多呈对称性，分布于身体暴露和易受摩擦部位，初始表现为皮肤红肿、水疱及溃疡，随后皮肤转为红棕色，表皮粗糙、脱屑、过度角化、色素沉着。

2）消化系统症状：表现为食欲减退、消化不良、腹泻。

3）神经系统症状：肌肉震颤、腱反射亢进或消失、烦躁、焦虑、抑郁、健忘、表情淡漠，甚至痴呆。少数患者精神失常。

（3）过量：临床上采用大剂量烟酸治疗血脂异常患者时，可能会引起不良反应，主要表现为黄疸、转氨酶升高等肝功能异常以及葡萄糖耐量的变化。

（4）营养状况的评价指标

1）烟酸负荷试验：让受试者口服负荷剂量的烟酸 50mg，收集 4 小时以内排出的尿，测定其中的 N－甲基烟酰胺排出量，N－甲基烟酰胺排出量低于 2.0mg 为缺乏，2.0～2.9mg 为不足，3.0～3.9mg 为正常。

2）尿中 2－吡啶酮与 N－甲基烟酰胺的比值：正常情况下，成人尿中烟酸的代谢产物 N－甲基烟酰胺占 20%～30%，2－吡啶酮占 40%～60%。当烟酸摄入不足时，尿中 2－吡啶酮的含量减少，故 2－吡啶酮与 N－甲基烟酰胺的比值可反映机体烟酸的营养状况，一般认为该比值在 1.3～4.0 为正常，小于 1.3 表示烟酸缺乏。

3）红细胞 NAD 含量：红细胞 NAD 含量可作为烟酸缺乏的灵敏指标。红细胞 NAD 与 NADP 比值小于 1.0 时表示有烟酸缺乏的可能。

（5）供给量与食物来源：膳食中烟酸的参考摄入量用烟酸当量（NE，mg）表示，烟酸当量（NE，mg）＝烟酸（mg）＋1/60 色氨酸（mg）。我国居民烟酸参考摄入量见附录八。

烟酸广泛存在于各种食物中，动物性食物以烟酰胺为主，植物性食物以烟酸为主。烟酸和烟酰胺在肝、肾、瘦肉、鱼及花生中含量丰富。玉米中烟酸含量也不低，但主要为结合型，不能被人体吸收利用，烹调时如加碱（小苏打等）处理，能使结合型烟酸分解为游离型，可被机体利用。

6. 叶酸

叶酸又称蝶酰谷氨酸，由蝶啶、对氨基苯甲酸和 L－谷氨酸三种成分组成。叶酸微溶于水，不溶于乙醇、乙醚等有机溶剂，其钠盐易溶于水。叶酸对热、光线、碱均不稳定。

（1）生理功能：叶酸在体内的活性形式是四氢叶酸，它是一碳单位的载体，一碳单位是合成核苷酸的重要材料。叶酸在嘌呤、胸腺嘧啶核苷酸的合成，甘氨酸与丝氨酸的相互转化，组氨酸向谷氨酸转化以及同型半胱氨酸向蛋氨酸转化的过程中充当一碳单位的载体。因此，叶酸不仅可以通过腺嘌呤、胸腺嘧啶影响 DNA 和 RNA 的合成，而且还可以通过蛋氨酸代谢影响血红蛋白的合成。

（2）缺乏

1）巨幼红细胞贫血：叶酸缺乏影响细胞增殖速度较快的组织，如血细胞。可使红细胞分裂增殖过程停留在巨幼红细胞阶段而成熟受阻，细胞变形增大，发生巨幼红细胞贫血。

2）对胎儿的影响：孕妇怀孕早期缺乏叶酸可导致胎儿发生神经管畸形，孕前 3 个月开始补充叶酸可明显降低胎儿神经管畸形的发生率。

3）对孕妇的影响：叶酸缺乏还使孕妇先兆子痫、胎盘早剥的发生率增高。

4）高同型半胱氨酸血症：叶酸缺乏使同型半胱氨酸转变成蛋氨酸的过程受阻，导致高同型半胱氨酸血症，引起血管内皮细胞损伤，血小板黏附聚集。高同型半胱氨酸血症是引起动脉粥样硬化的危险因素之一。

5）癌症：叶酸缺乏与结肠癌、直肠癌、乳腺癌以及宫颈癌的发生有关。

（3）过量：大剂量服用叶酸可能产生毒副作用，如影响锌的吸收等。

（4）营养状况的评价指标

1）血清叶酸含量：血清叶酸含量可反映近期膳食叶酸的摄入状况，其值低于 3ng/ml 为缺乏，3～6ng/ml 为不足，高于 6ng/ml 为正常。

2）红细胞叶酸含量：红细胞叶酸含量反映肝脏叶酸的贮存情况，其值低于 140ng/ml 为缺乏，140～160ng/ml 为不足，高于 160ng/ml 为正常。

3）亚胺甲基谷氨酸的排出量：让受试者口服 2～5g 的组氨酸，测定 6 小时内排出的尿液中亚胺甲基谷氨酸的排出量，正常是 5～20mg，而叶酸缺乏时，尿中亚胺甲基谷氨酸的排出量是正常值的 5～10 倍。

（5）供给量与食物来源：叶酸的摄入量以膳食叶酸当量（DFE）表示，叶酸当量（DFE，μg）＝天然食物来源叶酸（μg）＋1.7×合成叶酸（μg）。根据《中国居民膳食营养素参考摄入量（2023）》，我国成人叶酸的 RNI 为 400μgDFE/d，孕妇为 600μgDFE/d，乳母为 550μgDFE/d，合成叶酸的 UL 为 1000μg/d。其他不同人群叶酸的参考摄入量见附录八。

叶酸含量丰富的食物有动物肝、肾、禽肉及蛋类、坚果、谷类，也富含于新鲜水果、绿叶菜等中。但食物中的叶酸易被破坏，如蔬菜贮藏2～3天后叶酸损失50%～70%；煲汤等烹饪方法会使食物中的叶酸损失50%～95%；盐水浸泡过的蔬菜，叶酸也会损失很大。

7. 维生素C

维生素C又称抗坏血酸。维生素C溶于水，不溶于乙醇和脂肪，极易氧化，在铜离子存在或碱性条件下易被破坏，在酸性条件下较稳定。

（1）生理功能

1）促进胶原组织的合成：胶原组织是体内结缔组织、骨及毛细血管的重要构成成分。当缺乏维生素C时，羟化酶活性下降，胶原纤维合成受阻，致使伤口愈合缓慢，血管壁脆性增强，牙齿易松动等。

2）抗氧化作用：维生素C是机体内一种很强的还原剂，它可直接与氧化剂作用，保护维生素A、维生素E、胡萝卜素、必需脂肪酸等免受氧化破坏。维生素C还可使双硫键（–S–S–）还原为巯基（–SH），在体内与其他还原剂一起清除自由基。

3）参与机体的造血功能：维生素C能使难以吸收的三价铁还原为易于吸收的二价铁，提高机体对铁的吸收，预防营养性贫血；另外，维生素C还具有将叶酸转变成活性型（四氢叶酸）的能力，对预防巨幼红细胞贫血有重要作用。

4）预防恶性肿瘤：维生素C可清除自由基，阻止某些致癌物的形成，如腌渍和熏制食品含亚硝酸盐，亚硝酸盐与胺在胃中结合形成致癌物亚硝酸铵，维生素C能阻断这一过程，所以多食用富含维生素C的蔬菜和水果，可降低胃癌以及其他恶性肿瘤发生的危险性。

（2）缺乏：维生素C缺乏可致坏血病。起病缓慢，自饮食缺乏维生素C至发展成坏血病历时4～7个月。我国北方地区冬季新鲜水果、蔬菜比南方少，故维生素C缺乏病较南方更为多见。

1）非特异性症状：倦怠乏力、食欲减退、体重减轻及面色苍白等，也会出现呕吐、腹泻等消化紊乱症状。

2）出血：表现为毛细血管脆性增加，易出血，如牙龈肿胀与出血、皮肤瘀点与瘀斑、关节腔出血、鼻衄、便血、月经过多等。

3）其他：维生素C缺乏可致胶原合成受阻，出现伤口愈合不良、骨骼有机质形成不良等表现。维生素C缺乏还会影响铁的吸收，导致贫血。

（3）过量：由于维生素C的治疗作用非常广泛，因此滥用维生素C的情况也比较严重。尽管维生素C毒性很低，但一次口服数克可能会出现腹泻、腹胀等症状，长期大剂量服用可导致下列情况。

1）尿路结石：维生素C可在体内转变为草酸，显著增加尿中草酸盐的排泄。患有草酸结石的患者，维生素C摄入量≥1000mg/d时即可能增加尿路结石发病的危险性。但正常摄入量的维生素C不会导致结石形成。

2）容易引起不孕：妊娠期间服用大量维生素C可能影响胚胎发育。处于生长期的儿童容易患骨骼疾病。

3）可使血栓发生率明显增高，同时也可影响血小板的结构和功能。患有葡萄糖–6–磷酸脱氢酶缺乏的患者接受大量维生素C静脉注射或一次口服维生素C大于6g时可能发生溶血。

4）长期大量服用维生素C后，一旦突然停药，仍会出现坏血病症状。

（4）营养状况的评价指标。

1）毛细血管脆性试验（束臂试验）：这是诊断维生素C缺乏的简单方法。试验的原理是通过压迫静脉增大毛细血管的压力，以测定毛细血管壁的抗压能力。目前测定束臂试验的方法是在前臂屈侧肘窝下4cm画一直径5cm的圆圈（先把已有的出血点标出），然后在上臂用压脉带加压至收缩压与舒张压之间，持续8分钟后解除压迫。5分钟后在充足的自然光线下数出新出的血点数目，超过20个为阳性，这表明受试者缺乏维生素C。

2）血浆（或全血）维生素C浓度：该值只能反映近期维生素C的摄入情况，不能反映机体内维生素

C 的贮存水平。正常情况下，血浆维生素 C 的浓度可达 12～15mg/L，血浆维生素 C 的浓度低于 4mg/L 时表明维生素 C 缺乏，低于 2mg/L 时会出现坏血病症状。

3）白细胞维生素 C 浓度：该值反映机体内维生素 C 的贮存水平。白细胞维生素 C 浓度小于 10μg/108 为缺乏，11～19μg/108 为不足，20～30μg/108 为正常。

4）尿中抗坏血酸的排出量：让受试者清晨口服 500mg 维生素 C，收集 4 小时内排出的尿液，测定其中抗坏血酸的排出量，抗坏血酸的排出量大于 10mg 为正常，小于 3mg 为缺乏。

（5）供给量与食物来源：根据《中国居民膳食营养素参考摄入量（2023）》，成人和孕早期妇女维生素 C 的 RNI 为 100mg/d，孕中、晚期妇女为 115mg/d，乳母为 150mg/d，PI 为 200mg/d。其他不同人群维生素 C 的参考摄入量见附录。维生素 C 的主要食物来源为新鲜蔬菜和水果，含量较丰富的蔬菜有辣椒、菠菜、油菜和花菜等。新鲜大枣、柑橘、柠檬、柚子、猕猴桃、草莓等水果维生素 C 含量均较高。野生的苋菜、刺梨、沙棘、酸枣等维生素 C 含量也很丰富。干的豆类及种子不含维生素 C，但当豆类发芽后则可产生维生素 C。

七、膳食纤维

WHO 将膳食纤维定义为：膳食纤维是指 10 个和 10 个以上聚合度（DP）的碳水化合物聚合物，且该物质不能被人体小肠内的酶水解，并对人体具有健康效益。中国医药卫生标准（GB/Z 21922）对膳食纤维定义为：植物中天然存在的、提取的或合成的碳水化合物聚合物，其聚合度≥3DP，不能被人体小肠消化吸收且对人体有健康意义。膳食纤维包括纤维素、半纤维素、木质素、果胶、树胶和植物黏胶、藻类多糖等。另外，也普遍认为功能性低聚糖（低聚果糖、低聚半乳糖等）、抗性淀粉属于膳食纤维。

（一）分类

膳食纤维主要来自植物细胞壁成分，按溶解性可分为可溶性和不溶性膳食纤维。

1. 可溶性膳食纤维

可溶性纤维包括果胶、树胶、藻类多糖、部分半纤维素等。

（1）果胶：果胶是一种无定形的物质，存在于粗粮、水果和根茎类蔬菜的软组织中，可在热溶液中溶解，在酸性溶液中遇热形成胶态。果胶也具有与离子结合的能力。

（2）树胶：树胶可分散于水中，具有黏稠性，可起到增稠剂的作用。

2. 不溶性膳食纤维

不溶性纤维包括纤维素、木质素和一些半纤维素。

（1）纤维素：纤维素由数千个葡萄糖分子所组成。纤维素不能被人体胃肠道的酶所消化。它具有亲水性，在消化道内可以大量吸收水分。

（2）半纤维素：半纤维素是由多种糖基组成的一类多糖。在人的大肠内，半纤维素比纤维素易于被细菌分解，它可与离子结合。半纤维素中的某些成分具有可溶性，例如在谷类中的可溶性半纤维素可形成黏稠的水溶液并可阻滞胆固醇的吸收。半纤维素大部分为不溶性，但也具有一定的生理作用。

（3）木质素：木质素具有复杂的三维结构。因为木质素存在于植物细胞壁中，难以与纤维素分离，人和动物均不能消化木质素。

（二）生理功能

1. 改善肠道功能

膳食纤维的吸水膨胀性有利于增加食糜的体积，刺激胃肠道的蠕动，促进排便，并软化粪便、防止便秘，减少粪便在肠道中的停滞时间及粪便中有害物质与肠道的接触，从而减少和预防肠道疾病。膳食纤维可以改善肠道菌群，维持体内的微生态平衡，有利于某些维生素的合成。

2. 降低血糖及胆固醇

膳食纤维能够推迟可消化性糖类如淀粉等的消化，延缓葡萄糖的吸收，避免进餐后血糖急剧上升。膳食纤维中某些成分可结合胆固醇和胆酸，减少胆固醇吸收，有利于降低血清胆固醇。

3. 控制体重和减肥

水溶性膳食纤维具有很强的吸水膨胀性能。吸水后膨胀，既能增加饱腹感，又能减少食物中脂肪的吸收，相对降低膳食的总能量，有利于控制体重和减肥。

4. 预防恶性肿瘤

研究表明，膳食纤维或富含膳食纤维食物的摄入量与结肠癌危险性呈负相关。

膳食纤维对人体也有不良反应。膳食纤维会增加肠蠕动和产气量，服用大量的膳食纤维后可致腹胀；还可影响人体对蛋白质、维生素和微量元素的吸收。一般每天摄入30~40g以下，对维生素和微量元素吸收的影响较小。另外，有些疾病患者不宜过多进食膳食纤维，如各种急慢性肠炎、伤寒、痢疾、结肠憩室炎、肠道肿瘤、消化道出血、肠道手术前后、肠道食管管腔狭窄、食管静脉曲张等。

（三）供给量与食物来源

中国成人膳食纤维的适宜摄入量为25~30g/d。膳食纤维主要来自植物性食物，如粮谷类的麸皮、豆类的豆皮含有大量的纤维素、半纤维素和木质素；燕麦和大麦含有丰富的膳食纤维；柠檬、柑橘、苹果、菠萝、香蕉等水果和卷心菜、苜蓿、豌豆、蚕豆等蔬菜含有较多的果胶（表2－8）。膳食纤维的含量与食物种类有关，如蔬菜中的嫩茎和叶膳食纤维含量较高，而含淀粉较高的根茎类则膳食纤维含量较低；植物成熟度越高，膳食纤维含量也越高；谷类加工越精细则所含膳食纤维就越少。

表2－8　部分食物中膳食纤维含量表（g/100g可食部分）

食物	膳食纤维	食物	膳食纤维
麦麸	31.3	海带（干）	6.1
全麦粉	12.6	黄豆（鲜）	4
荞麦面	12.3	青豆	4
高粱米	7.3	蚕豆（鲜）	3.1
玉米面	6	豌豆（鲜）	3
燕麦片	5.3	甘薯	3
糙米	3.6	白芸豆（鲜）	2.1
标准粉	2.1	马铃薯	1.6
小米	1.6	胡萝卜	1.1
白面粉	1.2	白萝卜	1
粳米	0.6	黄芽白	0.6
冬菇（干）	32.3	红果（干）	49.7
香菇（干）	31.6	荔枝（鲜）	16.1
白木耳（干）	30.4	炒花生	6.3
黑木耳（干）	29.9	番石榴	5.9
发菜	21.9	白橄榄	4
黄豆（干）	15.5	楼桃（野、白刺）	3.9
玉兰片	11.3	橘饼	3.5
蚕豆（干）	10.5	芭蕉	3.1
白芸豆（干）	9.8	桂圆（干）	2
豌豆（干）	8.6	桃	1.3
金针菜	7.7	国光苹果	0.8
绿豆（干）	6.4	雪花梨	0.8

八、植物化学物质

植物化学物质是植物中含有的活跃且具有保健作用的物质，也称为植物营养素。后来人们发现植物中除了含有丰富的基本营养素之外，还有种类繁多的非营养素类生物活性物质，学术界便将其称为植物化学物质。研究证实，这些植物化学物质，如番茄红素、大蒜素、玉米黄酮等，具有显著的抑制自由基、增强机体免疫力、防治慢病等功效。植物化学物质是近年来人类一大重要发现，其重要意义可与抗生素、维生素的发现相媲美。

人们日常通过食用水果、蔬菜、谷物、豆类等摄入植物化学物质。但现代工业化、城市化带来的人类生产方式、生活方式的巨大转变，使得人类远离了原本健康自然的生存状态，于是在热量摄入充足甚至过剩的同时，植物化学物质摄入量严重不足，成为威胁人类健康的重要因素。科学研究发现，一些植物提取物在保健方面有着不可替代的功能。

目前熟知的植物化学物质有多种形式，如生物黄酮类、胡萝卜素类、芥子油苷、有机硫化物、植物雌激素、黄酮类、吲哚类、异黄酮类、柠檬苦素类化合物、番茄红素、对香豆酸、酚及多酚类、植物固醇类、萜烯等。其实，植物食品中含有上千种的植物化学物质，所有植物性食品中都含有植物化学物质，包括中药的治疗作用，现在也认为是植物化学物质所发挥的功能。

美国营养学家 David Richardson 博士强调，对植物化学物质的研究是全球范围内发展最快速的一个领域，同样植物化学物质在营养学界也是非常令人兴奋的一个新兴领域。“流行病学研究得到相关结论，以全谷物、蔬菜和水果为主的膳食结构对于降低慢性非传染性疾病的风险性有益，目前在欧盟的实验室中，科学家们正在努力地研究这种益处的作用机制。”他说。同时一些国家的政府也在积极资助这类研究的展开，藉此为本国制订与营养和健康宣称有关的法律法规找到翔实的科学依据。

近年来，随着植物化学物质识别、分离、提纯等技术的发展，国际上关于植物化学物质的生物学作用、构效关系、剂量反应关系、安全性评价等方面的研究也取得了长足进展。目前植物化学物质或植物营养素最新的研究方向包括：①明确可提供最丰富植物营养素来源的植物品种；②对摄取量的限定；③最大程度地保留植物中的植物营养素，不会因为不当的收割方式而使其流失；④最大程度地保持植物化学物质的生物活性；⑤生物利用率和新陈代谢的问题；⑥肠道微生物和活性代谢产物的生成；⑦对健康和降低疾病风险的影响。

第三节　食物营养和营养标签

食物是人类赖以生存、繁衍的物质基础，人的生长发育和维持生命活动所需要的能量和各种营养素都是从食物中获得的。自然界可供人类食用的食物品种繁多，但没有哪一种食物能提供人体所需要的一切营养素。为了满足机体对营养素的需要，人们总要将多种食物搭配食用，这就需要先了解各类食物的营养成分和特点，详见本书附录十一常用食物营养成分表。营养学家根据食物的营养价值及其在膳食中的地位将食物分为以下五大类。

一、食物营养

（一）谷类和薯类食物

1. 谷类食物

谷类包括小麦、大米、玉米、小米、高粱等。谷类虽然蛋白质含量不高，为6%～10%；但由于其食用量比较大，所以谷类食物仍是膳食中蛋白质的重要来源。一般谷类蛋白质的必需氨基酸组成不平衡，所以蛋白质的营养价值低，生物价为50%～60%。

谷类食物所含营养素主要是碳水化合物，其中平均70%为淀粉，其利用率在90%以上，是人类最理想、最经济的能量来源。我国膳食中50%～70%能量来自谷类食物，谷类中还含有2%～3%的纤维素和半纤维素，是膳食纤维的良好来源。

谷类中脂肪含量很少，一般为1%～2%，加工时容易转入到副产品中。从玉米和小麦胚芽中提取的麦胚油营养价值高，主要为不饱和脂肪酸，占80%以上，其中亚油酸为60%；还含有较多的维生素E，具有降低血清胆固醇和防止动脉粥样硬化的作用。

谷类含矿物质一般为1.5%～3.0%，以磷的含量最高，但不容易被人体充分吸收利用；钙含量很少，铁的生物利用率也很低。

谷类是B族维生素的重要来源，其中以维生素B_1、维生素B_2和尼克酸含量较多，但不含脂溶性维生素、维生素C和维生素B_{12}。

谷类中所含的B族维生素和无机盐主要分布在皮层和胚部，其含量随加工精度的提高而减少。但如果谷类加工粗糙，出粉率虽然高，营养素保留也较多，但却不利于消化吸收，还会影响其他营养素的吸收，不利于被机体利用。

2. 薯类食物

薯类包括马铃薯、甘薯、木薯等。薯类食物中含有丰富的淀粉、膳食纤维，以及多种维生素和矿物质。据分析，每100g鲜甘薯中含蛋白质2.0g、糖类29.5g、粗纤维0.8g、钙28mg、磷50mg、铁0.6mg、胡萝卜素1.31mg以及其他维生素。甘薯还具有维持人体心血管壁的弹性、阻止动脉硬化发生的功能，同时可使皮下脂肪减少，预防胶原病发生，对呼吸道、消化道和关节腔有很好的润滑作用。甘薯中含有较多淀粉和纤维素，可以预防便秘，减少肠癌的发生。另外，甘薯是一种生理碱性食品，对调节人体的酸碱平衡有积极意义。

由于甘薯中含有氧化酶和粗纤维，在胃肠中会产生大量CO_2；同时，由于含糖量高，甘薯会在胃内产酸，引起胃胀、烧心；所以，应吃熟的甘薯，而且一次不能吃得过多，最好与米、面搭配食用。

（二）蔬菜水果类

1. 蔬菜类食物

蔬菜类按其结构及可食部分的不同可分为叶菜类、根茎类、茄果类和鲜豆类等。叶菜类包括白菜、菠菜、油菜、卷心菜、韭菜、芹菜及蒿菜等。根茎类包括萝卜、马铃薯、藕、山药、芋头、洋葱、蒜和竹笋等。茄果类包括冬瓜、南瓜、西葫芦、丝瓜、黄瓜、茄子、番茄（西红柿）、辣椒等。鲜豆类包括毛豆、蚕豆、扁豆、豇豆、四季豆和豌豆等。

蔬菜是一大类重要的烹饪原料，是人类膳食所必不可少的重要组成部分。蔬菜由许多不同的化学物质组成，这些物质大多是人体所需要的营养物质。蔬菜中的成分主要有水分、矿物质、糖类、有机酸、维生素、色素、挥发油和含氮物质等。这些物质的存在与蔬菜的烹饪加工、食用价值和营养价值密切相关。

2. 水果类食物

水果可分为鲜果类和干果类。鲜果类包括苹果、香蕉、梨、杏、菠萝、橘子、西瓜和猕猴桃等。干果类指由新鲜水果加工制成的果干等食品，如葡萄干、杏干、蜜枣和柿饼等。水果类食物主要提供维生素和矿物质，是膳食中胡萝卜素、维生素C、维生素B_2、钙、铁的主要来源。

（三）动物性食物

动物性食物包括畜、禽、鱼肉、蛋类和奶类等。从营养价值方面来看，动物性食物蛋白质含量高、质量好。动物性食物中脂肪的含量也较高，并含有脂溶性维生素和矿物质。另外，动物内脏的营养价值比一般畜禽肉高，除了供给优质蛋白质外，所含的重要矿物质和维生素比畜禽肉多许多倍。

1. 肉类食物

肉类食物主要有畜肉类、禽肉类和鱼类等。畜肉类包括猪肉、牛羊肉等及其制品。禽肉类包括鸡肉、鸭肉、鹅肉等及其制品。鱼类包括带鱼、黄花鱼、鲅鱼等海水鱼和鲤鱼、草鱼等淡水鱼，以及其他水产动物，如蛤蜊、虾、蟹等。

肉类食物主要供给蛋白质、脂肪、无机盐和维生素。禽肉类食品经适当加工烹调，不仅味道鲜美，饱腹作用强，而且易于消化吸收。畜禽肉蛋白质含量达10%～20%，人体必需氨基酸丰富，蛋白质营养价值很高，生物价在80%左右。脂肪含量在畜体的不同部位差异较大，主要成分是饱和脂肪酸，胆固醇在动物肥肉和内脏中含量较高。其中猪肉属于高脂肉，牛羊肉属于中脂肉，禽肉和内脏属于低脂肉。

肉类无机盐含量为0.6%～1.2%，以磷、铁较多，并含有少量的铜。肉中铁的生物利用率高。动物肝含铁尤其丰富，每100g中含铁22.6mg，并且吸收率较高，是膳食中铁的良好来源。每100g肉中钙含量为7～10mg，鸡肉含钙量要高于一般的畜禽肉。

肉类含丰富的B族维生素，特别是动物肝，富含维生素A、核黄素，但不含维生素C和膳食纤维。每100g维生素A含量猪肝约为5mg、羊肝为21mg，远远高于肉中的含量。

2. 奶类

奶类包括牛奶、羊奶和马奶及其制品，如奶粉、酸奶、奶油、炼乳等。奶类是一类营养最完全的食品，包含人体所必需的营养素，富含完全蛋白质和易被吸收利用的钙。牛奶中脂肪组成的特点是富含熔点较低的脂肪酸和不饱和脂肪酸，同时其颗粒分散、较细小，易被消化吸收；牛奶中矿物质包括钙、钾、钠、镁等，其中钙特别容易被吸收。奶中几乎含有一切已知的维生素，其中突出的是维生素A和维生素B_2。

3. 蛋类

蛋类包括鸡蛋、鸭蛋、鹅蛋、鹌鹑蛋、鸽蛋及其制品，如咸蛋、松花蛋、鸡蛋粉等。蛋类蛋白质中必需氨基酸的组成和含量较肉类食物更理想，是优质蛋白质。蛋中的脂肪绝大部分存在于蛋黄中，易被人体吸收。蛋黄中还含有丰富的钙、铁、维生素B_1和B_2。

（四）豆类及豆制品

豆类可以分为大豆类和其他豆类两类。大豆类包括黄豆、青豆、黑豆三种，其他豆类包括绿豆、赤小豆、豌豆、蚕豆、芸豆、豇豆等。豆制品包括豆腐、豆浆、豆腐脑、腐乳、豆芽和腐竹等。大豆类蛋白质含量很高，矿物质也不少。所以用豆类替代一部分谷类作主食，可以提高膳食中蛋白质的质和量。

（五）纯热能食物

纯热能食物包括动物油、植物油、淀粉、食用糖和酒类，主要提供能量。动物油包括猪油、牛油、羊油等。植物油包括花生油、豆油、棉籽油、橄榄油、棕榈油、香油等。淀粉包括大豆淀粉、土豆淀粉、玉米淀粉、粉皮、粉丝、凉粉、藕粉等。食用糖包括白糖、冰糖、红糖、奶糖、巧克力、麦芽糖、棉花糖等。酒类包括白酒、果酒、黄酒、露酒和啤酒等。

二、预包装食品营养标签解读

预包装食品是指预先定量包装或者制作在包装材料和容器中的食品，包括预先定量包装以及预先定量制作在包装材料和容器并且在一定限量范围内具有统一的质量或体积的食品。

食品营养标签是食品标签的重要内容，显示食品的营养特性和相关营养学信息，是消费者了解食品营养组分和特性的主要途径。

1. 食品营养标签的内容

根据《食品营养标签管理规范》的定义：营养标签是指向消费者提供食品营养成分信息和特性的说明，包括营养成分表、营养声称和营养成分功能声称。

（1）营养成分表是标有食品营养成分名称和含量的表格，表格中可以标示的营养成分包括能量、营养素、水分和膳食纤维等。

（2）营养声称是指对食物营养特性的描述和说明，包括：①含量声称：指描述食物中能量或营养素含量水平的声称。声称用语包括“含有”“高”“低或无”等；②比较声称：指与消费者熟知同类食品的营养成分含量或能量值进行比较后的声称：声称用语包括“增加”和“减少”等。

（3）营养成分功能声称是指某营养成分可以维持人体正常生长、发育和正常生理功能等作用的声称。

2. 食品标签营养素参考值

中国营养素参考值（NRV）是食品营养标签上比较食品营养素含量多少的参考标准，是消费者选择食品时的一种营养参照尺度，是消费者判断食品属于健康食品还是垃圾食品的一个有用指标。一般适用于4岁以上的人群。NRV作为指导消费者选择食品和规划日常膳食结构的依据，其适用范围主要集中于预包装食品营养标签的标示，NRV详细规定了能量、蛋白质、脂肪等核心营养素的参考数值。NRV不仅在预包装食品的营养标签中扮演着关键角色，也间接促进了公众对健康饮食的认知和实践。它指导消费者清晰地了解食品的能量和主要营养成分，从而做出更加符合个人健康需求的选择。

NRV是依据我国RNI和AI来制定的，详见表2－9。中国营养学会制定的NRV能量为8400kJ，蛋白质为60g，脂肪<60g，碳水化合物300g，钙800mg，钠2000mg。NRV不能作为个人或集体每日能量和营养素的摄入值，个人和集体每日营养素摄入量需要参考中国营养学会制定的每种营养素的RNI和UL，详参见本书附录八和附录九。

表2－9　中国营养素参考值（NRV）

营养成分	NRV	营养成分	NRV
能量	8400kJ	泛酸	5mg
蛋白质	60g	生物素	30μg
脂肪	<60g	胆碱	450mg
饱和脂肪酸	<20g	钙	800mg
胆固醇	<300mg	磷	700mg
碳水化合物	300g	钾	2000mg
膳食纤维	25g	钠	2000mg
维生素A	800μgRE	镁	300mg
维生素D	5μg	铁	15mg
维生素E	14mgα－TE	锌	15mg
维生素K	80μg	碘	150μg
维生素B_1	1.4mg	硒	50μg
维生素B_2	1.4mg	铜	1.5mg
维生素B_6	1.4mg	氟	1mg
维生素B_{12}	2.4μg	铬	50μg
维生素C	100mg	锰	3mg
烟酸	14mg	钼	40μg
叶酸	400μgDFE		

营养素参考值百分比（NRV%）是用来比较和描述某种食品能量或营养成分含量占中国营养素参考值的百分数（NRV%），是评价食品营养价值的实用指标。NRV%计算公式为：

$$NRV\% = \frac{100g\text{某食品能量}\ kJ}{\text{能量营养素参考值}\ kJ} \times 100\%$$

表2－10为某食品的营养成分表。

表2－10　某食品营养成分表

项目	每100g	NRV%
能量	2269kJ	27%
蛋白质	8.0g	13%

续表

项目	每100g	NRV%
脂肪	31.6g	53%
反式脂肪酸	0g	
碳水化合物	56.7g	19%
钠	200mg	10%

从表2－10可知某食品100g含能量2269kJ，占能量营养素参考值%的27%，计算公式为：

$$NRV\% = \frac{2269kJ}{8400kJ} \times 100\% = 27\%$$

该食品100g含蛋白质8g，占蛋白质营养素参考值的13%；含脂肪31.6g，占脂肪营养素参考值的53%；含碳水化合物56.7g，占碳水化合物营养素参考值的19%；含钠200mg，占钠营养素参考值的10%。分析此营养成分表中的营养素参考值%（NRV%），可知该食品是高脂肪、高能量食品，可以为消费者提供许多有价值的食品营养信息，指导消费者科学选择食品。

3. 营养标签的管理办法

根据《食品营养标签管理规范》的规定，食品企业在标签上标示食品营养成分、营养声称、营养成分功能声称时，应首先标示能量和蛋白质、脂肪、碳水化合物、钠四种核心营养素及其含量。营养标签中营养成分标示应当以每100g（ml）和（或）每份食品中的含量数值标示，并同时标示所含营养成分占NRV%。

营养标签中营养成分功能声称应当符合下列条件：①被声称的营养成分的功能作用有公认的科学依据，并具有中国营养素参考值。②产品中被声称的营养成分含量应当符合《食品营养声称和营养成分功能声称准则》的要求和条件。③应使用《食品营养声称和营养成分功能声称准则》的相关营养成分功能声称标准用语。

此外，营养标签的标示应当真实、客观，不得虚假，不得夸大产品的营养作用。任何产品标签标示和宣传等不得对营养声称方式和用语进行删改和添加，也不得明示或暗示治疗疾病的作用。

第四节　膳食结构与膳食指南

膳食是指经过加工、烹调处理后的食物，即把食物加工成人们可进食的饮食。膳食结构亦称膳食模式，是指膳食中各类食物的数量及其在膳食中所占比重。根据组成该膳食的各类食物所能提供的能量及各种营养素的数量及其能满足人体需要的程度来衡量该膳食模式是否合理。膳食结构的影响因素包括各个国家或地区的人口、农业生产、食物流通、食品加工、消费水平、饮食习惯、文化传统和科学知识等。

一、膳食结构的类型及特点

膳食结构划分最重要的依据是动物性食物和植物性食物在膳食构成中的比例。根据膳食中动植物性食物所占的比重，以及能量、蛋白质、脂肪和碳水化合物的供给量作为划分膳食结构的标准，可将世界不同地区的膳食结构分为以下四种类型。

1. 动植物食物平衡的膳食结构

动植物食物平衡的膳食结构类型主要以日本、新加坡为代表。又称为日本模式或营养型模式，膳食中动物性食物与植物性食物比例比较适当。

膳食特征：年人均消费粮食约94kg；平均每天消费258g，年人均消费动物性食物约63kg，平均每天消费173g，其中海产品占50%，平均每天摄入能量2000kcal左右。能量来源中碳水化合物约占58%，脂肪约占26%，蛋白质约占16%。其中动物蛋白占总蛋白的43%。

这种膳食结构类型，能量能够满足人体需要，又不至于过剩。蛋白质、脂肪、碳水化合物的供能比例合理。来自植物性食物的膳食纤维和来自动物性食物的营养素如铁、钙等均比较充足，同时动物脂肪又不高，有利于避免营养缺乏病和营养过剩性疾病，已成为世界各国调整膳食结构的参考模式。

2. 动物性食物为主的膳食结构

动物性食物为主的膳食结构主要分布于西方发达国家。属于营养过剩型膳食，以高能量、高脂肪、高蛋白质、低膳食纤维为主要膳食特点。

膳食特征：粮谷类食物年人均消费量小，人均每年只有 60～75kg，平均每天消费 164～205g。年人均消费肉类 100kg 左右，平均每天消费 274g；奶和奶制品人均每年 100～150kg，平均每天消费 274～411g；蛋类人均每年 15kg，平均每天消费 41g；食糖人均每年 40～60kg，平均每天消费 110～164g。能量高达 3300～3500kcal，属于典型的高能量（3300～3500kcal/d）、高脂肪（130～150g/d）、高蛋白质（超过 100g/d）膳食。

营养不平衡表现为某些营养素（如三大宏量营养素）摄入过多，而另一些营养素（如膳食纤维）则摄入严重不足。这种膳食结构带来的健康问题是肥胖病、高脂血症、高血压病、糖尿病及恶性肿瘤。

3. 植物性食物为主的膳食结构

植物性食物为主的膳食结构主要分布于发展中国家，也称温饱模式。膳食结构以植物性食物为主，动物性食物为辅。

膳食特征是：谷类食品消费量大，年人均消费谷类 200kg；平均每天消费 548g；动物性食品消费量小，年人均消费 10～20kg，平均每天消费 27～55g。膳食能量基本可满足需要，但植物性食物提供的能量占近 90%，蛋白质及脂肪摄入量均较低，动物性蛋白质仅占蛋白质总量的 10%～20%，低者不足 10%。膳食纤维充足。营养缺乏病是这类膳食结构人群的主要营养问题，体质较弱，健康状况不良，劳动生产率较低，但由于膳食纤维充足，动物性脂肪较低，有利于冠心病和高脂血症的预防。

4. 地中海膳食结构

地中海膳食结构是居住在地中海地区的居民所特有的膳食模式，以意大利、希腊等国为代表。突出特点是饱和脂肪摄入量低，膳食含大量复合碳水化合物，蔬菜、水果摄入量较高。

膳食特征：①富含植物性食物，包括水果、蔬菜、土豆、谷类、豆类、果仁等。②食物的加工程度低，新鲜度较高，以当季、当地的食物为主。③橄榄油是主要的食用油，脂肪提供能量占膳食总能量比值为 25%～35%，饱和脂肪所占比例较低，为 7%～8%。④每天食用适量的奶酪和酸奶。⑤每周食用适量鱼、禽、蛋。⑥以新鲜水果作为典型的每天餐后食品，较少食用甜食。⑦每月食用几次红肉（猪肉、牛肉和羊肉及其产品）。⑧大部分成年人有饮用葡萄酒的习惯。

采用该膳食结构的地中海地区居民心脑血管疾病发生率很低，许多国家参照这种膳食模式改进自己的膳食结构。

二、中国居民膳食营养素参考摄入量

中国居民膳食营养素参考摄入量（DRIs）是为了保证人体合理摄入营养素而设定的每日平均膳食营养素摄入量的一组参考值。中国营养学会 2023 年发布了《中国居民膳食营养素参考摄入量表（DRIs 2023）》，其中能量和许多营养素的推荐摄入量或适宜摄入量有所改变。例如蛋白质、钙等的推荐摄入量有调整；对胆固醇摄入量上限解除；饱和脂肪、糖和盐等上限制定等。DRIs 的主要用途在于评价膳食和计划膳食两个方面。

1. 平均需要量

平均需要量（estimated average requirements，EAR）是指某一特定性别、年龄及生理状况群体中的所有个体对某种营养素需要量的平均值。摄入量达到 EAR 时可以满足群体中 50% 个体对该营养素的需要，但不能满足另外 50% 个体的需要，见图 2－4。EAR 是制定 RNI 的基础。针对人群，EAR 可以用于评估群体中摄入不足的发生率。针对个体，可以检查其摄入不足的可能性。由于某些营养素的研究尚缺乏足够的人体需要量资料，因此，并非所有的营养素都能制定出 EAR。

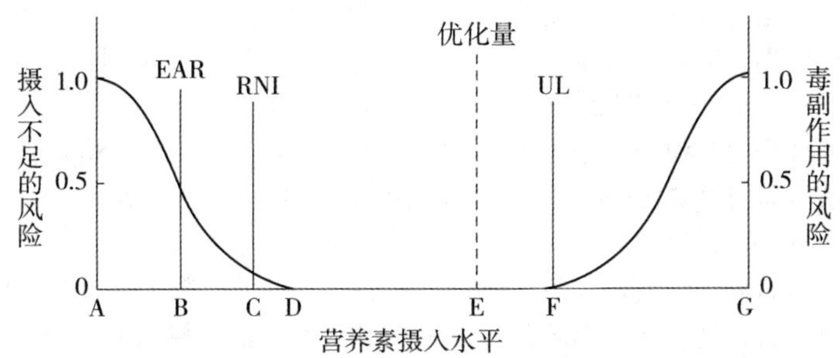

图 2－4　营养摄入水平与摄入不足风险及毒副作用风险的关系图

2. 推荐摄入量

推荐摄入量（recommanded nutrient intakes，RNI）是指可满足某一特定性别、年龄及生理状况群体中绝大多数个体（97%～98%）需要量的某种营养素摄入水平，见图 2－5。长期摄入 RNI 水平，可以维持组织中有适当的储备。RNI 是健康个体的膳食营养素摄入量目标，RNI 是以 EAR 为基础制定的，RNI＝EAR＋2SD，SD 为标准差。如果关于需要量变异的资料不够充分，不能计算标准差时，一般设定 EAR 变异系数为 10%，为了满足大部分个体的需要，以平均需要量加上变异系数的 2 倍作为推荐摄入量，即 RNI＝EAR＋2×（10% EAR）＝1.2EAR。

RNI 是根据某一特定人群在正常范围的个体需要量而设定的，对个别身高、体重超过此范围较多的个体，需按照每天每 kg 体重的需要量调整其摄入量。

3. 能量需要量

能量需要量（estimateded energy requirement，EER）是指能长期保持良好的健康状态、维持良好的体型和机体构成以及理想的身体活动水平的个体或群体，达到能量平衡时所需要的膳食能量需要量。

群体的能量摄入量直接等同于该群体的能量 EAR，而不是像蛋白质等其他营养素那样等于 EAR 加 2 倍标准差。所以，能量的推荐摄入量不用 RNI 表示，而直接使用 EER 来描述。

EER 的制定需要考虑性别、年龄、体重、身高和身体活动水平的不同。

成人 EER 的定义：一定年龄、性别、体重、身高和身体活动水平的健康群体中，维持能量平衡所需要摄入的膳食能量。儿童 EER 的定义：一定年龄、体重、身高、性别（3 岁以上）的个体，维持能量平衡和生长发育所需要的膳食能量摄入量。孕妇的 EER 要包括胎儿组织增长所需要的能量；乳母的 EER 要包括泌乳所需要的能量。

4. 适宜摄入量

适宜摄入量（adequate intake，AI）是通过观察或实验获得的健康人群某种营养素的摄入量。AI 应能满足目标人群中几乎所有个体的需要。AI 的准确性远不如 RNI，可能高于 RNI，当某种营养素的个体需要量研究资料不足而不能计算 EAR 时使用。

AI 主要用作个体的营养素摄入目标。当健康个体营养素摄入量达到 AI 时，出现营养缺乏的危险性很小。

5. 可耐受最高摄入量

可耐受最高摄入量（tolerable upper intake level，UL）是健康个体平均每天可摄入该营养素的最高量。这个量对一般人群中的几乎所有个体的健康均不至于造成损害，但并不表示达到此摄入水平对健康是最有益的。UL 的主要用途是检查个体摄入量过高的可能，避免发生中毒。当摄入量超过 UL 时，发生毒副作用的危险性会增加。在大多数情况下，UL 包括膳食、强化食物和添加剂等各种来源的营养素之和。

6. 优化量

“优化量”是最近二十年国外提出的新概念。优化量就是要达到最佳营养效果所需要的剂量，是要达至身体最佳健康状况需要的营养素量，理论上这个剂量可以满足身体所有细胞的营养需要。优化量主要用作个体营养素摄入的最佳目标值。从理论上讲，按照营养素优化量摄入，个体营养素摄入既不会少、也不会多，更不会中毒，刚好满足身体的需要。优化量介于推荐摄入量（RNI）和可耐受最高摄入量（UL）之间，详见图2－4。现将图2－4中几个关键点作一解释。

（1）B点：平均需要量（EAR），是营养素需要量的平均值，可以满足50%的个体需要。

（2）C点：推荐摄入量（RNI），相当于传统使用的RDA量，可以满足绝大多数（97%～98%）个体的需要。

（3）F点：可耐受最高摄入量（UL），是健康个体平均每日可以摄入某营养素的最高量。

（4）E点：优化量，就是达到最佳营养效果和最佳健康效果需要摄入的营养素量。优化量常游走于RNI和UL之间，不同的人优化量可能不同；同一个人在不同的时间、不同的压力或不同的劳动强度下优化量也可能不同。

从图2－4中可以直观地看出来，当营养摄入量到达B点时，满足了50%的个体需要；到C点时满足97%的个体需要；到D点时所有人都没有营养缺乏症了，但没有营养缺乏症并不意味着达到了最佳营养效果；当营养摄入量达到E点时才达到最佳摄入量（优化量）；到F点时达到可耐受最高摄入量，这一摄入水平一般是可以耐受的，对一般人群中的几乎所有个体都不会损害健康，都没有不良反应；到G点时毒副作用达至最大。

营养摄入量从A点的0摄入到C点的RNI，对人体的健康会有显著的改善；从C点增加到D点能够使所有的人不再有营养缺乏症；再从D点到E点，人体的健康得到最大益处，健康状况改善从量变到质变，此时还没有毒副作用；从F点至G点则毒副作用逐渐增大，所以营养摄入一般不超过UL，超过UL可能没有更多的益处，反而会有毒副作用出现，得不偿失。

图2－5以维生素E为例，来说明营养摄入水平与摄入不足概率及摄入过高概率的关系，图2－5也可以说是营养摄入水平与营养缺乏风险及毒副作用风险的关系图。

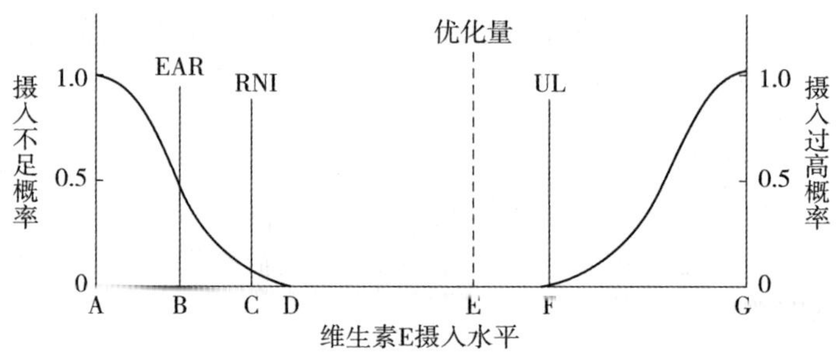

图2－5　维生素E摄入水平与摄入不足概率及摄入过高概率的关系图

本书采用的维生素E优化量取自陈仁惇教授主编的书籍《营养组方》。表2－11将营养摄入量（RNI、UL）与优化量作了直观的比较。

表2－11　营养摄入量（RNI、UL）与优化量比较表

成分分类		单位	中国RNI	陈仁惇优化量	中国UL	M－W's优化量	美国UL
维生素	维生素A	IU	2666	10000	9900	5000	10000
	维生素D	IU	400	400	2000	400	2000
	维生素K	μg	80	100	ND	180	无确定量
	维生素C	mg	100	500～1000	2000	1500	2000
	维生素E（α－生育酚）	IU	20	600	1200	600	1467
	生物素	μg	40	300	ND	250	无确定量

续表

成分分类		单位	中国 RNI	陈仁惇优化量	中国 UL	M－W's 优化量	美国 UL
维生素	叶酸	μg	400	800	1000	600	1000
	VB_1（硫胺素）	mg	1.4	50	50	55	无确定量
	VB_2（核黄素）	mg	1.4	50	ND	45	无确定量
	VB_3（烟酸）	mg	15	10	35	28	35
	VB_5（泛酸）	mg	5	100	ND	75	无确定量
	VB_6（吡哆醇）	mg	1.4	50	100	63	100
	VB_{12}（钴胺素）	μg	2.4	300	ND	175	无确定量
矿物质	钙	mg	800	1200	2000	800	2500
	铬	μg	30	150	500	238	无确定量
	铜	mg	0.8	3	8	2	10
	碘	μg	120	225	600	100	1100
	铁	mg	15	18	42	NR	45
	镁	mg	350	750～1000	700	280	350
	锰	mg	4.5	10	11	7	11
	钼	μg	100	30	900	65	2000
	钾	mg	2000	ND	ND	215	无确定量
	硒	μg	60	200	400	150	400
	锌	mg	12.5	50	40	25	40

ND：没有数据，NR：不适用。

表2－11比较了两个来源的优化量标准，包括中国陈仁惇教授和美国权威专家 L. Mac William 博士，以及中国的 RNI、UL 和美国的 UL；从表中可以看出，维生素的优化量一般都比中国的 RNI 高，但多数都低于中国的 UL，但也有例外，如维生素 A 和镁。近十年各国维生素 D 的各项标准都有明显提高，国外最近几年的研究表明，维生素 D 有更多的作用，需要有更多的补充，美国在2010年就已经把维生素 D 的 UL 提高了很多倍，达到2000IU。仔细看矿物质标准，几个有抗氧化作用的重要矿物质，如硒、铬等元素的优化量也明显超过了 RNI 标准。陈仁惇教授在《营养组方》中提到，使用优化量不仅可以防止这种营养素缺乏，而且可以加强身体免疫能力，防治慢性疾病的发生和发展。国外也有很多营养专家做了有关优化量的系统研究。

三、平衡膳食

平衡膳食（balanced diet）是指机体的营养需要与膳食供给之间需要保持平衡状态，即：①营养素的平衡：氨基酸平衡、能量平衡、酸碱平衡以及各种营养素摄入量之间的平衡。②机体摄取的能量及各种营养素能满足人体生长发育、生理及体力活动的需要，各种营养素之间保持适宜比例以利于营养素的吸收和利用。③养成良好进食的习惯和行为，做到合理烹调食物，鼓励愉快进餐，保持食品安全和就餐环境安静。

可供人类摄取的食物种类虽多，除母乳外，任何单一食物都不能在质和量上满足人体对营养素的需要。因此，将不同种类的食物合理搭配，来满足机体对各种营养素的需求即为合理营养。平衡膳食是实现合理营养的根本途径，要求膳食中所含的营养素种类齐全，数量充足，比例适当，膳食中所提供的营养素与人体的需要能保持平衡以利于营养素的吸收和利用，达至合理营养。平衡膳食包括合理的膳食结构、多样化的食物种类与良好饮食习惯等内容。

1. 平衡膳食的要点

（1）食物品种：必须包括谷类（米、面、杂粮）及薯类（马铃薯、甘薯、木薯等）；动物性食物（畜、禽、鱼、奶、蛋等）；豆类（大豆及制品、其他豆类）和坚果（花生、核桃、杏仁等）；蔬菜、水果类和菌藻类。

（2）能量来源比例合理：一般以谷类食物为主，合理配给动物性食物、奶类、蛋类等；其次是三大供能营养素的比例要合理，通常正常成年人膳食中碳水化合物、蛋白质、脂肪的摄入量应各占供能总量的 55% ~65%、10% ~20%、20% ~30%。

（3）蛋白质来源组成合理：膳食中优质蛋白应占 30% ~50%，理想的膳食蛋白质应包含比例合理的 9 种必需氨基酸，全蛋和奶是最好的氨基酸平衡食品。

（4）脂肪来源合理：植物性脂肪和动物性脂肪的摄入比例应恰当，以保证必需脂肪酸的供给量，饱和脂肪酸不应超过总能量的 10%。

（5）其他营养素的来源合理：膳食中各种矿物质的含量应有合适的比例，各维生素之间保持平衡，各营养素均达到参考摄入量为宜，还要考虑其来源合理，如动物性食物来源铁吸收效率比植物性食物来源铁高，因此，膳食中要注意动物性食物来源铁的摄取。

2. 食物搭配原则

（1）提供数量充足的食物：所供膳食应满足人体需要的能量、蛋白质、脂肪以及各种矿物质和维生素；不仅品种要多样，而且数量要充足，膳食既要满足就餐者的需要，又要防止过量。对于一些特定人群，如儿童和青少年、孕妇和乳母、老年人，还要注意容易缺乏营养素如钙、铁、锌等的供给。

（2）确保各营养素间比例适宜：膳食中能量来源及其在各餐中的分配比例要合理。要保证膳食蛋白质中优质蛋白质占适宜的比例。要以植物油作为油脂的主要来源，同时还要保证碳水化合物的摄入。各矿物质之间也要配比适当。

（3）注意食物的合理搭配：充分了解当地、当季可供选择的食物原料及其营养特点，注意主食与副食、杂粮与精粮、荤与素等食物的平衡搭配。

（4）完善膳食制度和加工方法：一般应该定时定量进餐，成人一日三餐，儿童、老年人三餐之外可加一次点心。在可能的情况下，既要使膳食多样化，又要照顾就餐者的膳食习惯。注意烹调方法和就餐环境，注意食物的色香味。

四、中国居民膳食指南

膳食指南是健康教育和公共政策的基础性文件，是国家推动食物合理消费、提升国民科学素质、实施健康中国 – 合理膳食行动的重要措施。新修订的《中国居民膳食指南（2022）》于 2022 年 4 月 26 日发布。

指南由一般人群膳食指南、特定人群膳食指南和中国居民平衡膳食实践三个部分组成；同时推出了中国居民膳食宝塔（2022）、中国居民平衡膳食餐盘（2022）和儿童平衡膳食算盘等三个可视化图形，指导大众在日常生活中进行具体实践。一般人群膳食指南适用于 2 岁以上的健康人群。2022 年版本膳食指南提炼出了平衡膳食八准则。

1. 准则 1　食物多样，合理搭配

坚持谷类为主的平衡膳食模式。

每天的膳食应包括谷薯类、蔬菜水果、畜禽鱼蛋奶和豆类食品。

平均每天摄入 12 种以上食物，每周 25 种以上，合理搭配。

每天摄入谷类食物 200 ~300g，其中包含全谷物和杂豆类 50 ~150g；薯类 50 ~100g。

2. 准则 2　吃动平衡，健康体重

各年龄段人群都应天天进行身体活动，保持健康体重。

食不过量，保持能量平衡。

坚持日常身体活动，每周至少进行 5 天中等强度身体活动，累计 150 分钟以上；主动身体活动最好每天 6000 步。

减少久坐时间，每小时起来动一动。

3. 准则 3　多吃蔬果、奶类、全谷、大豆

蔬菜水果、全谷类和奶制品是平衡膳食的重要组成部分。

餐餐有蔬菜，保证每天摄入不少于 300g 的新鲜蔬菜，深色蔬菜应占 1/2。天天吃水果，保证每天摄入 200 ~ 350g 新鲜水果，果汁不能代替鲜果。

吃各种各样的奶制品，摄入量相当于每天 300ml 以上液态奶。

经常吃全谷物、大豆制品，适量吃坚果。

4. 准则 4　适量吃鱼、禽、蛋、瘦肉

鱼、禽、蛋和瘦肉摄入要适量，平均每天 120 ~ 200g。

每周最好吃鱼 2 次或 300 ~ 500g，蛋类 300 ~ 350g，畜禽肉 300 ~ 500g。

少吃深加工肉制品。

鸡蛋营养丰富，吃鸡蛋不弃蛋黄。

优先选择鱼，少吃肥肉、烟熏和腌制肉制品。

5. 准则 5　少盐少油，控糖限酒

培养清淡饮食习惯，少吃高盐和油炸食品。成人每天摄入食盐不超过 5g，烹调油 25 ~ 30g。

控制添加糖的摄入量，每天摄入不超过 50g，最好控制在 25g 以下。

反式脂肪酸每天摄入量不超过 2g。

不喝或少喝含糖饮料。

儿童青少年、孕妇、乳母以及慢性病患者不应饮酒。成人如饮酒，一天饮用的酒精量不超过 15g。

6. 准则 6　规律进餐，足量饮水

合理安排一日三餐，定时定量，不漏餐，每天吃早餐。

规律进食，饮食适度，不暴饮暴食、不偏食挑食、不过度节食。

足量饮水，少量多次。在温和气候条件下，低身体活动水平成年男性每天喝水 1700ml，成年女性每天喝水 1500ml。

推荐喝白水或茶水，不喝或少喝含糖饮料，不用饮料代替白水。

7. 准则 7　会烹会选，会看标签

在生命的各个阶段都应做好健康膳食规划。

认识食物，选择新鲜的、营养素密度高的食物。

学会阅读食品标签，合理选择预包装食品。

学习烹饪、传承传统饮食，享受食物天然美味。

在外就餐，不忘适量与平衡。

8. 准则 8　公筷分餐，杜绝浪费

选择新鲜卫生的食物，不食用野生动物。

食物制备生熟分开，熟食二次加热要热透。

珍惜食物，按需备餐，提倡分餐不浪费。

做可持续食物系统发展的践行者。

五、中国居民膳食宝塔内容

中国居民平衡膳食宝塔（以下简称“宝塔”）是根据《中国居民膳食指南（2022）》的准则和核心

推荐，把平衡膳食原则转化为各类食物的数量和所占比例的图形化表示。中国居民平衡膳食宝塔形象化的组合，遵循了平衡膳食的原则，体现了在营养上比较理想的基本食物构成。宝塔共分5层，各层面积大小不同，体现了5大类食物和食物量的多少。5大类食物包括谷薯类、蔬菜水果、畜禽鱼蛋奶类、大豆和坚果类以及烹调用油盐。食物量是根据不同能量需要量水平设计，宝塔旁边的文字注释，标明了在1600～2400kcal能量需要量水平时，一段时间内成年人每人每天各类食物摄入量的建议值范围。见图2－6。

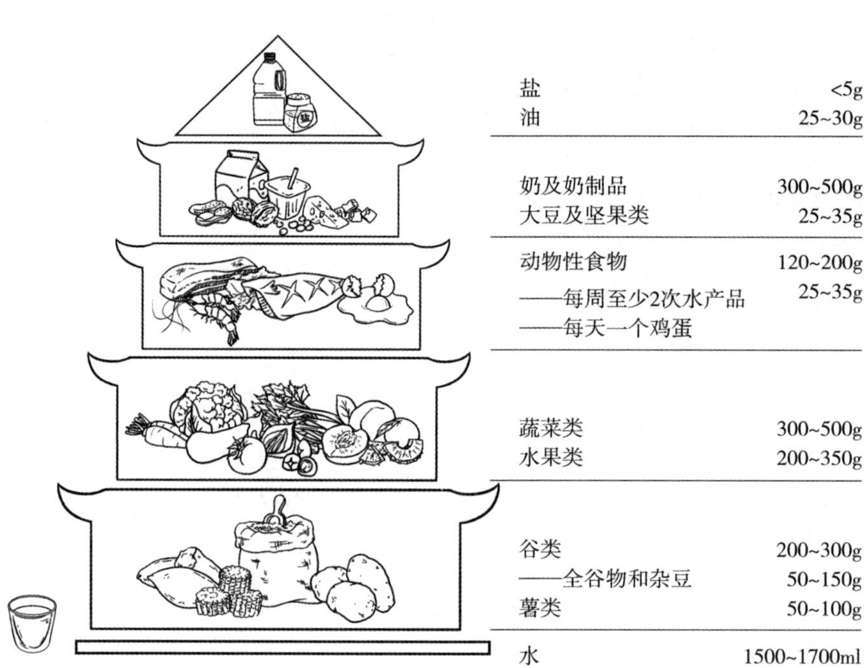

图2－6　中国居民平衡膳食宝塔

（一）中国居民膳食宝塔的结构

1. 第一层谷薯类食物

谷薯类是膳食能量的主要来源（碳水化合物提供总能量的50%～65%），也是多种微量营养素和膳食纤维的良好来源。膳食指南中推荐2岁以上健康人群的膳食应做到食物多样、合理搭配。谷类为主是合理膳食的重要特征。在1600～2400kcal能量需要量水平下的一段时间内，建议成年人每人每天摄入谷类200～300g，其中包含全谷物和杂豆类50～150g；另外，薯类50～100g，从能量角度，相当于15～35g大米。

谷类、薯类和杂豆类是碳水化合物的主要来源。谷类包括小麦、稻米、玉米、高粱等及其制品，如米饭、馒头、烙饼、面包、饼干、麦片等。全谷物保留了天然谷物的全部成分，是理想膳食模式的重要组成，也是膳食纤维和其他营养素的来源。杂豆包括大豆以外的其他干豆类，如红小豆、绿豆、芸豆等。我国传统膳食中整粒的食物常见的有小米、玉米、绿豆、红豆、荞麦等，现代加工产品有燕麦片等，因此把杂豆与全谷物归为一类。2岁以上人群都应保证全谷物的摄入量，以此获得更多营养素、膳食纤维和健康益处。薯类包括马铃薯、红薯等，可替代部分主食。

2. 第二层蔬菜水果

蔬菜水果是膳食指南中鼓励多摄入的两类食物。在1600～2400kcal能量需要量水平下，推荐成年人每天蔬菜摄入量至少达到300g，水果200～350g。蔬菜水果是膳食纤维、微量营养素和植物化学物的良好来源。蔬菜包括嫩茎、叶、花菜类、根菜类、鲜豆类、茄果瓜菜类、葱蒜类、菌藻类及水生蔬菜类等。深色蔬菜是指深绿色、深黄色、紫色、红色等有颜色的蔬菜，每类蔬菜提供的营养素略有不同，深色蔬菜一般富含维生素、植物化学物和膳食纤维，推荐每天占总体蔬菜摄入量的1/2以上。

水果多种多样，包括仁果、浆果、核果、柑橘类、瓜果及热带水果等。推荐吃新鲜水果，在鲜果供应不足时可选择一些含糖量低的干果制品和纯果汁。

3. 第三层鱼、禽、肉、蛋等动物性食物

鱼、禽、肉、蛋等动物性食物是膳食指南推荐适量食用的食物。在1600～2400kcal能量需要量水平下，推荐每天鱼、禽、肉、蛋摄入量共计120～200g。

新鲜的动物性食物是优质蛋白质、脂肪和脂溶性维生素的良好来源，建议每天畜禽肉的摄入量为40～75g，少吃加工类肉制品。目前我国汉族居民的肉类摄入以猪肉为主且增长趋势明显。猪肉含脂肪较高，应尽量选择瘦肉或禽肉。常见的水产品包括鱼、虾、蟹和贝类，此类食物富含优质蛋白质、脂类、维生素和矿物质，推荐每天摄入量为40～75g，有条件可以优先选择。蛋类包括鸡蛋、鸭蛋、鹅蛋、鹌鹑蛋、鸽子蛋及其加工制品，蛋类的营养价值较高，推荐每天1个鸡蛋（相当于50g左右），吃鸡蛋不能丢弃蛋黄，蛋黄含有丰富的营养成分，如胆碱、卵磷脂、胆固醇、维生素A、叶黄素、锌、B族维生素等，无论对多大年龄人群都具有健康益处。

4. 第四层奶类、大豆和坚果

奶类和豆类是鼓励多摄入的食物。奶类、大豆和坚果是蛋白质和钙的良好来源，营养素密度高。在1600～2400kcal能量需要量水平下，推荐每天应摄入至少相当于鲜奶300g的奶类及奶制品。在全球奶制品消费中，我国居民摄入量一直很低，多吃各种各样的乳制品，有利于提高乳类摄入量。

大豆包括黄豆、黑豆、青豆，其常见的制品如豆腐、豆浆、豆腐干及千张等。坚果包括花生、葵花子、核桃、杏仁、榛子等，部分坚果的营养价值与大豆相似，富含必需脂肪酸和必需氨基酸。推荐大豆和坚果摄入量共为25～35g，其他豆制品摄入量需按蛋白质含量与大豆进行折算。坚果无论作为菜肴还是零食，都是食物多样化的良好选择，建议每周摄入70g左右（相当于每天10g左右）。

5. 第五层烹调油和盐

油盐作为烹饪调料必不可少，但建议尽量少用。推荐成年人平均每天烹调油不超过25～30g，食盐摄入量不超过5g。按照DRIs的建议，1～3岁人群膳食脂肪供能比应占膳食总能量35%；4岁以上人群占20%～30%。在1600～2400kcal能量需要量水平下脂肪的摄入量为36～80g。其他食物中也含有脂肪，在满足平衡膳食模式中其他食物建议量的前提下，烹调油需要限量。按照25～30g计算，烹调油提供10%左右的膳食能量。烹调油包括各种动植物油，植物油如花生油、大豆油、菜籽油、葵花籽油等，动物油如猪油、牛油、黄油等。烹调油也要多样化，应经常更换种类，以满足人体对各种脂肪酸的需要。

我国居民食盐用量普遍较高，盐与高血压关系密切，限制食盐摄入量是我国长期行动目标。除了少用食盐外，也需要控制隐形高盐食品的摄入量。酒和添加糖不是膳食组成的基本食物，烹饪使用和单独食用时也都应尽量避免。

6. 身体活动和饮水

身体活动和水的图示包含在可视化图形中，强调增加身体活动和足量饮水的重要性。水是膳食的重要组成部分，是一切生命活动必需的物质，其需要量主要受年龄、身体活动、环境温度等因素的影响。低身体活动水平的成年人每天至少饮水1500～1700ml（7～8杯）。在高温或高身体活动水平的条件下，应适当增加饮水量。饮水过少或过多都会对人体健康带来危害。来自食物中水分和膳食汤水大约占1/2，推荐一天中饮水和整体膳食（包括食物中的水，汤、粥、奶等）水摄入共计2700～3000ml。

身体活动是能量平衡和保持身体健康的重要手段。运动或身体活动能有效地消耗能量，保持精神和机体代谢的活跃性。鼓励养成天天运动的习惯，坚持每天多做一些消耗能量的活动。推荐成年人每天进行至少相当于快步走6000步以上的身体活动，每周最好进行150分钟中等强度的运动，如骑车、跑步、庭院或农田的劳动等。一般而言，低身体活动水平的能量消耗通常占总能量消耗的1/3左右，而高身体活动水平者可高达1/2。加强和保持能量平衡，需要通过不断摸索，关注体重变化，找到食物摄入量和运动消耗量之间的平衡点。

（二）中国居民膳食宝塔的应用

1. 确定适合自己的能量水平

膳食宝塔中建议的每人每日各类食物适宜摄入量范围适用于一般健康成人，在实际应用时要根据个人年龄、性别、身高、体重、劳动强度、季节等情况适当调整。青春期少年处于生长发育高峰期，学习任务繁重，身体活动强度大，因此所需能量较成年人高，应适当多吃些主食。对于正常成人，体重是判定能量平衡的最好指标，每个人应根据自身的体重及变化适当调整食物的摄入，主要应调整的是含能量较多的食物。

2. 食物同类互换，调配丰富多彩的膳食

应用膳食宝塔可把营养与美味结合起来，按照同类互换、多种多样的原则调配一日三餐。

3. 要因地制宜充分利用当地资源

我国幅员辽阔，各地的饮食习惯及物产不尽相同，只有因地制宜充分利用当地资源才能有效地应用膳食宝塔。如牧区奶类资源丰富。可适当提高奶类摄入量；渔区可适当提高鱼及其他水产品摄入量；农村山区则可利用山羊奶以及花生、瓜子、核桃、榛子等资源。在某些情况下，由于地域、经济或物产所限无法采用同类互换时，也可以暂用豆类代替乳类、肉类；或用蛋类代替鱼、肉；不得已时也可用花生、瓜子、榛子、核桃等坚果代替大豆或肉、鱼、奶等动物性食物。

4. 要养成习惯，长期坚持

膳食对健康的影响是长期的结果。应用平衡膳食宝塔需要自幼养成习惯，并坚持不懈，才能充分体现其对健康的重大促进作用。

练习题

一、理论题

（一）单项选择题（选择一个正确的答案）

1. 消化腺的组成不包括（D）。
   A. 腮腺　　B. 舌下腺　　C. 胰腺　　D. 肾上腺
2. 胃排空的顺序是（A）。
   A. 糖 > 蛋白质 > 脂肪食物　　B. 糖 > 脂肪 > 蛋白质食物
   C. 脂肪 > 蛋白质 > 糖食物　　D. 脂肪 > 糖 > 蛋白质食物
3. 关于胃排空的顺序说法正确的是（A）。
   A. 稀、流体 > 稠、固体；颗粒小 > 大块　　B. 糖 > 脂肪 > 蛋白质
   C. 脂肪 > 蛋白质 > 糖　　D. 稠、固体 > 稀、流体；颗粒小 > 大块
4. 消化管的组成不包括（D）。
   A. 食管　　B. 口腔、胃　　C. 小肠、大肠　　D. 胰腺
5. 十二指肠吸收的成分不包括（A）。
   A. 二价铁离子　　B. 单糖　　C. 氨基酸　　D. 维生素 B_{12}
6. 通过消化液中各种酶作用，将食物中的大分子营养物质分解成可吸收的小分子物质的过程称为（C）。
   A. 机械性消化　　B. 生物性消化　　C. 化学性消化　　D. 以上都不对
7. 对蛋白质消化最有帮助的成分是（B）。
   A. 胰脂肪酶　　B. 胰蛋白酶　　C. 肠蛋白酶　　D. 唾液蛋白酶
8. 大肠可以合成（B）。
   A. 蛋白质　　B. 维生素 B　　C. 维生素 D　　D. 胆固醇
9. 胆汁的作用不包括（B）。
   A. 促进脂肪的吸收　　B. 促进蛋白质的吸收
   C. 激活胰脂肪酶　　D. 乳化脂肪的作用

10. 消化管壁的组成成分不包括（D）。

A. 黏膜　B. 黏膜下层　C. 肌层　D. 内膜

11. 胰腺有内分泌功能，可以分泌一些激素，但不包括（C）。

A. 胰岛素　B. 胰高血糖素　C. 醛固酮　D. 生长抑素

12. 某食物中测得其氨基酸含量最低为丝氨酸，其次是赖氨酸，再次是苏氨酸，其他氨基酸含量与鸡蛋白比较相近，则该食物当中的（C）。

A. 丝氨酸为第一限制氨基酸　B. 赖氮酸为第二限制氨基酸

C. 赖氨酸为第一限制氨基酸　D. 苏氨酸为第三限制氨基酸

13. 描述蛋白质生物价错误的是（D）。

A. 蛋白质经消化吸收后进入机体内可以储存和被利用的部分

B. 蛋白质中必需氨基酸含量高，其生物价高

C. 蛋白质中必需氨基酸的比值与人的愈接近，则生物价愈高

D. 蛋白质经消化吸收后，均可被机体储留及利用

14. 脂肪酸组成中含有较多二十碳五烯酸（EPA）和二十二碳六烯酸（DHA）的油脂是（D）。

A. 玉米油　B. 花生油　C. 小麦胚芽油　D. 深海鱼油

15. 必需脂肪酸的生理功能不包括（D）。

A. 在体内参与磷脂的合成　B. 对形成线粒体具有重要的作用

C. 是合成前列腺素的前体　D. 对形成细胞核的结构具有重要作用

16. 脂类的营养价值评价应考虑其（D）。

A. 脂类的消化率　B. 脂溶性维生素含量　C. 必需脂肪酸的含量　D. 以上都对

17. 促进肠道中双歧杆菌繁殖的糖是（A）。

A. 低聚果糖　B. 葡萄糖　C. 果糖　D. 半乳糖

18. 描述膳食纤维的生理功能错误的是（D）。

A. 改善肠道功能　B. 预防恶性肿瘤　C. 减肥　D. 预防缺铁

19. 锌缺乏所引起的常见疾病包括（D）。

A. 容易发生感染　B. 伤口不容易愈合　C. 发生口角炎　D. 以上选项都正确

20. 曾长期作为评价锌缺乏的指标有（D）。

A. 血清锌　B. 红、白细胞锌　C. 发锌、唾液锌　D. 以上选项均正确

21. 下列选项当中，铬的生理功能是（A）。

A. 加强胰岛素作用　B. 促进结缔组织的形成

C. 维持正常造血功能　D. 维持正常免疫功能

22. 指（趾）甲变平，甚至凹下呈勺状（反甲）是（A）的特殊表现之一。

A. 严重缺铁性贫血　B. 严重缺钙　C. 严重缺钠　D. 严重缺钾

23. 孕期胚胎出现畸形常常与孕妇体内严重缺（D）有关。

A. 铁　B. 钠　C. 钙　D. 碘

24. 某人四肢伸侧皮肤有毛囊性角化丘疹，后皮皱如鱼鳞状，可能的原因为（A）。

A. 维生素 A 缺乏　B. 维生素 B_1 缺乏　C. 维生素 C 缺乏　D. 维生素 D 缺乏

25. 机体缺乏（C）时，可引起高同型半胱氨酸血症。

A. 叶酸　B. 维生素 B_{12}　C. A 与 B 都正确　D. A 与 B 都错误

26. 有关叶酸的描述错误的是（C）。

A. 长时间烹调食物会破坏叶酸　B. 叶酸缺乏可以引起贫血

C. 叶酸在动物性食物中不存在　D. 动物肝脏含丰富的叶酸

27. 为预防胎儿神经管畸形的发生，叶酸补充的理想时机是（A）。

A. 从计划怀孕或可能怀孕前开始　B. 发现怀孕后开始

C. 怀孕中期开始　D. 怀孕晚期开始

28. 下列不是叶酸的生理功能的是（B）。
A. 体内生化反应中一碳单位的载体　B. 维持血清钙磷浓度的稳定
C. 参与嘌呤的合成　D. 影响 RNA 的生成
29. 大豆制品与米饭同时食用可起到（A）。
A. 蛋白质互补作用　B. 蛋白质更大的浪费
C. 蛋白质生物价下降　D. 蛋白质利用率下降
30. 水果的营养特点包括（D）。
A. 新鲜水果是维生素 C 的良好来源
B. 胡萝卜素在绿色、黄色或红色蔬菜中含量较多
C. 颜色较深的蔬菜及水果中所含的抗氧化剂较多
D. 以上选项都正确
31. 关于母乳与牛乳营养素的描述，下列说法错误的是（A）。
A. 母乳中脂肪含量高于牛乳中脂肪含量
B. 母乳中蛋白质含量低于牛乳中蛋白质含量
C. 母乳中乳糖含量高于牛乳中乳糖含量
D. 母乳中维生素含量高于牛乳中维生素含量
32. 谷类食品的营养特点不包括（B）。
A. 碳水化合物是谷类中的主要营养成分
B. 谷类中蛋白质含量不高，但是必需氨基酸组成齐全
C. 谷类含脂肪低
D. 谷类中的维生素主要是 B 族维生素
33. 大豆磷脂不具有的功能是（B）。
A. 增强记忆力　B. 降血糖　C. 调节血脂　D. 保护肝脏
34. 牛磺酸可增强学习记忆能力，其主要作用是（D）。
A. 免疫调节　B. 抗氧化作用
C. 改善功能　D. 促进脑细胞 DNA、RNA 的合成
35. 关于食物中含铁量的描述错误的是（C）。
A. 动物性食品铁的吸收率一般高于植物性食品
B. 蔬菜的含铁量不高，且吸收率低
C. 牛奶及奶制品铁含量高，吸收率低
D. 铁的良好来源是动物肝脏和动物全血
36. 下面有关膳食指南的说法，正确的是（D）。
A. 食物多样、蔬菜为主　B. 多吃肉类和油脂
C. 少吃鱼、蛋、禽　D. 吃清淡少盐的膳食
37. 按目前的观点，容易引起心脏病、脑血管病、糖尿病等最不合理的膳食结构是（C）。
A. 日本膳食模式　B. 中国膳食模式
C. 发达国家膳食模式　D. 以上选项都正确
38. 在机体中承担消化食物、吸收营养物质和排出代谢产物等功能的是（A）。
A. 消化系统　B. 吸收系统　C. 排泄系统　D. 循环系统
39. 描述消化系统功能不正确的是（D）。
A. 消化　B. 吸收　C. 排泄　D. 循环
40. 消化管的结构中，（B）具有消化吸收功能。
A. 食管的上皮　B. 小肠的上皮　C. 外膜　D. 肌层
41. 消化管道结构中具有缓冲和防御作用的是（C）。
A. 食管的上皮　B. 胃的上皮　C. 黏膜下层　D. 肌层

42. 胆汁是由（B）分泌的。
A. 胰腺　B. 肝脏　C. 胆囊　D. 脾脏
43. 胰高血糖素是由（D）分泌的。
A. 胰腺外分泌部　B. 肝脏　C. 胆囊　D. 胰腺内分泌部
44. （B）是胰腺内分泌部分泌的。
A. 消化酶　B. 胰岛素　C. 胆汁　D. 免疫球蛋白
45. 能够促进脂肪和蛋白质合成，抑制脂肪和蛋白质分解的是（C）。
A. 胰多肽　B. 胰高血糖素　C. 胰岛素　D. 胆汁
46. 食物在消化道内被分解为小分子物质的过程叫作（C）。
A. 排泄　B. 吸收　C. 消化　D. 混合
47. 消化是指食物在消化道内被（D）的过程。
A. 混合　B. 磨碎　C. 分解为大分子物质　D. 分解为小分子物质
48. 唾液中没有（B）。
A. 淀粉酶　B. 蛋白酶　C. 免疫球蛋白　D. 水分
49. （D）不是促进胃排空的因素。
A. 胃内食物量　B. 胃泌素
C. 食糜的理化性状和化学组成　D. 胰岛素
50. 胃排空最快的是（A）。
A. 淀粉类　B. 高蛋白食物　C. 油腻的食物　D. 混合食物
51. （C）不属于胃内分泌的物质。
A. 内因子　B. EPO　C. 盐酸　D. 胃泌素
52. 内因子缺乏会影响（D）的吸收。
A. 维生素 B_1　B. 维生素 B_2　C. 维生素 PP　D. 维生素 B_{12}
53. （C）激活胃蛋白酶原，使其转变为有活性的胃蛋白酶。
A. 内因子　B. 胃泌素　C. 胃酸　D. 胰岛素
54. 胆汁、小肠液和（D）参与小肠内的化学性消化。
A. 胰岛素　B. 胃泌素　C. 胃酸　D. 胰液
55. 胰液缺乏，不受影响的是（D）。
A. 碳水化合物的消化　B. 蛋白质的消化
C. 脂肪的消化　D. 维生素 A 的吸收
56. 胰液缺乏，受影响的是（C）。
A. 维生素 D 的吸收　B. 维生素 K 的吸收　C. 蛋白质的吸收　D. 维生素 E 的吸收
57. （A）不是胆汁的作用。
A. 直接消化脂肪　B. 促进脂溶性维生素的吸收
C. 中和胃酸　D. 作为脂肪的乳化剂
58. 胆汁在（B）生成。
A. 胆囊　B. 肝脏　C. 胰腺　D. 小肠
59. 小肠液是一种（B）液体。
A. 弱酸性　B. 弱碱性　C. 强酸性　D. 强碱性
60. 人体合成 B 族维生素和维生素 K 的主要部位是（A）。
A. 大肠　B. 肝脏　C. 胰腺　D. 小肠
61. 除（C）外，以下结构能使小肠的吸收面积增加约 600 倍达到 $200m^2$ 左右。
A. 环形皱褶　B. 绒毛　C. 黏膜下层　D. 微绒毛
62. 回肠能够主动吸收胆盐和（A）。
A. 维生素 B_{12}　B. 维生素 B_2　C. 钙　D. 铁

63.（D）不是小肠的吸收方式。

A. 单纯扩散　B. 易化扩散　C. 主动转运　D. 吞噬作用

64. 钾、镁、磷、碘、钙、铁等是通过（C）方式吸收的。

A. 单纯扩散　B. 易化扩散　C. 主动转运　D. 胞饮作用

65. 影响 Ca 吸收的因素，（D）除外。

A. 胃酸　B. 脂肪酸　C. 维生素 D　D. 碳水化合物

66. 吸收钙能力最强的部位是（A）。

A. 十二指肠　B. 回肠　C. 盲肠　D. 胃

67. 蛋白质吸收的主要部位是（B）。

A. 大肠　B. 小肠　C. 食管　D. 胃

68.（D）不是慢性病的主要危险因素。

A. 不良生活方式　B. 不良行为　C. 不良饮食习惯　D. 容易紧张

69.（C）不属于自由基的危害。

A. 基因突变　B. 造成细胞功能丧失　C. 扰乱机体代谢　D. 细胞的结构受到破坏

70. 对体内抗氧化起重大作用的酶促系统包括（C）。

A. 胆碱酯酶　B. 焦磷酸硫胺素酶　C. 过氧化氢酶　D. 谷氨酰胺过氧化物酶

71. 在体内没有抗氧化作用的是（B）。

A. 维生素 C　B. 维生素 K　C. 维生素 E　D. 维生素 A

72. 与自由基有关的疾病不包括（C）。

A. 糖尿病　B. 冠心病　C. 脚气病　D. 癌症

73. 基础代谢不受（D）的影响。

A. 温度　B. 年龄　C. 体表面积　D. 食物热效应

74. 关于基础代谢描述错误的是（B）。

A. 基础代谢是指人体为了维持机体各器官进行最基本的生理功能所消耗的能量，如维持正常体温、血液流动、呼吸运动、骨骼肌的张力及腺体的活动等

B. 基础代谢的测量一般在清晨进行，测量前禁食 8 小时

C. 测量前静卧 30 分钟以上，精神放松，测量时采取平卧姿势，清醒，全身肌肉放松

D. 环境安静，室温保持在 18～25℃

75. 关于基础代谢描述不正确的是（A）。

A. 温度越低，基础代谢率越低；温度越高，基础代谢率越高

B. 体表面积越大，基础代谢率越高；体表面积越小，基础代谢率越低

C. 年龄越小，基础代谢率越高；年龄越大，基础代谢率越低

D. 肌肉越少，基础代谢率越低；肌肉越多，基础代谢率越高

76.（A）是人类主要的能量来源，其所提供的能量占总热能消耗的可接受范围为 50%～65%。

A. 碳水化合物　B. 氨基酸　C. 蛋白质　D. 脂肪

77.（C）的食物热效应最大。

A. 含碳水化合物丰富　B. 混合食物　C. 含蛋白质丰富　D. 含脂肪丰富

78. 正常成人的必需氨基酸不包括（C）。

A. 亮氨酸　B. 赖氨酸　C. 组氨酸　D. 色氨酸

79. 属于必需氨基酸的是（D）。

A. 甘氨酸　B. 谷氨酸　C. 精氨酸　D. 色氨酸

80. 谷类的限制性氨基酸是（B）。

A. 亮氨酸　B. 赖氨酸　C. 组氨酸　D. 色氨酸

81.（D）不是蛋白质的主要功能。

A. 构成机体的重要成分

B. 构成体内多种具有重要生理功能的物质
C. 维持和调节体内的酸碱平衡及血浆胶体渗透压
D. 供给能量

82. （B）不是胆固醇的生理功能。
A. 组成细胞膜和细胞器膜　　B. 产能
C. 类固醇激素和维生素 D 的前体物质　　D. 促进脂类消化和吸收

83. 每 100g 食物含胆固醇最多的是（A）。
A. 猪脑　　B. 蟹　　C. 鸡蛋黄　　D. 猪肝

84. 下列说法不正确的是（D）。
A. 必需脂肪酸是指人体不可缺少而自身又不能合成，必须通过食物供给的脂肪酸
B. n－3 系列的 α－亚麻酸和 n－6 系列的亚油酸是人体必需的两种脂肪酸
C. 必需脂肪酸是合成前列腺素的前体
D. DHA 是二十碳五烯酸的英文缩写

85. （A）中，全部属于双糖。
A. 蔗糖、乳糖、麦芽糖　　B. 葡萄糖、麦芽糖、蔗糖
C. 乳糖、果糖、麦芽糖　　D. 乳糖、葡萄糖、果糖

86. 关于双糖的组成描述错误的是（D）。
A. 蔗糖是由一分子葡萄糖和一分子果糖脱水缩合而成
B. 乳糖由一分子葡萄糖和一分子半乳糖脱水缩合而成
C. 由两个分子的葡萄糖脱水缩合而成
D. 木糖是由两个分子的果糖脱水缩合而成

87. 具有调节肠道菌群作用的是（B）。
A. 麦芽糖和果糖　　B. 棉子糖和水苏糖
C. 乳糖和麦芽糖　　D. 乳糖和棉子糖

88. 下列说法错误的是（C）。
A. 果糖和半乳糖在肝中可转变为葡萄糖
B. 在血糖降低时，肝糖原可在肝脏内分解为葡萄糖补充进血
C. 在血糖降低时，肌糖原可在肌肉内分解为葡萄糖补充进血
D. 人体储备的糖原是有限的，禁食 18～24 小时即可将糖原耗尽

89. 具有节氮作用的是（A）。
A. 碳水化合物　　B. 脂肪　　C. 蛋白质　　D. 氨基酸

90. （D）是凝血启动因子之一。
A. 铁　　B. 锌　　C. 碘　　D. 钙

91. 与骨骼生长与构成没有关系的元素是（C）。
A. 钙　　B. 磷　　C. 碘　　D. 镁

92. （D）摄入过多，会导致钙的排泄增加。
A. 铁　　B. 锌　　C. 碘　　D. 钠

93. 膳食中铁的良好来源为（A）。
A. 动物肝脏、全血、畜禽肉　　B. 菠菜、桂圆、大枣
C. 蛋类、牛奶及奶制品　　D. 豆类及其制品、坚果类

94. 关于铁的吸收说法正确的是（B）。
A. Fe^{3+} 的吸收率大于 Fe^{2+}　　B. 络合物铁的吸收率大于无机铁
C. 植物铁的的吸收率大于动物铁　　D. 非血红素铁的吸收率大于血红素铁

95. 富含锌的食物是（A）。
A. 牡蛎　　B. 苹果　　C. 西红柿　　D. 牛奶

96. 缺碘会导致（C）。

A. 贫血　B. 骨质疏松　C. 甲状腺功能减退　D. 脚气病

97. 对于促进胚胎发育期和出生后早期神经系统的发育、组织的发育和分化最重要的元素是（B）。

A. 铁　B. 碘　C. 锌　D. 硒

98. （D）是谷胱甘肽过氧化物酶（GSH－PX）的组成成分，该酶能促进过氧化物还原为羟基化合物，从而保护细胞膜及组织免受过氧化物的损伤，维持细胞的正常功能。

A. 铁　B. 锌　C. 碘　D. 硒

99. 具有增强胰岛素作用的微量元素是（C）。

A. 铁　B. 锌　C. 铬　D. 硒

100. （B）的生理功能主要是参与构成维生素 B_{12}。

A. 锌　B. 钴　C. 铬　D. 硒

101. 缺乏（A）会导致巨幼细胞性贫血。

A. 钴　B. 锌　C. 铬　D. 硒

102. 关于脂溶性维生素描述错误的是（D）。

A. 在食物中它们经常与脂类共存，其吸收与脂类的吸收有关

B. 与其他脂类一起贮存于脂肪组织中，通过胆汁缓慢排出体外

C. 长期过量摄入会在体内蓄积而导致中毒；但若摄入不足会缓慢出现缺乏

D. 用一般血液指标比较容易查出脂溶性维生素的短期缺乏

103. 关于水溶性维生素描述错误的是（C）。

A. 一般以前体形式存在于天然食物中，易溶于水，排泄率高，绝大多数随尿液排出，在体内仅有少量贮存，大剂量摄入不会发生蓄积，毒性小

B. 大多数以辅酶或辅基的形式参加各种酶的催化反应，参与机体糖、蛋白质、脂肪等多种物质的代谢及能量代谢

C. 用血或尿样中的标记物比较难检测其代谢状况

D. 若摄入不足，可较快地出现缺乏表现

104. 富含维生素 A 原的食物是（B）。

A. 鱼肝油　B. 辣椒　C. 蛋黄　D. 奶油

105. 对维生素 D 描述错误的是（D）。

A. $1,25-(OH)_2-VitD_3$ 是维生素 D 的活性形式

B. 维生素 D 可以调节血钙平衡

C. 维生素 D 促进小肠钙和磷的吸收转运

D. 蛋黄和牛奶中富含维生素 D

106. 富含维生素 D 的食物是（C）。

A. 瘦肉　B. 粗粮　C. 鱼卵　D. 奶

107. 与生殖相关的维生素是（A）。

A. 维生素 E　B. 维生素 C　C. 维生素 B_1　D. 维生素 A

108. 维生素 B_1 的主要食物来源是（C）。

A. 精粮　B. 蛋　C. 粗粮　D. 奶

109. 维生素 B_2 含量丰富的食物是（D）。

A. 精粮　B. 蔬菜、水果　C. 谷类、豆类　D. 动物肝、肾、心

110. 下列选项中，不是营养价值评定指标的是（D）。

A. 营养素的种类和含量　B. 营养素的消化率

C. 营养素的利用率　D. 食品的合理烹调

111. 在下列选项中，谷类含量较丰富的是（B）。

A. 维生素 A　B. B 族维生素　C. 维生素 C　D. 维生素 D

112. 在下列选项中，谷类营养价值特点描述错误的是（C）。
A. 蛋白质营养价值低于动物性食物　B. 脂肪以不饱和脂肪酸为主
C. 脂肪以饱和脂肪酸为主　D. 碳水化合物主要为淀粉

113. 在下列选项中，有关谷类水溶性维生素含量变化特点描述错误的是（D）。
A. 加工温度越高，维生素损失越大
B. 烹调时间越长，维生素损失越多
C. 谷类的加工精度越高，维生素损失越大
D. 谷类的加工精度越低，维生素损失越大

114. 在黄豆加工成豆芽的过程中，正确的是（A）。
A. 维生素 C 的含量增加　B. 维生素 C 的含量降低
C. 维生素 B_1 的含量降低　D. 维生素 B_2 含量降低

115. 在下列选项中，蛋白质含量相对丰富的蔬菜类是（C）。
A. 叶菜类　B. 根茎类　C. 鲜豆类　D. 瓜茄类

116. 在下列选项中，胡萝卜素含量最高的是（A）。
A. 胡萝卜　B. 冬瓜　C. 辣椒　D. 韭菜

117. 在下列选项中，碳水化合物含量相对丰富的蔬菜类是（B）。
A. 叶菜类　B. 根茎类　C. 鲜豆类　D. 瓜茄类

118. 在下列选项中，含维生素 C 最多的蔬菜是（D）。
A. 菠菜　B. 南瓜　C. 白菜　D. 柿子椒

119. 在下列蔬菜加工操作中，从保护水溶性维生素的角度来看，错误的是（B）。
A. 洗菜：先洗后切　B. 浸泡：切好的菜需经过长时间浸泡
C. 切菜：随切随炒，切忌切好后久置　D. 烹饪：急火快炒

120. 在下列选项中，维生素 C 含量最高的是（D）。
A. 柠檬　B. 山楂　C. 橘子　D. 猕猴桃

121. 在下列选项中，鲜果类含量较丰富的营养是（C）。
A. 维生素 A　B. 维生素 B_1　C. 维生素 C　D. 维生素 D

122. 在下列选项中，成熟苹果中的碳水化合物主要是（B）。
A. 葡萄糖　B. 果糖　C. 蔗糖　D. 淀粉

123. 在下列选项中，有关大豆蛋白质氨基酸组成特点描述，正确的是（D）。
A. 蛋氨酸含量丰富
B. 赖氨酸相对缺乏
C. 氨基酸组成与人体氨基酸组成完全相同
D. 大豆蛋白质氨基酸组成与谷类蛋白质氨基酸组成互补

124. 在下列选项中，有关大豆脂肪组成特点描述正确的是（C）。
A. 主要为硬脂酸　B. 主要为亚麻酸　C. 主要为亚油酸　D. 主要为花生四烯酸

125. 在下列选项中，蛋白质含量最高的是（A）。
A. 大豆　B. 猪瘦肉　C. 鸡肉　D. 鸡蛋

126. 在下列选项中，不属于抗营养因子的是（D）。
A. 胰蛋白酶抑制剂　B. 植物红细胞凝集素
C. 脂肪氧化酶　D. 大豆异黄酮

127. 在下列选项中，牛乳蛋白质的营养特点是（C）。
A. 蛋白质含量与人乳相似
B. 牛乳蛋白质以乳清蛋白质为主
C. 牛乳蛋白质以酪蛋白为主
D. 牛乳蛋白质构成中酪蛋白与乳清蛋白的构成比接近人乳

128. 在下列选项中，牛乳中的碳水化合物主要是（B）。
A. 葡萄糖 B. 乳糖 C. 半乳糖 D. 果糖
129. 在下列选项中，有关牛乳营养特点描述错误的是（C）。
A. 牛乳蛋白质以酪蛋白为主 B. 碳水化合物以乳糖为主
C. 碳水化合物含量较人乳高 D. 碳水化合物含量较人乳低
130. 在下列选项中，胆固醇含量最大的是（A）。
A. 脑 B. 肝脏 C. 肾脏 D. 大肠
131. 在下列选项中，含铁最丰富的是（B）。
A. 心脏 B. 肝脏 C. 肾脏 D. 胰脏
132. 在下列选项中，畜类内脏脂类含量特点正确的是（D）。
A. 饱和脂肪含量高 B. 不饱和脂肪含量高
C. 卵磷脂含量高 D. 胆固醇含量高
133. 在下列选项中，淡水鱼脂类的描述正确的是（A）。
A. 脂肪以不饱和脂肪为主 B. 富含二十碳五烯酸
C. 富含二十二碳六烯酸 D. 胆固醇含量远低于畜禽瘦肉
134. 在下列选项中，鱼肝富含的维生素是（A）。
A. 维生素 A B. 维生素 B_1 C. 维生素 B_2 D. 维生素 C
135. 在下列选项中，有关深海冷水鱼类脂类特点的描述，错误的是（D）。
A. 脂肪以不饱和脂肪为主 B. 富含二十碳五烯酸
C. 富含二十二碳六烯酸 D. 胆固醇含量远低于畜禽瘦肉
136. 在下列选项中，食物蛋白质生物利用率最高的是（A）。
A. 蛋类 B. 瘦肉类 C. 鱼类 D. 大豆类
137. 在下列选项中，烹调中损失最大的是（D）。
A. 脂肪 B. 蛋白质 C. 钙 D. 水溶性维生素
138. 在下列选项中，含亚麻酸最多的是（C）。
A. 西瓜子 B. 开心果 C. 核桃 D. 花生
139. 在下列选项中，油脂类坚果含量丰富的是（D）。
A. 维生素 A B. 维生素 C C. 维生素 D D. 维生素 E
140. 在下列选项中，大豆油中含量最高的是（A）。
A. 亚油酸 B. 花生四烯酸 C. α－亚麻酸 D. 二十二碳六烯酸
141. 在下列选项中，茶油和橄榄油含量最高的是（D）。
A. α－亚麻酸 B. 花生四烯酸 C. 亚油酸 D. 油酸
142. 在下列选项中，只提供能量，缺乏其他营养素的是（A）。
A. 白酒 B. 葡萄酒 C. 啤酒 D. 黄酒
143. 在下列选项中，属于纯产热食品是（C）。
A. 米饭 B. 蛋糕 C. 白砂糖 D. 纤维素
144. 在下列选项中，目前已经广泛应用的铁强化食品是（C）。
A. 铁强化醋 B. 铁强化盐 C. 铁强化酱油 D. 铁强化味精
145. 在下列饮料中，蛋白质营养价值最高的是（D）。
A. 碳酸饮料 B. 果汁饮料 C. 茶饮料 D. 豆奶
146. 在下列选项中，维生素 A 缺乏时，补充口服维生素 A 制剂正确的是（C）。
A. 每日口服 5～10 万国际单位 B. 每日口服 10～15 万国际单位
C. 每日口服 20～30 万国际单位 D. 每日口服 35～45 万国际单位
147. 在下列选项中，孕期叶酸制剂补充建议量是（D）。
A. 300μgDFE B. 400μgDFE C. 500μgDFE D. 600μgDFE

148. 在下列选项中，纯母乳喂养单胎足月婴儿，维生素 D 制剂的补充剂量是（B）。

A. 200IU　　B. 400IU　　C. 600IU　　D. 800IU

149. 在下列选项中，早产婴儿出生后应该立即补充维生素 D 制剂，剂量为（D）。

A. 200IU　　B. 400IU　　C. 600IU　　D. 800IU

150. 在下列选项中，作为肉类的最佳替代食物是（D）。

A. 谷类食物　　B. 蔬菜　　C. 水果　　D. 豆类食物

（二）判断题（正确的在题后括号内填“A”，错误的填“B”）

1. 脂肪在胆汁的作用下被乳化成脂肪微粒，在胰脂肪酶的作用下变成可以吸收的三酰甘油、脂肪酸等。（A）

2. 在小肠内，脂肪被分解成小分子的甘油、甘油酯、脂肪酸。（A）

3. 胰液的主要成分包括盐酸、胰淀粉酶、糜蛋白酶、胰脂肪酶、水分。（B）

4. 胆汁进入小肠后，可引起胰液和盐酸的分泌。（A）

5. 胃酸的作用包括杀死随食物进入胃内的细菌，因而对维持胃和小肠内无菌状态具有重要意义。（A）

6. 盐酸进入小肠后，可以引起促胰液素的释放，从而促进胰液、胆汁和小肠液的分泌。（A）

7. 胃排空是指食物由胃排入十二指肠的过程。（A）

8. 营养是机体通过摄取食物，消化、吸收和利用其中的营养素，构成组织器官，满足其生理功能和体力活动需要的过程。（A）

9. 蛋白质分解成氨基酸后可以被胃吸收。（B）

10. 含量相对较高的必需氨基酸被称为限制性氨基酸。（B）

11. 非必需氨基酸是人体不需要的氨基酸。（B）

12. 大豆制品与馒头同时使用可提高食物的营养价值。（A）

13. 脂肪在胆汁的作用下被乳化成脂肪微粒，在胰脂肪酶的作用下变成可以吸收的三酰甘油脂肪酸等。（B）

14. 植物油不含有胆固醇。（A）

15. 鱼类脂肪中多不饱和脂肪酸含量高。（A）

16. 反复加热的油脂有毒，不应食用。（A）

17. 亚油酸及亚麻酸最好的食物来源是植物油类。（A）

18. 钠、钾、钙、镁的补充对保证和维持神经与肌肉的正常功能有重要作用。（A）

19. 机体缺乏维生素 B_2 则出现能量和物质代谢的紊乱。（A）

20. 体内水的来源包括饮水、食物中的水以及内生水。（A）

21. 大米淘洗时水溶性维生素和无机盐会损失，营养素损失的程度与淘洗次数有关、与浸泡时间和用水温度无关。（B）

22. 超高温瞬时灭菌奶是将牛奶迅速加热至 160℃ 在 3 ~ 4 秒内瞬间灭菌，然后无菌灌装的产品。（B）

23. 氢化植物油熔点高、稳定性好且营养价值高。（B）

24. 营养成分表的构成包括能量和营养成分的名称、含量以及该含量占营养素参考值的百分比等内容。（A）

25. 营养成分功能声称指某营养成分可以维持人体正常生长发育和正常生理功能等作用的声称。（A）

26. 应用平衡膳食宝塔要养成习惯，长期坚持才能充分体现对健康的促进作用。（A）

27. 应用平衡膳食宝塔注意分配三餐食物量及间隔时间应与作息时间和劳动状况相匹配。（A）

28. 膳食指南是根据营养学原则，结合国情，教育人民群众采用平衡膳食，以达到合理营养、促进健康目的的指导性意见。（A）

29. 中国居民的膳食结构存在的主要问题之一是豆类及豆制品消费量偏低。（A）

30. 食谱的能量和营养素的摄入量评价一般是将能量和营养素计算结果与膳食营养素参考摄入量进行比较，以评价能量和营养素是否符合要求。（A）

31. 含量相对较低的氨基酸被称为限制氨基酸。（B）

32. 亚油酸及亚麻酸最好的食物来源是植物油类。 (A)

33. 孕妇在孕早期如果碳水化合物食入太少可因脂肪利用过多而造成孕妇血中酮体的减少。 (A)

34. 维生素 B_6 缺乏可引起高同型半胱氨酸血症。 (A)

35. 谷类中蛋白质含量不高，但必需氨基酸组成平衡、齐全。 (B)

36. 大米第一限制氨基酸是色氨酸，如果将大米和富含色氨酸的玉米混合食用，将大大提高其蛋白质的生物价，此作用称为“蛋白质互补”。 (B)

37. DHA 对脑神经生长发育至关重要，并促进视网膜光感细胞的成熟，由 α - 亚油酸合成。 (B)

38. 非必需氨基酸对人体蛋白质的合成不重要，所以不一定要从食物中获得。 (B)

39. 锌可促进淋巴细胞的增殖和维持其活动能力，提高免疫力。 (A)

40. 与鲜果比较，干果由于加工的影响，维生素损失较多，尤其是维生素 C。 (A)

41. 葡萄中的碳水化合物主要是果糖和葡萄糖。 (A)

42. 大豆中的碳水化合物约 50% 为大豆低聚糖，人体不能消化吸收，对人体没有营养意义。 (B)

43. 牛乳中铁含量高，铁的吸收率也较高，是婴儿铁的良好食物来源。 (B)

44. 由于各种原因缺乏母乳喂养的婴儿，牛乳是最好的母乳替代品。 (B)

45. 猪肝所含维生素 A 比鸡肝高。 (B)

46. 淡水鱼类与深海冷水鱼类在脂肪酸构成上没有差异。 (B)

二、技能练习题

（一）简述影响胃排空的因素。

参考答案：

（1）胃内食物量：一般胃排空食物的速率与留在胃内的食物量成正相关。

（2）胃泌素：扩张刺激以及食物的某些成分，主要是蛋白质消化产物，可引起胃窦黏膜释放胃泌素。胃泌素除了促进胃酸分泌外，对胃的运动也有中等程度的刺激作用，因而对胃排空有重要的促进作用。

（3）食糜的理化性状和化学组成：食糜的理化性状和化学组成不同，胃排空的速度也不同。

1）一般来说，稀的、流体食物比稠的、固体食物排空快；颗粒小的食物比大块食物排空快；等渗溶液比非等渗液体排空快。

2）食物中三种宏量营养素比较，碳水化合物类排空得最快，蛋白质次之，脂肪类排空最慢。一般碳水化合物类食物在胃停留 1 小时左右；蛋白质类停留 2 ~ 3 小时；脂肪类食物停留 5 ~ 6 小时以上，这就是进食油腻食物后饱胀感与耐饿的原因。

（二）简述胃酸的作用。

参考答案：

（1）胃酸可以杀灭随食物进入胃内的细菌。

（2）胃酸可以使食物蛋白质变性，促进食物消化。

（3）胃酸激活胃蛋白酶原，使其转变为有活性的胃蛋白酶，协助食物中蛋白质的消化；胃酸可为胃蛋白酶的作用提供必要的酸性环境，并可促进矿物质的游离和吸收。

（4）胃酸进入小肠内可引起胰泌素的释放，从而促进胰液、胆汁和小肠液的分泌。

（三）简述 n - 3 多不饱和脂肪酸的作用、食物来源，请举出三种常见的 n - 3 多不饱和脂肪酸。

参考答案：

1. n - 3 不饱和脂肪酸的作用

（1）具有降低三酰甘油和低密度脂蛋白胆固醇的作用，甚至在某种程度上能够升高高密度脂蛋白，阻碍三酰甘油掺入到肝中，使分泌到血液循环中的三酰甘油减少。

（2）近年来的研究还表明，n - 3 系长链脂肪酸是正常生长发育不可缺少的，尤其是在脑和视网膜的发育与功能完善中具有不可替代的作用。

（3）还具有抗血小板凝集、抗心律失常、免疫调节和抗炎作用。

2. n－3 多不饱和脂肪酸的食物来源

（1）深海鱼，如三文鱼、金枪鱼等。

（2）一些植物油，如亚麻籽油、紫苏油富含 α－亚麻酸。

3. 三种常见的 n－3 多不饱和脂肪酸：α－亚麻酸、二十碳五烯酸（EPA）和二十二碳六烯酸（DHA）。α－亚麻酸是 n－3 脂肪酸的母体，EPA、DHA 是其衍生物。深海鱼中直接含 EPA、DHA。食用油中一般是 α－亚麻酸。

（四）简述“一般人群膳食指南”的内容和使用对象。

参考答案：

《中国居民膳食指南（2022）》提出了平衡膳食八准则，一般人群膳食指南适用于 2 岁以上的健康人群。

（1）准则 1：食物多样，合理搭配。

（2）准则 2：吃动平衡，健康体重。

（3）准则 3：多吃蔬果、奶类、全谷、大豆。

（4）准则 4：适量吃鱼、禽、蛋、瘦肉。

（5）准则 5：少盐少油，控糖限酒。

（6）准则 6：规律进餐，足量饮水。

（7）准则 7：会烹会选，会看标签。

（8）准则 8：公筷分餐，杜绝浪费。

（五）请按照由下至上的顺序说出“中国居民膳食宝塔”的内容及适用对象，并说明膳食宝塔中所标示的各类食物建议量的上限和下限的能量水平。

参考答案：

（1）“中国居民膳食宝塔”的内容

第一层：谷薯类 200～300g。全谷物和杂豆 50～150g，薯类：50～100g。

第二层：蔬菜类 300～500g，水果类 200～350g。

第三层：畜禽肉 40～75g，水产品 40～75g，蛋类 50g。

第四层：奶及奶制品 300～500g，大豆及坚果类 25～35g。

第五层：盐 <5g，油 25～30g。

其他内容：每天活动 6000 步，每天饮水 1500～1700ml。

（2）“中国居民膳食宝塔”成人版本适用于 18 岁以上的一般健康人群。

（3）膳食宝塔各类食物建议量的能量范围：下限能量水平 1800kcal/d，上限能量水平 2600kcal/d。

（六）简述人体能量消耗的几个主要途径。

参考答案：

（1）基础代谢：维持人体最基本生命活动必需的最低能量消耗。即人体在安静和恒温（18～25℃），禁食 12 小时后，静卧、放松而又清醒时的能量消耗。

（2）体力活动：是构成人体总能量消耗的一部分，取决于体力活动的强度和时间。

（3）食物热效应：指人体摄食过程中引起的能量消耗。食物消耗本身能量的比例糖 5%～6%、脂肪 4%～5%、蛋白质 30%。

（4）生长发育：婴幼儿、儿童、青少年需要额外增加生长发育所需能量。孕妇需要增加子宫、胎盘、胎儿、乳房和体脂储备所需能量。乳母需要增加合成和分泌乳汁所需能量。

（七）简述脂肪供能的特点。

参考答案：

（1）脂肪单位重量产能高，是机体的能量储存库。

（2）只有在氧气供给充足时，脂肪才能分解供能。

（3）碳水化合物/氧气供给不充足的时候，脂肪分解产生酮体，诱发中枢疲劳。

（4）运动强度小，运动持续时间长，脂肪供能比较高。

（八）简述钙的主要生理功能。

参考答案：

（1）构成骨骼和牙齿。

（2）维持神经和肌肉的活动。心脏的正常搏动、神经肌肉的兴奋以及神经冲动的传导等都需要钙的参与。

（3）参与凝血过程。钙离子是外源性凝血系统的启动因子。

（4）降低毛细血管通透性，缓解过敏症状。

（5）促进体内某些酶的活性，如脂肪酶、蛋白酶等。

（6）其他。钙离子还参与细胞信号转导、激素分泌、维持体液酸碱平衡等活动。

（九）简述豆类食品抗营养因子的种类及其处理方法。

参考答案：

（1）胰蛋白酶抑制剂：加热30分钟或大豆浸泡至含水量60%时，水蒸5分钟即可除去胰蛋白酶抑制剂。

（2）植物红细胞凝集素：食用植物红细胞凝集素未被破坏的大豆，会引起恶心、呕吐等症状，严重者甚至引起死亡。加热可除去植物红细胞凝集素。

（3）脂肪氧化酶：脂肪氧化酶可以水解大豆脂肪，使其变成低级脂肪酸、醛和酮类物质，构成豆腥味。去除豆腥味的方法为：95℃以上加热10～15分钟；乙醇处理后减压蒸发；钝化大豆中的脂肪氧化酶；用酶或微生物进行脱臭等。

（4）植酸：植酸能与钙、铜、锌、铁、镁等元素螯合，影响它们的吸收。

（十）简述植物化学物质的常见类型，并举例说明深色蔬果中的植物化学物。

参考答案：

（1）目前熟知的植物化学物质有许多类型，如生物类黄酮、胡萝卜素类、有机硫化物、植物雌激素、黄酮类、吲哚类、异黄酮类、酚及多酚类、植物固醇类、萜烯等。

（2）深色蔬果富含植物化学物质。比如深色蔬果富含胡萝卜素类家族，这个家族的成员超过600种，其中包括了胡萝卜素、番茄红素、黄体素等。胡萝卜素具有保护眼睛，避免紫外线伤害等功效。缺乏番茄红素可能与胰腺癌、前列腺癌和膀胱癌的发生有关。根据研究，体内黄体素含量高的人，罹患肺癌的概率较体内黄体素含量低的人低。

（十一）某奶粉，每份（100g）含能量1800kJ、碳水化合物56g、蛋白质22g、脂肪10g、膳食纤维2g、钙960mg、钠400mg。请完成下列操作。

（1）计算该产品能量及营养素的NRV%。

（2）为该产品设计一种基本格式的营养成分表。

附：

中国食品标签营养素参考值（NRV）

营养成分	NRV	营养成分	NRV
能量	8400kJ	膳食纤维	25g
蛋白质	60g	钠	2000mg
脂肪	<60g	钙	800mg
碳水化合物	300g		

参考答案：

（1）计算该产品能量及营养素的NRV%（以每份100g计）。

能量（kJ）　　（1800÷8400）×100%＝21.4%
碳水化合物（g）　　（56÷300）×100%＝18.7%
蛋白质（g）　　（22÷60）×100%＝36.7%
脂肪（g）　　（10÷60）×100%＝16.8%
膳食纤维（g）　　（2÷25）×100%＝8.0%
钙（mg）　　（960÷800）×100%＝120%
钠（mg）　　（400÷2000）×100%＝20.0%

（2）为该产品设计营养成分表。

营养成分	每份 100g	NRV%
能量	1800kJ	21.4%
蛋白质	22g	36.7%
脂肪	10g	16.8%
碳水化合物	56g	18.7%
膳食纤维	2g	8%
钠	400mg	20%
钙	960mg	120%

（吴为群　周筱燕）

第三章
孕期营养饮食指导

第一节　生命的起源

一、各司其职的生殖器官

（一）子宫——孕育胎儿的“家”

子宫是孕育胎儿的器官，位于骨盆腔中央，像是一个倒着放的鸭梨，由子宫底、子宫体、子宫峡部和子宫颈组成，内有一个空腔，宫腔上端两侧连通输卵管，详见图3－1。女性受孕成功后，受精卵会一边发育一边移到宫腔内，进而植入子宫内膜，安营扎寨。而子宫内膜会为受精卵提供丰富的营养，所以受精卵发育顺利的话就会在这里发育成胎儿。

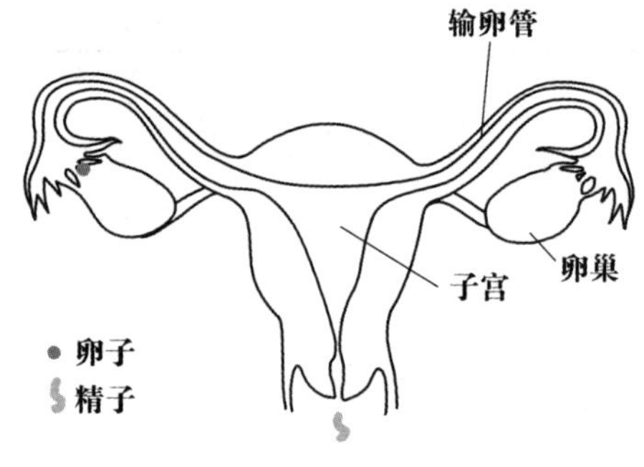

图3－1　精子和卵子在输卵管内受精过程

（二）卵巢——卵子的“家”

卵巢是一对椭圆形的生殖腺，位于子宫的两侧，输卵管后下方，详见图3－1。卵巢中生长着成千上万的卵泡，而卵子就待在卵泡中，所以卵巢是孕育生命的小仓库。卵巢肩负着产生卵子、排出卵子的重要作用。女性两个卵巢拥有的原始卵细胞或称卵母细胞数量一直在不断变化中，刚出生时数量为70万~200万个；新生儿时已经减少至不到100万个，然后继续下降。从青春期开始，卵巢在脑垂体周期性分泌的促性腺激素影响下，每隔28天左右就有1个卵泡发育成熟并排出1个卵子，卵子会移动到输卵管和精子汇合形成受精卵。

（三）卵子——母亲携带的生命种子

卵子被包裹在原始卵泡中，在促性腺激素的影响下，每个月只有1个卵泡发育成熟并排出卵子，详见图3－1。其实，具备成熟条件的卵泡并非只有1个，每个周期通常有数个卵泡发育成熟，但只有1个卵子被排出，其余成熟的卵泡都将退化。被排出的那个卵子寿命是24小时左右，需要在生命期内与精子相遇并受精。如果失去这次受精的机会，就要等到1个月后另一个卵泡成熟并排出卵子，再次和精子相遇受精，每月重复同样的过程，每个月提供一次机会，直到受精成功。一般左右两个卵巢交替排卵，女人一生中排卵400余个。少数情况下同时排出2个或多个卵子，这时如果都和精子相遇成功，就会出现双胞胎或多胞胎。

（四）输卵管——卵子和精子约会的地方

输卵管是一对细长而弯曲的肌性管道，全程7~14cm，位于子宫底的外侧，详见图3－1。当卵巢排出卵子时，输卵管伞会把卵子拾起来，然后在输卵管内等待精子的到来。如果精子成功到达并穿透卵子，就会在输卵管内完成受精过程。受精卵开始向宫腔内移动，并植入子宫内膜，着床后在子宫内发育。

（五）睾丸——制造精子的工厂

阴茎和阴囊是男性外生殖器的两个部分，阴囊内有两个睾丸，睾丸是精子生成的场所。男性从青春期开始，两个睾丸就会以大约每天1亿个的速度不断产生精子，而这些精子肩负着传宗接代的重任。要想“造人”成功，男性睾丸的健康非常重要。睾丸的温度维持在35℃才能持续、高效地生成精子。当男性体温过低时，可以通过阴囊的收缩使睾丸贴近身体，从而在一定范围内使睾丸维持于合适的温度，因此低温的影响相对较小。一般来说，高温作业的工人或长时间穿着紧身内裤的男性，其精子的生成容易受到影响，这是由于他们的阴囊无法散热，温度过高所引起的。

（六）附睾——精子成熟的地方

附睾是由无数曲折、细小的管子构成的器官，全长4～5m，它一边连接输精管，一边连接睾丸。当精子离开睾丸后就会移动到附睾中继续生长成熟。附睾管除了能储存精子外，还能分泌附睾液，如某些激素、酶和特异的营养物质，这些物质有利于精子的成熟。

（七）精子——父亲携带的生命种子

精子在睾丸内生成后转移到附睾中进入成熟阶段，然后储存在精囊内，射精时进入子宫。每次射精时会有2亿个左右的精子射出，但受精的只有1个，其余精子在移动到输卵管的过程中逐渐被淘汰，详见图3－1。一般来说，精子的寿命最多72小时，如果历经艰难到达输卵管时，没有遇到卵子就不能受精，随后被白细胞吞噬。

（八）输精管——运送精子的通道

输精管是一对全长约40cm的弯曲细管，与输尿管并行，负责将精子从附睾中运送到尿道，输精管也会储存一部分成熟的精子。输精管在去甲肾上腺素的作用下进行节律性收缩，从而将精子从输精管中射出，完成整个射精。

二、生命的起源及胚胎发育

每个人都是由一个受精卵发育而成的。生命起源于精子和卵子，受精成功变成受精卵，受精卵依次发育成胚泡——胚胎——胎儿，出生后成为新生儿——婴幼儿——学龄前儿童，至此开始一生的历程。

（一）新生命的出现——受精卵发育成胚胎

每个成年女性的卵巢里有几十万个原始卵泡，进入青春发育期后，每个月经周期会有一个，个别情况下可能会有两个或更多卵泡发育成熟，然后这个成熟的卵泡会通过排卵离开卵巢进入输卵管，然后沿着子宫的方向移动，详见图3－1。卵子是人体组织中最大的细胞，它不仅包含了来自母体的遗传物质，还为新生命最初的发育储备了足够的营养物质。精子的体积大约是卵子的十分之一，但是极有活力。不过这并不代表每个精子都有能力“一击而中”，对某个特定的精子而言，能够与卵细胞相遇并使其成功受精的概率是非常小的。男性每次射精平均排出2亿个精子，估计只有其中一半能够进入子宫，约有200个会进入输卵管，而最后能够和卵子结合并形成受精卵的往往只有一个。

（1）受精过程：卵子周围有3层物质围绕，精子在最终与卵细胞融合之前，必须先穿过这3层物质。如果一个精子已经成功地接近了卵细胞，它会利用自己尖尖的头部努力钻过这3层物质，最后和卵细胞融合完成受精，详见图3－1。如果已经有1个精子闯过了这3道难关到达卵细胞所在之处，那么其他精子就不可能再有机会了，卵子外面的包裹物质会拒绝其他精子再次闯入。如果精子穿过3层物质后最终完全进入卵细胞，我们便说受精过程已经完成，然后精子和卵细胞的细胞核会慢慢靠近并融合。

（2）孕囊形成：精子和卵细胞相遇并融合之后的几个小时，受精卵会开始第一次细胞分裂，细胞由一个分裂为两个，从此每隔12～15小时便进行一次细胞分裂，囊胚由此逐渐形成。受精卵形成24小时后，卵巢开始分泌人绒毛膜促性腺激素（hCG），促进孕囊发育和黄体酮激素的产生，黄体酮会向身体发送信息，这个身体已经怀孕，不需要继续排卵了，这也是怀孕之后月经会停止的原因；黄体酮同时促进子宫内膜腺体生长、内膜增厚，储存充足的营养物质，为受精卵的植入做好准备。

（3）胚泡着床及胚胎形成：球形的胚泡在输卵管内被无数细小纤毛的摆动输送至宫腔，这个过程大概需要5天时间。这时的胚泡内部已经含有12～16个细胞，而且所有细胞完全一样，都是全能干细胞。不过，经过再一次的细胞分裂之后，就会产生两组功能不同的细胞，一组在里面，渐渐发育成胚胎；一组在外面，渐渐发育成胎盘。大约在受精后的第7天，将发育成胎盘的外层细胞会像树根扎在地里那样植入子宫内膜，有些人会出现轻微流血现象。着床之后的胚泡才被我们称为“胚胎”。胚盘上方外胚层与滋养层之间出现腔隙，逐渐扩大成羊膜囊，羊膜囊是两层坚韧、薄、透明的膜，装着发育中的胚胎，羊膜囊内充盈羊水，胎儿悬浮其中。

从受精成功开始，人类胚胎走过的历程大致可以分为三个阶段。

一是从受精卵长到囊胚阶段，为5～6天，这是胚泡从受精地点的输卵管壶腹部逐渐被转移到子宫腔，并刚开始着床的一段时间。这段时间胚泡基本处在游走状态，和周围环境包括输卵管内膜及子宫内膜仅仅是接触。胚泡这段时间的继续发育所需要的全部营养和能量都是由卵细胞自身提供的，所以卵细胞是人体最大的、也是唯一可以肉眼看到的细胞，因为她携带足够的“食物”和“能量棒”需要存储的空间。

二是胚泡在受精后5～6天开始着床，在受精后的11～12天完成着床。开始着床是指胚泡内细胞团一端的滋养层与子宫内膜上皮黏附；完成着床是指胚胎完全进入子宫内膜，那个最初的植入口由纤维蛋白凝栓封堵后由子宫内膜上皮完全覆盖，宫腔内只可看到一个很小的凸起。受精后的14天就是2周内，被称为胚前期，是因为这时的胚胎是二胚层胚盘，而15天后就是3胚层胚盘。

三是从受精后第15天开始，胚胎成为三胚层胚盘继续发育。受精卵形成3周后，胚胎大约长到1mm左右。胚胎细胞在之后的成长过程中会继续分化，笼统地说，可分化为3层：外胚层的细胞会发育成神经、皮肤、毛发和汗腺；中胚层的细胞会发育成骨骼、软骨、血液循环系统、肌肉、结缔组织、肾脏和性器官；而内胚层的细胞则会发育成呼吸系统和消化系统。

（二）新生命第二个月是胚胎细胞高速分化时期

怀孕第5周的时候，羊膜腔的直径大约有5mm，几乎是一粒大米的大小。不过胚胎的成长是倍增的，就像搭积木一样，一块接着一块，在持续不断的细胞分裂过程中，很快会产生数百万的新细胞。本月胚胎细胞的分裂活动与上个月一样持续处于高速运转中，胚胎细胞每隔12～15小时便进行一次细胞分裂，这种惊人的细胞分裂速度一直持续几周的时间，这段时间对胚胎的正常发育至关重要。试想一下，1个细胞每隔12～15小时倍增1次，持续时间达至少7～8周的时间，此时已经分化变成了无数的细胞，人体各组织器官和系统基本分化完成了，这速度真是太快了，快到绝大部分人没有反应过来人体器官分化就已经完成，如果用动画片把这种速度呈现出来，很多人都不敢想象，看后肯定目瞪口呆。生命的形成就是这么神奇，在胚胎发育成胎儿的过程中，每一个细胞仿佛都明白自己的任务和使命，会自动到各自应该驻守的岗位上发挥作用。

怀孕第24天，在将来发育成女孩的受精卵内，原始生殖细胞已经分化出来，开始继续分裂和生长，它们以后会成为生殖细胞，最后发育成女性的性器官（卵巢）；如果是男胚，这项发育会推迟大概1周的时间，原始生殖细胞最终会发育成男性的性器官（睾丸）。

通常怀孕7～8周胚胎会有心跳，一般称为原始心管搏动，但是每个胚胎的发育快慢都不一样，可能会有所差别。如果胚胎发育速度很快，在怀孕6周左右就可以在阴道超声看到胎心、胎芽；如果胚胎发育速度很慢，则要到怀孕8周左右才能看到胎心搏动；但是这个时候胚胎的心跳很弱，孕妇自己没办法听到胚胎的心跳，需要医生在B超检查下才能发现胎心搏动。

在背部的发育过程中，神经管和40段体节开始形成，其最终32段体节将发育成脊椎，而其余的体节（如尾椎骨）会随之退化和消失。重要的是发育时脊椎没有挤在一起，否则以后会出现脊柱歪斜的情况。

（1）肢芽发育成四肢和手指：这个月里，胚胎头部的大致轮廓已经清晰可见，不过现在还没有头盖骨，发育的重点集中在脑部。为了与之相一致，头后部的发育比前部的发育快，这也是胎儿会在子宫内保持蜷缩姿势的原因，从超声检查的图片上看，胚胎的头部是明显前倾的。受精第28天时开始出现上肢芽和下肢芽，再过两天便可以在上肢芽上辨认出手的初步轮廓，到怀孕第8周时就可以看见5个极小的手指了。手的发育比脚要快一些，同理婴儿学会用手抓东西，也比学会走路要快得多。这个月里胚胎每天都会发生很多复杂的变化，胚胎的组织器官在这一阶段发育最为迅速。怀孕第2个月末，胎儿的眼睛、鼻子、嘴巴都会慢慢形成，耳朵也会显现出大致的形状，胚胎的长度也会达到 14 毫米左右，胚胎每天漂浮在羊水中。

（2）胚胎的自我测试：为了检验自身的每个器官和组成部分是否能够完成应担当的使命，保证整个身体的功能协调运转，胚胎每天都会进行自我测试。如果整个系统运转不灵，无法具备一个正常人应有的身体功能，或者某些重要的遗传物质不能发挥作用，胚胎常常会按自然法则淘汰，这时候可能会自然流产。

现在这个阶段正是细胞分裂旺盛的时期，而成长中的胚胎非常脆弱，如果受到外界消极因素（如有害辐射等）的影响，可能会出现损伤。除此之外，孕期母体如果摄入了某些不健康的物质（如酒精、尼古丁、咖啡因、药物）或感染某些病原体也会影响胚胎的健康发展。如果胚胎确实因为外界的消极因素受到了伤害，结果也是自然流产。

（三）新生命第三个月胚胎发育成胎儿

胚胎发育的结束时间是受精后 8 周，此后胚胎改称为胎儿。到孕期第 3 个月末时所有器官均已发育成形，开始初步测试部分功能，肾脏开始排出尿液，肝脏生产血细胞，胃里开始分泌消化液，心脏开始泵出新鲜血液输送到身体各处。这时完全可以通过超声图像清楚地看见胚胎的存在。神经和肌肉从第 9 周起开始工作，这时的胚胎已经是一个“运动小能手”了，他可以前后晃动、摆动手臂和小腿、左右翻转身体，还能时不时做一下伸展运动。这些活动不仅是一种身体上的练习，还能促进大脑的发育，母亲的身体活动也会有相同的效果。

（1）指纹的形成：胚胎嫩嫩的手指之间现在还连接着一层薄薄的蹼膜，但指端已经出现甲床。第 10 周左右，指肚的位置开始形成回旋状的沟纹，也就是我们常说的独一无二的指纹，每个人的指纹都是独特的、不可分割的生命特征。这一阶段，胚胎开始表现出一些带有反射特点的活动，科学家们由此推断，如果可以想办法碰到胚胎的手掌或者脚掌，他肯定会做出握手或蜷腿的动作。到现在为止，胚胎发育成人的所有器官都已具备，胚胎开始长大，重量逐渐增加。骨骼开始由软变硬。

（2）胚胎发育成胎儿：所有器官形成后，细胞分裂时不再出现功能性的分化。自此以后，细胞分裂只是细胞数量的增加，这个小小的生命开始完善各个器官的结构和功能。胎儿开始进入快速长大模式，这时候他的长度大概能达到 8cm，重约 25g，头部的直径有 22mm 左右。

（四）新生命第四个月胎儿器官快速发育，并不断锻炼功能

现在胎儿享受的是“豪华单间”待遇，这几乎是最美好的时期，有充分的活动空间，可以自由地伸展身体，恣意地挥动拳脚。这些丰富多彩的活动，不仅可以促进胎儿大脑发育，还可以锻炼他们身体的灵活性。平均估算下来，胎儿在母亲的身体里每小时能变换姿势 20 次，而这时孕妇几乎无法察觉这种改变。脐带将营养物质和氧气源源不断地运送给胎儿。

（1）闭上的眼睛：随着成长发育的一步步进行，胎儿的身体结构比例也在渐渐发生着变化，各器官发育非常迅速。脖子慢慢长成，四肢变长，指甲也开始出现，耳朵和眼睛正在形成，甚至连眼睑也很快长到了可以覆盖眼睛的程度。现在胎儿的眼睛是闭合的，直到 3 个月之后才能睁开。第 4 个月，胎儿会开始练习“呼吸”。这个运动项目主要锻炼的是膈肌的功能，膈肌会进行规律地收缩和扩张，为将来降生的那一刻（配合肺部完成第一次呼吸）提前做好准备，只不过这时肺部吸入的不是空气，而是一小口羊水。其实在孕期胎儿的氧气供给来自胎盘，但这种呼吸锻炼对肺部的发育应该有好处，毕竟肺泡的发育要持续整个孕期，直到快生产前肺泡才全部展开。除了练习呼吸之外，还有一项活动能够锻炼膈肌，那就是打嗝，有的胎儿每小时打嗝的次数可达 100 多次，确实是一个大运动量的锻炼。

除此之外，在这一时期胎儿同时也在练习吮吸和吞咽，他偶尔会吞下少量的羊水。胎儿小小舌头上的味蕾已经开始工作，使得他能够分辨出羊水中细微的甜味。唾液腺、胃、肾脏和肠都开始行使各自的功能，在此过程中产生的固体残渣会存留在消化道内，随着出生后的第一次排便排出体外。至于小便，胎儿现在已经开始向羊水中排出少量的液体了。尽管如此，羊水并不会因此受到污染，这要感谢人类优良的新陈代谢系统，首先胎儿的尿液是无菌无毒的；其次羊水始终在更新，每 10 ~ 12 小时就会更换一次。

（2）头部的“控制中枢”：这个阶段胎儿的脑部会飞速成长，左脑和右脑开始联结在一起，形成一个非常重要的交界区域，左脑和右脑分别执行不同的区域管理和不同的功能，比如左脑控制右手的活动，而右脑控制左手的活动。

（3）最早长出来的毛：这个月胎儿开始长出纤细的毛发，他的全身都被细幼、柔软的毳毛包裹着。这些细软毛发或许有助于“留住”皮肤表面防水的胎脂，这些胎脂能够保护胎儿皮肤不至于干燥。但有一项事实是，婴儿出生后，这些毳毛就基本消失了，只有头部的毛发还保持着相对可观的数量。

（五）新生命第五个月胎儿可感受母亲的情绪

对胎儿来说，这是发育期的中点。这时的 B 超检查可以清楚地看到胎儿的身体结构，如圆圆的脑袋，还有上面的眼窝，翘起的小鼻子、下颌及下面的胸腔，两侧的上肢清晰可辨。这时胎儿会不停地重复练习所有可以掌握的动作，手舞足蹈，转转脑袋，舒展拳脚，翻个跟头，这些活动对胎儿来说是非常重要的，能够促进胎儿身体和脑部的发育，加快肌肉和骨骼的成长，增强整体的运动功能。我们常说运动是生命的发动机，对尚在腹中的胎儿也是如此。

（1）最早的“玩具”：在温暖舒适的羊水中，胎儿喜欢玩耍的天性也有可发挥的空间，脐带可算是他最早的玩具。除此之外，他还喜欢探索周边的东西，例如触摸子宫壁、胎盘或者自己的身体。他已经能够感知眼睛的存在，经常在闭合的眼睑下面骨碌碌地转动眼球。与此同时，他也不忘像以前一样，规律地练习一下呼吸。吸气和呼气时胸腔的活动能够促进胎儿的发育。他还可以自己张开和闭上嘴，时不时喝一点羊水，偶尔会打个嗝，还能打个大大的哈欠。如果手恰好碰到了嘴唇，他马上就会反应过来，开始吸吮手指。

之前的几个月中，胎儿都在以惊人的速度成长着，与之前相比，此时他的成长速度开始放缓。各器官的发育已经全部完成，双脚和脚趾开始长胖，腿开始变长，腿骨上的钙质累积增加，所以骨质会变得更加坚固。

（2）感受母亲的情绪：尽管我们可能无法具体地观察，但有一点早就经过了科学论证，胎儿很容易感受到母亲的情绪状态，并会受到影响。他能够察觉母亲的愤怒、快乐、满足、悲伤和压力，这是因为每当人们处在某种情绪状态中时会释放大量的激素。例如感到惊恐时血液中的肾上腺素会激增，这些激素也会通过脐带影响腹中的胎儿，他的心跳也会跟着加速，会和母亲一起感到紧张和害怕。

（3）给胎儿听音乐：胎儿现在可以听到外部的声音，并接收不同的声音信号了，也就是说他已经可以分辨悦耳的音符和杂乱的噪声了。随着时间的推移，他能够接收的声响会更多、也更具体。有科学研究表明，听优雅的古典音乐会使胎儿感到舒适和放松，这其中以莫扎特的作品效果最为明显；而吵闹的重金属音乐会让胎儿感到烦躁不安。

到怀孕第 5 个月末，胎儿大概会长到 20cm，重量可达 400g，头部直径约 50mm。

（六）新生命第六个月胎儿产生天然“保暖大衣”——棕色脂肪

腹中的胎儿不仅个头长了，活泼劲儿也更胜从前。现在是第 6 个月，他还有足够的空间自由地折腾。是的，他几乎片刻也不能闲着，一会儿站得笔直，一会儿侧躺着，一会儿做个瑜伽动作，或者还像以前一样蹬手蹬脚，来回翻着跟头。这个月，胎儿内耳中的平衡器已经发育成熟，它可以快速移动，并迅速调整到让身体舒适的位置。成长的同时，胎儿对手指的控制和运用也越来越灵活，他可以把手攥成一个拳头，抓住脐带或者触摸羊膜腔内壁，不过他最喜欢的活动还是吸吮手指。大人们会感到惊讶，他能轻松熟练地把手指塞进嘴里。再过一段时间，受重力影响这项活动会困难许多。

（1）熟悉和陌生的声音：胎儿在孕妇体内的生活十分惬意，且他的世界也并不是寂静无声的。现在他已经能感知到很多声音，例如脐带脉动的声音、血液流动的声音、胃肠蠕动的声音和母亲的心跳声等。除了这些胎儿早已熟悉的声音，一些外界的陌生信号如高分贝的音乐、汽车喇叭声、洗衣机脱水声或咖啡机工作时的嗡嗡声，他现在也能听到了。这些不同的声音会引起不一样的反应，如果他觉得不舒服，会通过猛烈的动作来表达抗议。

（2）特殊的大衣：现在胎儿的一项重要任务就是增加体重。在各器官已经形成之后，胎儿需要的是长大。这个月中，胎儿会产生重要的脂肪层，其中含有棕色脂肪，这种特殊的脂肪主要分布在颈部、肾脏周围和胸骨后；它不仅能保温，还能产热。那些需要冬眠的动物也会产生这种脂肪以防止身体在寒冬冰冷的空气中冻坏，而我们人类只有在胎儿和刚出生时才有这层纯天然的“保暖大衣”。除此之外，胎儿的身体也包裹着一层白色脂状物，叫做胎脂，它能够保护胎儿长期浸泡在羊水中的皮肤，防止脱水，保温，还可以在胎儿经过产道时减少产道阻力。到这个月末，胎儿大概会长到30cm，体重为600～800g，头部直径约60mm。

（七）新生命第七个月胎儿可捕捉光线的变化

子宫内的空间开始变得拥挤了，羊水的重量仍在增加。胎儿的个头大小主要是由基因决定的，但体重主要由胎盘和营养供应决定的。孕妇食物中能量和营养成分的比重越高，胎儿就越重。

（1）胎儿的成长是幸福感的源泉：过去几个月胎儿相对较瘦，现在它开始长肌肉和脂肪了。他的小身子开始变圆，起保护作用的脂肪层已经有几毫米厚，使薄薄的皮肤看上去有种粉红的光泽。事实上，胎儿的皮肤中并没有色素，因此所有的胎儿，不管他以后会是什么肤色，现在看起来都是一样明亮。宝宝的脸部现在已经发育完全了，只不过眼部看上去有些前凸，这是因为他的两颊还没长出肉来。他的眼珠已经非常灵活，第6个月时我们就能看到他的眼珠慢慢地从一边转到另外一边，而到了现在他已经能够掌控眼珠转动的方向、范围及速度了，一会儿滴溜溜往左转，一会儿往右转。第7个月末，胎儿已经可以睁眼并眨眼了。虽然此时他的视觉功能并不完善，但已经可以捕捉一些光线的变化了。他的骨骼也更加坚固，手和脚上的指甲也变得更坚硬。如果是男胎，此时他的睾丸已经进入阴囊。胎儿身上的毳毛慢慢退化消失，而眉毛、睫毛和头发则变得更加浓密。经过这段时间的相处，你可发现胎儿的活动规律，一般情况下他在早上的时候会比较安静，但在午夜的时候有点闹腾。他仍然有足够的活动空间，但孕妇能更清晰地感受到他的活动。

（2）生存率：如果孩子在这个时候降生，存活的概率是很大的，但要注意对其进行密切看护。第7个月结束时，胎儿大概会长到35cm，重量会达到1000g，头部直径75mm。

（八）新生命第八个月胎儿的肺部已经发育完善

科学研究表明，胎儿在子宫中的最后3个月里会学到一些东西，例如对声音的接收等。环境中经常出现的声音，如血液流动、胃肠蠕动、心脏跳动等声音，已经被他当成了正常生活的背景音。

（1）妈妈的声音：如果房间里有人大声说话，胎儿是能听到的，就算听不清每个词的发音，也能听出说话时的语音、语调。他对妈妈的声音会特别留意，这是最熟悉和信赖的人，因此比起他人，胎儿会更容易捕捉到母亲的声音。

从现在开始，孕妇对胎儿的动作会有更加明显的感知。一方面是因为胎儿长大了，变得更加强壮有力；另一方面是因为羊水量已经减少了一半。胎儿的个头变大而活动空间减少，羊水的缓冲效果减弱，他的动作对孕妇而言会更加有力。虽然这多少会造成一些负担，但是很多准妈妈也会有另一种幸福的体验；这时准爸爸把手放到准妈妈的腹部温柔地来回抚摸，就会很容易得到里面孩子的回应。

（2）器官发育：胎儿的器官包括肺部现在已经发育完善，虽然不是所有的器官都能独立行使其功能，但如果这个时候分娩，我们可以采用医疗设备辅助呼吸，胎儿存活概率是很大的。宝宝进入睡眠状态的时候喜欢挑选一个舒服的姿势，手脚蜷缩起来，贴近身体。也许他也已经选好了出生时的姿势，不过即使现在他的体位不太对，你也不必担心，在孕36周以前，他还有足够的空间来进行调整。第8个月末时，胎儿大概会长到40cm，重约2000g，头部直径约85mm。

（九）新生命第九个月胎儿体重继续快速增长

对现在的胎儿来说，没有什么比跟着孕妇的步伐来回摇晃更惬意的事了。出生以后他也喜欢被抱着晃来晃去的感觉，这种轻柔的摇晃可以促进宝宝的脑部发育。腹中的胎儿现在每个星期增重约200g，指甲已经长到了指尖，男胎的睾丸已经进入阴囊。他每次的休息时间大约在45分钟，然后醒过来活动同样的时间，累了就再次入睡。即使睡着以后也不老实，会从一侧翻转到另一侧，闭合的眼睑下面眼珠也在骨碌碌转动，科学家称之为快动眼睡眠，这也是成人睡觉时的一个睡眠阶段。不过胎儿在妈妈腹中睡着后会不会做梦呢？这是个未解之谜。

第 9 个月末时，胎儿会长到 45cm 左右，体重约 2800g，头部直径约 92mm。

（十）新生命第十个月孕妇输送重要的防病武器——抗体

97% 的宝宝现在已经进入了待产的体位，头部向下，最理想的体位是头部向下进入骨盆，屁股和腿在上方。宝宝现在的活动空间比较拥挤，很难进行大幅度的翻转，他能做的不过是从一边转到另一边让自己尽可能待的舒服一些。同时他的生活空间——子宫也会促使他进入自然分娩体位，然后保持这个位置，这时如果他再想大幅度地转动是很难实现的，因为空间不允许。只有少数情况下宝宝可能不会调整到正常分娩的体位，而是一个他自己感到舒服的体位，也就是臀位等情况。

截至目前，胎儿的身体器官都已经全部发育完善和成熟，所有的感官功能也能够独立运转，即使脱离母体也能保障生命功能，其中最明显的当属味觉，他小小的舌头上已经分布有无数的味蕾。

（1）母亲的“医护援助”：你自己可能也想不到，只要孩子还在你的腹中一天，你每天都会给他一些奖赏。最后的这一个月里，你会给他输送重要的“医护援助”——抗体，这是一种蛋白质，能够保护宝宝不受某些疾病的侵袭。这里的“某些疾病”指的是你曾经接种过的疫苗如风疹、百日咳和小儿麻痹等，或感染过的疾病如麻疹、腮腺炎和水痘等，而这些抗体使得胎儿能够和你一样产生免疫。除此之外，还有抗体可以保护宝宝半年之内不得感冒，最起码在母乳喂养的这段时期不会得感冒。抗体通过母胎之间的血液循环输送给胎儿。

最后的这个月里，胎儿平均每周增重 100～200g。他长肉了，身体变圆一点，脸颊上也饱满了一些，看上去非常小巧可爱。可以看到他饱满的脸颊，这是因为他经常吮吸手指锻炼了脸部肌肉。身体上的毳毛如今已经慢慢消失了，皮肤表面的胎脂也变薄了。分娩之前宝宝会一直努力地吞入羊水，每天 3 升左右，然后以尿液的形式排出，这是他在训练自己的肾脏和膀胱，为将来独立发挥功能做好准备。胎儿的骨骼架构也已经形成，不过现阶段需要补充足够的钙质，使上臂和大腿的骨骼更加强健。总之，如果现在去做超声检查，已经可以看到发育完全的宝宝模样。

（2）神奇的生命：现在腹中的胎儿是一个完整的生命，他马上就要来到这个世界，成为一个独立的个体。回想生命的起源，父母各自的一个细胞融合之后就变成了一个鲜活的小人儿，这怎能不让人感叹造物之神奇。仅仅 10 个月的功夫，当初的一个细胞经过无数次细胞分裂和继续发育最后成为人类中的一员，其中发生过的细胞分裂可达 25 亿次。胎儿在妈妈腹中长到第 10 个月末时，比起第 3 个月时身长增长了至少 6 倍，重量增加了 140 倍左右。此时的胎儿身长大概 50cm，重量约 3400g，头部直径差不多 100mm。

第二节　孕前营养和孕前准备

生育健康聪明的孩子是每位夫妇的愿望，也是家庭和社会的责任。优生优育应从孕前备孕开始，均衡营养和健康生活是成功妊娠和优生优育必不可少的条件。

一、孕前准备的重要性和必要性

孕前准备的重点是提高夫妻的健康水平，提高精子、卵子的质量，获得高质量的受精卵，预防常见的孕期母子疾病，预防流产，并为孕期打下良好的身体基础。从优生优育的角度来说，孕前准备能获得基因优势和先天优势，是优生优育中最为关键和重要的时期。

优生方法举例：

（1）孕前及孕期口服叶酸，95% 的神经管畸形就给预防了。

（2）预防遗传性疾病的发生。有些遗传病与性别有关，需要选择性别，避免生出某些遗传病患儿。

（3）提高 A 级精子的比例，每提高一个百分点，未来宝宝一生的素质就提高 2 个百分点；如果现在 A 级精子是 20%，提高到 30%，那孩子的出生素质就跃升了 20%。

（4）提高血红蛋白含量，每提高 5g，宝宝未来的智商就能提高一个百分点。

（5）为了防止孕中期贫血，你可以在孕前多补铁，铁在体内能储存 125 天。每种营养有不同的储存期，这也是人们为什么要进行孕前准备的营养学理由。

以上这些都是已经成熟的优生技术。孕前准备，可以全面提高未来宝宝的素质，效益比是 1∶300。也就是说，你有一元钱的投入，就会有 300 元的收获，这个时候你吃一条鱼，就相当于孩子六岁之后，吃上 300 条鱼。优生错过了这个时间窗口，就永远没有弥补的机会。以上几个方面的证据证明，孕前准备非常重要，也很有必要。

二、孕前准备的目的

孕前准备的目的有两点，一是获得高质量的受精卵，二是获得受精卵良好发育的子宫内外环境。

（一）获得高质量受精卵需要具备的条件

获得高质量受精卵需要具备三个条件，即精子质量要好，卵子质量要好，受精过程精子、卵子质量没有损失。

1. 提高精子质量的有效方法

男性精子在持续不断地生长成熟，一个精子成熟周期为 100 天左右。

（1）增进身体健康，保证精子正常生长的条件。

（2）做优生咨询，除外遗传病的风险。

（3）改善环境，避免或减少环境对精子的伤害。

（4）重视饮食营养，做到营养均衡，为精子的发育提供营养。

（5）关注生育年龄，年龄大生精能力和精子活力均会下降。

2. 提高卵子质量的有效方法

（1）女性身体健康，内分泌正常。B 超检查卵泡发育比较迅速和饱满，这样的卵子质量就比较好。

（2）关注生育年龄。卵子质量随着女性年龄的增长而下降。女性最佳生育年龄 24 ~ 29 岁，尽量不要错过这个最佳生育时间。

（3）精神心理因素也可以改变月经周期，影响排卵和卵子的质量。

（4）重视环境因素和药物因素，减少这些因素对卵子的伤害。

（5）重视饮食营养。饮食不当和营养失调会影响卵子的质量。

3. 保证受精过程精子、卵子质量没有损失

把握排卵时间非常重要，卵子排出后 6 小时就开始质量损失，到排卵后 15 ~ 18 小时就会失去受精能力。精子在进入女性生殖道 24 小时以后，质量就开始下降，至射精后 45 ~ 48 小时基本失去受精能力。因此掌控好受精时间，精子、卵子的质量就不会受损，不会降低。

（二）获得受精卵发育的良好子宫内外环境

孕前尽量治愈孕妇所有的疾病，如果孕妇患慢性病，至少要维持疾病的稳定使之不影响妊娠。有些疾病，比如弓形虫感染、风疹病毒感染，对孕妇的影响不大，但对胎儿的影响会很大。尽量改善孕妇周围的大环境，远离辐射，大环境会通过影响孕妇进而影响胎儿。

三、孕前准备的步骤和方法

（一）去优生优育门诊咨询

去优生优育门诊咨询可以得到优生优育方面的专业指导和帮助，常有以下益处。

（1）专业评估和咨询：优生专家会根据每个人的情况，包括年龄、健康状况和家族病史等，提供专业的评估和建议。

（2）了解生活细节的影响：专家会告知日常生活中的饮食、运动、环境等如何影响生育健康，指导做出相应的调整。

（3）检查身体状况：在优生门诊可以进行血常规、尿常规、甲状腺功能等一系列检查，以评估身体

状况是否适合怀孕。

（4）优化受孕时机：专家会指导选择最佳的受孕时间，以利于胎儿的健康发育。

（5）提高生育质量：通过优生优育门诊指导，夫妻可以了解并预防生育风险，更好地为怀孕做准备，从而提高生育健康婴儿的概率。

（二）制定初步的生育计划

计划生育可以从优恋、优婚、优孕三个方面考虑。优恋指的是谈婚论嫁之前，要注意了解对方及其家庭成员身体健康方面的信息，是否有严重疾病或家族遗传疾病，做到知己知彼，心中有数，以免因日后出现不孕或生下缺陷儿而致夫妻不和、家庭破裂。优婚是指在完全知情的情况下结婚，这一点主要依赖于婚前的体检，如果对方有生理方面的疾病，可以在体检中提前获知，可以等疾病治愈再结婚。优孕就是在适宜的孕育年龄、最佳的受孕时机怀孕生子，这样可以最大可能地避开对胎儿发育不良的因素。

（三）孕前治疗

孕前体检发现的疾病需要进行孕前治疗，如患宫颈糜烂、盆腔炎、阴道炎、贫血、免疫性疾病（如红斑狼疮等）、糖尿病、高血压病、结核病、肝病和肾病等疾病，应该尽量孕前进行有效治疗，等疾病治愈后再妊娠，至少等疾病稳定后再妊娠。

（四）掌握排卵规律

根据有无排卵痛，测量基础体温，检查宫颈黏液，阴道 B 超检查和尿排卵试纸测定等结合起来就可以较准确掌握排卵规律，详细内容见本节第五点。以上几项相互印证，综合分析，才能得出精确的结论。

（五）目标月受孕

经过充分的孕前准备之后，目标月让良好的精子和卵子，在鲜活的时间内，也就是排卵后 6 个小时内受精，这是卵子质量、精子质量均不受损失的保证。这样才能得到高质量的受精卵，才容易生出高质量的宝宝。

四、优生优育学

优生就是让每个家庭都有健康的孩子，优育就是让每个孩子都可以受到良好的教育。优生优育是婚姻和家庭最重要的问题。做好优生优育是提高人口素质的重要手段，对整个国家的发展有重要的作用。所以每个家庭都应该认真做好优生优育工作。

优生首先是利用遗传学原理来保证健康遗传，保证子代有正常生存能力，降低胎儿缺陷发生率。优生与遗传基因有关。优生学是研究通过非自然或人为手段来改进人们遗传基因素质的一门科学。现代优生学的范围正在逐步扩大，已不限于只在遗传学上考虑下一代的生物素质，还包括防止各种非遗传性的先天性疾病，促进胎儿期发育，防止分娩过程中的损伤，婴儿抚育，防止新生儿疾病等内容，以保证和提高下一代的人口素质。因此优生学的学科基础十分广泛，优生学需要从分子遗传学、人类遗传学、医学遗传学、行为遗传学、胚胎学、畸形学、妇产科学、围产医学、儿科学、社会学、伦理学、人口学、教育学、流行学、环境科学和法学等多方面进行协作研究。

（一）目前优生学包含的范围

（1）基础优生学：从生物学和基础医学方面研究哪些因素可导致出生缺陷，其作用原理，以及如何防止其作用而达到优生的目的。基础优生学偏重生物学，主要以揭示优生和劣生（出生缺陷）的一般规律为主。

（2）社会优生学：社会优生学偏重社会学，以改变优生相关的政策、法令、舆论、道德、教育、经济等人文环境为主，从社会科学和社会运动方面研究优生课题。目的在于推动优生立法，贯彻优生政策，展开优生宣传教育，使优生工作社会化、群众化，从而达到提高人口素质的目的。

（3）环境优生学：环境优生学偏重人类生态学和预防医学，以改善人类的生活环境为主。由于工农业污染环境的严重公害和生态科学、环境科学的发展，环境优生学的内容也得到充实，主要研究内容有消除公害，防止各种有害物质对母体、胎儿和整个人类健康的损害等。

（4）临床优生学：临床优生学偏重临床医学，以针对孕妇和胎儿的医疗预防技术措施为主。与优生有关医疗措施的研究可分为两大支，一支为预防性优生，主要是研究如何避免出生不良的后代，防止患病，淘汰劣生；另一支为演进性优生，又称积极优生，主要研究如何生出优秀的后代，从促进新生儿先天素质更优秀的角度来研究优生。两者目的一致，均为减少不利的遗传因素，增加有利的遗传因素来提高人口素质。

（二）优生优育的步骤和内容

（1）婚前咨询及检查。婚前咨询和检查使男女双方结婚前有一个互相了解健康状况的机会，了解患病史、遗传病史等，避免遗传病传给后代。这是优生工作的第一步，做好这步事半功倍。通过婚前咨询了解双方的身体条件或时机是否适合结婚。若双方有严重痴呆或精神病，生活不能自理，并且有高度遗传性疾病者应制止结婚。有些疾病患者生活可以自理，但下一代会有严重缺陷，应劝其婚前绝育。又如男方或女方生殖器官发育异常，则需婚前进行治疗，以免婚后发觉，增加家庭和社会的不安定因素。婚前检查还会进行性知识教育、婚后的生育安排、避孕方法指导等。这样做有利于夫妇婚后感情和睦，建立美满的家庭，有利于后代的健康。因此，婚前咨询及婚前检查是优生工作的基础，应该广泛开展。

（2）优选配偶。在可能的条件下，应该选择性格协调、知识相当、年龄合适、血型匹配的配偶。为了减少遗传病的发生，应特别注意禁止与直系血亲或三代以内的旁系血亲结婚，否则会明显增加遗传病、先天畸形、智力发育缺陷以及流产的发生率。在日常生活中，经常遇见表兄妹感情好而结婚，这样生下的婴儿患先天遗传性疾病的危险较大。近亲结婚是遗传性疾病蔓延的主要原因，是威胁人类正常繁衍与健康的大敌。近亲结婚的后代与非近亲结婚后代相比，患遗传性疾病的机会高 150 倍。

（3）选择最佳生育年龄。国内外大量医学研究表明，男女青年生命力旺盛的时期为 25～29 岁。一般以为，这也是生育的最佳年龄。优生学认为最佳结婚年龄男方应为 25～27 岁，女方为 23～25 岁，因为最佳结婚年龄和最佳生育年龄是相连的，一旦结婚就意味着有生育的可能。据统计，新婚夫妇如不采取避孕措施，约有 80% 以上的妇女在婚后一年内会受孕。过早或过晚结婚也就意味着过早或过晚生育，这两者对于生一个聪明、健康的孩子，都是不利的。生育过早女性全身器官尤其是生殖器官和骨盆还处于发育阶段，尚未完全成熟，妊娠和分娩的额外负担，对母子双方的健康均不利，造成难产或一些并发症和后遗症的可能性大。生育过晚，年龄超过 35 岁，妊娠、分娩过程中容易发生一些并发症，如宫缩乏力、产程延长、产道异常和产后出血等；此外，35 岁以后卵巢功能开始衰退，容易造成流产、死胎、畸形等。同时，男性的最佳生育年龄在 25～35 岁，因为这时的男人大多体力和精力充沛，身体各方面情况都比较好，精子质量和活性也是最好的时候。随着男性年龄的增加，其精子活力会逐步下降，源于精子染色体突变造成的胎儿先天疾病发生率会有所增加。精子活力随着男性年龄增长而逐步下降，这已经是学界的共识了。

（4）孕前检查。孕前检查是指在计划怀孕前，夫妻双方进行全面系统的身体检查。这项检查有助于确保夫妇双方在身体健康的状态下怀孕，预防有遗传病的婴儿出生，对胎儿的健康成长也具有重要的意义。

如果夫妻双方有下列情况之一的，一定要去做一个孕前检查。首先，如果准妈妈的年龄超过了三十岁，最好进行一次孕前检查。其次，如果准爸妈从未接种过乙肝疫苗，最好进行孕前检查以查看体内是否有乙肝抗体。第三，如果准妈妈有过流产史，或者曾经有过死胎、死产等病史，最好进行孕前检查。第四，如果准爸妈其中一方有家庭遗传病或传染病史，最好进行一次孕前检查。第五，如果准爸妈工作过程中要接触到放射性物质或者环境比较有害时，最好进行一次孕前检查。第六，如果准爸妈其中一方有不良的生活习惯，如抽烟、酗酒、吸毒史等，就要进行孕前检查。第七，如果家中曾经饲养过小动物，最好进行孕前检查，特别是准妈妈需要做检查。

孕前检查最好安排在孕前8个月进行，以便发现问题时有足够的时间来处理。主要是对身体各项生理指标进行检验，包括血常规、尿常规、肝功能、肾功能、心电图、身高、体重、血压、营养状况、视力、淋巴结、甲状腺、心、肺、肝、肾、脑等。如果主要脏器有器质性疾病、急性传染病和全身性严重疾病（如急性肝炎、活动性肺结核、心脏病和急性肾炎等）均不应急于结婚，可在疾病治愈和控制后再结婚、再受孕，这样有利于患者恢复健康和避免相互传染。孕前体检不仅可以对孕前的身体状况作一评价，而且将来孕期某项指标发生变化时，孕前的生理指标可以作为前后比对的基准，以便对孕期疾病状况进行纵向评估。

1）孕妇孕前常规检查项目，详见表3－1。

表3－1　孕妇孕前常规检查项目表

检查项目	检查内容	检查目的	检查方法
身高体重	测出具体数值，判断体重是否达标	如果体重超标或过低，最好先调整体重，使其控制在正常范围	用身高体重计来测量
血压	收缩压、舒张压	若孕前发现血压异常，及早治疗，有助于安全度过孕期	用血压计测量
血常规血型	白细胞、红细胞、血红蛋白、血小板、ABO血型、RH血型	是否患有地中海贫血、感染等，也可预测是否会发生血型不合等	采指血、静脉血检查
尿常规	尿比重、蛋白、酮体、红细胞等	有助于肾脏疾病的诊断，有肾脏疾病的需要治愈后再怀孕	尿液检查
生殖系统	通过白带常规筛查滴虫、真菌感染、尿道炎症以及淋病、梅毒等性传播疾病，有无子宫肌瘤、卵巢囊肿、宫颈上皮内病变等	是否有妇科疾病，如患有性传播疾病、卵巢囊肿、子宫肌瘤、宫颈上皮内病变，要做好孕前咨询、必要的治疗和生育指导	阴道分泌物、宫颈涂片及B超检查
肝肾功能	肝肾功能、血糖、血脂等项目	肝肾疾病患者怀孕后可能会出现病情加重，早产等情况	静脉抽血
口腔检查	提前半年进行口腔检查，看是否有龋齿、未发育完全的智齿及其他口腔疾病	怀孕期间，原有的口腔隐患容易恶化，严重的还会影响到胎儿的健康。因此，口腔问题要在孕前就解决	口腔检查
甲状腺检查	促甲状腺素TSH、游离甲状腺素FT_4、甲状腺过氧化酶抗体	孕期可使甲状腺疾病加重，也会增加发生甲状腺疾病风险。而未控制的甲状腺疾病会影响胎儿神经和智力发育	静脉抽血

2）孕妇孕前特殊检查项目，见表3－2。

表3－2　孕妇孕前特殊检查项目表

检查项目	检查目的
遗传疾病检查	为避免下一代有遗传疾病，备孕女性有遗传疾病史者要进行相关检测

续上表

检查项目	检查目的
染色体检查	有不良孕产史，或家族有遗传性染色体疾病，或双方有染色体异常者可进行基因检测分析
脱畸检查（TORCH）	检查备孕女性是否感染弓形体、风疹病毒、巨细胞病毒、单纯疱疹病毒等，备孕女性一旦感染这些病毒，怀孕后可能会引发流产、死胎、胎儿畸形、先天智力低下和神经性耳聋等
性病检查	艾滋病、梅毒等性病具有传染性，会严重影响胎儿的健康，做此项检测可让备孕女性及早发现自己是否患有性病
ABO、Rh 血型检查	了解备孕夫妻双方血型，尤其是当备孕女性为 Rh 阴性血、备孕男性为 Rh 阳性血时
糖尿病检查	备孕女性要做空腹血糖检测，有糖尿病高危因素的女性要进行葡萄糖耐量试验

3）备孕男性需要做的检查，见表 3－3。

表 3－3　备孕男性需要做的检查表

检查项目	检查目的
血常规、血型	检查有无贫血、血小板减少等血液病，ABO、Rh 血型
血糖	检查是否患有糖尿病
血脂	检查是否患有高脂血症
肝功能	检查肝功能是否受损，是否有急（慢）性肝炎、肝癌等肝脏疾病
肾功能	检查肾脏是否受损，是否有急（慢）性肾炎、尿毒症等疾病
内分泌激素	检查体内性激素水平
精液检查	了解精液是否有活力或者是否少精、弱精。如果少精、弱精，则要进行治疗，加强营养，并戒除不良生活习惯，如抽烟、酗酒、穿过紧的内裤等
男性泌尿生殖系统检查	检查是否有隐睾、睾丸外伤、睾丸疼痛肿胀、鞘膜积液、斜疝、尿道流脓等情况，这些对下一代的健康影响很大
传染病检查	如果未进行体格检查或婚检，那么肝炎、梅毒、艾滋病等传染病检查也是很有必要的

（5）接受遗传咨询：遗传咨询是医生对遗传病者及其家属提出的有关遗传问题进行解答和指导。医生根据患者提供的情况及检查结果进行科学分析，对遗传病病因、遗传方式、治疗及预防等问题给予解答，并对其后代患病的可能性作出判断和忠告。因此，凡是家族中有遗传病史者，出生过畸形儿的夫妇及 35 岁以后怀孕者，都应该接受遗传咨询，防止出生不良后代。

（6）防止发病期间受孕：男女双方有一方正处于发病期间，如在患麻风病、活动性结核病等传染病未恢复前，重要脏器功能不佳或处于疾病活动期（如严重心、肺、肝、肾疾病）均应暂缓受孕，尤其是女方妊娠会使病情加重，疾病可能增加胎儿患先天遗传性疾病的风险。此外，妊娠的并发症也会对胎儿生长发育不利。母体在疾病尚未治愈前，必然需要使用药物，如镇静药、激素、抗生素及磺胺类药物等均有影响胎儿发育和致畸的可能性。父母的健康是下一代的优生之本，只有在夫妇双方健康的前提下，才能考虑生育问题。

（7）做好孕期指导和围产期保健：孕期指导应从早孕开始，其主要内容包括对孕妇营养、保健和用药等各方面的具体指导，可以预防妊娠并发症，避免胎儿受不利因素影响造成发育缺陷甚至流产，有利于母婴健康。做到“衣宜宽、味宜淡、行须缓、居宜安”的最优母体护理。保持身心健康，重视生活调理，不但能使孕妇本身顺利度过孕产期，而且还能为胎儿创造生长发育的良好环境。所以，在孕期应该加强营养，实行劳逸结合，注意个人卫生，保持心情愉快，并节制性生活。此外，尚须牢记“妊娠四忌”，即预防感染、严禁烟酒、避免接触有害物质和切忌滥用药物。

围产期是指妊娠满 7 个月到产后 7 天这一围绕分娩前后、关系到母子生命和健康及后代体力智力发育的重要时期。围产期保健是在孕产妇系统保健的基础上，增加对胎儿健康的预测和监护，以减少围产儿死亡率、病残儿发生率和孕产妇并发症，是实现优生的重要保证。

（8）重视产前检查和产前诊断：通过产前检查，医务人员可以掌握孕妇的妊娠情况，并进行产前诊断和优生咨询活动。产前诊断是预测胎儿在出生前是否患有某些遗传病或先天畸形的有效方法，其理想效果是限制群体中所带有害基因的遗传。对一些患有严重遗传性疾病的胎儿，诊断明确后可以终止妊娠，以减少家庭及社会的负担。产前诊断是实现预防性优生的重要途径。产前诊断的方法与技术发展很快，常见的方法有以下几种。

1）羊膜腔穿刺：在妊娠 16～20 周做羊膜腔穿刺，取羊水进行检查，包括细胞培养、性别鉴定、染色体核型分析、甲胎蛋白测定及其他生物化学检查，以判断胎儿成熟程度及诊断胎儿某些遗传病和先天畸形。

2）孕早期绒毛活体组织检查：在妊娠 6～9 周用吸管自宫颈口进入宫腔绒毛附着部位，吸取少量滋养叶细胞进行培养或直接制备染色体，判断有无遗传性疾病。此种方法大大提早了产前诊断的日期。也可用 DNA 探针或酶的测定进行产前诊断。

3）超声波诊断：可准确估计胎龄、胎盘位置、羊水量及胎儿畸形，是一项有用而简便、无创的产前诊断方法。

4）X 射线诊断：常用于妊娠 20 周后，用以诊断胎儿骨骼的畸形及中枢神经系统畸形。

5）胎儿镜诊断：又称羊膜腔镜或宫腔镜诊断。借助于内窥镜在子宫内直接观察，不但能辨认形态上的畸形，还能取胎儿血液、皮肤等组织进行检查，甚至可进行宫内治疗，及早纠正胎儿病态。

产前诊断的服务对象主要为年龄 35 岁以上的孕妇，生育过畸形、智力低下或染色体异常患儿的孕妇，近亲婚配的夫妇，有遗传病家族史者及有致畸因素接触史的孕妇。在产前检查中，医务人员用常规和最新的检查方法监测胎儿的情况，以便决定将来的分娩方式和是否应该终止妊娠，避免难产或畸形儿、痴呆儿及有严重先天性缺陷婴儿的出生。定期产前检查一般在停经第 6 周后开始，首先确定是否真正怀孕。第二次检查是在妊娠的第 12 周，以后每月检查 1 次。到怀孕 30 周以后，每月检查 2 次；第 36 周以后，应每周检查 1 次。如发现异常情况，应在专科医生指定的时间接受产前检查。

（9）保持良好的心情：孕妇情绪波动对胎儿会有较大影响。研究发现，孕妇在怀孕 4～10 周情绪过度不安，可能导致胎儿口唇畸变，出现腭裂性兔唇。孕妇精神状态的突然变化，如惊吓、恐惧、忧伤或其他原因引起的精神过度紧张，能使大脑皮层与内脏之间的平衡关系失调，引起循环系统功能紊乱，导致胎盘早期剥离，甚至造成胎儿死亡。此外，当情绪不安时，胎动次数会比平常多三倍，甚至高达正常的十倍，如胎儿长期不安、体力消耗过多，出生时往往会比一般婴儿体重轻 1kg 左右，如孕妇与人争吵后三周内情绪一直不能平静下来，其胎动次数会比之前增加 1 倍。如果怀孕期情绪长期受到压抑，婴儿出生后往往出现身体功能失调，特别是消化系统功能容易出现紊乱；再者，母亲的情绪起伏会刺激神经内分泌系统分泌不同的激素，透过血液进入胎儿体内，从而影响胎儿的身心健康。所以，优生要求孕期持续保持良好的心情和稳定的情绪。

（三）临床优生学

临床优生学是一门研究如何通过医学和营养手段预防或治疗遗传性疾病和先天畸形的学科，旨在为大众提供最佳的预防方法和生育指导，从而提高人口素质和健康水平。

临床优生学可分为两大分支，一为预防性优生，二为演进性优生，两者目的一致，均为减少不利的遗传因素，增加有利的遗传因素来提高人口素质。

1. 预防性优生

预防性优生主要是研究如何避免出生不良的后代，淘汰劣生。预防性优生是指在孕前、孕期和新生儿期采取一系列措施，以预防或减少出生缺陷和遗传疾病的发生。孕妇要在怀孕前进行全面的身体检查，包括妇科检查、血液检查和遗传咨询等，以确保身体健康并了解潜在的遗传风险。

（1）预防遗传性疾病的发生。有些遗传病与性别有关，需要选择性别，避免生出某些遗传病患儿。例如，X 连锁隐性遗传病较为常见，包括血友病、红绿色盲症、睾丸女性化、鱼鳞症等 400 多种。比如血友病，只有男孩会患病，女性基因携带者会把致病基因传给后代，其中男性后代半数可能患病。患病的男性通常会在成年之前死亡，而不会将基因继续传递下去。“母女相传”的遗传病也不少见，研究人员发现了两种直接与遗传性乳腺癌有关的基因，命名为乳腺癌 1 号基因和乳腺癌 2 号基因，英文简称 BRCA1 和 BRCA2。BRCA1/2 是两种抑癌基因，拥有这种基因突变的家族具有高乳腺癌发生率，且易患卵巢癌。美国著名影星安吉丽娜·朱莉基因检测出带有一个“BRCA1 缺陷”基因，大大增加她患乳腺癌（87%）和卵巢癌（50%）的风险，故安吉丽娜·朱莉在 2013 年接受了双侧乳腺切除手术，并在 2015 年进行了卵巢及输卵管摘除手术，以消除患乳腺癌和卵巢癌的风险，她在《纽约时报》发表文章《我的医疗选择》，公开了自己的手术经历和动机，引发了全球对女性健康问题的广泛讨论。

（2）预防先天畸形儿的发生。先天畸形儿是指在胎儿出生前或出生时就已经存在身体结构或功能异常的情况。这些异常可能是由遗传因素、环境因素或两者共同作用引起的。常见的先天畸形包括神经管缺陷（如无脑儿、脊柱裂）、唇腭裂、心脏病、肾脏疾病等。

有效预防先天畸形儿发生的方法如下所述。

1）充分供给胎儿发育所需的核心营养素：如叶酸、碘、锌、维生素 A 和 DHA 等，预防这些营养素缺乏引起的先天畸形。

2）孕妇应避免接触有害物质：如烟草烟雾、酒精、某些药物以及辐射等，因为这些因素可能增加胎儿畸形的风险。

3）避免孕期感染：孕妇应避免感染病毒、细菌等病原体，如风疹病毒、巨细胞病毒等，因为这些病原体可能引起胎儿畸形。

4）合理用药：孕妇在用药时应遵医嘱，避免使用对胎儿有害的药物。

总之，预防性优生是一个综合性的过程，需要从多个方面入手，以确保母婴的健康和安全。

2. 演进性优生

演进性优生又称积极优生，主要研究如何生出优秀的后代，从促进新生儿先天素质更优秀的角度来开展优生工作。本节第二点已经讲到，积极优生一是需要获得高质量的受精卵，二是需要获得受精卵良好发育的子宫内外环境。而获得高质量受精卵需要具备三个条件，即精子质量要好，卵子质量要好，受精过程精子和卵子质量没有损失。

3. 精子和卵子的种类及受精

染色体是细胞内遗传物质的主要载体。人的体细胞染色体数目为 23 对，其中 22 对为男女所共有，为常染色体；有 1 对为性染色体，男性为 XY，女性为 XX。

（1）精子和卵子的种类：1960 年美国生理学家协特尔兹博士利用位差显微镜发现精子可分为 X 和 Y 两种，从此揭开了男女性别之谜。按照染色体的不同，男性的精子可分为两种，分别为 X 精子（22X）、Y 精子（22Y）；而女性卵子染色体组成只有一种，为 22X。X 精子的体积较大，头大体笨，生命力较强，可存活 2 ~ 3 天，寿命较长，移动速度较慢，耐酸，在碱性环境下活动力相对较低。Y 精子的体积较小，头小尾长，生命力较弱，仅可存活 24 小时左右，寿命较短，但移动速度较快，对环境适应能力差，尤其在酸性环境中容易死亡，在碱性环境下活动力相对较高。

（2）受精：精子和卵子结合叫受精。男性每次射出的精液中含有 2 亿个精子，但绝大部分精子在阴道酸性环境中失去活力或死亡，只有极少数精子能够克服重重阻力到达输卵管。精子从阴道到达输卵管的时间需要 1 ~ 1. 5 小时。卵子排出后 24 小时以内，如果在输卵管中遇到精子，其中一个精子可以钻入卵子内受精。受精后的卵子成为受精卵。受精卵在输卵管内一边发育一边逐渐向子宫腔方向移动，在受精后 7 ~ 8 天即可到达子宫腔，植入到子宫内膜。

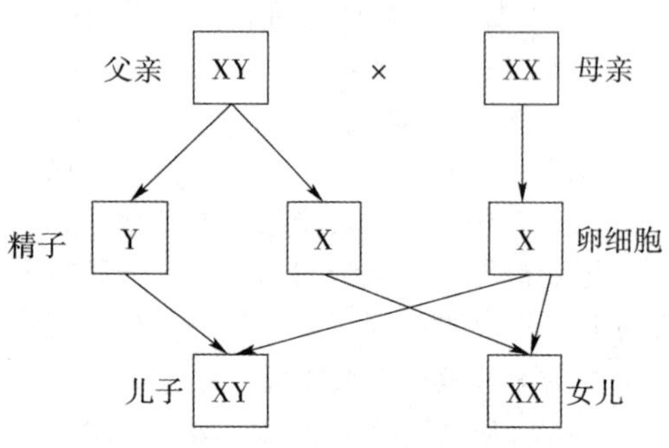

图 3－2　胚胎性别图解

（3）胚胎性别取决于精子的性染色体。前面已述，女性的性染色体是 XX，而男性的性染色体是 XY。在生殖过程中，女性的卵子总是带有一个 X 染色体，而男性的精子可以携带一个 X 染色体或一个 Y 染色体。如果一个携带 X 染色体的精子与卵子受精，那么胚胎将拥有 XX 染色体，即为女胎；如果是一个携带 Y 染色体的精子与卵子受精，则胚胎将拥有 XY 染色体，即为男胎，详见图 3－2。

4. 判断排卵日期的科学方法

备孕女性监测排卵日期的方法有多种，包括基础体温监测、排卵试纸、阴道 B 超检查等。如果母婴营养师将基础体温测定结果、排卵痛、宫颈黏液测试、尿排卵试纸检查和阴道 B 超检查等结合起来综合评判，就可以准确地判定排卵日。女性阴道平时是酸性环境，pH 4～5，以便杀灭外来细菌；而排卵日阴道分泌物多，黏液稀薄，呈弱碱性，可拉丝，有助于受精。

（1）基础体温监测排卵时间：基础体温监测是一种可以帮助确定排卵时间的方法。监测时间建议在早上醒来后尚未进行任何活动时，将体温计放在舌下或腋下测量 5 分钟，并记录下此时的体温。可以使用纸质或电子表格记录每天的体温，并从月经来潮的第一天开始监测，直到下次月经来潮为止。一般在月经的前半周期，体温常常维持在一个较低的水平上，称为低温期。排卵后，体温经过 2～3 天达到高温平台，称为高温期。体温曲线呈现的这两个台阶，我们称之为双相体温。高温和低温的平均差异为 0.3～0.5℃。当月经来潮的前一日或当日，体温骤然下降，又开始了一个新的周期，详见图 3－3。双相体温表明卵巢有排卵。绘制基础体温曲线了解排卵时间，可以帮助提高受孕概率。

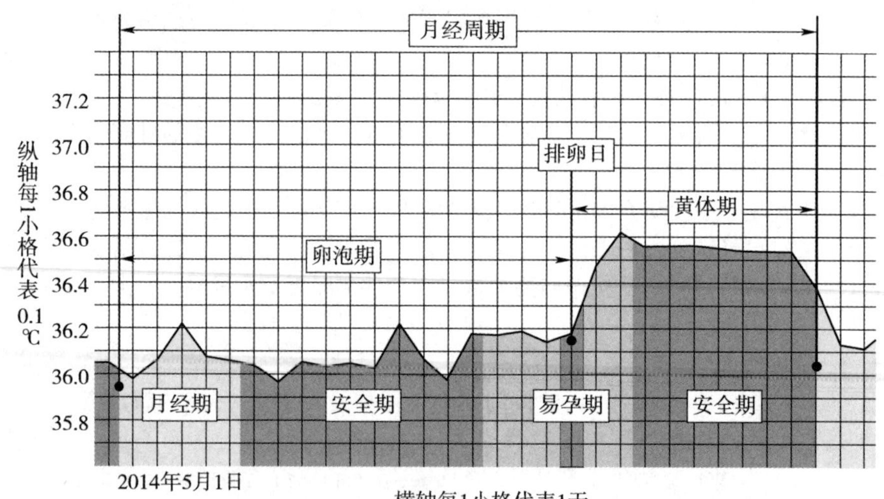

○ 月经期：女性来月经的那几天
● 安全期：与易孕期相比怀孕概率较低
● 易孕期：怀孕概率较高，建议备孕女性在这段时间同房
● 排卵日：基础体温由低到高跳变的那一天
月经周期　两次月经第1日的间隔时间称一个月经周期，成人月经周期平均持续28~35天
卵泡期　卵泡期为卵泡逐渐成熟的过程，为14~21天
黄体期　黄体期相对固定，约 14天；时间过短或体温上升过慢可能存在黄体功能异常，超过20 天考虑已经怀孕

图 3－3　育龄妇女基础体温曲线

（2）排卵试纸监测排卵：排卵试纸是一种可以监测排卵的工具，它通过检测尿液中的黄体生成素（LH）水平来确定是否即将排卵或已经排卵。可以自己到药店购买排卵试纸，要连续监测五天。建议在

使用排卵试纸时，在每天同一时间进行测试，最好在下午，因为这时候尿液中 LH 浓度较高，有助于提高测试的准确性。检测前两个小时不要饮用过多的水。见到出现阳性的那一天就要同房，隔日再同房一次。

排卵试纸使用方法如下所述。

1）测试时间：建议从月经周期的第 10 天开始使用排卵试纸进行测试，因为大多数女性的排卵发生在月经周期的中间。

2）测试频率：在初期可以每天测一次。当试纸结果显示 LH 水平上升时，可以每 4 小时测一次，直到发现 LH 水平下降或消失。

3）操作步骤：按照说明书操作，用干净的杯子装尿，然后将试纸测试端朝下放入杯中，避免尿液超过标注线，10 分钟内读取结果。

4）结果判断：使用排卵试纸时，将检测线的颜色与对照线进行比较，可以提供是否处于排卵期的信息。当测试纸上的检测线（T）与对照线（C）颜色相同或更深时，结果为阳性，表示该女性处于排卵期，将在 24 ~ 48 小时内排卵。如果仅在对照线 C 处呈现红色，而检测线 T 处颜色浅于对照线，结果是阴性，说明还没有排卵。如果对照线无红色线出现，表示此次测试失败或结果无效，详见图 3 – 4。

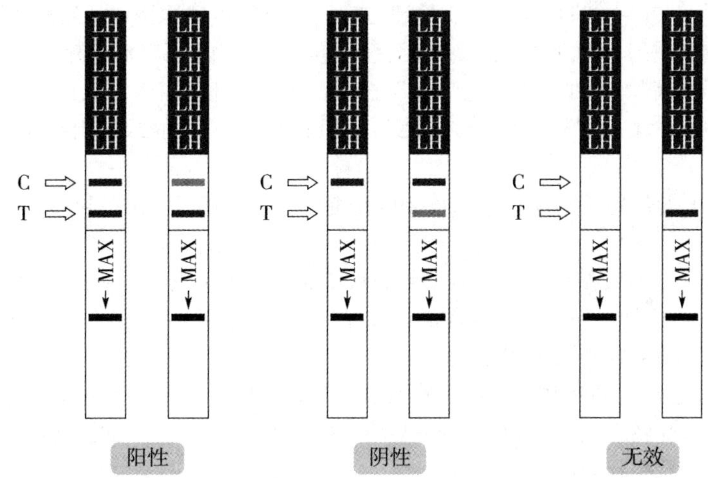

图 3 – 4　排卵试纸检测结果阅读

（3）阴道 B 超监测排卵：阴道 B 超监测排卵是一种通过超声波检查卵巢中卵泡发育情况的方法，它通常在月经周期的第 10 天开始，隔天进行一次，以确定排卵期。育龄期女性排卵日及其前 5 天和后 4 天加在一起称为排卵期。临床工作中发现，B 超监测排卵是目前最为准确的排卵检测法。使用阴道 B 超可观察卵巢的大小和卵泡直径的变化。在排卵期间，优势卵泡的直径通常达到 18mm 左右，这时有排卵的可能，需要改为每天监测 1 次，排卵当天卵泡会增大至 20 ~ 23mm 以上，排卵日有时甚至可以在超声波上看到卵泡破裂。排完卵后卵泡消失，超声波可以在盆腔内发现少量积液，证实排卵成功。一般一个月经周期需要做 3 ~ 4 次以上的阴道超声检查才能较易捕捉到排卵日。及时安排排卵日同房，可以显著提高妊娠成功的概率。

5. 优生方法举例

根据以上基础体温监测、排卵试纸检测和阴道 B 超检查等方法可以科学判断排卵日期。

为了做好优生工作就需要保证受精过程中精子和卵子的质量没有损失。前面已经提到，把握好排卵时间很重要，一般卵子排出后 6 小时质量就开始损失，到排卵后 15 ~ 18 小时就会失去受精能力。精子在进入女性生殖道 24 小时以后，质量就开始下降，至射精后 45 ~ 48 小时基本失去受精能力。因此掌控好同房时间和受精时间，精子和卵子的质量才不会受损。

（1）避免有遗传缺陷的男孩出生。美国不孕不育领域权威专家，绒毛组织活检术、配子输卵管内移植术的发明者兰德隆·谢特尔兹博士发现，卵子寿命短，在1天以内；X精子寿命较长，在体内可以存活2～3天，耐酸性环境。排卵前2天阴道及子宫颈管都是强酸性环境，X精子生存下来的概率较大，故排卵期前两天同房，此时输卵管只有X精子，Y精子寿命短、已经死亡，所以生女儿概率大一些。

1）X连锁隐性遗传病：这类遗传病的致病基因位于X染色体上，但是隐性的。男性只有一个X染色体，所以一旦携带这个基因就会患病；而女性需要两个X染色体都携带这个基因才会患病。典型例子包括红绿色盲和血友病携带者。红绿色盲病导致患者无法区分红色和绿色；男性更容易表现出色盲，而女性多为携带者。血友病是一种凝血障碍性疾病，男性更容易表现出严重症状，而女性多为携带者。

2）X连锁显性遗传病：这类遗传病的致病基因位于X染色体上，并且是显性的。由于男性只有一个X染色体，所以只要携带这个基因就会表现出疾病；而女性有两个X染色体，如果一个X染色体上有致病基因，另一个正常，她可能不会表现出症状，但会成为携带者。典型的例子包括抗维生素D佝偻病和遗传性肾炎。抗维生素D佝偻病通常表现为骨质软化、骨骼畸形和肌肉无力，男性患者更容易出现明显的症状。遗传性肾炎是一种影响肾脏功能的遗传病，可能导致肾功能衰竭；同样，男性更容易表现出严重症状，而女性多为携带者。

3）Y连锁遗传病：是一类只传男不传女的遗传病。这类遗传病的特点是致病基因位于Y染色体上，而X染色体上没有致病基因，因此这些致病基因只能随Y染色体传递。Y连锁遗传病有外耳道多毛症、蹼趾症、H－Y抗原基因病等。外耳道多毛症在男性青春期时，外耳道内可长出2～3cm的黑色硬毛。蹼趾症，又称并趾，是一种常见的先天性畸形，表现为足趾之间存在皮肤或软组织连接，使得足趾看起来像蹼一样。

如果父母患有以上遗传病，建议只生女孩，尽量避免有遗传基因缺陷的男孩出生，这样就算是真正做好了家庭优生工作。

（2）避免有遗传缺陷的女孩出生。有些遗传病只传女不传男，或者主要遗传女孩。

1）Turner综合征：这是一种只影响女性的染色体异常疾病，患者只有一个X染色体（单体X）。典型特征包括身材矮小、颈部皮肤褶皱和心脏缺陷。

2）常染色体隐性遗传病的特殊情况：虽然大多数常染色体隐性遗传病可以影响男女双方，但也有一些特殊情况女性更易受到影响。例如，Reiter综合征是一种罕见的遗传病，主要表现为关节炎、结膜炎和尿道炎，女性更容易受到影响。

如果父母患有以上遗传病，建议只生男孩，尽量避免有遗传基因缺陷的女孩出生。要生男孩把握好排卵时间非常重要。卵子排卵后6小时就开始质量损失，到排卵后15～18小时就会失去受精能力；Y精子活动力强，但生命力较弱，寿命短，仅可存活24小时左右。要尽量让良好的Y精子和卵子在鲜活的时间内，也就是排卵后6个小时内安排同房，排精受精，这样卵子质量、Y精子质量和活力均高，容易生出健康的男孩。兰德隆·谢特尔兹博士认为，阴道平时是酸性环境，使得精子尤其是Y精子的活动受到抑制。虽然男性的Y精子数量为X精子的两倍，但是出生性别比基本维持为1∶1。排卵前2天子宫颈管仍是酸性环境，然而排卵当天子宫颈管会分泌出碱性液体，有利于Y精子的游动，Y精子游动速度快，加上Y精子的数量优势，使得排卵当天同房Y精子更容易与卵子结合从而生下男孩。

（3）生殖医学技术。包括人工授精、体外受精和胚胎移植等技术，可帮助不孕不育患者实现生育愿望。体外受精和胚胎移植技术又称试管婴儿技术，是一种人工辅助生殖技术。试管婴儿技术的主要流程包括促排卵，取卵取精，体外受精，胚胎培养及胚胎移植。试管婴儿技术经过几十年发展，已经发展出三代不同的技术。

第一代试管婴儿技术是目前使用范围最广的一种，也叫体外受精－胚胎移植（IVF）。先提取夫妻双方的精子和卵子，利用人工技术在体外完成受精，形成受精卵后培养成胚胎，再移植到女性子宫内。这种技术方式主要针对女性不孕症，如输卵管阻塞、卵巢功能异常，以及男性的弱精、少精症等。

第二代试管婴儿技术，即卵泡浆内单精子注射（ICSI），是指在显微操作系统的帮助下，在体外直接将单个精子注入卵母细胞的细胞质内使其受精的技术，主要用于治疗男性少精症、弱精症、无精症和精子畸形症，以及第一代试管婴儿技术授精失败的患者。

第三代试管婴儿技术，即胚胎植入前遗传诊断（PGD），相较于前两种技术，加入了植入前胚胎遗传学筛查和诊断，即能够在移植前将胚胎的染色体遗传基因进行分析，筛选掉异常的胚胎，再植入到女性体内。PDG 技术是可以选择胎儿性别的，因为它可以了解胚胎染色体情况，对于第 23 对性染色体是 X 或 Y 能够轻松分辨出来。第三代试管婴儿主要针对夫妇双方存在较为严重的遗传性疾病尤其是与胎儿性别有关的遗传病，或者不明原因的反复流产患者和反复种植失败者。

（四）胎教优育

胎教属于优育的一种教育方式。胎教就是通过调整孕妇身体的内外环境，消除不良刺激对胎儿的影响，并采用一定的方法和手段，积极主动地对胎儿进行训练和教育，以使胎儿的身心发育更加健康成熟，为其出生后的继续教育奠定良好的基础。

目前行之有效的胎教方法主要有以下几种。

（1）音乐胎教：音乐胎教是各种胎教方法中的首选措施。声音作为一种能量和信息，可以在孕母及胎儿之间传递，当胎儿觉醒活动时，应经常给胎儿听轻松舒缓的乐曲。心理学家认为音乐可以渗入人们的心灵，激发人们进入无意识的超境界幻觉，从而唤起平时被抑制了的记忆；生物学家认为，有节奏的音乐可刺激生物体内的细胞分子发生一种共振，使原来处于静止和休眠状态的分子和谐地运动起来，起到调节血液流量和兴奋神经细胞的作用，改善胎盘供血状况，使血液中的有益成分增多，达到最佳的胎教效果。

（2）对话胎教：经常隔着腹壁呼唤，并与之对话，或唱歌，或朗读诗歌给胎儿听，日久天长，胎儿便可铭记在心。这样可以沟通父母与胎儿间的情感，形成孕育、养育、教育的最佳气氛。

（3）抚摸胎教：自妊娠后半期开始，父母可透过孕妇腹壁轻轻抚摸或拍打背部和肢体，与之玩耍和锻炼，以促进胎儿肌肉的发育；并通过神经末梢传递到大脑，促进胎儿大脑的发育成熟。

（4）艺术胎教：通过进行一些书法、绘画等艺术类练习，孕妇本身会提高自己的文化素养，并给胎儿造成更为安宁与舒服的生活环境。

总之，努力为胎儿教育创造一个优雅和谐的理想环境，有利于他们出生后拥有更加健康的体魄和聪明的头脑。

（五）有利于优生优育的生活方式

1. 学会减压，轻松生活

一个女性白领的工作、生活压力是可想而知的，殊不知，你的烦躁、焦虑、懊恼会在不知不觉中影响你的孕力。压力会引起体内激素改变，出现内分泌失调、月经不正常等症状，反过来可加重心理压力，对人际关系敏感、焦虑、抑郁、偏执，长此以往，女性受孕能力就会变低，甚至导致不孕。所以要学会乐观对待荣辱，随时消除自己的不良情绪。一旦产生心理障碍，要积极进行心理疏导或心理治疗。

2. 科学饮食，合理搭配

精子和卵子处于高活力状态，有利于形成优质的受精卵，增强孕育能力，更有助于生出健康、聪明的孩子。从备孕开始，女性就要有意识地多吃一些富锌食物，如豆类、花生、小米、萝卜、大白菜、牡蛎、牛肉、鸡肝、蛋类、猪肉，有助于提高卵子的活力。同时不宜多吃寒性食物，子宫忌寒，寒凉食物吃多了，子宫会遭殃。除了苹果、荔枝、龙眼外，大部分水果都属于寒凉食物，不可一次吃太多。

3. 注意改善生活细节

保护孕力，也要从生活细节上进行一些调整和改善，小小习惯的改变，有助于孕力的维护。建议少穿紧身衣，以防子宫内膜异位；少穿高跟鞋，以防子宫位前倾，骨盆腔异位；保持阴道清洁，但不能过度冲洗，避免破坏阴道酸性环境，发生妇科炎症。

4. 适量运动，坚持运动

运动并不仅限于健身房，室外随时随地的有氧运动更有助于孕力的保持和提高。快走、慢跑、游泳、瑜伽是最佳运动，可提高身体柔韧度，增强身体平衡感，且对身体内部器官有按摩的作用。坚持运动，会让人看起来更年轻有活力，更重要的是增强免疫力。

5. 享受性爱快乐

调查发现，保持规律性爱的女性身体年龄要年轻 2.5 岁。规律的性生活不仅能够使男女双方更浓情蜜意，而且能够增加阴道和子宫颈的分泌物，这些分泌物可以充当精子的护驾使者和开路先锋，为精子存活创造更好的条件，这正是受孕的最理想条件。更重要的是，在性高潮时出现的子宫痉挛对子宫有良性的刺激，它相当于一次针对子宫的按摩。健康年轻的子宫环境，对女性孕力的保护大有裨益。

6. 不要吸烟，不要酗酒

孕母必须健康是不容置疑的，将成为父亲的男性健康状况，也具有影响新生命的力量，其中特别有害的是父亲体内的酒精。精子或卵子受到酒精的侵扰后就容易失去平衡，加快老化，影响生出健康的宝宝。

（六）优生优育的误区

1. 孕期营养多多益善

一些人有种偏见，认为怀孕以后鸡、鱼、肉、蛋、奶吃得越多越好，以致蔬菜、水果等其他必需的食物达不到所需要的摄入量。据调查，80% 以上的农村家庭是有条件每天给孕妇补充一些营养食物的，但由于缺乏营养知识，不会调整膳食结构和饮食量造成许多孕妇没有做到营养均衡。

2. 我们身体健康，没有必要婚检

超过半数的育龄青年认为自己身体健康，没必要进行婚前检查。但事实上，一些看起来身体非常健康的男女青年，实际上是致病基因的携带者。假如男女双方恰巧都是某种致病基因的携带者，那么后代发病的概率就会大增。因为一些隔代遗传或散发的遗传病，往往男女双方仅为致病基因的携带者。这种情况只有依靠专业医生，通过家族病史调查及系谱分析才能断定。因此，建议所有谈婚论嫁的年轻人，为保障后代的身体健康而尽好自己的一份责任，主动进行婚前检查。

3. 怀孕无须择时

据调查，半数以上的青年夫妇结婚以后不采取避孕措施，往往在不知不觉中怀孕。由于事先毫无计划和准备，结果有的发生了自然流产，有的感染了流感、风疹等病毒性疾病，有的使用了孕期禁用的药物等，可见婚后注意避孕、实行有计划的自主怀孕很有必要。当夫妻双方确定要孩子后，应共同进行一次优生咨询和健康检查。

（七）优生优育十大禁忌

（1）忌不进行孕前体检。孕前体检是优生的通行证，也是夫妻双方生活和谐幸福的保障。孕检不同于一般体检，在孕检中可以检查出夫妻双方是否有影响优生、优育的问题，防患于未然。

（2）忌带病生育。如果在疾病没治好的情况下受孕生子，很可能会给孩子健康带来不良影响。女性患有心脏病、肝炎、结核病、肾炎以及妇科疾病时，切勿怀孕。这时怀孕对母子都不利，应先治好病，然后再怀孕。

（3）忌蜜月怀孕。受孕是生子的第一步，夫妻双方身体状况直接决定了孩子的身体素质。蜜月期间，夫妻双方一般都很疲劳，而且性生活也不太协调，此时怀孕显然并非最佳时机。此外，夫妻双方在酒后、旅游中或过度疲劳时都应避免怀孕。

（4）忌怀孕期滥用药物。女性在受孕期滥用药物，容易直接影响体内胎儿的生长发育，有时也会造成早产、流产、畸形或死胎等现象，所以一旦服药后发现怀孕必须进行仔细检查、观察或者放弃怀孕。

（5）忌怀孕期感染病毒。感染病毒不仅会影响母体的健康，而且也可能会对胎儿构成一定的危险，比如梅毒及艾滋病病毒等。梅毒会影响胎儿发育，而且引起母体的妇科疾病，影响受精卵着床，如果不治疗很可能会造成以后的不孕。

（6）忌怀孕期间性生活无度。怀孕对女性来说不能跟完成任务一样，怀上了就算达到业绩了，毕竟卵子和精子都有一个生长周期。频繁性生活孕育的胎儿质量不会很高，而且很容易流产或早产。

（7）忌怀孕期过度疲劳或大喜大悲。休息不好、精神压抑，都会影响卵子与精子的结合，过度疲劳会使胎儿脑供氧不足，影响胎儿发育。

（8）忌怀孕期间大量吸烟或酗酒。孕妇吸烟会使胎儿发育迟缓，体重下降，容易早产或患先天性心脏病，还影响孩子的智力。孕妇酗酒容易使胎儿患酒精中毒综合征，甚至引起胎儿畸形。

（9）忌妊娠期接触有毒、有害物质。孕妇过多地接触化学农药、铅、X 线等可使胎儿畸形，也可能使胎儿患白血病、恶性肿瘤等疾病。

（10）忌怀孕期养猫和狗等宠物；否则有可能使孕妇感染上各种病菌，如感染弓形体，可直接传染胎儿，致使胎儿畸形。

（八）优生优育注意事项

（1）禁止患有某些严重遗传性疾病的患者结婚，如精神分裂症、白痴患者等。

（2）禁止近亲结婚，以防止后代出现隐性遗传病患者。

（3）坚持婚前检查。这是优生的重要措施，如发现遗传方面有问题，应尽早阻断其延续。

（4）保证孕妇膳食营养充足和均衡。

（5）注意防病，孕期谨慎用药。不要乱用抗生素、镇静剂和激素类药物，这是避免胎儿器官畸形的重要事项。

（6）孕期保持情绪稳定、豁达开朗、家庭气氛和谐，以避免肾上腺皮质激素增高，造成胎儿畸形以及出生后智力发育迟缓和行为异常。

（7）孕妇应定期进行产前检查。通过产前检查可对胎位不正及早矫治，避免难产。尤其是对曾分娩过不正常胎儿或年龄超过 35 岁高龄的产妇，以及有遗传病家族史的孕妇，更应做好产前检查。

五、孕前期营养

孕前期女性应该有相应的营养储备，以便成功妊娠和哺乳，繁衍下一代。研究发现，孕前期的营养储备会对妊娠结局产生直接的影响，因此孕前期营养应与孕期营养一样受到重视。孕前营养的宗旨是协助准妈妈维持正常的月经周期，维持正常的体质指数为 18.5～23.9，并储备好孕期营养。

（一）孕前期营养准备的重要性

（1）孕前期营养准备影响受孕成功率：怀孕前要先调理好男女双方的身体，保证精子、卵子的质量，一般需要调理 100 天的时间。精子的生成和成熟过程需要大约 90 天，这个过程包括精子在睾丸中的生成，大约需要 72 天；精子在附睾中的成熟（大约需要 15 天）。同样产生一颗优质的卵子，也至少需要 90 天时间，每个月育龄期妇女会有 1～3 个卵子从卵巢里发育成熟，只有最成熟的那一颗才能被身体排放出来。因此，如果想要改善精子和卵子的数量和质量，通常需要至少一个完整的精子或卵子生成周期，也就是大约 3 个月的时间。

在这期间，准父母可以通过改变不良生活习惯（如戒烟、戒酒），维持适当的运动、保持良好的饮食习惯及合理膳食、规律作息，保证睡眠充足及健康减重等方法来提高精子或卵子的数量和质量。此外，补充一些有助于精子生成和成熟的营养素，如锌、硒、维生素 E 和维生素 C 等，也可以帮助提高精子质量；补充一些有助于卵子生成和成熟的保健品，如辅酶 Q_{10}、脱氢表雄酮和生长激素等也可以帮助提高卵子的质量。

总的来说，改善精子或卵子的质量需要时间和耐心，同时也需要在专业人士的指导下进行。由此可见，夫妻双方充分的孕前准备对于成功受孕是必需的，是很重要的。

（2）孕前期营养准备影响胎儿发育：孕前期合理营养与胚泡着床后的器官分化和发育密切相关。胚胎器官分化主要在孕早期，如果孕早期营养缺乏，如叶酸、碘、锌、维生素 A 和蛋白质缺乏，则可能导致胚胎器官分化异常，容易发生出生缺陷。孕前期营养准备有助于防止因营养缺乏导致的先天畸形。

（3）孕前期营养准备预防疾病：孕前期营养准备有助于提高母体的免疫力，减少感冒等疾病，为孩子构建一道严密的保护网。

因此，为了保证孕育质量，夫妻双方都应做好充分的孕前准备，充分储备重要营养素，使营养和健康状况尽可能达到最佳后再妊娠。

（二）母体营养银行学说

传统银行是存钱取钱，而营养银行是存营养取营养。

母体的营养状况与胎儿的发育息息相关。母体就像是胎儿的营养银行一样。母体提前储存了营养，胎儿身体需要的时候，就像从银行中取款一样，可以随时提取营养来用；胎儿需要什么，就从母体中提取什么。只要母体储存有某一种营养素，胎儿就不会缺乏。如果母体缺乏某一方面的营养，比如缺碘，胎儿就有可能会出现缺碘；如果母体高铅，胎儿可能也会高铅。如果孕妇的身体非常单薄，就好比是给胎儿建立的银行里没有什么存款，胎儿需要营养的时候，往往不能马上供给，因而就会影响胎儿的正常生长发育。

人体内许多营养可以在体内储存一段时间，如维生素 A 能提前 90 ~ 356 天储存，铁能提前 125 天储存，碘能提前 1000 天储存，钙能提前 2500 天储存，维生素 C 能提前 60 ~ 120 天储存，脂肪能储存更长时间。下面举例说明人体内维生素 C 的储存情况，人体每日摄入维生素 C 100mg 时，体内约贮存 1500mg；如果每日摄入维生素 C 200mg，体内贮存量约 2500mg；当体内维生素 C 总储存量小于 300mg 时，就有发生坏血病的危险。脂类、脂溶性维生素、碳水化合物和微量元素等营养素都可以在体内提前储存，而水、水溶性维生素、碳水化合物、纤维素和蛋白质不能储存或仅能少量储存。

（三）孕前营养重点

孕前营养供给应该本着适宜、适量、适度的原则，尽量以正常饮食作为营养供给的渠道，做到食物多样化，不偏食，不挑食，适当增加叶酸、蛋白质、锌、DHA、铁、硒和其他维生素的补充。

1. 叶酸

叶酸又称维生素 B_9，是 B 族维生素中的一种营养素，为胎儿生长过程中的必备物质，具有水溶性的特点。叶酸最初是从菠菜叶中被发现的，所以才会被叫做“叶酸”。叶酸是一种重要的营养物质，叶酸在肝脏转化为四氢叶酸，是体内一碳基团的运载工具，而一碳基团是嘌呤和嘧啶的合成原料，缺乏就会影响细胞核 DNA 的合成，影响细胞的生长和繁殖，是一种不可或缺的维生素。由于胚胎神经管分化大多发生在受精后 2 ~ 4 周，此时大多数孕妇还不知道自己已经怀孕，因而常常忽视叶酸的补充，所以在孕前期补充叶酸就显得尤为重要。

（1）富含叶酸的食物：人体自身不能合成叶酸，因此需要我们从食物中摄取叶酸，含叶酸丰富的食物有水果类，包括橘子、草莓、樱桃、香蕉、柠檬、桃子、杨梅、酸枣、石榴、葡萄、猕猴桃、胡桃、苹果等；蔬菜类，包括莴苣、菠菜、龙须菜、花椰菜、油菜、小白菜、青菜、扁豆、西红柿、胡萝卜、南瓜、蘑菇；豆类，包括黄豆、豆制品、核桃、腰果、松子；动物类，包括动物的肝脏、肾脏、蛋类、猪肝、牛肉、羊肉、鸡肉、鸡肝、蛋黄等；谷类包括全麦面粉、大麦、小麦、胚芽和糙米等。特别推荐鸡肝，鸡肝素来有叶酸冠军的称号，仅仅吃上 50g 的鸡肝，就可以获取 586μg 的叶酸。

（2）叶酸的作用

1）有效防止胎儿神经管畸形。很多准妈妈没弄清楚神经管是什么，简单来说就是神经管发育成脊髓和大脑。胎儿在母体早期发育时间内，需要进行神经管的发育与闭合，如果叶酸量不够，就会造成神经管发育和闭合不正常，进而造成婴儿先天畸形，例如脑膨出、无脑儿、智力低下和脊柱裂等。

2）有效预防胎儿其他先天性疾病、唇腭裂等表体畸形。妊娠头三个月，是胎盘形成与胚胎器官分化的重要时期，在这个阶段胚胎的细胞分裂处于旺盛阶段，如果孕妇缺乏叶酸，则会导致胎儿出现心血管、骨骼、口唇、眼、肾等器官畸形，也就是临床常见的唇腭裂、先天性心脏病等。北京大学的一项研究表明，摄入足量叶酸可以有效阻止胎儿出现表体畸形的症状，降低新生儿死亡率。

3）减轻妊娠反应。有些孕妇反映在服用叶酸后，妊娠反应减轻，呕吐现象减少，乳房胀痛缓解。其实，作为 B 族维生素中的成员之一，叶酸不但可以减轻早孕反应，还能补充因呕吐而流失的营养物质。

4）防止孕妇与胎儿贫血。有不少孕妇在怀孕期间出现贫血的症状，这主要是由于胎儿在母亲的体内因成长的需要会“抢夺”母亲的叶酸和血清铁。叶酸参与红细胞的合成，如果母体的叶酸和铁储量不足，就会形成巨幼红细胞贫血和缺铁性贫血；长久下去，胎儿会因为母体贫血造成缺氧，严重者可引发早产甚至是死胎的后果。而母体也会因为贫血容易导致妊娠并发症，出现分娩时子宫收缩乏力、产后抵抗力差、恢复缓慢等不良情况。

5）减少孕妇患先兆子痫的风险。先兆子痫是女性在妊娠期间容易患上的一种高血压疾病，补充足量叶酸就可以降低患该病的风险。

（3）叶酸的不良反应：叶酸的不良反应虽然不大，但是倘若摄入太多也会对大人和孩子产生不良的影响。

1）影响锌的吸收：长期过量使用叶酸，会干扰母体对锌的吸收，一旦锌摄入不足，就会影响胎儿的正常发育，导致胎儿先天性痴呆，甚至出现低出生体重儿。

2）掩盖维生素 B_{12} 缺乏：过量服用叶酸还会让专业人士难以检测到体内维生素 B_{12} 的含量，导致胎儿的神经系统遭到伤害。

3）加重恶心、呕吐：过量服用叶酸还会让孕妇食欲下降，腹胀难受，甚至会加重恶心、呕吐的现象。

4）诱发惊厥发作：倘若有惊厥病症的人过量服用叶酸，就会导致抗惊厥药物难以发挥作用，可以再次引发惊厥症发作。

（4）孕妇如何科学补充叶酸

1）补充叶酸的时间：中国营养学会建议从怀孕前 3 个月开始补充叶酸，保证体内的叶酸水平维持在一定的含量，为妊娠做好叶酸的贮备。胎儿在母体内的前四周就开始进行神经管发育，而这时孕妇往往不知道自己已经怀孕，因此叶酸缺乏很容易影响神经管的发育。怀孕之前 3 个月和怀孕之后 3 个月，是补充叶酸的最关键时间，因为孕早期是胚胎细胞分化最快速的阶段，也是神经管发育的关键阶段。受叶酸代谢等因素的影响，服用叶酸后体内叶酸含量难于在短时间内迅速提高，因此一般建议叶酸的补充应该持续整个孕期。随着胎儿在母体中发育成长，母体本身红细胞生成增多，乳房的变化，胎儿 DNA 的生成，胎盘的形成等都需要大量的叶酸。有研究表明，女性在每日早晨或者上午补充叶酸的效果更好，因为白天人体新陈代谢较快，故建议在早餐后 30～60 分钟内补充叶酸，同时多喝水。

2）每天需要摄入叶酸的量：有数据表明，人体内储存的叶酸量为 5～6mg，人们获得叶酸的途径主要是从食物中，故孕前半年应多吃动物肝脏、绿叶蔬菜、谷物、花菜和豆类等富含叶酸的食物。通过食物来补充叶酸时，我们要注意减少叶酸的流失。很多含叶酸的食物在遭到强光强热时，就会逐渐失去活性，例如蔬菜在盐水中浸泡后，会损失 65% 的叶酸成分；蔬菜在保存 2～3 天后，就会失去 50% 以上的叶酸；烹煮时间久，食物中的叶酸会逐渐消失。因此，孕妇膳食一定要注意减少烹饪时间，改变烹饪习惯，有效防止叶酸的大量流失。

中国营养学会建议孕前 3 个月及妊娠期女性每日服用 400μg 叶酸，最好同时服用多种其他维生素，这样效果会更好。美国疾病预防控制中心研究发现，女性在怀孕前 1 个月以及怀孕的头 3 个月内，每天坚持服用 400μg 叶酸，可以使胎儿患神经管畸形的概率减少 50%～70%；如果想进一步减少患病概率，可以在备孕期及妊娠早期每日服用 600μg 的叶酸。

3）叶酸要避免与酒精等同时服用：人体对叶酸的吸收很容易受到酒精的影响，酒精会将人体内所含叶酸排出，让肠道难以吸收叶酸；此外一些药物如阿司匹林、制酸剂胃药以及雌激素药物都会影响人体对叶酸的吸收，孕妇应该多加留意。

2. 其他维生素

缺乏维生素 E 可导致流产、早产和死胎，或影响子宫收缩，导致难产。缺乏维生素 D 及 B 族维生素可使胎儿骨骼发育不全、抵抗力弱，发生贫血、水肿、皮肤病、神经炎等症状。因此，孕前期应该适量进食水果、蔬菜、肉类、牛奶、鸡蛋、肝脏等富含维生素或营养丰富的食物，必要时补充相应维生素制剂。

3. 矿物质

（1）锌：锌缺乏会使女性月经紊乱，男性无精或少精，影响胎儿生长发育。孕前期需要多吃牡蛎、鱼类、小米、大白菜、羊肉和鸡肉等补锌，必要时补充锌制剂。

（2）钙：怀孕时钙的需要量为平时的两倍。若孕前期未摄入和储存足量的钙，怀孕后胎儿容易发生先天性佝偻病和抽搐。孕妇本身因钙流失过多，可能患骨质软化症、抽搐和骨质疏松症等，应常喝牛奶，多吃小鱼和大豆制品等含钙丰富的食物，必要时补充钙片。

（3）铁：胎儿生长发育迅速，每天需要大约吸收5mg铁；且孕妇怀孕时增加了1500ml血容量，如果缺铁容易导致孕中晚期出现贫血。铁在体内可贮存4个月，故应该在孕前3个月就开始补铁。含铁多的食物有猪血、猪肉、鸡蛋黄、红豆和海藻等，必要时补充铁制剂。

4. 蛋白质

计划怀孕的夫妇应增加每日蛋白质的摄入量。平时每日每kg体重摄入蛋白质1～1.2g，怀孕前要增加到1.5～2g，多进食鱼、肉、大豆制品、蛋、奶等富含优质蛋白质的食物。

中国备孕妇女平衡膳食宝塔，见图3－5。

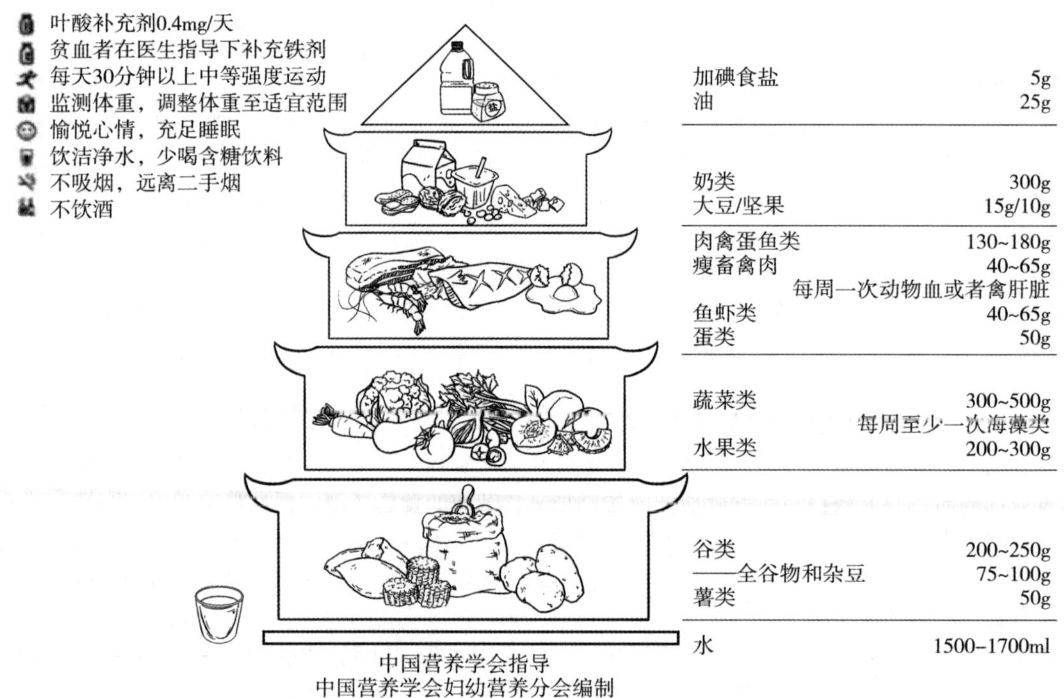

图3－5　中国备孕妇女平衡膳食宝塔

（四）孕前禁忌的食物

（1）烟酒和毒品：孕前中止这些不良嗜好。

（2）禁用棉籽油：研究发现棉籽油有杀精作用，还可引起女性闭经或子宫萎缩。

（3）反式脂肪酸：即氢化脂肪酸，常温下凝固，男女都应该少吃。

（4）可乐：据报道可乐有杀精作用，男性要少喝。

（5）重金属镉、铅、铜、汞、锰含量高的食物，男女都要少吃。如含铅较多的食物有皮蛋、爆米花、铅质焊锡罐头食品等；被污染的水产品如鱼、虾、贝类，汞含量比较高。

（6）味精：味精含有邻苯二甲酸盐，会造成男性精子数量下降；对女性卵巢功能也会有影响，从而影响女性的生育能力；而且味精的主要成分是谷氨酸钠，与血液中的锌结合后从尿中排出，故味精摄入过多会消耗体内大量的锌，导致缺锌，影响生育能力。

（7）避免食用含食品添加剂、色素、防腐剂的食品和熟食。

（8）浓茶：浓茶中的鞣酸会影响铁的吸收，容易造成缺铁性贫血；茶叶中含有不少氟化物成分，氟化物具有生殖毒性和胚胎毒性。

（9）腌制食品：内含亚硝酸盐、苯并芘等，对身体很不利。

（10）菠菜：菠菜含有大量草酸，可影响锌、钙的吸收。

（11）烧烤食品：含有苯并芘，而苯并芘是会致癌的。

（12）山楂：山楂对子宫有收缩作用，会增加孕早期流产的概率；当然，反过来山楂在孕妇临产时有催产的效果，在产后同样能兴奋子宫，促进子宫复原。

（13）久存的土豆：土豆中含有生物碱，储存越久的土豆生物碱含量越高，过多食用这种土豆，生物碱的累积会产生较强的胚胎毒性和一定的生殖毒性。

（14）辐射食品与转基因食品。

（五）男性备孕注意事项

（1）重视膳食营养：男性备孕期营养也很重要。男性精子的正常代谢依赖于男性体内的营养物质，对锌、硒、蛋白质和维生素 C 的需求最明显。备孕爸爸，应做到不偏食、不挑食，要什么食物都吃。备孕男性要多吃海产品、瘦肉、禽肉、鱼肉、动物肝脏等富锌、硒、优质蛋白质的食物，适量多吃蔬菜、水果，摄入充足的维生素 A、维生素 C 和维生素 E，有利于精子的健康。

国外一项研究发现，叶酸会影响男性的精子质量，甚至会影响到新生儿的健康状况；摄入叶酸量越高的男性，精子质量越好，出现精子异常现象的概率越低。如果男性体内叶酸含量不达标，会导致精液中精子染色体数量和质量异常，直接影响新生儿的身体健康，如出现唐氏综合征，甚至会导致流产。因此，准爸爸们也要每日补充叶酸，配合准妈妈生出健康的宝宝。

肥肉、奶油、巧克力、煎炸食品等油腻食物和甜食，不利于精子的生成，要少吃或不吃。必须戒酒和戒烟，长期抽烟的男性精子畸形率高，精子活力低，胎儿畸形率高。很多男性在受孕前数周过度酗酒，或食用富含维生素 C 的水果和蔬菜过少，都会损伤精子的遗传物质，易导致胎儿先天缺陷。避免睾丸持续高温。睾丸比体温低 1 ~ 2℃，它的最佳工作温度为 35℃，若男性睾丸长期处于持续高温状态，会抑制健康精子的生成。男性备孕要少做蒸桑拿、泡热水澡、骑自行车、久坐不动、穿紧身裤等事情，从事厨师、冶金工业等高温作业的男性，要做好日常降温工作。必要时在受孕前半年，尤其是精子质量差的男性，可在营养师的指导下补充一些有利于精子生长发育的营养物质，如锌、硒、蛋白质粉、维生素 C、类胡萝卜素和叶酸等营养制剂进行调理。

（2）生活有规律：平时有吸烟、喝酒习惯的备孕爸爸，在备孕的前半年就要开始戒烟、戒酒，戒掉其他不良嗜好，保持健康、有规律的生活。

（3）把握最佳生育年龄：男性的最佳生育年龄现在还没有具体定论，但是在 40 岁以后，男性的身体素质会下降，受饮食和环境中各种因素的影响，体内不良精子会越积越多，从而影响精子质量，不利于孕育健康的后代。

（4）调节好情绪：备孕爸爸要有好的情绪，保持心情愉悦，排解各种不健康的情绪，是优生优育重要的一方面。

（5）适量运动：男性要经常保持运动，注意劳逸结合。可根据个人的身体状况灵活选择运动量和运动时间，每次半个小时以上，一周 3 ~ 5 次。多接触阳光和多呼吸新鲜的空气，有利于男性内分泌的平衡和身体的健康。

（六）孕前一周膳食食谱举例

孕前一周膳食食谱举例，见表 3 – 4。

表 3-4　一周能量供给量 1500kcal 膳食食谱举例

餐次	周一食谱
早餐	1. 全麦馒头 1 个（全麦粉 50g） 2. 牛奶 1 杯 160ml 3. 西红柿鸡蛋汤（西红柿 100g，鸡蛋 50g）
加餐	苹果 1 个（苹果 100g）
午餐	1. 二米饭（大米 50g，小米 25g） 2. 鸡片炒菜花（鸡胸脯肉 25g，菜花 100g） 3. 素炒小白菜（100g） 4. 红烧猪小排（50g）
加餐	酸奶 100ml
晚餐	1. 杂粮粥（大米 15g，紫米 5g），花卷（面粉 50g） 2. 醋熘白菜木耳（白菜 150g，木耳 5g） 3. 烧豆腐（北豆腐 100g）
加餐	燕麦粥（燕麦 25g）
全天烹调用油盐	油 20g，盐 5g
本食谱提供能量 1518kcal，蛋白质 63g，供能比 16%；脂肪 51g，供能比 29%；碳水化合物 212g，供能比 55%。	
餐次	周二食谱
早餐	1. 全麦花卷 1 个（全麦粉 50g） 2. 牛奶 1 杯 160ml 3. 酱牛肉（牛腱子 35g），白菜丝西红柿鸡蛋汤（白菜 50g）
加餐	芦柑 1 个（芦柑 150g）
午餐	1. 红豆米饭（大米 50g，红豆 25g） 2. 黄瓜拌豆腐丝（黄瓜 100g，豆腐丝 50g） 3. 肉丝炒豆芽（猪里脊 25g，豆芽 100g） 4. 虾米冬瓜汤（虾米 5g，冬瓜 75g）
加餐	酸奶 100ml
晚餐	1. 二米粥（大米 15g，小米 5g），馒头（面粉 50g） 2. 蒜蓉芥兰（芥兰 150g，蒜 5g） 3. 烧草鱼（草鱼 200g）
加餐	燕麦粥（燕麦 25g）
全天烹调用油盐	油 20g，盐 5g
本食谱提供能量 1533kcal，蛋白质 83g，供能比 21%；脂肪 47g，供能比 27%；碳水化合物 203g，供能比 52%。	
餐次	周三食谱
早餐	1. 全麦面包 2 片（全麦粉 50g） 2. 牛奶 1 杯 160ml 3. 煎鸡蛋（鸡蛋 50g）

续上表

餐次	周三食谱
加餐	草莓 200g
午餐	1. 红豆米饭（大米 50g，红豆 25g） 2. 炒三丁（生笋 50g，胡萝卜 50g，鸡胸脯肉 35g） 3. 香菇油菜（香菇 5g，油菜 150g） 4. 豆浆 300ml（黄豆 10g，芝麻 5g，花生 5g）
加餐	酸奶 100ml
晚餐	1. 二米饭（大米 50g，大麦米 25g） 2. 肉片烧茭白（猪里脊 50g，茭白 75g） 3. 蚝油生菜（生菜 100g，蚝油 5g）
加餐	燕麦粥（燕麦 25g）
全天烹调用油盐	油 20g，盐 5g
本食谱提供能量 1519kcal，蛋白质 67g，供能比 17%；脂肪 48g，供能比 27%；碳水化合物 220g，供能比 56%。	
餐次	周四食谱
早餐	1. 汤面（荞麦粉 50g，菠菜 50g，鸡蛋 50g） 2. 牛奶 1 杯 160ml
加餐	西瓜 500g
午餐	1. 糙米饭（糙米 25g，大米 50g） 2. 杭椒牛柳（牛里脊 35g，杭椒 75g） 3. 冬瓜鱼丸汤（冬瓜 200g，香菜 10g，鲅鱼 100g）
加餐	酸奶 100ml
晚餐	1. 绿豆粥（大米 10g，绿豆 10g），花卷（面粉 50g） 2. 葱烧青虾（青虾 150g，大葱 25g） 3. 上汤娃娃菜（娃娃菜 150g）
加餐	山药 150g
全天烹调用油盐	油 20g，盐 5g
本食谱提供能量 1512kcal，蛋白质 81g，供能比 22%；脂肪 39g，供能比 23%；碳水化合物 220g，供能比 55%。	
餐次	周五食谱
早餐	馄饨（全麦粉 50g，虾仁 100g，韭黄 100g）
加餐	香蕉 150g，鲜奶 160g
午餐	1. 米饭（大米 50g） 2. 酸汤肥牛（牛肉 75g，莴笋 100g，木耳 5g，粉丝 25g） 3. 番茄菜花（西红柿 50g，菜花 100g）
加餐	酸奶 100ml
晚餐	1. 杂粮饭（大米 50g，大麦米 5g，高粱米 20g） 2. 酱炒茼蒿（茼蒿 150g，大酱 10g） 3. 烧黄鱼（黄花鱼 100g，葱头 50g，豆腐干 35g）

续上表

餐次	周五食谱
加餐	山药粥（山药 100g，大米 10g）
全天烹调用油盐	油 20g，盐 5g
本食谱提供能量 1544kcal，蛋白质 76g，供能比 20%；脂肪 40g，供能比 24%；碳水化合物 228g，供能比 56%。	
餐次	周六食谱
早餐	1. 玉米面粥（玉米面 25g），花卷（面粉 25g） 2. 牛奶 1 杯 160ml 3. 五香鸡蛋（鸡蛋 50g）
加餐	芒果 300g
午餐	1. 红薯粥（大米 25g，红薯 100g），馒头（面粉 25g） 2. 炒芹菜木耳（芹菜 100g，木耳 5g） 3. 蒜蓉蒸鲍鱼（鲍鱼 150g）
加餐	酸奶 100ml
晚餐	1. 杂粮饭（大米 50g，燕麦 25g） 2. 蒜蓉芦笋（芦笋 100g） 3. 肉片鲜蘑油菜（猪里脊 50g，鲜蘑 150g，油菜 100g）
加餐	玉米 400g
全天烹调用油盐	油 20g，盐 5g
本食谱提供能量 1495kcal，蛋白质 66g，供能比 18%；脂肪 42g，供能比 26%；碳水化合物 230g，供能比 56%。	
餐次	周日食谱
早餐	1. 西红柿鸡蛋打卤面（全麦粉 50g，西红柿 100g，鸡蛋 50g） 2. 牛奶 1 杯 160ml
加餐	雪梨 200g
午餐	1. 米饭（大米 50g，红薯 50g） 2. 干煸扁豆（扁豆 100g） 3. 香煎鳕鱼（鳕鱼 200g） 4. 紫菜萝卜丝汤（白萝卜 100g，紫菜 5g）
加餐	酸奶 100ml
晚餐	1. 二米饭（大米 15g，小米 25g） 2. 拌西兰花（西兰花 100g） 3. 鲫鱼豆腐汤（鲫鱼 100g，豆腐 25g，生菜 100g）
加餐	寿司（大米 15g，糯米 5g，紫菜 3g，金枪鱼 15g）
全天烹调用油盐	油 20g，盐 5g
本食谱提供能量 1514kcal，蛋白质 76g，供能比 20%；脂肪 40g，供能比 24%；碳水化合物 224g，供能比 56%。	

第三节　孕期营养的重要性及营养不良的影响

妊娠是一个家庭的大事，每个家庭都想拥有健康聪明的下一代，都很重视繁衍后代的事情。生下一个健康宝宝需要很多条件，营养均衡是基本条件，是必要条件，也是最重要的条件。

一、孕期妇女的营养现状

近年来，随着生活水平的提高，我国孕妇的营养状况得到了一定的改善，但目前仍面临能量过剩和部分微量营养素不足的双重挑战。孕期增重过多的现象普遍存在；此外，缺铁性贫血、妊娠期糖尿病及巨大儿等的发生率仍居高不下。特别是在“二孩政策”放开后，高龄高危孕妇比例增加，对孕期营养管理提出了更为严峻的挑战。

（一）孕妇膳食状况

许多营养素包括宏量营养素，如蛋白质与必需氨基酸、脂肪与脂肪酸、碳水化合物与低聚糖，微量营养素如维生素和矿物质等都是胎儿生长发育所必需的营养素。我国孕中晚期妇女的能量和蛋白质摄入量已经达到或接近 RNI，但由于我国居民传统膳食构成缺少富含维生素 D 和钙的食物，城乡孕妇维生素 D 摄入量不到 RNI 的 10%；钙摄入量范围为每日 400～600mg，也显著低于 RNI，因此孕妇中维生素 D 和钙缺乏仍是突出的营养问题，同时还伴有其他微量营养素摄入量不足，发生不良妊娠结局的风险增加。

比较近几次中国居民营养与健康状况调查结果，并通过分析孕妇每标准人日食物消费量与营养素摄入量可以反映我国孕妇群体营养状况；结果显示粮谷类食物摄入总量略有下降，蔬菜和食用油平均摄入量基本稳定，水果摄入量变化不大，而畜禽肉类摄入量明显增加，奶类及其制品摄入量下降明显。

我国孕妇膳食构成主要还是以植物性食物为主，尽管可以满足能量需要，但是存在微量营养素含量低和蛋白质质量差、可利用氨基酸有限等缺点，发生维生素 A、维生素 C、维生素 D、维生素 B_1、维生素 B_2、钙、铁及锌等摄入不足的风险较高。区域性调查结果也显示相似变化，城乡孕妇的能量和营养素主要来源仍以传统食物为主，部分孕妇膳食结构不合理，多种微量营养素缺乏的问题很常见，农村地区尤为明显。

（二）孕妇营养状况

中国孕妇的营养状况在过去几十年里得到了很大的改善，更多的孕妇能够获得足够的蛋白质、脂肪、碳水化合物，但仍然存在一些问题。营养过剩与不足并存，营养摄入不均衡。孕妇常见的营养不良包括低体重与超重和肥胖，微量营养素缺乏，如缺铁性贫血、维生素 A 和维生素 D 缺乏以及碘营养不足与过量的风险并存。

1. 低体重与超重和肥胖

近年中国居民营养与慢性病监测数据显示，18～44 岁育龄妇女低体重营养不良率为 7.5%，城市高于农村（8.4% 与 7.3%），高于 2002 年调查结果；全国 18～44 岁育龄妇女超重率为 24.9%（城市 24.4% 和乡村 25.4%）、肥胖率 8.8%（城市 9.0% 和乡村 8.8%），均高于 2002 年调查结果。近年全国的监测结果显示，孕期增重 P_{50}（$P_{25}-P_{75}$）为 15.0（10.0～19.0）kg，孕期增重不足、适宜和过多的比例分别占 27.2%、36.2% 及 36.6%，说明我国城乡育龄妇女中营养缺乏（低体重）与过量（超重和肥胖）的问题同时存在。

2. 贫血

缺铁性贫血是世界卫生组织确认的全球四大营养缺乏病之一，是一个需要积极解决的全球性公共卫生问题，在所有人群中孕妇和儿童的缺铁性贫血发生率最高，对下一代的健康影响较大。目前中国孕妇贫血发生率仍然较高。中国居民营养与健康状况调查数据显示，孕妇贫血率为 17.0%，大城市和中小城市贫血率分别为 15.5% 和 18.0%；北方孕妇患贫血风险高于南方，孕中晚期患贫血风险高于孕早期。

近年调查结果显示，即使在那些营养和经济条件较好的地区，如江苏和浙江地区，铁缺乏症和贫血也很常见。孕晚期贫血发生率高仍是中国一个重要的公共卫生问题，需要引起大家的注意。鉴于孕中晚期贫血与孕早期贫血程度和铁营养状况密切相关，孕期贫血预防应从孕早期开始。

3. 维生素 A

维生素 A 缺乏也是一个全球性的公共卫生问题，对全球约 1900 万孕妇和 1.9 亿学龄前儿童的健康造成较大影响，这些人主要分布在非洲区域和东南亚区域。在全球 38 个明确有维生素 A 缺乏的国家中，92% 的国家实施了定期大剂量维生素 A 补充干预计划，40 个亚临床维生素 A 缺乏的国家中 68% 实施了定期补充干预，45 个国家对孕妇实施了维生素 A 的补充干预。维生素 A 对人体的健康至关重要，因此解决维生素 A 缺乏问题对全球公共卫生具有重要意义。中国孕妇维生素 A 缺乏或边缘缺乏仍然比较常见。2012 年我国城市孕妇血清维生素 A 含量 P_{50} 为 1.61μmol/L，大城市显著低于中小城市；孕妇维生素 A 缺乏率（血清维生素 A < 0.70μmol/L）为 7.4%，大城市高于中小城市；城市孕妇维生素 A 边缘缺乏率比例更高，大城市和中小城市孕妇分别为 14.0% 和 7.9%。2014 年北京的调查结果显示，孕早期和孕晚期维生素 A 缺乏较为常见（38.2% 和 35.1%），重度缺乏分别为 3.0% 和 29.5%。

4. 维生素 D 和钙

最近调查资料显示，中国孕妇维生素 D 和钙的摄入量普遍较低，而钙是孕妇孕期矿物质需要量增加最多的营养素。中国营养学会推荐孕妇钙摄入量为每日 1000 ~ 1200mg，但孕妇膳食调查表明，每日人均膳食钙摄入量仅为 479mg 左右，孕妇钙摄入量仅达到 RNI 的 30% ~40%，只有 3.5% 的孕妇能达到钙的 RNI。以上调查数据表明，中国孕妇钙摄入量普遍不足。中国孕妇维生素 D 摄入量也普遍不足，一项针对北京市通州区妊娠妇女的研究发现，孕期维生素 D 不足和缺乏非常普遍。2012 年中国居民营养与健康状况监测数据显示，城市孕妇血清 25 -（OH）- D_3 含量 P_{50} 为 15.41μg/L，大城市显著低于中小城市；孕妇维生素 D 缺乏率高达 74.3%，严重缺乏率大城市高于中小城市（30.6% 和 26.0%）。国内多项调查结果显示，孕期超过 90% 的妇女维生素 D 营养状况较差，仅个别孕妇血清 25 -（OH）- D_3 含量能达到目前推荐的适宜水平（>50μmol/L），孕妇维生素 D 营养状况通常夏秋季略高、冬春季最低。与低血清 25 -（OH）- D_3 水平有关的因素包括生活地方、季节、皮肤颜色、民族习惯、暴露日光少、膳食习惯以及缺少维生素 D 强化食品等。

5. 碘

根据最近的调查资料，中国居民总体碘营养状况处于适宜水平，但中国孕妇碘营养状况不容乐观。中国居民膳食指南推荐孕妇碘的 RNI，从非孕时的 120μg/日增加到 230μg/日。2011 年北京市 450 份孕妇尿碘结果显示，尿碘含量中位数为 155.2μg/L，位于适宜水平的下限（尿碘适宜范围 150 - 249μg/L），碘营养不足（尿碘 < 150μg/L）检出率为 47.3%。浙江省疾控中心的监测数据显示，孕妇碘营养水平也普遍偏低，近 5 年全省孕妇尿碘中位数均低于世界卫生组织建议的适宜摄入量下限值，2020 年浙江省 58 个县区（65.2%）的孕妇尿碘中位数低于 150μg/L。上海和天津的调查结果也很相似。然而有少数孕妇尿碘水平超过 500μg/L（上海 7.5%、广东中山 8.4%），提示个别孕妇存在碘摄入过量风险。

二、孕期营养的重要性及其特点

（一）孕期营养的重要性

妊娠期是女性一生中对营养需求最高的时间段，需要加强营养。胎儿生长发育所需的各种营养均来自母体，孕妇本身也需要为分娩和分泌乳汁储备营养。因此孕妇的营养状况对妊娠过程、胎儿生长发育，母体健康都有极为重要的影响。许多女性的健康问题往往由于孕期营养不良而引起。

第一章绪论讲到“生命早期 1000 天”不仅会影响胎儿和婴幼儿的发育和健康，还会影响其一生的健康，甚至影响下一代的健康。许多权威组织，如联合国营养执行委员会也从营养角度提出，重视生命早期 1000 天是避免出生缺陷和智力低下，预防成年后慢性病的重要窗口期。“哥本哈根共识”提出，改善“生命早期1000天”关键时期的营养是全球健康发展的最佳投资。

由上可知，孕妇的营养状况对胎儿的生长发育至成年后的健康都可能产生至关重要的影响，如果孕妇的营养供给不足或者营养不良，胎儿就会消耗母体内的营养储备，这可能会导致孕妇出现营养缺乏病，如常见的贫血、缺钙等。另一方面，孕期营养过剩可能会增加孕妇患妊娠高血压和妊娠糖尿病的风险。

孕早期是胎儿身体器官分化和形成的重要时期，营养状态非常重要。在这个阶段，胎儿的各重要器官如心、肝、肠、肾等都在这一时期分化完毕，初具规模。大脑开始发育，胎儿必须从母体获得足够而齐全的营养，特别是优质蛋白质、脂肪、矿物质和维生素。这些物质一旦不足，就会妨碍胎儿的正常发育。孕早期的胎儿并没有“忙着长个儿”，而是主要完成器官分化，由形态功能一致的细胞团分化为各具特色的器官系统。此阶段一旦出现干扰因素，如营养因素（叶酸、碘、DHA、蛋白质等缺乏）、物理因素（如噪音、高热、电离辐射）、化学因素（如酒精、药物因素、农药残留、金属毒物、尼古丁等）、生物因素（如风疹病毒、疱疹病毒感染）等，则可能导致胎儿器官分化异常，发生出生缺陷（先天性心脏病、神经管缺陷、唇腭裂等）。由此可见，孕早期营养均衡非常重要。

孕中期是胎儿生长发育较快的时期，对各种营养物质的需求会相应增加。研究发现在孕期的4～6个月，胎儿的大脑发育进入黄金期，胎儿的大脑细胞增值达到第一个高峰，在这个阶段胎儿的大脑细胞以平均每分钟25万个的速度急剧增加，在这个时期提供大脑发育需要的足量营养和均衡营养非常重要，其是大脑正常发育的物质基础和物质保障，错过这个阶段会对大脑发育造成无法弥补的损失，胎儿出现先天出生缺陷的概率会大大增加。孕晚期是胎儿身体器官和组织生长的关键期，也是胎儿脑部快速发育的时期，胎儿在孕晚期的体重增长是最快的，在这个时期要补充大量的蛋白质等营养物质；另外，孕晚期还需要为分娩及产后泌乳做营养储备，因此孕晚期营养需要量应有明显的增加。

从怀孕开始，胎儿在子宫内发育成长，每一个阶段的健康发育都需要各种营养素。如果缺乏任何一种营养素，都可能对胎儿造成不可挽回的影响。孕妇是从食物里获取营养，而胎儿是从妈妈的身体里获取营养。因此，充足、完整、均衡的孕期营养是确保胎儿健康成长的关键。

（二）孕期营养的特点

（1）孕期营养多样性需求：怀孕后每天摄入的食物花色品种不要少于20种。不同的食物含有不同的营养，每天摄入的食物种类越多，越容易做到营养均衡。营养要适量适度，做到营养均衡最重要。

（2）营养胎儿优先原则：母亲是伟大的，营养供应胎儿优先。比如部分孕妇会发生缺铁性贫血，孕妇轻度贫血时胎儿一般不贫血，中度贫血时胎儿才出现贫血，但贫血的程度总比母体要低，这就是营养胎儿优先现象。

（3）竞争抑制机制：在我们的体内存在着同类营养竞争机制。比如钙磷竞争抑制，摄入过多的磷会把体内的钙“赶”出体外。生活中富含磷的食物很多，如碳酸饮料、可乐、咖啡、汉堡包、比萨饼和炸薯条等。

（4）食物的优生作用：除遗传因素外，孕期营养就是孕期优生的最主要影响因素。准父母双方都要少吃那些不利于优生的食物，要改变那些不利于优生的不良饮食和生活习惯。每一种生物都自然继承、延续了母亲的饮食喜好，这些饮食喜好主要受孕期妈妈的饮食影响；在胎儿刚刚具备味觉的时候孕妇平衡膳食，也会影响胎儿未来的饮食喜好。孕期要多吃有助于优生的食物，比如富含大脑核心营养素的食物。在孕期大脑细胞一次性发育完成的时间窗口内，补充丰富的DHA、氨基酸、维生素和矿物质，就可以大大促进胎儿脑细胞数量的增加。在胎儿眼睛发育的关键期，充分摄入DHA、氨基酸、牛磺酸和维生素、矿物质，就会让未来的宝宝有一双乌溜溜的眼睛。类似这样，因为恰当的食物摄入而使下一代青出于蓝而胜于蓝，这就是食物的优生作用。胎儿的发育，包括大脑的发育，不仅需要脂类，还需要蛋白质、牛磺酸、叶酸、维生素A、锌、铁、碘等许多营养素的共同参与。因此，孕期的饮食实际上是特别重要的。做得好，可以起到良好的优生促进作用；做得不好，就会导致出生缺陷的增多和出生素质的下降。

（三）女性孕期是一次重生机会

女性怀孕时期体内许多激素水平发生了很大变化，比如体内生长激素水平就会显著升高，不但对胎儿生长发育有很大帮助，而且对母体健康也有好处。在生长激素作用下，孕妇可以让钙等营养素高效植入骨骼，起到强健骨骼的作用；有些年轻妈妈，特别是孕前营养不良者，怀孕期间可以长高几厘米。有研究表明，女人每经历过一次孕程就能增加 10 年的免疫力，而那些没经历过怀孕分娩的妇女，发生子宫肌瘤或卵巢癌的概率比生育过孩子的女人高。很多过来人在生育孩子后，都欣喜地感觉到孕前折磨自己的痛经消失了；这是因为生育消除了子宫中的某些前列腺素受体点，导致致痛点减少，痛经自然就减轻了。

如果妊娠期重视优生、重视营养，孕期体内的营养储备将会得到明显加强，这时营养充足和均衡了，而且促进细胞再生和修复的相关激素水平也有显著提高，孕妇体内细胞的再生和修复工作得以更高效率地进行，妊娠期间孕妇整体健康状况可以得到显著改善。相反，如果妊娠期不重视优生、不重视营养，孕妇营养不良或不均衡，体内没有或很少营养储备，按照营养胎儿优先的原则，营养供应胎儿优先，将会导致母体营养问题更加严重，那么生育孩子后，孕妇整体健康就会明显变差。所以也可以说，女性妊娠是一次很好的重生机会。

（四）二胎营养和多胎营养的特点

近年来随着国家生育政策的放松，鼓励生育二胎及三胎。目前想生育二胎或三胎的妇女年龄普遍偏大。高龄孕妇面临着各种问题，例如体力的减退，卵子质量的下降，孕期的意外增多和分娩时的“生产关”等。这就需要提前做好孕期准备和问题预案，注意孕前和孕期的体检结果，注意妊娠期间的保胎和营养问题，注意防治高龄妇女常见的各种生育问题，以及选择合适的分娩方案等。

（1）二胎或多胎怀孕存在生理差异。与第一胎相比，二胎或多胎胎动感往往会来得更早，腹部也会更早地凸显，宝宝的胎位会更低。

（2）要更重视二胎或多胎的备孕工作。一般来讲，生二胎或多胎者年龄偏大，有这样或那样的营养问题、身体问题或疾病，在怀二胎或三胎前要尽量调理好身体，补齐营养缺口，修复受损细胞，增加营养储备。

（3）需要注重提高卵子质量。年龄偏大的女性，尤其是 37 岁以上者，卵子质量开始下降。准父母要比生一胎时更加重视营养，保证核心营养素的均衡摄入，维持性激素在正常水平，调理好月经周期。

（4）要更重视膳食营养。孕妇营养有几种作用，即胎儿用、孕妇维系健康用、孕妇修复细胞用。妊娠是增强母体健康的最佳时期，多次妊娠给了母体多次重生的机会，需要把握住这个难得的机会改善健康。如果多次妊娠均不重视营养，那么母体营养不良或不均衡问题会明显加重，那么生育多胎后，母体的健康状况会显著下降。以钙为例，有研究发现每次生养一个孩子可能需要从母体抽取至少 50g 的钙，生养三胎丢失的钙量可达 150g 以上，而人体全身储存的钙量仅有 1000g，所以孕妇妊娠期钙摄入不足，生育三胎后母体自身缺钙会明显加重，以后患钙缺乏病如骨质疏松、骨质增生的概率大增，甚至有不少人发生骨折导致驼背和残疾。所以，多胎妊娠最重要的工作是要注意孕妇营养的合理补给和营养均衡。

（5）科学管理孕期体重，预防产后肥胖。体重变化是体现营养状况最直接的指标之一，由于前一胎体重控制不理想或两胎间隔时间太短造成的生育性肥胖，导致妇女生育二胎或三胎前体重超标，孕期体重增长空间缩小，体重控制困难加大，大大增加了发生妊娠期并发症和不良妊娠结局的可能性。

（6）更加重视产前检查。高龄产妇胎儿畸形率明显增加，需要更加重视产前检查和优生工作，全程监控胎儿，确保生出一个聪明健康的宝宝。

三、孕期营养不良及对母体和胎儿的影响

（一）孕期营养不良的定义及常见原因

1. 孕期营养不良的定义

孕期营养不良是指孕妇在怀孕期间，由于饮食摄入不足或不均衡等原因导致身体无法获得足够的营

养物质，从而影响胎儿的正常发育和母体的健康，并出现与营养相关的症状或疾病。妊娠期间由于腹中胎儿发育、胎盘生长及孕妇自身重要器官工作强度增大等原因，导致孕妇需要摄入的营养有所增加。因此孕期需要增加饮食，保证足量的营养摄入。如果孕期膳食营养不能保证胎儿及孕妇的需要或者存在营养过剩等现象，都属于孕期营养不良。

2. 孕期营养不良的常见原因

（1）孕妇缺乏孕期相关的营养知识，很容易因为食物摄入不当而导致营养不良。

（2）为保持身材而节食。节食会使孕妇摄入的蛋白质、脂肪不足以及钙、锌、铁等微量元素缺乏，容易出现营养不良。

（3）孕吐严重导致营养流失。强烈的孕吐必然导致已摄入营养素的流失，同时饮食量大减，没有食欲，导致营养摄入又减少，如果持续时间太长就容易引起营养不良。

（4）饮食过多致使营养不良。一旦怀孕后，一些孕妇就会有意进食大量的肉类以及水果等，殊不知如果孕妇摄入了过多的水果、肉类等食品，会使体内不断地存留很多脂肪、糖分、油脂等，同时由于微量元素及维生素摄入不足，出现某些营养过剩、营养不足，都属于营养不良。

（5）孕妇挑食导致营养不均衡。如果按照未怀孕期间的饮食习惯摄入食物，会导致营养不够，不能摄入胎儿生长发育所需要的营养。如果自己不喜欢吃就不吃，就容易导致孕期营养不足。

（二）孕期营养不良对孕妇的影响

1. 引起母体营养不良或缺乏症

孕妇合理膳食和合理营养对其自身健康和胎儿生长发育的重要性不言而喻，由于孕期存在优先保证胎儿营养需要的生理机制，孕妇营养失衡极易造成孕妇自身营养相对或绝对不足，严重时可表现为营养缺乏症。常见的孕妇营养缺乏症有营养性贫血、骨质软化症、营养不良性水肿和维生素缺乏症等。

（1）营养性贫血：是指因机体造血所必需的营养物质，如铁、叶酸、维生素 B_{12} 等营养素相对或绝对缺乏，使血红蛋白的形成或红细胞的生成不足，以致造血功能低下的一种疾病。孕期营养性贫血以缺铁性贫血为主，约占 80%，孕晚期患病率最高，其原因与孕期生理性贫血和膳食铁来源不足或吸收障碍有关。2012 年中国居民营养与健康状况调查报告资料显示，孕妇贫血率为 17.0%，大城市和中小城市贫血率分别为 15.5% 和 18.0%。孕妇轻度贫血对妊娠及其结局的影响主要表现为母体、胎儿发生缺氧性病理生理改变，如胎盘氧气供应不足导致胎儿生长受限，造成新生儿铁储存不足和贫血等。孕期重度贫血，可因心肌缺血缺氧导致贫血性心脏病。此外，孕期缺铁性贫血还可降低孕产妇的抵抗力，容易并发产褥感染，甚至危及生命。

（2）骨质软化症：是以新近形成的骨基质矿化障碍为特点的一种骨骼疾病，表现为骨痛、骨畸形、骨折等临床症状和体征。孕期钙和维生素 D 缺乏是导致骨质软化的主要原因。我国人群膳食钙摄入量普遍较低，孕妇由于对钙的需要量增高，钙缺乏尤为显著。孕期母体会动员自身钙贮备以满足胎儿的需要，使母体骨钙流失，引起脊柱、骨盆骨质软化，骨盆变形。此外，我国妇女生育年龄多集中在 25～32 岁之间，正值骨密度峰值形成期，孕期若钙摄入量低，也可对孕妇骨重建造成远期影响，甚至成为更年期后易患骨质疏松症的危险因素。

（3）营养不良性水肿：是一种或多种营养素缺乏引起的特殊表现，蛋白质不足是常见的原因，由于长时间负氮平衡，以致血浆白蛋白含量减少，胶体渗透压降低，血管内的水分外溢出现全身性水肿。孕期蛋白质摄入不足是造成孕妇营养不良性水肿的主要原因，轻症者仅出现下肢水肿，重症者血浆白蛋白降至 20g/L 以下时可出现全身性水肿。

（4）维生素缺乏症：孕妇对维生素的需要量增加，当膳食维生素摄入量不能满足需要时，可出现相应维生素缺乏症。常见缺乏的维生素有维生素 C、维生素 B_1、维生素 B_2、维生素 B_6、叶酸、维生素 B_{12}、维生素 A 和维生素 D。

2. 造成母体超重或肥胖

孕期是能量和营养素摄入不平衡的易发时期，如果能量摄入过多和体力活动水平降低可使孕妇体重增加过多，发生孕期超重或肥胖。由此所造成的体重滞留甚至于产后数年仍不能恢复，不仅影响体型，而且易发展成代谢性疾病，如糖尿病、高血压病、高脂血症、动脉粥样硬化等慢性病。另一方面，孕妇肥胖、胎儿生长过度，会造成孕妇行动不便，也给分娩带来困难。

3. 增加妊娠合并症的发生

妊娠合并症是指在妊娠期间发生的与妊娠有关的症状或疾病。这些疾病在妊娠前已存在或与妊娠同时发生。妊娠合并症可影响妊娠的一系列生理过程，使之向病理方向发展，而妊娠也可使妊娠合并症加重，严重时可危及孕妇及胎儿的生命。以妊娠高血压综合征为例，孕期能量和营养摄入过多，引起妊娠高血压综合征的发生率增加，尤其在孕晚期；孕妇营养不良、不饱和脂肪酸摄入不足、低蛋白血症等会加重妊娠高血压综合征的病情；贫血和钙、维生素 B_1、维生素 B_2、维生素 C 及叶酸等摄入不足或缺乏均会增加妊娠高血压综合征的发病率；孕期维生素 A、维生素 E、维生素 C 等抗氧化营养素摄入不足也会加快妊娠高血压综合征的进程。能量摄入过多致孕妇超重和肥胖是妊娠高血压综合征的独立危险因素。孕期高血压会导致孕妇身体各脏器变化，如果不能及时治疗，可能会引起严重的后果。

4. 影响妊娠结局

在妊娠期间倘若出现了营养不良的现象，那么就有可能会发生流产、早产或者胎膜早破的危险。如果孕妇体内维生素缺乏，蛋白质含量不足也易导致流产。

（三）孕期营养不良对胎儿的影响

健康与疾病的发育起源（DOHaD）理论是近 30 年来对慢性疾病病因认知的新成果之一。传统的病因观认为，成年期慢性疾病是多基因遗传易感性和不良生活方式、环境因素共同作用的结果，而 DOHaD 理论认为在宫内和生命早期经历营养、心理社会应激、药物等方面的不良因素会对人终生健康和疾病产生影响，表现为成年后患慢性病的风险增加。为此，生命早期 1000 天的营养问题受到学术界和国际社会的高度重视。联合国营养常务委员会提出，从妊娠到出生后 1 ~ 2 岁是营养干预预防成年慢性病的机遇窗口期。

1. 近期影响

（1）胎儿生长受限（FGR）：是指足月妊娠胎儿出生体重小于 2500g，也称足月低体重儿或小于胎龄儿，过去也曾称为胎儿宫内发育迟缓。FGR 病因未明，可能与孕期，尤其与孕中晚期的能量、蛋白质和其他营养素摄入不足有关。循证营养学研究显示，孕妇膳食保持能量、蛋白质和碳水化合物的平衡，孕期补充多种微量元素，可有效降低 FGR 发生风险。FGR 与成年期诸多慢性病，如心血管疾病、血脂代谢和糖代谢异常的疾病有关。

（2）出生缺陷：也称先天异常，是指胚胎发育紊乱引起胎儿的形态、结构、功能、代谢、精神、行为等方面的异常。出生缺陷包括先天畸形、智力障碍、代谢性疾病等，病因复杂，主要与物理因素、化学因素和生物学因素有关。孕早期某些微量元素、维生素摄入不足或过量与出生缺陷发生的关系较大。如孕早期叶酸缺乏可能导致胎儿神经管畸形，表现为无脑儿和脊柱裂等；维生素 A 缺乏或过多可能导致无眼、小头畸形等。先天性畸形多发生在胚胎组织、器官分化形成时期，这一阶段最易受营养失衡的影响。而致畸损害的关键时间往往与畸形发生的器官和类型有关，这是因为胚胎不同组织易受致畸损害的敏感时期不同，如孕 3 ~ 8 周时中枢神经系统、心脏、眼、耳等易受环境因素和营养状况的影响而发生畸形。

（3）脑发育受损：孕 3 ~ 8 周是胎儿脑细胞分化的关键时期，孕 30 周至出生后 1 年是脑细胞数量的快速增殖期，随后脑细胞数量不再增加而只是细胞体积增大、细胞联系增多和髓鞘发育。因此，孕妇的营养状况，直接关系到胎儿的脑发育，进而影响以后的智力发育。长链多不饱和脂肪酸以 DHA、EPA 以及花生四烯酸（AA）为代表。DHA 和 EPA 具有增强智力、保护视力、降低血脂、降低临界性高血压、抑制过敏反应、抗炎、预防心脑血管病等作用。

（4）低出生体重儿：系指新生儿出生体重小于 2500g，是一种常见的不良妊娠结局，其围产期死亡率为正常出生体重婴儿的 4 ~ 6 倍。低出生体重不仅影响婴幼儿期的生长发育，还可影响儿童期和青春期的体能与智能发育，更有甚者，与成年后慢性病如心血管疾病、糖尿病等的发生率增加有关。

（5）巨大胎儿：是指新生儿出生体重≥4000g。我国一些大、中城市巨大胎儿发生率呈上升趋势，有些地区已达8%左右。巨大胎儿的发生与多种原因有关，如孕晚期血糖升高、糖耐量降低和妊娠糖尿病是巨大胎儿发生的危险因素；孕妇盲目进食或进补，可能造成能量与某些营养摄入过多，孕期增重过多，也可导致胎儿生长过度。巨大胎儿不仅在分娩中易造成产伤，给分娩带来困难，还和生命后期慢性病如肥胖、高血压病和糖尿病的发生存在关联。

2. 远期影响

英国流行病学家Barker通过对出生于Hertfordshire死于心血管病的男性人群调查，发现低出生体重和1岁时体重低于正常标准的男性死于缺血性心脏病的人数较多，提出了慢性疾病的胎生起源学说（FOAD）；随后来自世界各地的研究证实，不仅出生体重，而且出生后的生长模式、婴儿喂养方式、孕妇经历饥荒、孕妇体型、孕妇饮食、孕妇代谢等均与下一代慢性疾病的发生风险有关。

（1）出生体重与成年期疾病：出生体重可以作为胎儿宫内生长发育的评价指标，与成年疾病的患病存在统计学关联，低出生体重与代谢综合征、脑卒中、高血压、2型糖尿病、肥胖症、冠心病、高脂血症、凝血因子水平升高、脑发育受损等存在相关关系，已被医学界广泛接受；高出生体重与多囊卵巢综合征、前列腺癌、乳腺癌、睾丸癌和白血病的关系也受到学术界广泛关注。出生体重与成年期疾病的患病总体上呈“U”形关系。

（2）导致婴儿营养缺乏症：孕妇营养不足会导致婴儿营养素缺乏甚至出现营养缺乏症，如孕妇维生素B摄入不足，婴儿可患先天性脚气病，甚至在母体没有明显营养缺乏症临床表现的情况下发生；孕妇维生素D摄入不足，可能导致婴儿先天性佝偻病；孕妇铁缺乏可致婴儿贫血；孕妇维生素E缺乏与早产婴儿溶血性贫血有关。

（四）中国孕妇常见的营养缺乏症

我国孕妇中缺铁率为60%，缺锌率为50%，蛋白质不足者占50%，近100%的孕妇缺钙，核黄素、维生素C等维生素也有不同程度的缺乏。这些营养素的任何一种缺乏，都会对孕妇和胎儿的健康带来严重影响。

（1）叶酸缺乏：叶酸与脱氧核糖核酸分裂、细胞有丝分裂、嘌呤的合成、氨基酸的转换等都有关系。叶酸缺乏容易出现恶性贫血、胎儿死亡、流产、胎儿发育畸形，如无脑儿、脊核裂等。

（2）蛋白质缺乏：孕妇缺少蛋白质，会使细胞分裂及生长速度减慢，导致胎儿体重过轻，生长发育迟缓，胎儿死亡率大大增加。孕全期蛋白质增加量达2500g，供子宫、胎盘、乳房及胎儿的生长发育，产后哺乳，以及补充分娩时失血用。

（3）缺锌：如孕妇在妊娠初期缺锌，也会产生无脑儿、脊柱裂等畸形儿；怀孕6～7个月缺锌会分娩出低体重儿，婴儿智力也会受到影响。

（4）其他营养缺乏：孕妇缺碘会造成胎儿脑发育不全和耳聋。钙对胎儿及出生后新生儿骨骼的发育至关重要，钙缺乏导致胎儿出生后易患佝偻病、牙齿不健康等问题。铁是合成血红蛋白的重要原料，缺铁导致孕妇贫血、胎儿发育不良；中国孕妇贫血发生率根据不同地区和研究数据有所不同，通常为20%～40%。

第四节　妊娠期生理、心理变化及营养代谢特点

一、妊娠期激素变化

妊娠期女性生理发生变化，为胚胎发育及孕妇分娩做准备。孕期的生理变化引起生化值相应变化，出现类似疾病的改变。因而了解妊娠期女性正常的生理变化和代谢的适应性改变非常重要。正常人怀孕约280天，由受精卵的单个二倍体细胞发育成体重约3.5kg的胎儿，分娩前胎儿周围约有800ml羊水，并由650g的胎盘支持着子宫。为支持胚胎的生长发育过程，必须提供营养素和能量，这会引起孕妇新

陈代谢产生极大的适应性变化。这些变化是由复杂的激素变化引起的，通过激素的作用引起妊娠母体从妊娠开始体内的生理生化水平立即发生显著改变。

女性生殖功能的启动和运作，全源于一套女性特有的荷尔蒙全自动系统。女性荷尔蒙是几种激素的统称，女性的生殖系统机制全赖“荷尔蒙三重奏”牵制，而荷尔蒙的正常分泌有赖均衡营养所支持。第一重奏为下丘脑分泌促性腺激素释放激素，刺激脑垂体前叶，启动月经周期的开始，促性腺激素释放激素本身是由 10 种氨基酸组成的。第二重奏为垂体前叶分泌两种促性腺激素刺激排卵，它们是黄体促进激素及促卵泡成熟激素，两者皆为糖蛋白。第三重奏为卵巢分泌性激素，包括雌激素及孕酮。可以说荷尔蒙支配着女性一生的生理历程，由月经周期、妊娠期、授乳期至更年期，均与女性荷尔蒙有着千丝万缕的联系。妊娠期间母体激素水平会发生以下一系列的变化。

（1）雌二醇：雌激素有助于生殖器官的生长，加速矿物质的新陈代谢，以及帮助骨骼生长。妊娠初期血清雌二醇浓度开始升高。雌二醇刺激孕妇垂体生长激素细胞转化为催乳素细胞，为泌乳做准备。此外，雌二醇增加脂肪形成和贮存，促进蛋白质合成，增加子宫血流，促进子宫和乳腺发育，增加韧带的灵活性，增加母体骨骼更新率。

（2）孕酮：孕酮最初来源于黄体，妊娠之后来源于胎盘。孕酮促使子宫内膜的腺体生长，子宫充血，内膜增厚，为受精卵植入做好准备，并减少妊娠期子宫的兴奋性，抑制其活动，松弛平滑肌，使胚胎安全生长。在与雌激素共同作用下，促进乳腺小叶及腺体的发育，使乳房充分发育，为泌乳做准备。大剂量孕酮通过对下丘脑的负反馈作用，抑制垂体促性腺激素的分泌，产生抑制排卵的作用。

（3）人绒毛膜促性腺激素（hCG）：受精卵形成及胚泡着床后，hCG 分泌逐渐增多，至妊娠 8 ~ 10 周达高峰。hCG 促进胚泡的生长和胎盘的生成，刺激子宫内膜生长。

（4）甲状腺素：孕期血浆甲状腺素 T_3、T_4 水平升高，但游离甲状腺素升高不多，体内合成代谢增加，基础代谢率至孕晚期升高 15% ~20%，孕晚期基础代谢耗能每天约增加 150kcal。

妊娠期以上激素变化对孕妇的生理和代谢产生了深远的影响，包括改变胃肠道功能，增加营养素的吸收和利用，以及调节碳水化合物和脂类代谢等。这些变化通常会随着孕周的增加而越来越明显，至产后逐步恢复至孕前水平。

二、妊娠期的生理变化和营养代谢特点

为了保证孕育的成功，孕期母体代谢和器官功能都将进行适应性调整，这一切都将可能影响孕妇对食物的选择和营养物质的代谢。妊娠虽然是人体正常的生理过程，但并非是母体的正常代谢和胎儿生长发育的简单相加。母体为适应和满足胎体在宫内的生长发育，自身会发生一系列生理性变化，主要表现在以下方面。

（一）代谢改变

妊娠后在大量雌激素、孕酮以及人绒毛膜促性腺激素等的影响下，孕妇体内合成和分解代谢十分活跃，孕早期主要以合成代谢为主，到孕晚期分解代谢加强，但总体上仍是合成代谢大于分解代谢。一方面胎儿组织、胎盘和羊水成分，母体血浆蛋白、血红蛋白、子宫和乳房增殖都需要合成大量蛋白质；孕妇为分娩消耗及产后乳汁分泌需要储备蛋白质和脂肪；另一方面孕妇通过增加分解代谢、动员脂肪，使孕妇血液中游离脂肪酸浓度增高作为能源供孕妇利用，同时抑制糖的利用和糖原异生，从而节约了葡萄糖，保证葡萄糖源源不断地输送给胎儿，有利于胎儿的生长发育。

（二）消化系统功能的改变

孕妇受高水平雌激素的影响，牙龈肥厚，易患牙龈炎和牙龈出血，待分娩后症状可以逐渐缓解或消退。孕酮分泌增加可引起胃肠平滑肌张力下降、贲门括约肌松弛、消化液分泌量减少，胃排空时间延长、肠蠕动减弱等变化，易出现食欲缺乏、偏食、恶心、呕吐、反酸、消化不良和便秘等妊娠反应。此外，由于胆囊排空时间延长，胆道平滑肌松弛，胆汁变黏稠、瘀积，易诱发胆石症。另一方面，消化系统功能的上述改变，延长了食物在肠道内的停留时间，使一些营养素如钙、镁、叶酸和维生素 B_{12} 等的

吸收率都有所增加。

（三）血容量及血浆营养素水平的变化

（1）血容量：孕6~8周时循环血容量开始增加，至孕32~34周时达顶峰，血容量比孕前约增加35%~40%，并一直维持至分娩。血容量的增加包括血浆容积和红细胞数量的增加，红细胞数量平均增加15%~20%，而血浆容积增加为45%~50%。与非妊娠妇女相比，孕妇血液相对稀释，血红蛋白含量下降，出现生理性贫血。

（2）血浆营养素水平：血浆营养素除血脂、维生素E外，几乎所有营养素均降低，如孕妇空腹血糖降低，可能由于孕期胰岛功能旺盛、血中胰岛素水平增高所致；由于血液稀释，从孕早期血浆总蛋白就开始下降，至孕晚期血浆总蛋白水平由约70g/L降至60g/L，主要是因为白蛋白水平从40g/L降至25g/L所致。孕中期血脂逐渐升高、孕晚期升高更明显；血清钙在整个孕期呈进行性下降，分娩前略有回升；血清铁含量随妊娠进程的持续而下降；血清锌含量低于非孕期，并随妊娠进程而缓慢下降；血液维生素A水平变化与孕妇体内维生素A储存及摄入量密切相关。如果孕妇维生素A储存状况好、摄入量充足，孕妇维生素A随妊娠期孕激素水平升高而升高；相反，孕妇体内维生素A储备较低、摄入量不足时，孕妇血清维生素A含量与非孕期持平或略有下降。血浆25-OH-D_3与非孕期差别不大，而1,25-$(OH)_2$-D_3升高，约为非孕期的2倍；孕期血浆维生素E水平增高，可能与母体脂肪动员加速使储存在脂肪组织的维生素E移行进入血液有关；此外，孕妇血液维生素C、维生素B_6、叶酸和生物素含量等均有所降低。

孕妇血浆中每种营养素含量均有不同程度的改变，其变化幅度差异很大，一些营养素水平的下降不能完全用孕期血容量增加致血液稀释来解释，推测孕妇血浆营养素含量改变是为了获得一种新的平衡，使营养素更有利于转移给胎儿。胎盘能够从营养水平较低的母体将营养素转运给胎儿，很多营养素的特点是母体血浆水平降低，而胎儿血浆水平较高，胎盘组织中水平最高，显示胎盘对营养素的转运有特殊机制，详见表3-5。对于许多营养素的转运，胎盘实际上起到了一个生化阀的作用，使营养素从孕妇进入胎盘后被转变为衍生物，从而不能再回到母体，呈单行线运输；如维生素C从母体的脱氢型转变为还原型运至胎儿，而不能再由胎盘渗透回母体；胎儿叶酸水平正常，而母体可因叶酸缺乏导致贫血。

表3-5　孕期母体及胎儿血浆、胎盘组织四种营养素含量比较

营养素	母体血浆（每升）		胎盘（每kg）	胎儿血浆（每升）
	孕前	孕晚期		
游离氨基酸（μmol）	280	1800	10000	3300
维生素C（mg）	20	10	90	20
总核黄素（μg）	60	30	2140	40
叶酸（μg）	7	3	750	15

（四）肾功能的改变

孕妇肾脏由于不断排出母体和胎儿代谢所产生的含氮及其他废物，导致肾脏负担加重。肾小球滤过率增加约50%，肾血浆流量增加约75%，尿中的蛋白源代谢产物如尿素、尿酸、肌酸和肌酐等排泄增多。孕早期增大的子宫及孕晚期下降的胎头可压迫膀胱引起尿频。由于肾小球滤过率增加，而肾小管的吸收能力又不能相应增高，可导致部分孕妇尿中的葡萄糖、氨基酸、水溶性维生素的排出量增加，例如尿中叶酸排出量增加1倍，葡萄糖排出量可增加10倍以上，餐后15分钟出现尿糖。孕期尿中葡萄糖排出量增加与血糖浓度无关，主要是由于妊娠期肾糖阈降低所致。

（五）内分泌系统功能改变

全身各内分泌腺功能都会发生不同程度的变化，与营养代谢有直接关系的为碘营养状况与甲状腺功能。甲状腺激素是维持人体正常生长发育不可缺少的激素，特别是对于胎儿脑发育尤为重要。孕早期是胎儿大脑的快速发育期，此时胎儿的甲状腺功能尚未建立，大脑发育所需要的甲状腺激素主要来自母体，因此此期母体甲状腺激素缺乏将对胎儿大脑发育造成不可逆的损害，因此孕期妇女不可缺碘。

世界卫生组织、国际控制碘缺乏病理事会和联合国儿童基金会三个国际组织推荐孕妇碘摄入量为200μg/d。流行病学研究发现，即使在我国碘营养充足地区孕期碘营养缺乏仍然常见，碘缺乏是缺碘地区孕妇孕中晚期甲状腺功能相对不足的主要原因。此外，孕期血钙往往降低，刺激甲状旁腺分泌激素增多，以调节和维持血钙在正常水平。

三、孕妇心理的改变及其对摄食的影响

孕期是妇女一生中的特殊时期。妊娠使妇女社会角色发生改变，孕妇需要经历各种生理、心理、家庭及社会环境的变化，尤其是激素水平的改变会导致孕妇的心理应激，包括焦虑、抑郁、躯体化、强迫、恐惧和敌对等，其中焦虑和抑郁是孕期最常见的心理反应，其发生率高达20%。

（一）孕妇的心理变化

孕早期妇女的心理波动往往是随着妊娠反应出现的。起初，孕妇可能只是凭想象感觉着腹内的小生命，想象着孩子的模样，甚至想象着把他拥抱在怀里的感受，此时的心境是无比甜蜜的。不久，孕妇开始出现妊娠反应，食欲降低、恶心、呕吐，甚至失眠、焦虑和精神不振，于是孕妇开始感到焦虑和烦恼，担心怀孕的失败，恐惧分娩的痛苦，忧虑腹内胎儿的健康，甚至产生莫名其妙的压抑。孕早期妇女的内心体验往往是复杂的、矛盾的，即心理上存在所谓的“早孕抑郁”现象。进入孕中期，孕妇的情绪继续发生变化，妊娠初期出现的不适症状逐渐消失，食欲和睡眠逐渐恢复正常。胎动的出现对未来母亲来说是一种令人兴奋的信号和莫大的安慰，怀孕失败的恐惧骤减，取而代之的是更多的幸福感和自豪感。孕中期是孕妇心理上的“黄金时期”。孕晚期，孕妇重新感到压抑和焦虑，无论是生理还是心理上都承担了更大的负荷。国内研究显示，孕晚期孕妇心理压力主要源自于：①担心是否安全分娩。②担心分娩过程不顺利或剖宫产。③担心胎儿发育是否正常。④担心体型改变或变得太胖。⑤担心不能照顾好婴儿。⑥担心脸上出现妊娠斑。⑦担心找不到满意的保姆等。孕晚期孕妇心理上再次呈现“担忧”现象。

（二）孕妇心理变化对膳食的影响

孕早期妇女对于胎儿的存在产生应答反应，主要表现为妊娠反应，常伴有疲劳、恶心、呕吐、食欲异常等症状，孕妇因过于关注妊娠变化会使症状加重。早孕反应程度与孕妇的性格和孕妇对妊娠的态度有关。在积极、愉快的情绪状态下，胃黏膜会充血，胃肠蠕动加强，消化腺分泌正常，有利于实现正常的消化功能。当处于抑郁、忧伤、失望、悲痛等不良情绪状态下时，胃黏膜缺血，胃肠活动减弱，消化腺分泌减少，胃内酸度下降，不利于对食物的消化吸收，而如果长期愤怒、焦虑，胃液的分泌可持续升高，使胃内酸度过高，可导致消化性溃疡的发生。当心理压力过重、情绪欠佳之时，体内所消耗的维生素C比平时多8倍。此时应多食用维生素C含量较高的新鲜水果和蔬菜，或者服用适当的维生素C和B族维生素制剂，将有助于消除情绪障碍，使心情好转。

四、胎盘对营养素的转运

胎儿所需的全部营养物质都来自母体，胎盘和脐带承担了营养物质转运职能。胎盘除运送营养素外，还能合成、转变、浓缩、过滤、筛选营养素，阻止某些不利于胎儿的物质通过。因此，母体和胎体间的物质交换不是一种简单的交换，而是存在着极其复杂的转运机制。

（一）胎盘的物质转运方式

胎盘主要通过简单扩散、易化扩散和主动转运等方式运送营养物质给胎儿。

（1）简单扩散：物质分子从高浓度区域向低浓度区域移动，直至两区域平衡，这种转运方式称为简单扩散，如水、大部分电解质、氧、二氧化碳都是以简单扩散方式完成母胎交换。

（2）易化扩散：易化扩散也是一种顺着浓度梯度差的运送方式，但要借助胎盘上特异性载体蛋白或通道蛋白来转运，其扩散速度远远超过简单扩散，如葡萄糖、大部分水溶性维生素是以此方式转运的。

（3）主动转运：指胎盘通过本身的某种耗能过程，将某种物质由低浓度的母体一侧移向高浓度的胎儿一侧，如铁、氨基酸等转运方式属于主动转运。

此外，胎盘含有多种酶系统，能将复杂的化合物分解成简单物质，如脂肪分解为脂肪酸，这样更有利于转运至胎儿，也可将简单物质合成胎儿需要的复杂化合物，如将葡萄糖合成糖原供给胎儿，从而代替了胎儿肝脏的功能。

（二）营养素的胎盘转运

（1）葡萄糖：葡萄糖以易化扩散方式进入胎盘。胎盘上存在着葡萄糖分子特异性载体蛋白，母体血浆中葡萄糖浓度愈高，愈有利于胎盘对葡萄糖的摄取。胎盘所摄取的葡萄糖约 46% 直接供给胎儿利用，而相当一部分在胎盘中合成糖原被储存，尤其是在孕早期胎儿肝脏发挥作用以前。由于胎盘具有糖酵解酶，能将储存的糖原转变成葡萄糖再供给胎儿，胎盘还能将葡萄糖合成果糖，所以果糖浓度在胎盘中比母血高。

（2）氨基酸：血浆蛋白质，除免疫球蛋白 G 外，均不能通过胎盘。胎盘通过主动转运方式摄取游离氨基酸，胎盘和胎血中很多游离氨酸的浓度高于母血的浓度，胎盘对氨基酸的转运具有选择性，如运送组氨酸较其他氨基酸快。胎盘所摄取的氨基酸大部分直接供胎儿利用，也有部分在胎盘酶的作用下合成蛋白质，构成胎盘组织；另外，也合成各种酶、激素以控制胎盘及胎儿组织的生长，如雌二醇、胰岛素、绒毛膜促性腺激素都能促进蛋白质合成。

（3）脂类：脂肪不能直接通过胎盘，但胎盘能摄取游离脂肪酸、磷脂和胆固醇，游离脂肪酸能直接进入胎血，所以在胎儿组织中能发现母体中的必需脂肪酸。胆固醇也能被胎儿所接受，胎盘绒毛膜滋养层中存在一种有高度亲和力的受体，能摄取来自母体血浆中含胆固醇丰富的低密度脂蛋白，胆固醇进入胎盘细胞以胆固醇酯的形式储存，为胎盘合成类固醇激素提供原料。同时，胎盘还能降解从母体吸收的磷脂，其降解产物进入胎儿血浆，用于胎儿脑发育。

（4）无机盐：血浆钠、钾、氯等离子的浓度在母体面和胎儿面基本相等，而且胎儿血浓度随母血浓度的变化而变化，故认为这类离子是以简单扩散方式自母体进入胎儿的。钙、磷、镁、锌在胎血中保持较高的水平，而且由母体向胎儿转运的量与母体水平成正比，即有赖于母体本身的营养状况。因此，可认为胎盘对钙、镁、磷、锌的转运是主动转运方式。铁的转运较为特殊，胎儿血中与运铁蛋白结合的铁离子高于母血，还发现人类胎盘上同时存在着铁蛋白和运铁蛋白受体，这种铁蛋白是胎盘贮存铁的一种形式，母血中的铁以铁蛋白形式进入胎盘，将铁转运给运铁蛋白，后者在运铁蛋白受体帮助下，进入胎儿血液，所以铁的胎盘转运实际上是一种逆浓度梯度的主动转运过程。

（5）维生素：大多数水溶性维生素以易化扩散的方式转运，但维生素 C 则是耗能的主动转运，胎儿和胎盘血浓度高于母血的浓度，而且胎盘以相同的速度摄取还原型和脱氢型维生素 C，但是只将脱氢型维生素 C 转运给胎儿，机制尚不清楚。胎血和胎儿组织中核黄素水平较母血高 4 倍，可能胎盘一方面以主动运输方式将核黄素自母体转运给胎儿；另一方面，胎盘将来自母体的黄素单核苷酸（FMN）和黄素腺嘌呤二核苷酸（FAD）分解为游离的核黄素然后转运给胎儿。胎盘对吡哆醇的转运不受母体摄入量以及母体血浆含量的影响，当母体血浆浓度降低时，胎盘却能够维持它的正常水平，在提高母血浓度后，胎盘水平也提高，但不影响胎血吡哆醇含量，说明胎盘对吡哆醇不仅起转运作用，而且还有调节作用。

胎盘、胎儿叶酸水平直接受母体血浆水平影响，母体血浆叶酸水平低时，胎盘和胎儿血浆中叶酸水平也低，当给母体补充叶酸后，胎盘和胎血中的浓度得到提高；此外，还发现胎盘中也存在具有活性的二氢叶酸还原酶，能将叶酸还原为甲基四氢叶酸供给胎儿利用。

维生素 B_{12} 在胎盘的转运机制与肠道吸收机制相同，维生素 B_{12} 与胎盘上特异性糖蛋白受体结合而被转运给胎儿。母体维生素 A 是以维生素 A－视黄醇结合蛋白（RBP）的形式通过胎盘转运的。维生素 A 在胎儿体内的积聚分为三个阶段：第一阶段表现为胎儿血中维生素 A 浓度急剧增高；第二阶段为维生素 A 和 RBP 同时增加；第三阶段为一方面维生素 A 和 RBP 继续积聚，另一方面胎儿肝脏开始储存维生素 A。β－胡萝卜素进入胎盘后，储存能力大于维生素 A，但从胎盘运到脐血的能力却显著低于维生素 A。胎盘对维生素 A 的转运还表现在胎儿也可将其通过胎盘分泌进入母体循环，说明胎盘不仅有屏障作用，更重要的是建立母体－胎儿的动态平衡，调节着胎儿体内的维生素 A 水平，防止胎儿体内过多或缺失。

25－OH－D_3 能通过胎盘，1,25－(OH)$_2$－D_3 通过胎盘的速率更快，孕期给孕妇补充维生素 D 能使胎儿的钙增加。维生素 E 从母体转运给胎儿效率较低，可能由于血液中维生素 E 的运载体为低密度脂蛋白（LDL），而 LDL 不能直接转运给胎儿，从而间接影响了胎盘对维生素 E 的转运。

第五节　孕妇营养状况的调查和评价

母婴营养师工作经常接触孕妇，首先需要了解孕妇的营养状况，需要对孕妇进行营养评估，判断孕妇有无营养问题，有什么营养问题，营养摄入能否满足母体健康和胎儿生长发育的需要；然后才能有针对性地解决问题，才能进行科学的干预，从而降低妊娠并发症、合并症的风险，并为孕妇分娩和哺乳提供合理的营养储备，真正促进母婴的健康。因此，孕期营养评估是一项非常重要的工作，可以帮助专业人士了解孕妇的营养状况，并提供个性化的营养建议。孕期进行科学、合理、均衡的营养膳食安排，可以改变孕妇盲目补充营养的方式，使孕期营养的供给更加精准、更加有针对性，这对孕妇和胎儿的健康是极为有利的。孕期均衡的营养不仅能有效控制孕妇体重，避免生产巨大儿、低体重儿或者早产儿，而且能预防妊娠期各种疾病，如妊娠糖尿病、妊娠高血压、高脂血症以及贫血等，从而保障孕妇和胎儿的健康。

孕妇营养调查是运用科学手段来了解孕妇个体或群体的膳食和营养水平，以此判断其膳食结构是否合理和营养状况是否良好的重要手段。孕妇营养调查与评价是母婴营养师开展工作的基础，是母婴营养师必须掌握的一项基本技能。

孕妇营养评估需要综合膳食调查和评价、体格测量、营养相关的体征、营养相关的实验室检查等资料，进行专业分析才能作出。膳食调查是对孕妇日常饮食习惯的调查，体格测量是对孕妇的身高、体重、腰围及婴幼儿头围等进行测量。实验室检查包括对孕妇的血液生化、血常规等进行检查，有条件的还可以测量血液中的维生素和微量元素含量。母婴营养师收集上述几项资料后，需要参照国家制定的孕妇营养供给标准，结合自己的经验，对孕妇的营养状况做出综合判断。

一、孕妇膳食调查和膳食评价

通过膳食调查可了解到不同孕期妇女每天膳食所摄入的能量和各种营养素的数量和质量，以评价所摄入能量和营养素是否能满足母体和胎儿生长发育的需要，同时对其膳食结构或膳食制度是否合理进行评价。膳食调查应按孕早、中、晚三期分别进行，每次调查 3～5 天。常采用的调查方法有 24 小时回顾法和称重法等，每种方法都有优点和不足，有时采取两种或多种方法相互结合，以便得到更准确的调查结果。

（一）称重法膳食调查

称重法是指运用标准化的称量工具对食物进行称量，从而了解调查对象当前食物消费情况的一种方法。通过准确称量，掌握调查对象在调查期间（3～5 天）每日每餐各种食物的消耗量，包括食物的生重、熟重和每餐剩余食物的量，作准确的称重，并作详细的记录，由此计算出食品的生熟比值，以及每人每日的营养素摄入量。

根据调查目的和评价指标设计调查表，详见表3－6。

表3－6　食物称重登记表

调查日期	食物名称	原料编码	结存量	采购量	废弃量	剩余量	实际消耗量

注：1. 实际消耗量＝（调查前结存量＋采购量－废弃量－剩余量）÷调查时间

2. 结存量：调查称重前每种食物的现存重量。

3. 采购量：调查期间采购食物的重量。

4. 废弃量：调查期间每种废弃食物的重量。

5. 剩余量：调查结束时每种食物剩余的重量。

6. 原料编码：通过查阅中国食物成分表获得。

膳食调查时使用食物秤对每种食物调查前和调查后分别进行称重，并计算出生熟比值，详见表3－7。在膳食调查中，如果废弃或剩下的食物是熟食，需要通过换算成生的原材料再进行食物量的计算，最后进行营养成分的计算，详见表3－8。

表3－7　食物生熟比值计算表

食物原料	烹饪前重量（g）A	烹饪后的熟食重量（g）B	生熟比值C（C＝A/B）

表3－8　熟食量转换成生食量的转换表

食物原料	食物原料名称	实际摄入的熟食重量（g）D	实际摄入的生食重量（＝C×D）

例题3－1　100g大米加水1000g煮成大米粥800g，请计算大米粥的生熟比值；某孕妇吃了大米粥300g，请计算其实际摄入大米多少克。

生熟比值＝100g÷800g＝0.125，某孕妇实际摄入大米＝0.125×300＝37.3（g）

1. 称重法的特点及优缺点

（1）特点：调查过程与膳食的加工、烹调和进餐过程同步进行。

（2）优点：结果比较准确，能获得可靠的个人食物摄入量，能准确计算和分析营养素摄入量及其变化状况，所以称重法是个体膳食调查的理想方法。

（3）缺点：耗费人力、物力较多，对调查人员的技术要求较高。

2. 称重法膳食调查的注意事项

（1）进行称重记录时，调查者要在调查对象每餐食用前及时称量和记录各种食物，吃完后还要将剩余或废弃部分称重并加以扣除，得出每种食物的实际摄入量。

（2）三餐之外的水果、糖果、花生和瓜子等零食也要称重记录。

（3）调查时间不宜太长，也不宜太短，以调查3～7天为宜。

（4）为了使调查结果具有良好的代表性和真实性，最好在不同孕期分次调查。

（二）24小时回顾法膳食调查

24小时回顾法，又称询问法，是通过询问调查对象过去24小时的实际膳食摄入状况，对其膳食摄入量进行计算的一种方法。这种方法的优点是简便易行，缺点是结果较粗糙，适用于个人膳食调查。受试者要尽可能准确地回顾调查前一日的食物消耗量。在实际工作中，一般选用连续3天的调查方法，所得结果经与食物称重法相比较，差别不明显。典型的方法是用开放式调查表进行面对面询问。一定要认真培训调查员，主要依靠应答者的记忆能力来回忆和描述他们的膳食。

1. 调查前准备

（1）了解市场上主、副食供应的品种和价格。

（2）了解食物的生熟比值，以及食物体积重量之间的关系，能根据食物体积比较准确地估计食物的重量。

（3）设计好调查表，准备好记录工具，如调查表、录音机、计算器和称重器等。

（4）了解调查对象的地址，预约好上门的调查时间。

2. 设计调查表

调查前根据调查目的和调查对象设计好调查表，见表3－9。

表3－9　24小时回顾法膳食调查表

姓名________　性别________　年龄________　生理状况____________　孕期________

身体活动水平______________　个人编码____________

进餐时间	食物名称	原料名称	原料编码	原料重量（g）	可食部分重量	制作方法

注：1. 生理状况：正常、孕妇、乳母。

2. 身体活动水平：分轻度、中度、重度三级。

3. 膳食调查步骤

引导调查对象回顾过去24小时的进餐情况。详细询问进餐时间、食物名称和食物重量，估计并填写于调查表3－9内。调查时间在30分钟左右，勿用过长时间，以免影响调查对象。

4. 膳食计算

将膳食调查得到的资料进行膳食计算，得到以下资料：①每日各类食物摄入量；②每日能量和营养素摄入量，见例题3－2；③每日各类营养素摄入量占推荐量的百分比。

例题 3-2　计算 50g 鸡蛋的能量和蛋白质含量。

某食物的某种营养成分含量 = 市品重量 × 可食部（%） × 某营养成分含量（%）。

50g 鸡蛋可提供的能量 = 50g × 食部 88% × 156（kcal/100g） = 68.64（kcal）。

50g 鸡蛋可提供的蛋白质 = 50g × 食部 88% × 鸡蛋蛋白质含量 12.8% = 5.6（g）。

5. 调查注意事项及要求

（1）调查人员必须明确调查目的，语言表达能力强，具有熟练的技能及诚恳的态度。

（2）入户调查应佩戴工作证或穿工作服，遵守预约时间并尊重调查对象的习俗。

（3）选用 24 小时回顾调查法应连续进行 3 天的膳食调查。

（4）7 岁以下儿童或 75 岁以上老人不选用 24 小时回顾法。

（5）核实调查资料。

（6）指导调查对象准确描述进餐情况，力求不遗漏、不多报或少报。

（三）记账法膳食调查

记账法是指通过记录一定时期内的食物消耗总量，并根据同一时期的进餐人数，计算每人每日对各种食物的平均摄入量。该法适用于家庭、托儿所、幼儿园、中小学和部队的调查。

（1）记账法的特点：通过记账（或查账）的方式来进行膳食调查。

（2）记账法的优点：操作简单，所用费用低，人力少，可以调查较长时间的膳食，如 1 个月、1 个季度或 1 年甚至更长时间，适用于大样本。

（3）记账法的缺点：调查结果只能得到集体的人均摄入量，往往没有个人的食物摄入数据，不能反映某一个体的实际摄入水平和个体间的差异。

（四）食物频率法膳食调查

食物频率法是以调查问卷的形式获得调查对象在一定时期内所摄入食物的种类和频次的一种方法。调查时间一般较长，往往是以“月”或“年”为单位进行回顾性调查。食物频率法包括定性、半定量和定量三种方法，定性的食物频率法膳食调查通常只调查每种食物特定时期内所食用的次数，而定量的食物频率法膳食调查要求受试者提供所吃食物的数量。

（1）食物频率法的特点：通过问卷的形式进行调查，问卷调查表的设计决定了调查结果的准确性和成败。

（2）食物频率法的优点：能够迅速得到平时摄入食物的种类和数量，较好反映长期营养素摄入情况。

（3）食物频率法的缺点：对食物份额大小的量化往往不准确，不能计算能量和各种营养素的摄入量。

例题 3-3　为了研究骨密度与某孕妇人群进食牛奶和大豆制品频率的关系，拟对该人群进行调查，请完成下列操作。

（1）制定食物频率问卷调查表。

（2）简述食物频率法调查操作步骤。

解题分析：

1）设计食物频率问卷调查表

姓名________　性别________　年龄________　孕期________　骨密度____________

家庭住址__________________　联系电话____________

食物名称	不吃 <1 次/月	偶尔吃 <1 次/周	少吃 1～2 次/周	经常吃≥3 次/周
牛奶				
大豆制品				

2）简述食物频率法的调查步骤

①确定调查的相关内容：a. 确定调查目的；b. 确定调查期限；c. 确定调查种类是定性、定量还是

半定量；d. 确定调查食物的清单。

②制定相关的表格及填写说明书。

③确定调查方式：是采用邮寄问卷调查，还是面对面问卷调查。

④计算和统计调查资料。

⑤资料归档保存。

（五）膳食调查结果的评价

孕妇需要根据中国营养学会制定的孕妇膳食指南、膳食宝塔和膳食营养素参考摄入量，对孕妇的膳食结构、能量摄入量及各种营养素摄入量、相互比例等进行评价。

评价内容包括以下 5 个方面。

（1）膳食结构的评价：注意膳食中是否包含五大类食物和各类食物之间的比例是否合适。

（2）能量和营养素摄入量的评价：应用“中国居民膳食营养素参考摄入量（孕妇，DRIs）”对孕妇的能量和营养素摄入量进行评价。

（3）能量来源分布评价：一般包括食物来源和三大产能营养素来源分布评价。

（4）蛋白质来源分布评价：对膳食蛋白质的评价需要从数量和质量两个方面进行评价，即要评价优质蛋白质占总蛋白质的比例。

（5）能量餐次分配比例评价：孕妇等特殊人群一日不止三餐，需要评价每餐能量分配的合理性。

二、孕妇生活方式调查

生活方式是人们受社会文化、经济状况、风俗和家庭影响而形成的生活意识和生活习惯。世界卫生组织研究发现，生活方式对人们健康的影响最大，占到 60%。孕妇的生活方式不但会影响自己的健康，还会影响到胎儿的健康。不良的生活方式损害母体及胎儿的身心健康，而良好的生活方式则有利于母体及胎儿的健康。孕妇的生活方式，包括饮食偏好、用膳制度、食物烹调方法、摄食的食物种类及数量、就餐地点、外出就餐情况、体力活动、体育锻炼、烟酒嗜好和生活规律等方面。在影响健康的诸多因素中，生活方式是我们普通人唯一能掌控的因素，我们可以通过改变生活方式，让自己生活得更美好、更健康。

三、临床体征检查

临床体征检查有助于了解有无营养缺乏病。通过全身体格检查、皮肤、头发、眼、口腔、四肢、指甲、神经系统和循环系统检查，判断是否存在相应缺乏症的临床体征。孕妇临床体征检查与正常人群的营养缺乏病体征及判断标准一致。常见营养缺乏病的临床体征详见表 3－10。如果孕妇或婴幼儿具有以下某些营养缺乏的体征，是诊断患营养缺乏病的重要证据之一。

表 3－10　常见营养缺乏病的临床体征

营养缺乏病	临床体征
蛋白质－能量营养不良	婴幼儿：消瘦，生长发育迟缓或停止，皮下脂肪少，皮肤干燥、无弹性、色素沉着、水肿，肝脾肿大，头发稀少等 成人：皮下脂肪减少或消失，体重降低，颧骨突起，水肿等
维生素 A 缺乏症	皮肤干燥，毛囊角化，结膜、角膜干燥，夜盲症，毕脱斑等
维生素 B_1 缺乏病	外周神经炎，皮肤感觉异常或迟钝，体弱，心动过速，心力衰竭和水肿等
维生素 B_2 缺乏病	口角炎、唇炎、舌炎、脂溢性皮炎、阴囊炎、畏光、流泪、视疲劳等
叶酸缺乏	胎儿：发育迟缓、神经管畸形、脊柱裂或无脑儿、唇裂和腭裂等 成人：头发稀疏，恶心、呕吐、腹痛，失眠、多梦、易怒，巨幼细胞性贫血，口腔黏膜溃疡，脸色苍白，皮炎、唇炎等

续上表

营养缺乏病	临床体征
维生素 C 缺乏病	牙龈肿胀、出血，皮肤瘀点、瘀斑，全身性广泛出血，面色苍白，倦怠无力，抑郁，食欲减退等
维生素 D 缺乏病及钙缺乏病	儿童和孕妇：夜间多汗、睡眠不安、肌肉松弛、发育迟缓，严重时可出现佝偻病和鸡胸。孕妇骨骼软化、变形 成人：易烦躁、失眠、出汗，骨质疏松，手脚抽搐等
铁缺乏病	皮肤黏膜苍白、匙状甲、反甲、乏力、贫血、异食癖等
碘缺乏病	胎儿和儿童：胎儿发育迟缓、先天畸形、流产、死胎、呆小病等 成人：甲状腺肿、可有结节
锌缺乏病	生长迟缓、免疫力下降，皮肤出现红疹、痤疮、干燥和脱屑，夜盲症，味觉和嗅觉减退，伤口愈合缓慢，脱发，食欲减退，焦虑和抑郁，性发育迟缓等
DHA 缺乏	反应迟缓，智力发育迟缓，智力低下，难于入睡

四、体格测量与评价

身体形态和人体测量指标可以较好地反映机体的营养状况。体格测量的数据是评价个体营养状况的有用指标。常用的体格测量指标包括身高、体重和婴幼儿头围等，由于简便易行、无创，且可以较好地反映机体营养状况，因此广泛应用于人体营养状况的评价。

（一）身高

身高是指从足底到颅顶的高度。由于骨关节病或某些神经系统疾病无法直立的患者，也可以用坐高或身长等来代替。

（1）测量意义：身高是反映个体营养状况的重要指标，综合反映蛋白质、能量以及其他一些营养素的摄入、利用和储备情况。

（2）测量仪器：包括机械身高坐高计或电子身高坐高计。使用前应校对零点，以钢尺测量基准板平面红色刻线的高度是否为 10. 0cm，误差不得大于 0. 1cm。同时应检查立柱是否垂直，连接处是否紧密，有无晃动，零件有无松脱等情况，并及时加以纠正。

（3）测量方法：①赤足、立正姿势，站于身高计上，上肢自然下垂，足跟并拢，足尖分开呈 60°，足跟、骶骨部及两肩胛间区与立柱相接触，躯干自然挺直，头部正直，两眼平视前方，耳屏上缘与两眼眶下缘最低点呈水平位。②测试人员站在被测者右侧，将水平压板轻轻沿立柱下滑，轻压于孕妇头顶。以厘米（cm）为单位，精确到小数点后 1 位，如 170. 1cm。

（4）注意事项：①测量时间：身高一天波动 1 ~ 2cm，宜在上午 10 时测量。②身高坐高计应选择平坦靠墙的地方放置，立柱的刻度尺应面向光源。③测量人员每天测试前检查身高坐高计，进行校正。④严格掌握“三点靠立柱”“两点呈水平”的测量姿势要求，测量人员读数时两眼一定要与压板等高，两眼高于压板时要下蹲，低于压板时应垫高。⑤水平压板与头部接触时，松紧要适度，头发蓬松时要压实、头顶的发辫、发结要放开，饰物要取下。⑥读数完毕，立即将水平压板轻轻推向安全高度，以防碰坏或伤人。

（二）体重

（1）测量意义：体重是人体营养状况评价中最简单、直接而又可靠的方法。体重是指机体脂肪组织、瘦组织群、水和矿物质等的重量之和，如身高一样是综合反映蛋白质、能量以及其他一些营养素摄入、利用和储备情况的指标。孕妇测量体重不但可以反映自身的营养状况，还可以反映胎儿的营养状况。孕期体重的增长范围因个人身体条件而异，正常增长范围为 10 ~ 13kg。如果体重不增加或增加幅度小于正常范围，可能是胎儿宫内发育迟缓或孕妇营养不良的信号；而每周体重增加超过 0.5kg，则需要注意是否有异常情况发生，并建议去医院产科检查以明确原因。

（2）测量工具：由于孕妇在怀孕中后期体型和身体灵活度可能发生变化，在选择体重秤时，应优先考虑大秤面、大称脚的智能母婴安全秤，以确保测量结果的准确性和安全性。使用前需检验其准确度和灵敏度。准确度要求误差不超过 0.1%。

（3）测量方法：孕妇在测量前需要将鞋子脱掉，然后站在体重秤上进行测量。①测量时，秤应放在平坦地面上，调整零点。②被测者踏上台面，于秤中央站稳。③测试人员读数以千克（kg）为单位，精确到小数点后一位。记录员复诵后将读数填入记录表内。测量误差不超过 0.1kg。使用电子体重计会直接显示重量值，测量结束，按键关机。

（4）注意事项：通常建议孕妇从怀孕四个月以后开始，每周或每半个月测量一次体重。在初次产检时获得的体重可以作为估计未来孕期体重的基准值。①体重存在季节改变，一般秋季显著增加；每日会随运动、排泄、出汗等改变。②宜在早晨空腹排便后进行测量。③体重测量要注意是否有水肿情况存在，还要注意是否为肌肉发达者（运动员、健美运动员），并记录。④长期不用电子体重计时应取出电池，防止腐蚀。⑤每天使用前均需校正体重秤。⑥被测者站在秤台中央，称量前脱去鞋帽和外衣，仅穿背心和短裤，或估计衣物重量。⑦测量体重前被测者不得进行体育活动或体力活动。

（三）婴幼儿头围测量

（1）测量意义：头围是反映大脑和骨骼的发育指标。头围大小与脑发育有关，3 岁以下婴幼儿应测量头围。

（2）测量工具：使用国家生产的标准软尺。

（3）测量方法：测量者用拇指将软尺零点固定于头部右侧齐眉弓上缘处，软尺从头部右侧经枕骨粗隆最高处和左侧齐眉弓上缘处回到零点。读数要求以"cm"为单位，读至 0.1cm。

（4）注意事项：测量时软尺应紧贴皮肤，左右对称，长发者应在软尺经过处将头发向上下分开。

（四）人体成分分析仪

孕妇可以使用人体成分分析仪进行检测。人体成分分析仪通过生物电阻抗技术，可以测量出人体的脂肪率、肌肉率、水分率等许多数据，对于了解个人的营养状况有一定的帮助。然而，孕妇在怀孕期间身体会发生很多变化，包括体重增加、体脂率变化等，这些都是正常的生理现象。因此，在使用人体成分分析仪时，应避免过度关注单一的指标，而应全面了解孕妇的营养指标及前后随诊的变化。

五、判断人体营养水平的实验室诊断标准

人体营养生化指标变化常先于临床症状，且实验室生化检查具有客观、灵活等优点，因此实验室检查对于人体营养水平的判断、营养缺乏症的早期发现与预防治疗，具有重要的价值。孕期常见的营养问题包括缺铁性贫血、妊娠糖尿病、叶酸缺乏致出生缺陷、碘缺乏病（呆小症）、孕期甲状腺功能异常、维生素 D 缺乏等，建议孕期进行血红蛋白、空腹血糖、糖耐量试验（OGTT）、胆固醇、三酰甘油、高密度脂蛋白胆固醇、低密度脂蛋白胆固醇、促甲状腺激素、总蛋白、白蛋白等指标的检测。有条件时可进行维生素 A、维生素 D、锌、血清铁蛋白、C 反应蛋白和尿碘等检测。若存在血糖异常，需定期检测糖化血红蛋白（HbA1C）。

我国常用的判断人体营养水平的实验室诊断标准汇总见表 3 - 11，表中所列数值经常受生理状况、民族、体质、环境及不同测量方法等因素的影响，所以是相对的，使用时仅供参考。

表 3 - 11　判断人体营养水平的实验室诊断参考标准

营养素	检查项目	正常范围	营养素缺乏
蛋白质	血清总蛋白	60 ~ 80g/L	<60g/L

续表

营养素	检查项目	正常范围	营养素缺乏
	血清前白蛋白	250～500mg/L	
	血清白蛋白	35～55g/L	
	血清球蛋白	20～30g/L	
	白/球（A/G）	（1.5～2.5）:1	
	空腹血浆必需氨基酸量/总氨基酸量	0.3～0.5	<0.3
	尿羟脯氨酸系数（mmol/L 尿肌酐系数）	>2.0～2.5	
	游离氨基酸	40～60mg/L（血浆） 60～90mg/L（RBC）	
血脂	血清三酰甘油	0.56～1.7mmol/L	
	血清总胆固醇	2.84～5.68mmol/L（成人） 3.12～5.2mmol/L（儿童）	
	高密度脂蛋白胆固醇	沉淀法 0.94～2.0mmol/L	
	低密度脂蛋白胆固醇	沉淀法 2.07～3.12mmol/L	
	血清游离高脂肪酸	0.2～0.6mmol/L	
	血酮体	<0.34～0.68mmol/L	
钙、磷	血清钙	2.25～2.75mmol/L （其中游离钙 1.125～1.375mmol/L）	
	血清无机磷	1.0～1.5mmol/L（儿童） 0.75～1.25mmol/L（成人）	
	血清 Ca×P	30～40mg/dl	
	血清碱性磷酸酶（连续法）	成人<40～150U/L 儿童<500U/L	
铁	血清铁蛋白（SF）（RIA 或 EIA）	15～200μmol/L（男） 12～150μmol/L（女）	
	血清铁（亚铁嗪比色法）	13～32μmol/L（男） 9～29μmol/L（女）	
	血清运铁蛋白饱和度（Ta）	33%～35%	
	血液红细胞压积（HCT 或 PCV）	男 40%～50% 女 37%～48%	
	平均红细胞体积（MCV）	血细胞分析仪法 80～100fl	
	红细胞内游离原卟啉（荧光光度法）	<2.34μmol/L	
	平均红细胞血红蛋白量（MCH）	26～32pg	
	平均红细胞血红蛋白浓度（MCHC）	320～360g/L	

续表

营养素	检查项目	正常范围	营养素缺乏
锌	血浆锌	800~1100μg/L	
	红细胞锌	180.5~272.8μmol/10^{10}个	
碘	促甲状腺激素（TSH）	放免法2~10mIU/L	
硒	红细胞硒	（338±110）μg/L	
	血浆硒	0.82~4.2μmol/L	<0.63μmol/L
维生素A	血清视黄醇	儿童>300~500μg/L 成人300~2250μg/L	儿童<200μg/L 成人<100μg/L
	血清视黄醇缩合蛋白（RBP）	23.1mg/L	
维生素D	血浆25-OH-D_3	20~150nmol/L	
	血浆1,25-(OH)$_2$-D_3	16~60pg/ml	
维生素E	血清维生素E （高效液相色谱法）	11.5~46μmol/L	<11.5μmol/L
维生素B_1	24h尿中硫胺素排出量	>100μg	
	4h负荷尿中硫胺素排出量	>200μg	≤100μg
	任意一次尿维生素B_1（μg）/肌酐（g）	≥66	<27
	TPP效应	<16%	>25%
维生素B_2	24h尿中排出量	>120μg	
	4h负荷尿中排出量	≥1300μg	≤500μg
	任意一次尿维生素B_2（μg）/肌酐（g）	80~269	<27
	EGR-AC	≤1.2	≥1.5
维生素B_6	血浆PLP	>20nmoL/L	
	色氨酸负荷试验XI	0~1.5	>12
	红细胞天冬氨酸转氨酶活性	<1.6	
	红细胞丙氨酸转氨酶活性	<1.25	
烟酸排量	尿中2-吡啶酮/N^1-MN	1.3~4.0	<1.3
	4h负荷尿中N^1-MN	3.0~3.9mg	<2.0mg
	任意一次尿N^1-MN（mg）/肌酐（g）	1.6~4.2	<0.5
叶酸	血清叶酸	11.6~36.3nmol/L （5~16μg/ml）	<6.8nmol/L（3μg/ml）
	红细胞叶酸	>362nmol/L	<318nmol/L

续表

营养素	检查项目	正常范围	营养素缺乏
维生素 B_{12}	血清维生素 B_{12}		<1. 1pmol/L
	血清全转钴胺素Ⅱ		<29. 6pmol/L（40pg/ml）
维生素 C	血浆维生素 C 含量	≥4. 0mg/L	<2. 0mg/L
	白细胞维生素 C 水平	11～15μg/10^8 个	<2μg/10^8
	4h 负荷尿中排出量	5～13mg	≤3mg
其他	尿糖	定性：阴性 定量：0. 56～5. 0mmol/24h	
	尿蛋白 尿肌酐	定性：阴性 20～26mg/（24h·kgBW）（男） 14～22mg/（24h·kgBW）（女）	
	尿肌酐系数	23mg/kg（男） 17mg/kg（女）	

例题 3－4　某家长带 2 岁小孩来营养咨询，小儿常有多汗、易惊、囟门大、出牙迟及枕秃等症状。前胸部两侧肋骨与软骨交界处外凸成“肋骨串珠”；肋下缘外翻；胸部前凸成“鸡胸”；腹肌软弱无力，腹胀。请回答以下问题。

（1）判断该小儿可能是何种营养缺乏病？判断依据？

（2）指出可能缺乏的营养素。

（3）提出相关的检查建议。

（4）提出膳食营养指导建议。

解题分析：

（1）判断：该小儿可能患佝偻病。

判断依据：该小孩的症状和体征符合佝偻病的症状和体征。

（2）可能缺乏的营养素：维生素 D 缺乏、钙缺乏或两者同时缺乏。

（3）相关的检查建议

①缺钙的血清学检查：①血清总钙水平通常低于正常水平。②血清磷：通常低于正常水平。

②缺维生素 D 的血清学指标：血清 25－(OH）维生素 D 水平检测降低。

③血碱性磷酸酶：佝偻病患者通常高于正常水平，主要是由于骨质破坏引起的。

④骨密度测定：通常骨密度降低，本方法敏感、准确。

⑤骨 X 光检查：可见骨密度减低、骨硬化、颅骨结构变化。

⑥血清钙磷乘积：正常值为 30～40mg/dl。若（［Ca］×［P］）>40，则钙和磷以骨盐形式沉积于骨组织，成骨作用增强，破骨作用受到抑制；若（［Ca］×［P］）<30，则骨骼钙化过程发生障碍，甚至骨盐溶解，抑制成骨并增强破骨作用，这是佝偻病发病的重要机制之一。

（4）膳食营养建议

①适当增加摄入富含钙的食物，如幼儿奶粉、豆类及其制品等。

②适当增加富含维生素 D 的食物，如动物肝脏、鱼肝油、海鱼、蛋黄等。

③适当增加户外活动或锻炼，经常晒太阳有利于皮下合成维生素 D_3，促进钙的吸收和利用。

④必要时补充钙片、维生素 D 制剂。

六、孕期营养状况的综合评估

1. 孕期整体营养状况的评估

根据体质指数、腰围、体脂率、实际体重占标准体重的百分比这四个指标来综合评估。评估结果有营养不良、正常、超重和肥胖四种，程度有轻度、中度、重度三个等级，评估结果可用以下方式进行记录。

评估结果：营养不良□　正常□　超重□　肥胖□

严重程度：轻度□　中度□　重度□

2. 营养摄入合理性评估

根据膳食调查、膳食计算和食物特殊营养成分含量的检测结果，对照中国营养学会制定的标准和孕期妇女膳食指南，结合母婴营养师的实际经验来综合评估孕妇营养摄入的合理性。评估的内容包括能量、蛋白质、脂肪、碳水化合物、维生素、矿物质、膳食纤维和水。评估结果包括判断营养素摄入是否均衡，营养摄入不均衡者要进一步区分类别，是蛋白质、脂肪、碳水化合物、维生素和矿物质哪种不均衡，是含量过多、还是过少。可用以下方式进行记录。

营养摄入均衡性：均衡□　不均衡□

营养不均衡类别：蛋白质□　脂肪□　碳水化合物□　维生素□　矿物质□　纤维□　其他：

3. 人体营养组成合理性评估

主要根据人体成分分析仪测量结果，孕妇的年龄、职业，以及母婴营养师的经验来综合评估孕妇身体营养构成的合理性。评估内容包括体重、体脂肪量、肌肉量、骨质量、蛋白质量、身体水分、体脂率等。评估结果包括营养素含量过多、含量正常、含量过少三种情况。

第六节　孕期膳食营养指导基础知识

一、孕期膳食营养需要

（一）孕期营养需求特征

孕期的营养需求特征主要包括需要足够的蛋白质、足够的维生素和矿物质、足够的热量，需要保证饮食均衡以及需要根据自身情况调整饮食结构。

（1）需要足够的蛋白质。蛋白质是人体内的一种重要组成成分，孕妇在孕期需要保证足够的蛋白质摄入，以此来满足自身以及胎儿正常生长发育的需要。

（2）需要足够的维生素和矿物质。足够的叶酸对于胎儿的神经管发育非常重要；孕妇需要足够的钙来支持自身的需要及胎儿骨骼和牙齿的发育；需要足够的铁来制造红细胞，以支持自身和胎儿的氧气供应；维生素 D 有助于钙的吸收和利用，支持胎儿的骨骼生长和免疫系统的发育。所以，孕妇日常饮食上要注意充分摄入叶酸、维生素 D、维生素 C、钙、铁和锌等营养物质，这些营养物质不仅能够为孕妇和胎儿提供营养，还能在一定程度上起到预防疾病的作用。

（3）需要足够的 n－3 多不饱和脂肪酸。DHA 属于 n－3 多不饱和脂肪酸，对于胎儿的大脑和视觉系统的发育非常重要。

（4）需要足够的热量。孕妇中晚期能量需求量逐渐增加，应额外摄入 250～400kcal 的热量，才能满足孕妇的能量需要。

（5）需要保证膳食均衡。在整体膳食结构上，孕妇应保持食物多样化，合理搭配，保证摄入足够的营养物质，摄入充分的营养，避免挑食、偏食或暴饮暴食。此外，孕妇还需要足够的水分来保持身体的水平衡和预防便秘。建议孕妇遵循健康均衡的膳食原则，通过饮食摄入各类营养素，并在母婴营养师的指导下进行必要的营养补充。

（6）需要根据孕妇自身情况调整膳食结构。通常在不同的孕周，孕妇可能会有不同的营养需求，所以需要在母婴营养师的指导下对膳食机构进行适当的调整。

孕妇每天要坚持饮用一定数量的奶，在妊娠初期每天 1 袋，晚期可以 2 袋奶，每天 1～2 个鸡蛋，每顿有一块手心大小的瘦猪肉或鸡肉、牛肉、羊肉，1 周可以吃 2～3 次虾，增加优质蛋白摄入量。此外，还要有一定量的蔬菜和水果，一天 0.5kg 蔬菜，1～2 种水果，做到营养均衡才行。总而言之，孕妇膳食供能蛋白质应占 15% ~20%，脂肪占 30% 左右。

（二）孕期核心营养素分析

孕期营养很重要。孕期胎儿的营养完全靠母体来供给，孕妇自身也需要充足的营养来维系或恢复健康。营养是大脑的物质基础，营养决定了大脑的健康。大量的研究结果表明，缺乏某些营养就会导致大脑不健康，甚至造成无脑儿。营养是影响胎儿和儿童智力发育的最重要因素。营养会影响智商。有专家对美国中产阶级收养的韩国孤儿进行了一项研究。结果发现，营养不良能影响 11 ~12 岁孩子的智商，智商差别可以达到 10 分，相当于高中生和大学生水平的差别；而营养状况改善越早，智商发育越好，3 岁前被收养的孩子，智商明显高于 3 岁后被收养的孩子。

研究发现，构成大脑的营养成分主要有脂类、蛋白质、糖类、维生素 A、维生素 B、维生素 C、维生素 E 和钙、锌等；从大脑营养构成来看，脂质是第一位的营养成分，如果将大脑去除水分，近 60% 是脂类。大脑的营养供给也十分特别，脑组织只能利用葡萄糖和氧气来供应能量。虽然大脑重量只占体重的 2%，但耗氧量却占全身的 20% ~25%。大脑几乎不能储存任何营养，所以脑部的葡萄糖及氧气的供给显得特别重要。总之，胎儿大脑的发育不仅需要脂类，还需要蛋白质、牛磺酸、葡萄糖、叶酸、维生素 A、锌、铁、碘和氧气等核心营养素的共同参与。

营养对胎儿、婴幼儿大脑和智力发育影响最大。如果出生前后都有营养不良，那么大脑细胞总数可能只有正常细胞数的 40% ~80%。胎儿期营养不良者，即使出生以后营养得到改善，智力仍然难以完全恢复。

1. 蛋白质

（1）蛋白质的作用及缺乏表现。蛋白质是生命的物质基础，是生命之本。人体的生长发育可以看作是蛋白质的积累过程，人体组织器官的构成、更新及修复都依赖于蛋白质。蛋白质与智力有直接的关系。蛋白质是脑细胞的主要构成成分之一，占脑干重的 30% ~35%，仅次于脂类，是大脑智力活动的物质基础。缺乏会引起胎儿和婴幼儿大脑发育障碍，影响智能水平，导致认知方面的损害，出现冷漠，缺乏热情。神经递质的作用是传递大脑信息，其含量直接影响信息的传递速度，影响人的心情、记忆力和头脑敏锐度，其主要的合成原料就是氨基酸。由于蛋白质不能在身体营养银行里面储存，而胎儿发育每天都需要蛋白质，故孕妇每天食物里面就必须要有蛋白质，这是需要孕妇一定要注意的，孕妇不能每天只喝稀饭和吃馒头。母体蛋白质缺乏，胎儿也会很快缺乏。蛋白质不足，就会导致胎儿细胞发育速度减慢，从而使身体器官细胞数目减少，会使胎儿生长停滞、宫内发育迟缓。蛋白质摄入过多会增加肝、肾负担，还会造成含硫氨基酸过多，加速骨骼中钙质的丢失，影响胎儿骨骼的健康发育。这就是蛋白质不能当主食吃，而要当副食吃的原因。

（2）孕期蛋白质推荐摄入量。中国居民膳食营养素参考摄入量（DRIs，2023 版）建议，孕期蛋白质推荐摄入量（RNI）：孕早期每天 55g，孕中期每天 70g，孕晚期每天 85g。

需要注意的是 RNI 是个体需要摄入的最低需要量，而不是最佳需要量，也不是可耐受最高摄入量（UL），最佳需要量就是所谓的“优化量”，常介于 RNI 和 UL 之间，需要母婴营养师在 RNI 和 UL 之间找到这个适合特定个体的“优化量”，真正做到个性化供给营养，提供所谓的最佳营养，满足某个特定孕妇的营养需求，从而取得最大的健康效益。

（3）孕期蛋白质食物的选择与食用注意事项

1）量要足够。孕期蛋白质最低摄入量需要达到孕妇蛋白质 RNI，孕妇蛋白质的供给量需要介于 RNI 和 UL 之间，忌供给过多或过少。

2）特殊人群优质蛋白质供给都要占一半以上。尽量食用多种优质高蛋白食物，如禽、肉、蛋、奶和大豆及其制品。

3）蛋白质食物一定要煮熟。生鸡蛋难于消化和吸收，且存在卫生隐患。

（4）举例说明孕妇膳食中蛋白质量的计算方法。

例 3 -5：某孕妇昨天吃了三两鸡肉、两个鸡蛋、牛奶 500ml、鲈鱼 200g，请计算一下该孕妇昨天共摄入多少克蛋白质？食物的食部及营养成分含量可从中国食物成分表查阅。

解题思路：

某食物的某种营养成分含量 = 市品重量 × 食部（%） × 某营养成分含量（%）

（1）两个鸡蛋的蛋白质含量 = 100g × 鸡蛋食部 88% × 鸡蛋蛋白质含量 12.8% = 11.2（g）

（2）500ml 牛奶的蛋白质含量 = 500ml × 100% × 牛奶蛋白质含量 3% = 15.0（g）

（3）三两鸡肉的蛋白质含量 = 150g × 66% × 19.3% = 19.1（g）

（4）200g 鲈鱼的蛋白质含量 = 200g × 58% × 18.6% = 21.6（g）

（5）该孕妇 1 天合计摄入蛋白质总量 = 11.2 + 15.0 + 19.1 + 21.6 = 66.9（g）

2. 脂类

（1）脂类的作用及缺乏的表现：脂类对维持正常的身体功能，尤其是大脑发育、眼睛发育和神经系统功能是必不可少的。大脑中脂类的含量占干重的 50% ~ 60%，这些脂类包括多不饱和脂肪酸 DHA、胆固醇、磷脂和糖脂等，是胎儿脑发育的重要“建筑材料”，在大脑组成和活动中起着不可代替的作用。脂类是必需营养素，因此要想让小孩有一个聪慧的头脑，孕期优质脂类摄入不能缺少。磷脂包括卵磷脂和大豆磷脂，尤其是前者可以促进大脑神经系统与脑容积的增长、发育。英国营养学家 Crawford 揭示了 DHA 与脑发育之间的关系。他发现 DHA 在大脑中主要存在于脑灰质部分，是人脑神经细胞膜中主要的脂质成分。必需脂肪酸构成神经细胞的细胞膜和神经髓鞘，对胎儿快速生长的脑细胞起着至关重要的作用。缺乏 DHA 后可造成脑部受损或智力低下，DHA 是胎儿、婴幼儿神经细胞发育过程中重要的营养成分。

α - 亚麻酸是身体必需的脂肪酸，是 DHA 的前体或母体，属 n - 3 多不饱和脂肪酸，α - 亚麻酸的体内代谢途径详见图 3 - 6，它是人体最缺的脂肪酸，在体内能衍生出 EPA 和 DHA。孕妇摄入足量的 α - 亚麻酸，胎儿的大脑细胞就能发育好、功能强，婴儿的脑神经胶质细胞就多、生长就好。孕妇由于优质脂类摄入不足，可以引起胎儿宫内发育迟缓、智力发育低下、视力明显减弱，而且影响胎儿的脂肪储备，导致新生儿体弱多病。

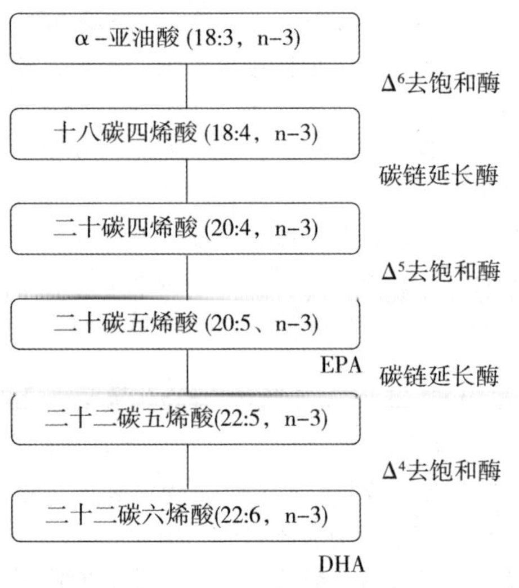

图 3 - 6　α - 亚麻酸的体内代谢途径

（2）孕期 DHA 推荐摄入量：孕期 DHA 推荐摄入量是每天 200mg，可耐受最高摄入量是每天 2000mg。国外研究发现，每日摄入 600mg DHA 具有很好的益智作用。

（3）孕期优质脂类的选择与食用注意事项

1）总量要足够。脂肪供能比达 20% ~ 30%。忌过多或过少。

2）各种脂肪酸比例要合理。饱和脂肪酸供能比 < 10%，单不饱和脂肪酸供能比占 10% ~ 15%，多不饱和脂肪酸占 10%。

3）充分摄入必需脂肪酸 α - 亚麻酸，每日孕妇使用亚麻籽油或紫苏籽油 5ml，或摄入多一些亚麻籽。

4）多摄入富含 DHA 的深海鱼等食物，或充分补充 DHA 制剂。

（4）富含 DHA 的食物

1）深海鱼：如鲔鱼、鲣鱼、鲑鱼、鲭鱼、沙丁鱼、竹荚鱼、旗鱼、金枪鱼、黄花鱼、秋刀鱼、鳝鱼、带鱼、花鲫鱼等深海鱼。每 100g 深海鱼中的 DHA 含量可达 1000mg 以上。

2）母乳：尤其是初乳中 DHA 的含量丰富。

3）其他食物：如干果、硬果、海藻、海产品和种子胚芽中也有一定的 DHA 含量。

（5）富含磷脂的食物：富含卵磷脂的食物有蛋黄、大豆、动物肝脏、鱼头、芝麻、蘑菇、山药、黑木耳、谷类、小鱼、鳗鱼、赤腹蛇、眼镜蛇、红花籽油、玉米油和向日葵等。蛋黄富含胆固醇和卵磷脂，非常有利于胎儿的大脑神经发育。富含磷脂的豆类，也是孕妇应该多吃的健脑食品。

3. 碳水化合物

（1）碳水化合物的作用：碳水化合物是孕妇和胎儿的主要热量来源，为身体提供55%以上的能量供应。葡萄糖是胎儿大脑唯一的能量来源，胎儿脑细胞的迅速增加和整个神经系统的发育需要大量的葡萄糖。孕期吃饭很少，体重增加较少的孕妇，容易碳水化合物摄入不足，常常出现所生婴儿的智力发育不良和智商较低现象。

（2）孕妇碳水化合物推荐摄入量：孕妇碳水化合物供能比建议占50%～65%。如果按照孕期每天总热量为40kcal/kg体重，那么60kg的孕妇每天需要的碳水化合物总量约为300g。孕期每日碳水化合物最低供给量为130g。

（3）孕期碳水化合物的选择与食用注意事项

1）总量要适量。忌过多或过少，过多容易引起肥胖，过少会影响胎儿的脑细胞发育。建议孕期每天摄入碳水化合物≥130g。

2）以复合碳水化合物为主，忌单糖、双糖。

4. 维生素

（1）维生素A：维生素A也就是视黄醇，能促进胎儿正常的视觉、骨骼发育，维持皮肤、头发、牙齿和牙床的健康，也是细胞生长和再生所必需的。正常孕妇每天维生素A的推荐摄入量是8000单位。孕妇维生素A缺乏会降低母体的抵抗力，容易导致孕期感染和产后感染。孕妇维生素A缺乏还可能会导致胎儿生长发育受限，免疫系统受损及视力问题等。

1）生长发育受限：维生素A是胎儿发育必需的营养物质之一，孕妇缺乏维生素A会导致胎儿生长发育受限，可表现为胎儿体重偏低、身高矮小等问题，甚至可能导致唇裂、小头畸形等先天性畸形等。

2）免疫系统受损：维生素A对免疫系统的正常发育和功能维持至关重要。孕妇缺乏维生素A会导致胎儿免疫系统发育不完善，使其易受感染和疾病的侵袭。这可能增加新生儿患上呼吸道感染、肠道感染等疾病的风险。

3）视力问题：维生素A对视觉发育和维持视力健康至关重要。孕妇缺乏维生素A会导致胎儿视觉发育异常，可能引发视网膜发育不良、夜盲症等问题。这可能对胎儿的视力产生长期影响，甚至可能造成永久性的视力损害。维生素A过量摄入也有危害，孕早期维生素A过量摄入可引起流产和胎儿畸形，也可引起孕妇中毒。因此，维生素A的摄入不能过少，也不能过多，需要适量供给。目前大多数人包括孕妇的主要问题是维生素A缺乏，因为现代人用眼过度，维生素A需求大增，而摄入富含维生素A的食物比如猪肝等过少。根据中国居民膳食营养素参考摄入量标准，孕早期每日建议摄入维生素A700μgRAE，孕中晚期每日建议摄入维生素A770μgRAE。孕妇维生素A可耐受最高摄入量为3000μgRAE/日。维生素A单位换算关系：1μgRAE = 1μg视黄醇 = 3.3IU视黄醇 = 6μgβ－胡萝卜素，RAE为视黄醇当量。如果孕妇每日维生素A的供给量在RNI和UL之间是绝对安全的，不会摄入不足，也不会摄入过量。

（2）B族维生素：怀孕早期由于妊娠反应，孕妇常常受到孕吐困扰，补充维生素B_6能有效缓解孕吐。维生素B_6是中枢神经活动、血红蛋白合成及糖原代谢所需的辅酶。孕妇如果缺乏维生素B_6，容易发生妊娠呕吐和妊娠期糖尿病。

叶酸是与胎儿发育相关的核心营养素。四氢叶酸是一碳单位的载体，而一碳单位是合成核苷酸的重要原料。缺乏会导致先天性神经管畸形。每日服用叶酸400μg能把神经管缺陷的风险降低50%～70%。孕早期缺乏叶酸，容易引起胎儿脊柱裂、无脑畸形等严重神经管畸形，且容易发生重度妊娠反应。孕中晚期缺乏叶酸，可以增加先兆子痫、胎盘剥离的发生率。患有巨幼红细胞贫血的孕妇容易出现胎儿宫内发育迟缓、早产及新生儿低出生体重。孕妇叶酸每天的推荐摄入量是600μg，可耐受最高摄入量是1000μg。需要说明的是1000μg是指每日合成叶酸摄入量上限，不包括天然食物来源的叶酸量。叶酸在体内几乎没有储存，需要每日不断补充。含叶酸较高的食物，详见表3－12。

表 3-12　食物叶酸含量表（μg/100g 计）

食物	叶酸	食物	叶酸	食物	叶酸
鸡肝	1172	猪肝	425	黄豆	181
紫菜	152	油菜	149	干香菇	135
西红柿	132	鸭蛋	125	茴香	121
干蘑菇	110	花生米	108	鸡蛋	110
核桃仁	103	菠菜	100		

（3）维生素 E：又称生育酚，能促进人体新陈代谢，增强机体耐力，提高免疫力；可对抗自由基，起安胎、防止习惯性流产、防止溶血性贫血、预防近视的发生和发展等作用。孕妇缺乏维生素 E 常表现为皮肤发干、粗糙、过度老化、容易产生妊娠斑等，并且容易发生流产、早产、先兆子痫和低体重儿等。

5. 矿物质

矿物质对于孕妇健康和胎儿发育极其重要。

（1）锌：锌是构成核酸和蛋白质所必需的营养素，也是人脑中含量最高的一种金属离子，在与记忆力、情绪及语言相关的大脑皮层边缘部海马区中的浓度较高，是脑内酶系统的主要活性成分。锌参与调节细胞的分化和基因表达与免疫功能。锌缺乏会引起胎儿生长发育迟缓，免疫功能差，大脑发育受阻，早产，新生儿低体重，甚至先天性畸形等。缺锌会导致儿童智商下降，注意力降低，抑郁，环境适应能力下降，运动能力下降。孕妇缺锌会加重妊娠反应。调查显示，目前中国儿童缺锌情况相当严重。

中国居民膳食营养素参考摄入量孕妇锌的 RNI 是 9.5mg/d，UL 为 40mg/d，孕妇每天锌摄入超过 45mg，也容易导致早产。马肉、牡蛎、各种瓜子、动物肝脏、香肠、奶酪、蚕蛹、蘑菇、木耳、蛋黄等食物锌的含量较高。富含锌的食物，详见表 3-13。

表 3-13　食物锌含量表（mg/100g 计算）

食物	锌	食物	锌	食物	锌
马肉	12.3	牡蛎	9.4	干香菇	8.6
牛肉干	7.6	香肠	7.6	炒南瓜子	7.1
奶酪	7.0	炒西瓜子	6.8	羊肉	6.0
麸皮	6.0	炒葵花籽	5.9	榛子	5.8
猪肝	5.8	牛肝	5.0	松子	4.6
驴肉	4.3	鳟鱼	4.3	绿茶	4.3
白芝麻	4.2	花茶	4.0	红茶	4.0
金针菜	4.0	芝麻酱	4.0	黄豆粉	3.9
菠菜	3.9	蛇肉	3.8	鸡蛋黄	3.8
羊肉串	3.8	河蟹	3.7	牛肉	3.7
腐竹	3.7	荞麦	3.6	杏仁	3.6
羊肝	3.5	猪小排	3.4	虾虎	3.3
黄豆	3.3	木耳	3.2	鸭蛋黄	3.1
鸭肝	3.1	全脂奶粉	3.1	花生	3.0
银耳	3.0	瘦猪肉	3.0		

（2）碘：碘是人体必需的微量元素之一，有“智力元素”之称。对胎儿大脑神经的发育特别重要。它能促进神经元的迁移及分化，神经突起的分化和发育，尤其是树突、突触以及神经元联系的建立，对髓鞘的形成和发育等均很重要，而神经系统的上述结构是构成智力的重要组成部分。胎儿发育包括脑发

育要依赖母体供给充足的甲状腺素，而碘是合成甲状腺素的重要原料。如果孕妇食谱缺乏含碘丰富的食物，就会导致母胎双方甲状腺素合成不足，影响胎儿脑组织正常发育，生出低智商儿。胎儿如果碘缺乏，就容易患先天性呆小病。孕妇缺碘容易发生甲状腺肿大，而且容易引起流产、死胎、生长发育迟缓、先天畸形、发育落后等。孕妇每天碘的 RNI 是 230μg，UL 是 600μg。孕期智力食谱必须包括富含碘元素的食品。海产品如海带、紫菜、海鱼等含碘丰富，是碘的良好食物来源。动物性食物碘的含量大于植物性食物。加碘盐是我国居民主要膳食碘的来源，孕妇应该选用加碘盐。

（3）铁：孕妇缺铁主要是造成缺铁性贫血，引起乏力、病弱、抵抗力下降和孕期并发症增多；对胎儿来说，容易早产、死胎、生长发育迟缓或智商下降。我国推荐孕妇孕早期、孕中期、孕晚期铁的 RNI 分别是每天 20mg、24mg、29mg，UL 为 60mg。富含铁的食物有动物肝脏、动物血、黑木耳、紫菜、芝麻酱和青稞等。

（4）钙：民间流传着这样一句谚语“生一个孩子掉一颗牙”，也就是说妇女怀孕后，对钙的需要量大大增加。我国孕妇钙摄入严重不足，调查显示中国孕妇孕早期平均钙摄入量为 316mg/d，孕中期平均钙摄入量为 371mg/d，孕晚期平均钙摄入量为 387mg/d。我国孕妇孕期钙的 RNI 是 800mg，UL 是 2000mg。这就意味着怀孕期间，孕妇平均摄入的钙不足正常需要的 40%。缺钙将导致胎儿发育迟缓、出生后出牙晚、佝偻病等，缺钙可以导致孕妇小腿痉挛、腰酸背痛、关节痛、浮肿、妊娠高血压等。奶类、虾、蟹、海带富含钙；植物性食物芝麻酱、豆类、绿色蔬菜也是钙的重要来源。

（5）硒：硒是抗氧化作用最强的矿物质，可以有效对抗自由基，减少自由基对母体和胎儿的伤害，有效预防妊娠高血压。富含硒的食物有动物肝脏、海产品、猪肉、羊肉、蔬菜、大米、牛奶和奶制品以及各种菌类。

二、孕期妇女膳食营养指导原则

（一）孕期妇女膳食指南

《中国孕妇膳食指南（2022）》是《中国居民膳食指南（2022）》的重要组成部分，指导广大孕期妇女安排好自己的饮食生活，正确对待孕期生活中各种饮食习俗对健康的影响，有利于孕期妇女舒缓、愉悦心情，从而更好地促进母婴健康。孕妇孕期合理摄入蛋白质、脂肪、碳水化合物、维生素和矿物质，摄入由多样化食物组成的均衡膳食，对改善母体和胎儿结局十分重要。

《中国孕妇膳食指南（2022）》在八条平衡膳食准则基础上，增加以下核心推荐。

（1）调整孕前体重至正常范围，保证孕期体重适宜增长。孕期体重增长适宜值，见表 3-14。

表 3-14　妊娠期妇女体重增长范围和增重速率推荐值

孕前 BMI（kg/m²）	总增重范围（kg）	妊娠早期增重范围（kg）	孕中晚期增重速率（kg/w）
低体重（＜18.5）	11.0～16.0	0～2.0	0.46（0.37～0.56）
正常体重（18.5～23.9）	8.0～14.0	0～2.0	0.37（0.26～0.48）
超重（24.0～27.9）	7.0～11.0	0～2.0	0.30（0.22～0.37）
肥胖（≥28.0）	5.0～9.0	0～2.0	0.22（0.15～0.30）

中国营养学会团体标准《中国妇女妊娠期体重监测与评价》（T/CNSS009—2021）

（2）常吃含铁丰富的食物，选用碘盐，合理补充叶酸和维生素。含铁丰富的食物有动物血、肝脏及红肉，维生素 C 可促进铁的吸收与利用。

（3）孕吐严重者，可少量多餐，保证摄入含必需量碳水化合物的食物。孕期每天必需摄取至少 130g 碳水化合物，食物举例如 180g 米（生重）、180g 面粉（生重）、550g 鲜玉米。

（4）孕中晚期适量增加奶、鱼、禽和瘦肉的摄入。孕妇吃鱼有讲究，建议多吃鲑鱼、鲭鱼、金枪鱼等深海鱼类，尽量采用蒸或煮的方式。如果孕妇嫌弃蒸煮出来的鱼味道偏淡，不妨在鱼肉表面撒点芝麻，既可以提香，又可以多补充些营养。

（5）经常户外活动，禁烟酒，保持健康生活方式。

（6）愉快孕育新生命，积极准备母乳喂养。

（二）孕期妇女平衡膳食宝塔和妊娠各期食物的摄入量

中国妇女平衡膳食宝塔及妊娠各期食物摄入量见图3－7。孕早期妇女平衡膳食宝塔及食物摄入量与备孕妇女膳食宝塔相同，详见图3－5。

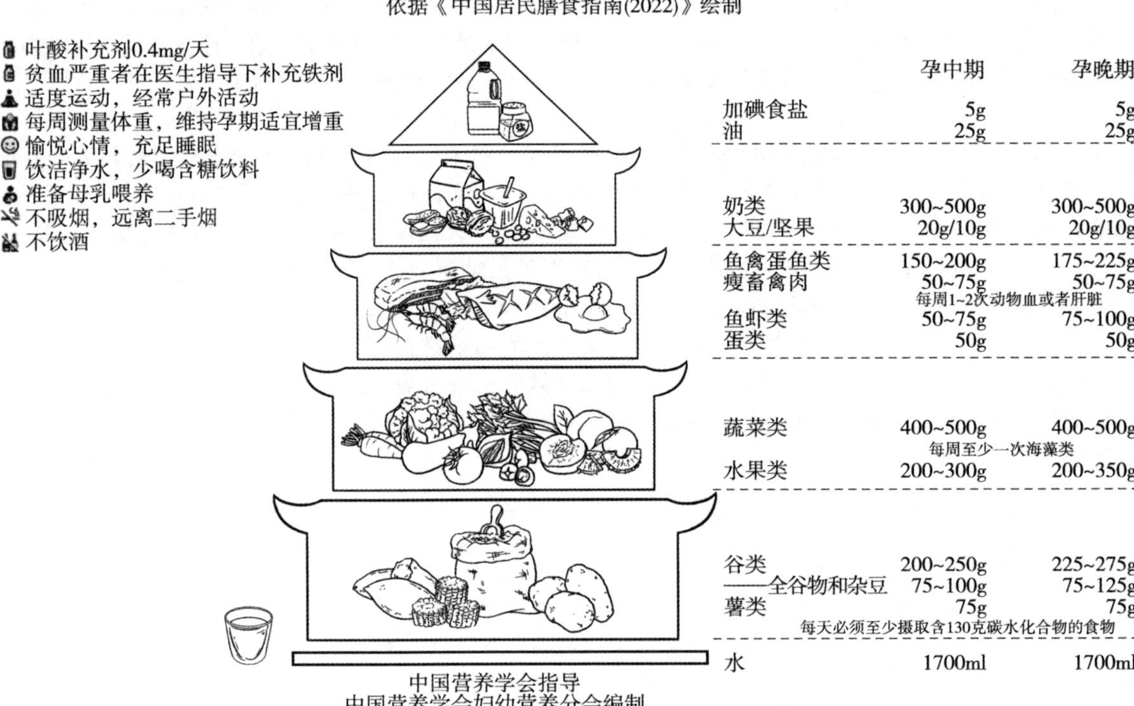

图3－7　中国孕期妇女平衡膳食宝塔

三、孕期饮食的宜与忌

（一）孕期应少吃的食物

（1）油炸食品和加工食品：如饼干、曲奇、蛋糕、炸鸡、薯条、薯片。

（2）含糖量高的食物和饮料：如可乐、甜茶、甜品、汽水、果汁、糖水。

（3）刺激性食物：主要是指葱、姜、蒜、辣椒、芥末、咖喱粉等调味料和蔬菜。因为这些辛辣物质会随着母体的血液循环进入胎儿体内，给胎儿不良刺激。从孕妇身体说，怀孕后大多呈现血热阳盛的状态，使体内阴津更感不足，刺激性食物会使孕妇口干舌燥、生口疮、心情烦躁等症状加剧。这样自然不利于胎儿的正常发育。

（4）咸味食物：在怀孕后期神经系统和内分泌系统的改变或小动脉痉挛，会引起组织内水盐潴留，从而造成水肿。如果食物中盐分和碱类含量过多，可以引起血压增高、水肿等妊娠高血压综合征。尤其在怀孕中后期，食物要尽量清淡一些。

（二）孕期应不吃的食物

（1）生鸡蛋或没有全熟的鸡蛋。

（2）生豆芽、生豆苗。

（3）含汞高的大型鱼，如剑鱼、鲭鱼、方头鱼/马头鱼、鲨鱼。

（4）含铅高的食品，如爆米花。

（5）酒精饮料。

（6）早孕忌多食山楂。研究表明，山楂对孕妇子宫有兴奋作用，可促进子宫收缩，倘若孕妇大量食用山楂和山楂制品，就有可能刺激子宫收缩，进而导致流产。尤其是以往有过自然流产史或怀孕后有先兆流产症状的孕妇，更要忌食山楂食品。

（7）忌吃全素。孕妇全吃素食，不吃任何荤食，就会造成牛磺酸、铁、维生素 B_{12} 等营养缺乏。牛磺酸是一种含硫的非蛋白氨基酸，能明显促进神经系统的生长发育和细胞增殖、分化，且呈剂量依赖性，在脑神经细胞发育过程中起重要作用。孕妇需要牛磺酸较多，人体本身合成牛磺酸少，全吃素食容易造成牛磺酸缺乏。提倡孕妇要荤素合理搭配。

（8）忌滥用补药。比如孕妇服了大量的蜂乳，可导致严重腹泻甚至流产。常服人参蜂王浆、洋参丸、宫宝等，会损伤孕妇和腹中之胎。忌滥用人参，孕妇多数处于阴虚阳盛状态，人参属大补元气之物，会使孕妇气盛阴耗，气有余则“推动”胎儿，使胎儿受损，不利于安胎。

四、孕期常见营养误区

（1）孕期营养从怀孕后开始。优生优育要从孕前三个月至孕前半年开始准备，尤其是在营养方面。丈夫有良好的营养状况，才能产生足够数量和质量的精子。妻子有良好的营养状况，才能提供优质的卵子和胎儿发育成长的优良环境，才能满足孕后自身健康及胎儿生长发育的需要。

（2）孕前营养不重要。调查发现有将近 50% 的怀孕都是在没有任何准备的情况下发生的，所以很难在孕前做好充分的营养准备。而有些备孕妇女即使有计划怀孕，也可能会认为等怀孕后再好好补充营养就可以。但实际上，孕前充足的营养储备对于孕期健康有着非常重要的作用。首先，在孕早期很多孕妇都会出现不同程度的早孕反应，此时营养物质很难充足摄入，但孕早期是胎儿发育最重要的时期，很多重要的器官在这一时期分化完成，大脑也在迅速发育，因此对于营养素的需求增加。所以孕前营养储备就成为胎儿发育所需营养的重要来源。如果等到怀孕后才开始补充营养，既很难弥补孕前亏欠的营养赤字，也有可能引起孕期新的营养缺乏，不但对孕妇自身的健康造成影响，也难于保证胎儿的正常发育。

（3）孩子智力是天生的，补任何营养也不能让孩子更聪明。孕前就开始改善营养和环境能够在一定程度上使父母双方优良的基因朝更加有利的方向发展。人的智商能够通过补充胎儿营养来提高。胎儿期充足的营养能够保证胎儿脑细胞数量的增殖，脑细胞突触增加，使胎儿脑神经细胞之间的联系加强，信息传递更加迅速，大脑功能增强、记忆力增强，使出生后的宝宝更加聪明。

（4）等怀孕后再补充叶酸。叶酸是一种 B 族维生素，在自然界中存在于绿色蔬菜内，是新细胞产生和维持所必需的物质。孕妇叶酸缺乏可以引起胎儿的神经管畸形，其多发生在受精后 16～30 天，这个时期是神经管形成与闭合的关键时期，而这个时候大多数女性还没有意识到自己已经怀孕。每天补充叶酸 400μg 连续 4 周后，体内叶酸缺乏的症状才能有所改善，持续补充 12～14 周后，血清或血浆叶酸浓度才可以达到有效水平和稳定状态。所以，只有从孕前 3 个月开始补充叶酸，才能满足胚胎神经管分化对叶酸的需求，起到预防胎儿神经管畸形的作用。

（5）食补叶酸就可以，没有必要服用叶酸制剂。每人每天都需要叶酸，但叶酸既不能在人体内合成，又不能大量地储存于人体内。人体内的叶酸储量仅为 5～6mg，几乎完全依赖于外源性供给。因此，人必须每天摄入叶酸以满足机体的需要。叶酸主要来源于天然食物、强化叶酸食品和合成的叶酸制剂。食物中的天然叶酸是结构复杂的多聚谷氨酸链状大分子，必须在体内分解为小分子的单一谷氨酸盐链后才能被小肠吸收，具有不耐热、密度低，对热、光和酸敏感的特点，烹调加工的损失率可达 50%～90%；而合成叶酸本身就是能被身体吸收的单谷氨酸盐链结构，不需分解且比较稳定。强化食品中的叶酸可吸收度是食物天然叶酸的 1.7 倍，合成叶酸的可吸收度是天然叶酸的两倍。换言之，食物叶酸只有 50% 能被身体吸收，强化食品中约 85% 的叶酸可被吸收，而合成叶酸制剂中的叶酸 100% 可以被身体吸收。因此，在摄入富含叶酸食物的同时，每天口服小剂量叶酸制剂，是保证叶酸摄入达到理想水平的最有效措施。

（6）等到怀孕后再补充铁和碘。育龄女性是铁缺乏和缺铁性贫血患病率较高的人群，孕前缺铁可导致孕期贫血。因此备孕女性应经常摄入含铁丰富、利用率高的动物性食物，铁缺乏或缺铁性贫血者应及时纠正贫血后再怀孕。碘是合成甲状腺激素不可缺少的微量元素，为避免孕期碘缺乏对胎儿智力和体格发育产生不良影响，备孕妇女除选用碘盐外，还应每周摄入 1 ~2 次富含碘的海产品。

（7）孕前太胖或太瘦都无所谓，等到怀孕后再调整体重。孕前低体重或肥胖的女性是发生不良妊娠结局的高危人群。如果孕前一味减肥，摄入低脂食物而使体内脂肪缺乏、体重过轻，则会影响排卵，将导致受孕失败，或者即使受孕了也会危及胚胎的发育。怀孕还会消耗女性的身体储备，因此孕前身体应积累少量脂肪。当然脂肪过多也会影响新陈代谢和激素分泌，从而影响正常排卵，同时孕前肥胖的女性怀孕后发生孕期并发症的风险也明显高于体重正常者。因此备孕女性在孕前就应通过平衡膳食和适量运动来调整体重，使体重保持在理想范围。

（8）妊娠呕吐严重就要多吃零食。怀孕早期许多孕妇都会出现呕吐、恶心、胃口不佳等早孕反应。为了抑制妊娠呕吐，有的孕妇就准备了很多零食，或索性餐餐吃这些零食以缓解症状。目前认为妊娠呕吐可能与神经内分泌因素有关，包括绒毛膜促性腺激素、甲状腺素及促甲状腺激素等内分泌原因，以及精神紧张等因素。此外，妊娠时胃酸分泌不足，胃肠张力及蠕动减弱，使胃排空时间延长，更容易加重呕吐。许多孕妇准备的多为酸辣口味的零食，虽可刺激胃酸的分泌，提高食欲，但如果长期大量食用，不仅会影响食欲，还可能损害胃肠功能，增加过多热量的摄入，导致孕早期体重增长过多，到孕中后期也会增加妊娠糖尿病、巨大儿等风险。

（9）孕妇补钙误区多。大多数孕妇都知道钙的重要性，所以很多孕妇在孕期都补钙，但很多孕妇补钙的量掌握不好，太少或太多都很常见。孕期钙的推荐量 RNI 为 800mg，UL 为 2000mg，中国居民膳食钙平均摄入量不到 400mg，不足的就需要通过钙制剂来补充。广东人喜欢通过多喝骨头汤来补钙，研究发现骨头汤含钙不多，没有补钙的作用。也有个别孕妇体内并不缺钙也盲目进补，这样就适得其反了；超量补钙可能有加重胎盘过早钙化的风险，也有增加肾结石的风险。故正常孕妇应尽量从膳食中获取钙，不足的部分可在母婴营养师的指导下服用适当的钙制剂。

（10）吃高钙食物太多会导致胎儿头颅硬，容易难产。有不少孕妇担心吃高钙食物过多，会导致胎儿头颅变硬，将来会难产。这种担心是多余的。单靠饮食补钙，食物中钙摄入量很难超出安全范围，能达到推荐摄入量就已经很不容易，所以不会出现胎儿头颅长得太硬的问题。钙是母体健康和胎儿发育的重要营养素。孕期缺钙不仅使胎儿生长容易受限和早产，母体患妊娠高血压、产后出血等概率也增高。因此当孕妇单靠膳食不能满足身体对钙的需要时，建议在母婴营养师的指导下补充钙剂。孕妇每日钙的最高摄入量是 2000mg，补钙剂量需要合理安排，避免超量。

（11）主食没有营养尽量少吃。中国人的主食以谷类为主，谷类含丰富的碳水化合物，是提供人体所需能量的最经济和最重要的食物来源，也是提供 B 族维生素、矿物质、膳食纤维和蛋白质的重要食物来源，其主要作用是提供能量、维持血糖、节约蛋白质和抗生酮作用。孕妇和胎儿脑细胞的代谢和胎盘也都要靠消耗血糖来得到能量；同时谷类中的泛酸、烟酸、维生素 B_1 及少量的维生素 B_2 等是胎儿神经系统发育所必需的营养；谷类食物中还有一定的植物固醇和卵磷脂，能促进胎儿神经发育。B 族维生素对孕期反应如妊娠呕吐具有很好的减轻作用，能够促进消化液的分泌，增进食欲。如果主食吃得过少，机体就会动员脂肪或蛋白质来供能，不仅易发生低血糖，还可能产生对神经系统有毒性的酮体。如果过多进食高脂肪、高蛋白食物，也会增加孕妇的肝肾负担。因此，孕期妇女应保持营养均衡的膳食，在怀孕早期无明显早孕反应的孕妇应继续保持平衡膳食，而对于孕吐比较明显或者食欲不佳的孕妇，应尽可能摄入富含碳水化合物的谷薯类主食。

（12）想怎么吃就怎么吃。怀孕期间不应该随心所欲地吃自己想吃的东西，对一些食物还是应该有所忌讳。以下食物孕妇应少吃。

1）冷饮：孕期体内有大量的孕激素，可以使肠道平滑肌张力减少，胃肠蠕动减弱，胃酸酸度降低，这时胃肠对冷饮刺激非常敏感。如果孕妇饮用过多冷饮，就会使胃肠血管突然收缩，胃液分泌减少，消化功能进一步减弱，从而出现食欲下降、消化不良、腹泻、胃痉挛等症状。同时，由于孕妇的呼吸道黏膜往往充血并有水肿，如果突然吃很多冷饮，充血的血管也会突然收缩，导致血流量减少、局部抵抗力下降，严重时会引起上呼吸道感染和扁桃体炎症等。此外，胎儿对冷的刺激比较敏感，当孕妇食用冷饮时会引起胎儿躁动不安，胎动变得频繁。所以孕妇应有节制地食用冷饮。

2）刺激性食物：主要是指葱、姜、蒜、辣椒、芥末、咖喱粉等调味品和蔬菜，这些食物用于调味或做菜，可以促进食欲和血液循环，以及补充人体所需的维生素和微量元素。但如果孕妇经常食用辛辣食物，一方面会加重消化不良和便秘或痔疮等症状，另一方面也会影响对胎儿的营养供给，甚至影响分娩。

（13）为了保持正常体重不应该摄入脂肪。脂肪是孕妇体内不可缺少的营养物质，胎儿神经系统的发育及细胞膜的形成都需要优质脂肪参与；而且脂肪还有利于脂溶性维生素的吸收。所以，孕妇的食物中优质脂肪也是不可或缺的。建议孕妇每日膳食中脂肪的供能比要达到20%～30%。

（14）水果可以替代蔬菜。虽然蔬菜和水果都含有维生素，但与蔬菜相比水果中的维生素和矿物质含量明显偏低；而且蔬菜中的一些特殊物质是水果所没有的，如大蒜含有辣素和硫基化合物，胡萝卜里含有的β-胡萝卜素等。此外，蔬菜中还含有大量的纤维素，这些也是水果不能相比的。孕妇肠蠕动较弱，多吃一些蔬菜可以增强胃肠蠕动，缓解便秘。水果虽然能提供维生素，但如果孕妇长时间不吃蔬菜，容易出现便秘、肠道环境紊乱等症状。

（15）孕妇应远离茶叶。许多人认为茶叶中含有的咖啡因对胎儿发育有较大的影响，因此很多孕妇认为怀孕后应该远离茶叶。其实不是所有的茶叶都不能喝，有些茶叶不仅不含咖啡因，还有帮助孕妇修身养性的作用。一些花草茶，如菊花茶、玫瑰花茶、菩提茶、薄荷茶等，具有缓解呕吐、安神及舒缓疲劳的作用，可以饮用，但饮用量不宜太多。

（16）孕妇多吃水果可使孩子皮肤白。孩子皮肤的颜色很大程度上和父母遗传基因有关，主要是由基因决定的。没有证据表明孕妇多吃水果可以影响胎儿的皮肤颜色，但孕妇适量吃水果对自己和胎儿还是有很多益处的。

（17）动物肝脏毒性高，吃了会中毒。民间流传“吃肝脏会中毒”的说法，让很多人对动物肝脏望而却步。肝脏确实是体内最重要的营养合成器官，也是解毒器官，而且动物如有疾患，或服用过药物，或饲料中污染物多，毒素可能在肝脏中长期积累。但是只要使用经过动物检验检疫合格的产品，注意控制摄入量和烹调方法，一般不会发生中毒。孕妇对各种营养素的需求量高于一般成年人，尤其是孕中期以后，因此中国营养学会建议孕中晚期每天可增加20～50g红肉，每周1～2次动物血制品和肝脏，每次20～50g，以满足孕期对铁等营养素的需求。

（18）怀双胞胎就要吃两倍的食物。有人认为，怀双胞胎就要吃双倍的食物，这样才能保证营养，这种看法是错误的。孕育双胎确实需要摄入更多的能量和营养素才能满足孕期的需要，但也不意味着需要两倍的摄入量。和单胎孕妇一样，双胎孕妇饮食要尽量健康均衡，为孩子提供全面的营养，同时要达到适宜的体重增长，保证胎儿的正常生长发育。根据美国医学研究所IOM推荐，孕前体重正常的双胎孕妇整个孕期体重增长16.8～24.5kg。若体重增加过多，双胎孕妇也会增加妊娠期高血压的发病风险。双胎孕妇由于子宫增大明显，会比单胎更频繁感觉胃灼痛，要少食多餐，以减轻症状。由于双胎孕妇贫血、子痫前期、早产、低出生体重等疾病发生风险较高，孕期要注意摄入富含蛋白质、维生素、铁、钙和其他微量元素的食物，纠正不良生活方式和饮食习惯。

（19）红糖、红枣是补血食品，要多吃。红糖、红枣含铁，但是含量有限，摄入量也有限，且红糖、红枣的铁都是非血红素铁，是植物铁、三价铁，吸收利用率低，补铁效果不好。不过如果孕妇需要用糖调味，与白糖或蜂蜜相比，红糖可以提供较多的微量元素。此外，经过炖煮的红枣有利于提高消化能力，还含有少量的维生素C，对补血有一定好处。与非血红素铁相比，动物性食物中含有的血红素铁不仅多，还更容易吸收。因此，瘦肉、动物肝脏和血制品等动物性食物才是补血的佳品。贫血的孕妇如果食疗效果不好，可以使用铁补充剂，效果会更好。使用营养补充剂氯化血红素来补铁效果最好且没有不良反应；而药用铁剂不良反应大，吸收率低。

(20) 防止妊娠期高血压，孕妇应忌盐。有的孕妇到了妊娠中期，会出现血压升高，是妊娠高血压的主要表现之一。因为钠盐可引起血压升高，很多人就认为孕妇血压升高和摄入钠盐过多有关，让孕妇严格限制钠盐的摄入甚至不吃盐是错误的。研究显示，限制钠的摄入并不会显著影响妊娠高血压的发生率，且会导致能量和微量元素的摄入不足。因此，孕期不宜过分限制盐的摄入。妊娠高血压与营养有一定关系，合理的日常饮食可以起到积极的预防作用。如孕期摄入过多能量，可导致孕妇肥胖，引发妊娠高血压；高钠、高糖、高脂和高蛋白饮食都是妊娠高血压的危险因素，许多妊娠高血压的发病可能与多种原因有关。因此，孕妇要饮食清淡，膳食结构均衡，做好体重管理。此外，要适当补充含有叶酸的复合维生素和钙剂等营养素。

(21) 奶粉消费的误区。孕妇奶粉不是营养素越多越好。孕期营养需要慎重，某些营养素摄入过多也会危害孕妇和胎儿的健康，比如过多的钙就易引起胎盘过早钙化；能量过多也容易引起母胎过胖。

(22) 鱼虾和牛肉是发物，孕妇不能吃。中国营养学会制定的孕妇膳食指南提示，孕期每周可以吃2~3次鱼虾，补充优质蛋白质和DHA，牛肉富含血红素铁可以防治缺铁性贫血。尽量避免吃生鱼片，要吃煮熟的鱼和虾。

(23) 孕期不能喝咖啡。WHO建议孕妇每天摄入咖啡因不超过200mg。孕妇每天喝一杯咖啡是安全的，但喝太多就有导致早产或流产的风险。

(24) 吃杏仁会导致流产。杏仁分为甜杏仁和苦杏仁，或南杏仁和北杏仁。甜杏仁有着丰富的营养价值，是可以直接食用的。甜杏仁不仅含有丰富的不饱和脂肪酸、维生素E、优质蛋白、膳食纤维，还含有钙、镁、锌、铁等矿物质，容易被人体吸收，合理食用不但可以美容养颜，还有减肥功效。苦杏仁一般用来入药，苦杏仁含有苦杏仁苷，可被胃酸水解，产生剧毒物质，一般作药用。

(25) 吃好喝好营养就够了，吃营养补充剂没有必要。专家发现，孕产妇每天需要摄入35种食物才能达到营养充足的摄入。但是由于每个孕产妇的饮食习惯不同，大多数人不同程度地有偏食、厌食现象，普遍存在营养摄入不全面的问题。再加上烹调料理过程不合理、不科学，造成饮食中营养素流失和破坏，这样就无法满足营养优生的需求。所以不能完全依赖从食物中摄取，经济条件允许的家庭最好选择一些必要的营养补充剂，补充缺乏的营养，做到营养均衡，不仅能保证孕产妇健康，还可使生出的宝宝更加聪明和健康。

(26) 喜欢单一补充或自己搭配多种营养素。孕期需要补充多种营养，单一补充某一种营养素往往是不够的。单一补充时母体内营养不均衡，易影响胎儿及婴儿发育。自行搭配多种营养素服用时，需要选对种类及掌握正确的服用量和服用方法，一般需要专业人士指导。

五、影响胎儿和婴幼儿智力发育的营养因素

胎儿和7岁以前的小孩是人类智力发育的关键时期，错过了肯定会后悔一生。

（一）智商及其判断标准

(1) 智商的定义：智力是大脑潜在的、综合性的认知能力，主要包括以下几个方面的能力：思维能力、认识能力、创造能力、适应环境的能力和表达能力。

智商（intelligence quotient，简称IQ）：通过智力测试，得到一个用以表示智力水平的分数，即IQ。智商是智力年龄与实际年龄的比值。

智商的计算公式：IQ =（智力年龄/实际年龄）×100

(2) 人的智商判断标准：智商在90~129的儿童都为正常儿童，智商在130以上为超常儿童，智商89以下为智力偏低儿童，智商70以下为智力低下，智商100是正常儿童智商的标准线。

（二）影响智商的大脑因素

人类智商高的原因主要在于大脑。人的大脑与动物大脑具有显著差异。影响智商的大脑因素主要包

括大脑重量、脑细胞数量、脑体比例、脑细胞链接、神经突触、神经髓鞘及神经介质。见图 3－8。

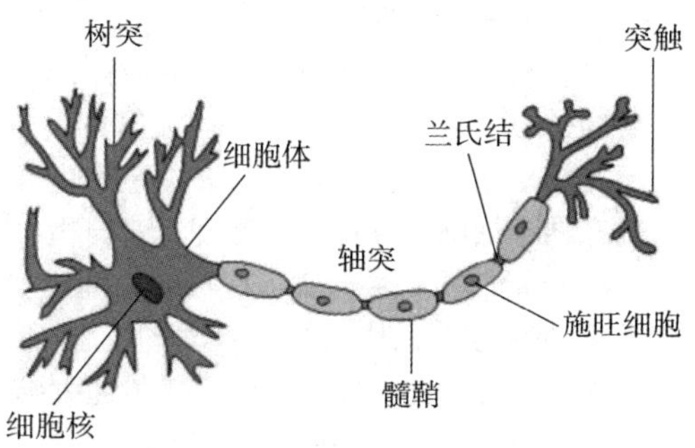

图 3－8　大脑神经元细胞

为什么大脑突触多，记忆力就强呢？脑突触就是连接脑细胞的神经节点。脑细胞之间的信息传递是通过突触来进行的。脑突触多，脑细胞之间传递信息就更方便和快速，信息更容易存储在不同的脑细胞中。所以脑突触多的人，记忆力就比较强。

儿童智力发展的速度与大脑的发育一致，3 岁以前大脑发育最快，以后逐渐减慢。有研究显示，3 岁前孩子的大脑发育程度将达到成年人水平的七成到八成，到 7 岁时大脑的结构和功能基本接近成人。因此 7 岁以前是儿童智力发展的重要时期，其中 3 岁以前尤为重要。胎儿大脑发育的最大特点是胎儿脑细胞增值“一次性完成”。

（三）大脑的营养构成和营养供给

构成大脑的营养成分主要有脂类、蛋白质、糖类、维生素 A、维生素 B、维生素 C、维生素 E 和钙、锌等。从大脑营养构成来看，脂质是第一位的营养成分。如果将大脑去除水分，近 60% 是脂肪。人脑中的主要脂肪成分是磷脂，这种脂类是细胞膜的主要组成成分，同时还在神经元之间的突触结构中发挥作用。磷脂的重要性在于，它可以形成细胞膜，使神经元之间的信息传递更加高效。此外，磷脂还有助于保持神经元之间的连接，是神经系统正常运转不可或缺的一部分。此外，人脑中还含有其他种类的脂类，如三酰甘油、胆固醇和脂肪酸等。三酰甘油也是人脑中的重要脂肪成分之一。它是一种具有高能量密度的物质，可以提供能量供脑细胞使用。当身体储存的糖分不足时，三酰甘油会被分解成脂肪酸，以供脑细胞使用。另外，胆固醇也是人脑中不可或缺的一部分。胆固醇对人脑中神经元的健康和信号传递至关重要。人脑中大约有 1/4 的胆固醇存在于神经元中，这种胆固醇能够帮助保持细胞膜的稳定性，同时也参与到神经元之间的信号传递过程中。最后，脂肪酸也是人脑中不可或缺的一部分。人脑对于脂肪酸的需求量很高，因为它们可以为神经细胞提供能量，并帮助形成神经元细胞膜结构中非常重要的磷脂。脂肪酸还有助于调节神经元膜的电导率。总之，脑内 60% 的脂肪对于我们的大脑健康和正常运作至关重要。磷脂、三酰甘油、胆固醇和脂肪酸等脂肪成分相互作用，确保了神经元之间的复杂信息传递系统的正常运作。需要注意的是，虽然我们需要一定量的脂肪来支持脑的正常运转，但过量摄入脂肪会导致健康问题，如糖尿病和心脑血管病等。良好的饮食习惯和适度的锻炼对于保持健康的神经系统和脑功能至关重要。

大脑的营养供给十分特别。脑组织主要利用葡萄糖和氧气来供应能量。虽然大脑重量只占体重的 2%，耗氧量却占全身的 20%～25%。大脑中含有较多的脑细胞，在大脑思考或者从事脑力劳动时，需要消耗能量，维持脑细胞的功能稳定。葡萄糖属于小分子物质，可以直接通过血－脑屏障，为大脑细胞提供能量。但脂肪、蛋白质等营养物质，属于大分子物质，通常并不能直接通过血－脑屏障，无法给大脑提供能量，需要先转化为葡萄糖，才有可能为大脑供能，因此葡萄糖是大脑主要的供能物质。但是除了葡萄糖，酮体也可利用转运蛋白通过血－脑屏障，为大脑提供能量。当体内缺乏葡萄糖时，有可能会影响大脑的功能，在日常生活当中，应尽量避免出现低血糖的情况，长期从事脑力劳动或者体力劳动者要注意及时补充能量。当低血糖头晕时，可以选择口服葡萄糖的方式，为身体以及大脑补充能量。

（四）影响胎儿和婴幼儿智力发育的营养因素

营养是大脑的物质基础，决定了大脑及生命的健康。大量的研究结果表明，缺乏某些营养大脑就会不健康，甚至造成无脑儿。营养是影响人类智力发育的最重要因素。营养对胎儿、婴幼儿大脑和智力发育影响最大。如果出生前后都有营养不良，那么大脑细胞总数可能只有正常细胞数的 40%～80%。胎儿期营养不良者，即使出生以后营养得到改善，智力仍然难以完全恢复。

（1）叶酸：四氢叶酸是合成核苷酸的重要材料。缺乏会导致先天性神经管畸形。每日服用叶酸

400μg 能把先天性神经管缺陷的风险降低 50% ~70% 。

（2）优质脂肪：占脑干重的 60%，在大脑组成和活动中起着不可代替的作用。其中对大脑发育最重要的是 DHA、磷脂，是胎儿脑发育的“建筑材料”。必需脂肪酸构成神经细胞的细胞膜和神经髓鞘，对胎儿快速生长的脑细胞起着至关重要的作用。缺乏 DHA 可造成脑部受损或智力低下，DHA 是胎儿、婴幼儿神经细胞发育过程中重要的营养物质。

（3）蛋白质：蛋白质也是脑细胞的主要成分之一，占脑干重的 30% ~35%，仅次于脂肪，是大脑智力活动的物质基础。缺乏会引起胎儿大脑发育障碍，影响智力水平，导致认知方面的损害，出现冷漠，缺乏热情。神经递质的作用是传递大脑信息，其含量直接影响人的心情、记忆力和头脑敏锐度，其主要的合成原料是氨基酸。

（4）锌：锌是构成核酸和蛋白质所必需的营养素，也是人脑中含量最高的一种金属离子，在与记忆力、情绪及语言相关的大脑皮层边缘部海马区中的浓度较高，是脑内酶系统的主要成分。缺锌会使脑发育出现不可逆的损伤，导致儿童智商下降、注意力降低、抑郁、环境适应能力和运动能力下降。调查显示，目前中国儿童缺锌情况严重。

（5）碘：碘是合成甲状腺素的重要原材料。如果孕妇缺碘，就会导致孕妇和胎儿双方甲状腺素合成不足，影响胎儿脑组织正常发育，生出低智商儿。

（6）维生素 A：维生素 A 可以促进生长发育，尤其是大脑的发育；缺乏维生素 A 会导致儿童生长停滞、发育迟缓、智力低下，骨骼发育不良；会影响女性受孕或导致胎儿畸形、死亡。

（7）糖类：葡萄糖是大脑细胞能量供给的主要来源，每天摄入的碳水化合物不能少于 130g。

（8）其他营养素：多种维生素和矿物质能改善大脑功能，提高智商，改善心情，提高记忆力，延缓大脑衰老，也是对脑部有重要作用的营养物质。B 族维生素能维持神经系统的正常功能，促进代谢及智力活动。维生素 E 具有保护细胞膜的作用，防止不饱和脂肪酸的过氧化。

六、影响胎儿和婴幼儿体格发育的营养因素

每位家长都希望孩子长得更高，但现实生活中许多人并不能如愿。营养是婴幼儿体格发育的物质基础，营养均衡是婴幼儿长得更高的必要条件。如果孩子缺乏长身高的核心营养素，那就没有办法达到应有的高度；如果错过孩子体格发育的关键时期，那孩子身高受影响就会更大；本来可以达到一米八，结果只有一米六，任人遗憾、后悔一生！

（一）人身体长高主要靠长骨的增长

长骨主要存在于四肢，呈长管状，身体长高主要靠下肢长骨，包括股骨、胫骨和腓骨。长骨分为一体两端，体又叫骨干，两端较膨大，称为骨骺。在骨干和骨骺之间的软骨是骺软骨，也叫骨骺线。骺软骨不断分裂增殖生成新的软骨，然后软骨变成骨，骨就可以不断增长，人就随之不断长高。骨骺线完全闭合，骺软骨全部骨化，人的长高也就停止了。

（二）生长激素

生长激素能促进骨骼、内脏和全身的生长，促进蛋白质合成，增加细胞对氨基酸的通透性，影响糖、脂肪和矿物质代谢，调节肾功能和水代谢，促进躯体（骨骼、肌肉和器官）的生长，在人体生长发育中起着关键性作用。

（三）骨骼的营养构成

（1）骨细胞：占 2% ~5%，包括骨原细胞，成骨细胞和破骨细胞。

（2）矿物质：占 65%，包括钙、磷等。

（3）有机质：包括骨胶原等。

（四）骨骼的核心营养素

骨骼的核心营养素包括蛋白质、赖氨酸、维生素 C、钙、维生素 D、其他营养素（如锰、铁、锌和维生素 A 等）。人体骨骼的建造类似于建造框架结构的房屋，首先用蛋白质和维生素 C 合成骨胶原，建

造类似于房子的框架，再在里面塞钙和磷。骨胶原决定骨骼的韧度，钙、磷决定骨骼的硬度。维生素 D 促进钙的吸收和利用，维生素 A 缺乏会使骨变短变厚。

（五）把握好儿童长高的重要阶段

人生长的第一个高峰是婴幼儿时期。婴幼儿的身高增长最快，第 1 年平均长高 25cm，第 2～3 年继续长高 25cm。长高的第二个重要阶段是青春发育期。青春发育期男孩平均每年可增高 7～9cm，最多可达 10～12cm。女孩平均每年可增高 5～7cm，最多可达 8～10cm。这主要靠下肢和脊柱的增长。为了让儿童长得高一些，家长尤其要注意孩子在上述两个生长快速期的营养及运动问题。

七、孕期对症食谱举例

对症食疗作为一种自然疗法，取自“药食同源”的原理，选择适合自己身体状况的食品，在享受美食的同时，还可以调理滋补身体，治疗疾病。对症食疗是需要进行辨证的。一定要对症下“药”，适合自己的才是好的。十月怀胎过程中往往会出现一些症状，通过食疗对症处理会有不错的效果。下面讲解分析一些常用的对症食疗方，包括安胎、补血、滋阴、止血、消肿、补钙、改善贫血、改善体质、益脾胃和祛湿等食疗方。

（一）杞子二肚汤——补血、滋阴、安胎

（1）原料：鱼肚 30g，枸杞子 10g，猪肚 100g，调料适量。

（2）制作方法：把猪肚洗净，切片，鱼肚发开，和杞子等同放锅中，加入清水适量，煮到二肚熟后即成。

（3）用法：饮汤，食肚及杞子，可使用调味品拌服。

（4）功效：补血，滋阴，安胎。适用于阴血不足所致的胎动不安、烦躁等。

（二）安胎鲤鱼粥——安胎、止血、消肿

（1）原料：活鲤鱼 1 条（约 500g），苎麻根 20～30g，糯米 50g，葱、姜、油、盐各适量。

（2）制作方法：鲤鱼去鳞及肠杂，洗净切片煎汤。再取苎麻根加水 200g，煎至 100g，去渣留汁，入鲤鱼汤中，并加糯米和葱、姜、油、盐各适量，煮成稀粥。

（3）用法：每日早晚趁热食，3～5 天为 1 个疗程。

（4）功效：安胎，止血，消肿。适用于胎动不安、胎漏下血、妊娠浮肿。

（三）华彩鱼肉——孕期补钙食谱

（1）原料：鱼肉 250g、青椒、红椒各 20g，水发冬菇 30g，葱丝 20g，姜丝 10g，绍酒、盐、胡椒粉、鸡蛋清和淀粉等少许。

（2）制法：将鱼肉切丝，凉水洗漂后沥水，加入盐、鸡蛋清、淀粉上好浆，把剩下的盐和绍酒、味精、胡椒粉、淀粉放在小碗里加少许水兑成汁；再将青椒、红椒、黄椒洗净分别切成丝，水发冬菇切成丝后用开水氽透；将炒锅烧热，加入植物油烧至五六成热，放入鱼丝划散，随即放入椒丝片刻，倒入漏勺中；炒锅内留 10g 底油，放入葱丝、姜丝、冬菇丝，炒出香味后烹入兑好的汁，放入鱼丝，翻颠使芡汁均匀即可。

（3）补钙奥秘：嫩滑的鱼丝含有丰富的钙质，滑炒后还含有适量的脂肪，不仅能为产后乳母补钙添活力，还能促进乳汁分泌。

（四）鸭血豆腐汤——孕期补钙食谱

（1）原料：鸭血 50g，豆腐 100g，香菜、上汤、醋、盐，淀粉和胡椒粉等。

（2）做法：①鸭血、豆腐切丝，放入煮开的上汤中炖熟；②加醋、盐、胡椒粉调味，以淀粉勾薄芡，最后洒上香菜叶。

（3）功效：豆腐是补钙的很好食材，以其高蛋白、低脂肪、低热量、低胆固醇的突出优点而成为公认的理想食品，鸭血能满足孕妇对铁质的需要。酸辣口味不仅能调动孕妇的胃口，还能促进钙质的吸收。

（五）猪肝炒菠菜——贫血食疗方

（1）食材：猪肝、菠菜、香菜、海米（虾米）。

（2）功效：补充人体所需的铁、钙，对贫血的孕妇有帮助。

（3）做法：①用温水将海米泡好，然后把猪肝切开备用。②菠菜切小段。③将适量的油倒入炒锅内，放入姜和蒜、酱油、料酒、醋、蒜泥等调味品和辅助材料，加入猪肝快速翻炒，将其他食物放入锅中炒匀即可。

（六）红枣兔肉——改善体质

（1）食材：红枣 30g，兔肉 300g。

（2）功效：可有效改善营养不良孕妇的身体状况，同时还可增强孕妇的体质，减少孕期诸多因体弱而引起的问题。

（3）做法：①用流水冲洗红枣，并取出枣核。②洗净兔肉，切成块状，将油、盐、料酒、醋均匀地涂抹在兔肉上，和红枣一起放入瓦锅里，隔水蒸 1 小时左右，待兔肉熟透后即可。

（七）黄豆排骨汤——益脾胃、祛湿消肿

（1）食材：黄豆 100g，猪排骨 250g，葱花 3g。

（2）功效：此汤有益于脾胃，可消除湿气及消肿，还能缓解疲劳。

（3）做法：①黄豆放入温水浸泡约 5 小时。②排骨洗净后切成块状。③在汤锅中加入适量的清水，依次放入黄豆、排骨。待汤煮沸后，开小火再煮 3 小时左右。④加入葱花、盐即可。

（八）虾米炒芹菜——补铁钙

（1）食材：干虾米 10g，芹菜 200g。

（2）功效：虾仁味香，芹菜清脆可口，一块烹饪后内含丰富的铁及钙，孕妇服用后可补充这些营养元素。

（3）做法：①将虾米放在温水中，浸泡一定时间后取出洗净。②芹菜洗净后切段，再焯烫。③取适量油放入锅内，开火将油烧热后加入芹菜，快速翻炒，放虾米、酱油，改用旺火快炒，在出锅前调入鸡精、盐即可。

八、孕期营养补充方法

孕期营养大有学问。一般孕妇孕期的热量增长，只比非孕期增加 10%，仅增加一个馒头的热量就足够了。但是孕妇孕期对于一些维生素、微量元素的需求要比非孕期增加 50% 左右，增加比例远高于热量，所以不能盲目增加饮食来满足，这样易导致热量过剩，造成孕妇体重增加过多，或者发生妊娠期糖尿病。适当进行营养强化或营养补充是一个很有用的选择，特别是对那些在孕期需要量增加较多的元素如叶酸、钙、铁、锌、维生素 A、硒等，以协助做到营养均衡。

前面已讲，最重要的优生优育办法就是补充营养素，做到营养均衡，这样可以大大减少先天畸形的发生。营养充足的孕妇，生育孩子后身体可以改善很多；而营养不足的孕妇，生育孩子后身体会比原来差很多，并且以后很难补回来。怀孕前后合理使用营养素，有助于生养一个健康聪明的孩子。

营养补充剂的合理应用对改善母婴妊娠结局有积极意义。许多科学研究显示，在孕前期及孕早期增补叶酸可以降低胎儿发生神经管畸形、先天性心脏病、先天性唇腭裂等多种疾病风险。美国一项对 1823 名孕妇的研究发现，孕早期开始长期服用多维制剂的 852 名孕妇与其他孕妇相比，小于 34 周早产儿和足月出生低体重儿发生率均明显下降。

（一）孕妇需要使用营养补充剂的理由

（1）特殊生命阶段营养需求量大。孕期需要为孕妇和胎儿两人提供营养，需求量增大。

（2）每天摄入的食物种类不够。不同的食物含有不同的营养，食物种类少就难于做到营养均衡。专家发现孕产妇每天需要摄入 35 种食物才能达到营养均衡。

（3）食物营养退化导致营养摄入显著下降，不能满足孕妇和胎儿的需要。

（4）食物里可能含有一些有毒成分，如农药、抗生素、激素、苏丹红和铅等，摄入后会损伤身体细胞，修复受损细胞需要更多的营养，从而加大了营养的需求。

（5）食物的选择搭配不当，烹饪方法不当，致使营养素流失大。

（6）生活方式不健康，面临的压力明显增加，导致营养需求增大。

（7）环境污染较重，导致营养需求大。

从以上几点分析可见，孕妇营养需求大增，而营养摄入不够，这样就容易导致营养不均衡，往往需要额外补充营养素，才能协助做到营养均衡，满足孕妇和胎儿的营养需求，保证孕妇和胎儿的健康。

（二）孕期营养补充的关键

（1）孕早期：孕早期是胎儿发育的最重要阶段，胎儿的五官、心脏及神经系统等在此时开始成形。这时候除了注意补充优质蛋白质粉外，还需要充分补充叶酸、DHA、锌、碘、维生素 E 和复合维生素、矿物质。如孕早期女性叶酸的推荐摄入量为每日 400～600μg。

（2）孕中期：是胎儿的骨骼发育期，胎儿的体重也在这个时期开始快速增加。这时候就要注意补充有助于婴儿骨骼发育的钙、铁等元素。孕中期继续补充蛋白质粉、DHA、复合维生素等营养素，适当增加饮食中热量。

（3）孕晚期：孕晚期是胎儿快速发展时期，此时除了应补充足量的钙制剂满足胎儿的成长所需外，还应适当增加蛋白质粉、DHA、铁、铜、锌及维生素 B_6、B_{12} 等，不仅能够帮助胎儿健康发育，更能预防胎儿贫血、体重过低等问题。

（三）孕期常用营养补充剂的种类和剂量

（1）蛋白质粉：保证蛋白质摄入。每日蛋白质推荐摄入量为孕早期 55g，孕中期 70g，孕晚期 85g。膳食中蛋白质达不到此最低标准者，需要额外补充蛋白质粉。

（2）叶酸片：补充叶酸。孕期叶酸 RNI 为每日 600μg，UL 为每日 1000μg。研究发现孕妇每日补充 600μg 叶酸，可以降低 71% 的先天神经管畸形发生率。

（3）锌制剂：补充锌。孕期锌 RNI 为每日 9.5mg，UL 为每日 40mg，每日锌最佳摄入量为 9.5～40mg。

（4）铁制剂：补铁。孕早、中、晚期铁 RNI 分别为每日 20mg、24mg、29mg，UL 为每日 42mg。

（5）碘制剂：补碘。孕期碘 RNI 为每日 230μg，UL 为每日 600μg。可用碘盐；或碘制剂，如碘化钾、碘化钠、碘酸钾等，这些碘制剂可以通过口服的方式摄入，但过量摄入可能会导致甲状腺功能亢进，因此需要在专业人士的指导下合理使用。

（6）钙片：补钙。孕期 RNI 为每日 800mg，UL 为 2000mg。膳食中摄入的钙达不到 RNI 标准者，需要额外补充钙制剂。

（7）硒制剂：补硒。孕期硒 RNI 为每日 65μg，UL 为每日 400μg。整个孕程不能缺硒。研究发现硒可降低孕妇血压，消除水肿，改善血管症状，预防和治疗妊娠高血压，还能预防胎儿致畸。怀孕妇女血硒含量低于非孕妇女，并且妊娠妇女的血硒含量随妊娠期逐渐降低，分娩时降至最低点，有流产、早产、死胎等妊娠病史的孕妇血硒含量又明显低于无此病史者。

（8）补充其他缺乏的维生素，包括维生素 A、维生素 E 和维生素 C 等。

（四）孕期营养补充的注意事项

（1）重视日常饮食。日常饮食是营养的基础。

（2）营养补充要适量。服用营养补充剂不能长期超过 UL 推荐标准。孕期维生素 A、叶酸、钙、铁、碘等营养素 RNI 与 UL 之间相差并不大，长期摄入超过 UL 可能会引起出生缺陷风险增高、神经损伤、高钙血症、新生儿甲状腺功能亢进等风险。营养补充剂只需补齐不足的量，协助孕妇做到营养均衡，满足母体及胎儿的需要即可。

（3）营养补充要有针对性。营养师可个性化评估孕妇营养状况，合理补充不足的营养素。如有学者提出，根据孕早期铁蛋白浓度进行个性化补铁，当血清铁蛋白浓度 $>70\mu g/L$ 时不建议补铁；当血清铁蛋白浓度为 30～70μg/L 时每日补铁 30～40mg；当血清铁蛋白浓度 $<30\mu g/L$ 时每日补铁 60～80mg，8 周

后评估调理效果。

（4）需要熟悉使用营养补充剂的种类及剂量。营养补充剂合理搭配可以促进吸收，如维生素 A、维生素 B_2、维生素 C 等营养素可促进铁的吸收，补钙的同时补充维生素 D，维生素 D 可以促进肠道钙的吸收和利用。

（5）一般以三周为一个营养调理效果观察周期，有效则继续使用，无效或效果不好可以调整剂量或更换营养素种类。营养调理起效较慢，一般以三个月为一个疗程，随餐或餐前、餐后 15 分钟内服用效果较好。

（6）注意使用过程中可能会出现好转反应。

（7）改变不良的生活方式，减少营养需求量才会有更好的营养调理效果。

（五）不孕症案例营养干预分析

李女士，36 岁，自己做生意，经常很忙，生活不规律，饮食不定时。患多囊卵巢综合征，结婚十年未孕。长期在多家三甲医院就诊，服用过中药和西药多年，均不能怀孕。医院检查卵巢功能很差，卵泡成熟障碍，激素水平低。前几年做过几次试管婴儿，曾有一次成功，种植在子宫腔，但三个月后又流产了，医生说她子宫和卵巢的条件都很差，建议她放弃生育的念头。2009 年经朋友介绍，从湖南来广州咨询，经过膳食调查、体格测量和人体成分分析，发现李女士膳食结构很不合理，营养摄入严重不均衡，蛋白质、维生素 E、维生素 A 和 B 族维生素等多种营养素和矿物质均摄入不足，导致她体质很差，女性附件早衰，多囊卵巢和子宫内膜菲薄。

李女士要求进行营养调理，专家建议调整膳食结构，额外补充缺乏的多种营养素，调理将近 1 年时自己到医院复查，检查发现卵巢功能仍弱，卵泡成熟仍然障碍，信心发生动摇，于是停止营养调理，觉得没有什么用处。继续到处看医生，转眼又过了一年多，仍然没有怀孕。但李女士全家非常想生育一个孩子，而医学上的办法已经用尽，在朋友的不断鼓励下，李女士又继续开始营养调理，并加大了剂量，坚持细胞营养疗法，使用到 2 年时精力开始明显好转，身体情况显著改善，再去医院做试管婴儿，获得成功，怀孕十月后成功诞生一个非常健康的儿子，全家人都非常开心，几代人十多年的梦想终于实现。

为何李女士营养调理这么久才有效呢？因为她患多囊卵巢综合征多年，这是一个很难治疗和调理的疾病，而且其子宫内膜条件很差，体质也很差，又长期服药，药物不良反应累积也会损伤细胞，多种原因叠加，使得李女士身体的营养需求变得很大，必须长时间大剂量补充才能补平缺口，才能协助她做到营养均衡、原料均衡，才能逐渐发挥自身的修复能力，慢慢把生病的细胞修复好、子宫内膜修复好，只有把子宫内膜这块“土壤”经营好了，才能够怀孕，才能生育一个健康的孩子。

从此例可以看出细胞营养疗法的重要性，一般人都觉得医生和药物厉害，营养没有什么用处，营养也治不好病。营养确实治不好病，但营养均衡后，体内的修复能力和新陈代谢可以治好病。像此例患多囊卵巢综合征的人不少，大部分人都不能怀孕，到医院就诊，医生也没有什么好办法，也没有什么好药可以治愈。仔细研究分析，发现患这些慢性妇科疾病的人大都营养严重不均衡，细胞没有原料或者原料不够，就会影响女性生殖器官及附件细胞的健康，受伤的细胞不能及时修复，细胞再生和新陈代谢也受很大影响，长期这样就会引起生殖器官及附件生病，导致许多年轻女性患多囊卵巢综合征这样的疑难杂症，影响生育能力。这是长期缺乏营养原料引起的慢性疾病，用药物治疗没有效果，只有找到根本原因——营养失衡，并且想办法调理好营养失衡，恢复营养均衡，恢复细胞的生命力，才能够慢慢恢复健康。

细胞营养疗法的目的就是让细胞得到均衡的营养，让细胞恢复生命力，包括修复和再生能力。全身细胞的修复和再生能力是非常神奇的，也是非常强的，比药物要强很多，千万不要小瞧它，更不要忽视它。

九、孕妇如何选择空气净化器

孕妇和胎儿均需要优质的空气和洁净的氧气。目前我国许多地方空气质量还存在问题，尤其是北方冬天空气质量普遍比较差。研究发现，人均每天呼吸22000次左右，吸入空气约12立方米，即12000升；如果这么大量的污染空气吸入肺内，就容易导致呼吸系统疾病、肺癌等。世界卫生组织研究发现，人类68%的疾病与空气污染有关。而据有关部门统计，室内空气污染是室外的5～10倍。可能很多人会好奇，为什么室内空气还比室外差？专家分析可能有以下几个原因，一是密闭式建筑结构流行，空气流通效率低，新鲜空气不能及时流入室内，室内污染物也不能及时排出；二是人体本身就是一个大污染源，呼吸时除了呼出二氧化碳外还排出20多种毒物，皮肤产生的污染包括皮屑、毛发、细菌、病毒等，消化和泌尿系统产生的污染包括细菌、病毒、大小便、臭味；三是家居装修、电器设备产生的污染，如装修材料常含甲醛、苯、氨、酯类，烹煮食物产生的油烟、垃圾、电器臭氧、空调杆菌等。孕妇与其他城市居民一样，每天有70%～90%的时间是在各种室内环境中度过的。经权威调查，我国城市居民每天在室内时间长达21.53小时。

室内空气污染问题对孕妇和胎儿的健康影响比一般成人大。如何解决室内空气污染问题，是大家比较关注的问题。国内外研究发现，解决室内空气污染问题最有效的方法还是使用室内空气净化器。那究竟应该怎样科学挑选空气净化器呢？选择合格空气净化器的主要方法有以下几个方面供参考。

（1）国内外权威专业机构认证：国内比较权威的专业认证机构之一是清华大学建筑环境检测中心，该中心依托于清华大学建筑学院，拥有大量先进的实验设备，遵循严格的质量管理体系。清华大学建筑环境检测中心，通过了中国计量认证（CMA）和中国合格评定国家认可委员会（CNAS）的认可，其空气检测、评估报告具有法律效力。国际比较权威的专业认证机构之一是美国家电制造商协会（AHAM）。AHAM采用的洁净空气量（CADR）认证标准，于1988年被美国国家标准协会ANSI所采用，为小型空气净化器设备的认证标准，至今成为空气净化器效能最重要的检测指标。符合AHAM标准的产品必须通过第三方实验室测试，并需每年复检方可在机身和外包装上标注AHAM认证标志，以供消费者鉴别。挑选国内外专业机构认证的产品质量更有保证；而且在产品售后服务方面也值得信赖。

（2）空气净化器采用的主要过滤技术：目前市面上常见的空气净化器包括HEPA过滤型、吸附型、静电型、光触媒型、负离子型、紫外线型等。但HEPA过滤式空气净化器对PM 2.5可吸入颗粒物的净化效果较好，适合孕妇选用。

（3）净化器过滤悬浮粒子的直径：粒子直径越小，净化效果越好。国内市面上的产品过滤悬浮粒子的直径为0.009～0.3μm，相差30多倍，有些国产的产品没有标示。有些病毒及有害物质的粒子比较小，比如甲型流感病毒（H1N1）直径为0.098μm，SARS病毒直径为0.11μm，手足口病病毒直径为0.27μm，香烟烟雾直径为0.01～1μm；如果某净化器过滤悬浮粒子的直径为0.3μm，那么它就不能挡住上述所有粒子，它对上述病毒和烟雾均没有起到过滤和洁净的作用。

（4）洁净空气量：按照国家标准GB/T 18801《空气净化器》规定，空气净化器的性能指标要用“洁净空气量”（CADR，m^3/h）来表示，就是用每小时提供的洁净空气量来表示；只有当CADR≥170m^3/h，对雾霾天气才有效。

（5）过滤器的滤净效率：滤净效率越高，净化效果越好。国内市面上的产品过滤器的滤净效率为86.9%～99.99%。

（6）净化器的功率、耗电量和噪音等指标：净化器的功率越大，一般耗电量越大。国内市面上的产品功率为4～100瓦。噪音越大，当然越不好，会影响休息。国内市面上的产品噪音为22～61分贝。

（7）净化器的价格和性价比：净化器首先是要有用、有效果，性价比当然越高越好。

第七节　孕早期膳食营养指导

孕妇整个孕期分三个阶段，即孕早期（1～12周）、孕中期（13～24周）和孕晚期（25～40周）。为了保证孕育的成功，孕期母体代谢和器官功能都需要进行适应性调整，孕妇的心理状况也会发生微妙的变化。这一切都将可能影响孕妇对食物的选择和营养物质的代谢。

一、孕早期的生理变化和营养代谢特点

（1）孕早期雌激素、黄体酮、hCG 等激素水平逐渐升高，孕妇身体合成代谢明显增强，合成大量蛋白质用于制造胎儿组织、胎盘、羊水及子宫和乳房增殖。

（2）消化液分泌量减少，胃肠平滑肌张力下降，肠蠕动减弱等，易出现食欲缺乏、偏食、恶心、呕吐、反酸、消化不良和便秘等妊娠反应。

（3）孕 6 ~ 8 周时循环血容量开始增加，孕妇血液相对稀释，血红蛋白含量下降，出现生理性贫血。

（4）血浆营养素 $1,25-(OH)_2-D_3$、维生素 E 和血脂升高，其他很多营养素水平均出现降低，如孕妇空腹血糖，血清钙、铁和锌均降低，维生素 C、叶酸和维生素 B_6 均降低。

（5）尿中的尿素、尿酸、肌酸、肌酐和葡萄糖、氨基酸及水溶性维生素等排泄均增多，尿频常见。

（6）孕早期妇女心理常有较大的波动。最开始是无比甜蜜，到妊娠反应出现时感到焦虑、烦恼、恐惧、压抑，部分人出现“早孕抑郁”。

（7）孕早期营养需求特点：孕早期 3 个月胚胎每天在母体内约增长 1g，生长发育速度缓慢。母体的有关组织及胎盘增长变化不明显，对能量的需要与怀孕前相似。但是，妊娠早期处在胚胎细胞分化增殖和主要器官形成阶段，是胎儿生长发育的最重要时期。许多不利因素，如胎儿发育核心营养素缺乏、辐射、药物、病毒感染和传染病等均可能导致胚胎发育不良或先天畸形。此外，妊娠反应往往会影响营养素的摄入。

二、妊娠反应及其治疗

妊娠早期，一般在停经六周左右，孕妇体内绒毛膜促性腺激素（hCG）增多，胃酸分泌减少及胃排空时间延长，导致头晕乏力、食欲不振、喜酸食物、厌恶油腻、恶心、呕吐等一系列反应，统称为妊娠反应。

（一）妊娠反应的发生原因

妊娠反应发生原因迄今未明，可能主要与体内激素和精神状态的平衡失调有关。妊娠早期体内 hCG 水平显著升高，肾上腺皮质激素分泌不足，从而使体内水及糖代谢紊乱，出现恶心、呕吐等消化道症状。维生素 B_6 缺乏也可能是发病原因之一，可致呕吐加剧。

（二）临床表现

绝大部分孕妇（50% ~90%）都有恶心和呕吐的发生，一般从妊娠 6 ~ 8 周开始，到 10 ~ 12 周达到高峰，一半左右在妊娠 14 周前缓解，90% 在妊娠 22 周前缓解。80% 孕吐的女性呕吐持续整天，而不仅仅是“晨吐”。

（三）妊娠反应的应对措施和饮食营养调理方法

1. 一般应对措施

（1）树立信心：妊娠呕吐是一种正常的生理反应，不是疾病，每个孕妇都可能发生。只要解除思想顾虑，树立胜利的信心，保持精神和心理平衡，可减轻妊娠反应的症状。

（2）适度休息：轻度妊娠反应，不影响正常生活和工作，只是不要过度劳累。重度妊娠反应，应该适当休息，以减少不必要的消耗，可减轻妊娠反应的症状。

（3）减少诱发因素：如烟、酒、厨房油烟的刺激，居室应尽量布置得清洁、安静、舒适。避免油漆、涂料、杀虫剂等化学品的异味。保持室内空气清新，经常开窗透气，有空气净化器的持续开启空气净化器。呕吐后应立即清除呕吐物，以避免恶性刺激，并用温开水漱口，保持口腔清洁。

（4）改善就餐环境：如听听舒缓的音乐，餐桌上摆放一些绿色植物，与家人或者好友一同进餐，聊愉快的话题，转移注意力。

2. 膳食营养调理方法

在孕早期，胎儿发育缓慢，营养需求量不大；饮食宜少量多餐，避免饱食；清晨早孕反应严重时，尽量吃一些烤面包、馒头片等易消化食物。

孕早期妇女，每天最低营养需要大致包括4两主食、55g以上蛋白质，在此基础上配以优质蛋白，如牛奶、鸡蛋、禽类和鱼肉等。注意补充维生素C，多吃些菠菜、猕猴桃等绿叶蔬菜和水果。食物清淡，尽量不吃太咸、油腻或有特殊气味的食物；少吃或不吃冰冷、不易消化的食物；面包、苏打饼干等食物可降低孕吐的不适；草药、生姜也具有治疗价值；注意补充水分，避免脱水。服用维生素B_6，可缓解呕吐症状，每日3~4次，每次10~25mg，口服，安全有效；维生素B_6包括吡哆醛、吡哆醇和吡哆胺，而磷酸吡哆醛是众多转氨酶、脱羧酶的辅酶，在氨基酸代谢中扮演重要角色，能促进谷氨酸脱羧，增进γ-氨基丁酸的生成；而γ-氨基丁酸是一种大脑内重要的抑制性神经递质，可以抑制呕吐，包括妊娠呕吐。这就是维生素B_6止吐的可能机制。

妊娠剧吐者应住院治疗，禁食2~3日，根据化验结果，明确失水量及电解质紊乱情况，酌情补充热量、水分、维生素和电解质。

3. 食疗方法举例

（1）山药炒肉片：①原料：鲜山药100g，生姜丝5g，瘦肉50g。②制法：将山药与肉片一起炒至将熟，然后加入姜丝即可食用。③功效：健脾和胃，温中止吐。

（2）姜汁甘蔗露：①原料：甘蔗榨汁250ml，姜一块。②制法：姜去皮洗净，刨成姜片，榨出姜汁，加入甘蔗汁拌匀；隔水炖热后即可食用。③功效：姜汁能驱寒、健胃、止呕，甘蔗汁能清热生津、下气润燥，可治反胃呕吐。

（3）姜汁牛奶：①原料：鲜牛奶200ml，生姜汁10ml。②制法：牛奶中加入姜汁，加热，加白糖少许服用，应趁温热饮服。③功效：温中散寒，和胃止吐，主要针对脾胃虚寒引起的妊娠呕吐。

（4）荠菜豆腐汤：①原料：荠菜150g，嫩豆腐100g。②制法：荠菜切末，豆腐切成小丁，锅中放沸水，下荠菜末、豆腐丁烧开，加少许芡粉勾薄芡，盐、味精少量调味。③功效：清香鲜嫩，清热和胃，有吐酸、口苦咽干、心烦易怒、尿黄便秘、色苔黄腻的孕妇可经常食用。

三、孕早期的营养需要和核心营养素

孕早期是胚胎细胞分化和主要器官发育形成的时期，特别是神经管及主要内脏器官的发育期。在孕早期，胎儿的器官发育特别需要维生素、矿物质和蛋白质，尤其是叶酸、蛋白质、碘、锌、维生素A和铁等核心营养，对胎儿的健康发育特别重要。

孕早期是胎儿脑细胞发育的关键时期，最重要的营养素为叶酸。叶酸可以防止胎儿先天神经管畸形，还可以防止贫血、流产，这对妊娠早期尤为重要。充足的锌对胎儿器官的早期发育也很重要，有助于防止流产及早产。碘缺乏影响胎儿的生长发育和智力水平，增加流产及胎儿畸形、死胎的发生率，导致新生儿发生克汀病。妇女在怀孕以后，血容量扩充，铁的需要量就会增加一倍。如果不注意铁质的摄入，就很容易患上缺铁性贫血，并有可能导致胎儿也患上缺铁性贫血。

（1）能量需要量：《中国居民膳食营养素参考摄入量（2023版）》推荐孕早期妇女能量供给与非孕女性持平，如低强度身体活动水平每日能量需要量为1700kcal。

（2）蛋白质需要量：《中国居民膳食营养素参考摄入量（2023版）》推荐孕早期妇女蛋白质供给与非孕女性持平，RNI为55g，蛋白质供能比为10%~20%。

（3）DHA需要量：孕早期DHA每日适宜摄入量为200mg，EPA为50mg。

（4）胎儿发育核心矿物质的需要量：如孕早期碘RNI为230（120+110）μg/d、UL为500μg/d；锌RNI 10.5（8.5+2.0）mg/d、UL为40mg/d；镁RNI 370（330+40）mg/d、UL为700mg/d；硒RNI 65（60+5）μg/d，UL为400μg/d。

（5）胎儿发育核心维生素的需要量：孕早期需要增加维生素B_6、叶酸、B_{12}、泛酸、生物素和胆碱的供给，如维生素B_6 RNI增加至2.2（1.4+0.8）mg/d，RNI增加幅度达57%，UL为60mg/d；叶酸RNI增加至600μg（400+200）DFE/d，RNI增加幅度达50%，UL为1000μgDFE/d；胆碱RNI增加至460（380+80）DFE/d，RNI增加幅度达21%，UL为3000mg/d；B族维生素有助于防治早孕反应和抑郁症；维生素E的AI为14mg α-TE/d，UL为700mg α-TE/d，有安胎、防流产作用。

四、孕早期膳食营养原则

孕早期胚胎各器官处在快速分化阶段，此时的膳食应该是营养全面，食物多样化，并经过合理调配的平衡膳食。由于许多孕妇和家庭缺乏孕期营养及膳食搭配的正确认知，导致部分无明显早孕反应的孕妇存在妊娠早期过度滋补，能量过剩、体重增长过快现象；而约有半数的孕妇在孕早期存在食欲下降、进食量减少、挑食、偏食、孕吐反酸等现象，导致体重下降及微量营养素摄入不足的两种极端现象出现。特别是生育政策调整后，高龄高危孕妇比例增加，孕早期营养管理就显得更加重要。

（一）孕早期的膳食营养原则

（1）保证均衡的营养和合理的能量摄入。

（2）饮食清淡、易消化、口感好。多吃易消化的大米和小米稀饭、面包、发糕、花卷、馒头、藕粉。少食多餐，孕妇每日摄入至少130g碳水化合物，以保证胎儿大脑发育的最低需要。

（3）保证优质蛋白质的充分供给，如鱼、肉、大豆、蛋和奶。

（4）保证DHA的合理供给。每周吃两次深海鱼。DHA总供给量保持在每日200～2000mg，EPA每日50mg。

（5）保证胎儿发育核心矿物质的供给。自孕早期开始孕妇碘的需求量比非孕时增加近1倍。建议孕妇选用加碘盐，可确保持续、方便、经济、有效地摄入碘；如每日摄入6g碘盐，可达到孕妇每日碘推荐摄入量的50%左右，即每日120μg。另外，建议孕妇每周食用1～2次富含碘的海产品，如海带（鲜，100g）、紫菜（干，2.5g）、裙带菜（干，0.7g）或海鱼（40g）均可补充110μg的碘。

（6）保证胎儿发育核心维生素的充分供给。孕早期需要多吃富含叶酸的食物，如绿叶蔬菜（甘蓝、油菜等）、蛋类、动物肝脏及坚果等；如果每天能吃到400g蔬菜，其中一半为新鲜绿叶蔬菜的话，可以提供约200μgDFE叶酸，但食物中的叶酸流失率高，还需要每日补充叶酸片400μg，才能满足孕妇每日叶酸的需要。

（7）避免进食腌制和烧烤食物：如腊肠、熏肉、烤肉、腌菜、梅干菜等腌制及烧烤食物有特殊风味，但不适宜孕妇尤其是孕早期妇女。

（8）不喝酒精饮料和过多咖啡。孕早期是胎儿器官分化的关键时期，对化学物质特别是有毒化学物质最为敏感，其容易诱发胎儿先天畸形。

（9）禁食容易引起流产的食物，如山楂、螃蟹、甲鱼、薏苡仁和芦荟等。

（10）孕早期营养补充剂的原则。合理补充膳食营养摄入不足的核心营养素，如合成叶酸片、蛋白质粉、碘制剂、锌制剂、维生素A和血红素铁等，确保胎儿需要的核心营养足量摄入，满足孕早期细胞分化和器官发育的营养需求。

（二）孕早期平衡膳食宝塔

孕早期平衡膳食宝塔，与备孕妇女膳食宝塔一样，见图3－5。

孕妇奶粉是低乳糖孕妇配方奶粉，富含叶酸、唾液酸、亚麻酸、亚油酸、铁质、锌质、钙质和维生素B_{12}等营养素，含多种维生素和矿物质，可以提供孕妇及胎儿所需的营养素。孕妇奶粉优质均衡的营养可以补偿早孕反应造成的营养缺失，保证胎儿前3个月发育的营养需求。所以建议孕早期有较重妊娠反应的孕妇合理选择饮用孕妇奶粉。

五、孕早期膳食食谱推荐

（一）孕早期一日定量食谱推荐

孕早期一日定量食谱推荐是按照该时期孕妇能量及各种营养素的需要水平来设计的，详见表3－15。该份食谱提供能量1805kcal，其中碳水化合物260g、蛋白质73g、脂肪58g、钙856mg、铁27mg；碳水化合物、蛋白质和脂肪分别提供能量占55%、16%及29%。本食谱主要针对没有任何孕早期并发症的标准人。

表 3－15　孕早期一日定量膳食食谱举例

餐次	食物名称及主要原料重量
早餐	1. 茶叶蛋：鸡蛋 50g 2. 小米粥：小米 50g 3. 菜肉包：小麦粉 30g，猪肉 25g，小白菜 25g 4. 酱黄瓜：酱黄瓜 10g
加餐	甘蔗生姜汁：甘蔗汁 200g，姜（干）3g
午餐	1. 米饭：稻米 75g 2. 糖醋小排：猪小排 50g 3. 蒜泥菠菜：菠菜 200g 4. 菜秧虾皮汤：菜秧 150g，虾皮 2g
加餐	饼干 25g，橙子 150g
晚餐	1. 虾仁水饺：小麦粉 50g，鲜虾 30g 2. 山药番茄汤：山药 50g，番茄 100g
加餐	牛奶 200ml
全天烹调用油盐	油 25g，盐 5g

(二) 孕早期一日膳食餐单和营养成分分析

孕早期一日膳食餐单和营养成分分析，见表 3－16。

表 3－16　孕早期一日膳食餐单及营养成分分析表

餐次	食物	原料	重量（g）	能量（kcal）	蛋白质（g）	脂肪（g）	碳水化合物（g）
早餐	拌蔬菜	胡萝卜	50	17.76	0.48	0	3.84
		菠菜	50	10.68	1.335	0	1.335
	牛奶	牛乳	250	135	7.5	7.5	7.5
	燕麦粥	燕麦片	50	183.5	7.5	3.5	31
	煮蛋	鸡蛋	60	72.036	6.786	4.698	1.044
上午加餐	橘子	橘子	200	60.3	1.34	0	13.4
午餐	金银卷	小麦粉	50	172	5.5	1	36
		玉米面	25	85	2	1	16.75
	里脊炒油菜	香菇（鲜）	50	9.5	1	0	1
		猪肉里脊	50	77.5	10	4	0.5
		油菜	50	10.005	0.87	0	1.305
		花生油	5	44.95	0	5	0
	芹菜豆干	豆腐干	25	35	4	1	2.75
		芹菜	50	4.62	0.33	0	0.66
		花生油	5	44.95	0	5	0

续表

餐次	食物	原料	重量（g）	能量（kcal）	蛋白质（g）	脂肪（g）	碳水化合物（g）
下午加餐	饼干	饼干	25	108.25	2.25	3.25	17.75
晚餐	荞麦米饭	大米	50	173	3.5	0.5	38.5
		荞麦	25	81	2.25	0.5	16.5
	清炒西蓝花	西蓝花	100	27.39	3.32	0.83	2.49
		花生油	5	44.95	0	5	0
	柿椒鸡丝	青椒	100	18.04	0.82	0	3.28
		鸡胸脯肉	50	66.5	9.5	2.5	1
		花生油	5	44.95	0	5	0
晚上加餐	龙须面	鸡蛋	25	30.015	2.828	1.958	0.435
		小麦粉	25	86	2.75	0.5	18
		菠菜	20	4.272	0.534	0	0.534
合计				1612.17	72.394	51.7	212.823

（三）孕早期一周食谱举例

孕早期一周食谱举例，见表 3－17。

表 3－17　孕早期一周食谱安排表

星期	一	二	三	四	五	六	日
早餐	馒头 小米粥 小葱拌豆腐 鲜柠檬汁	牛奶 三明治 香蕉	八宝粥 鸡蛋 凉拌黄瓜	芝麻烧饼 豆浆 水果沙拉	花卷 西红柿炒鸡蛋 芝麻拌菠菜	炒鸡蛋 五谷粥 小葱拌豆腐	牛肉粥 鸡蛋 苹果
午餐	黑豆饭 什锦烧豆腐 山药羊肉汤 土豆烧牛肉	米饭 鱿鱼炒茼蒿 鸡蛋羹 凉拌土豆丝	米饭 西红柿炖牛腩 蛋黄莲子汤 红烧茄子	米饭 虾仁豆腐 家常焖鳜鱼	豆腐馅饼 熘肝尖 凉拌黄瓜 棒骨海带汤	黑豆饭 西蓝花烧双菇 香菇山药鸡 蛋花汤	米饭 甜椒炒牛肉 醋熘豆芽 蛋花汤
晚餐	西红柿鸡蛋面 香菇豆腐汤 抓炒鱼片	米饭 海带排骨汤 芦笋炒百合	米饭 芝麻圆白菜 乌鸡滋补汤	面条 菜心炒牛肉 木耳油菜	馒头 干煎带鱼 紫菜汤 凉拌西红柿	花卷 虾仁粥 炖排骨 蔬菜沙拉	香菇肉粥 清蒸鱼 猪血炒菠菜
加餐	黄豆芝麻粥 苹果 葵花子	牛奶 蛋糕 菠萝	酸奶拌水果 开心果	红枣花生 蜂蜜汤 榛子	苹果玉米汤 水果沙拉	橘子 花生 甘蔗姜汁	草莓 松子 生姜橘皮饮

五、孕早期营养课堂

（一）孕期感冒防治

1. 预防感冒小妙招

（1）注意保暖，防止季节性感冒。孕妇要根据天气的变化及时添加衣服，注意保暖，特别是足部的保暖尤为重要。

（2）勤洗手，防止病从口入。尤其是触碰了钱、门把手、水龙头后，还要避免接触感冒家人使用的碗碟，以免传染。

（3）少去人群密集的公共场所，防止被传染。去逛超市、看电影，要尽量带上纯棉或面纱材质的口罩。

（4）保持适宜的室内温度和湿度。居室应通风换气，并且保持温度、湿度适宜。一般来说，适宜的室内温度是17～23℃，湿度为40%～60%。如果房间空气干燥，孕妇可以使用加湿器增加屋内空气的湿度；住在潮湿之处的孕妇，要利用除湿机去除空气中的湿气。经常用醋熏蒸房间，对抑制和杀灭病毒等病原微生物有一定作用。

2. 轻松应对孕期感冒

（1）轻度感冒：仅有流涕、轻度咳嗽等症状，无须用药。注意休息，多喝开水，饮食以易消化的流质为主，如菜汤、稀粥、蛋汤和牛奶等，不宜强迫进食及滋补。注意保暖，物理降温，充分补充维生素C、松果菊有效。

（2）感冒较重并伴有高热者：可选用柴胡注射液退热和纯中药止咳糖浆止咳。同时，可采用物理降温法尽快控制体温，在颈部、额部放置冰块，或用湿毛巾冷敷，还可用30%～35%的酒精（或用白酒加水冲淡一倍）擦拭颈部及两侧腋窝。

（3）对感冒合并细菌感染者：应加用抗生素治疗，可选青霉素类，除少数特异体质可发生过敏反应外，孕早、中、晚期都可放心使用，对孕妇和胎儿双方都很安全。慎用或禁用对胎儿有影响的抗生素，如氨基糖苷类等。

（二）减少辐射的有效方法

1. 保持安全距离

（1）手机在拨通、接听瞬间产生的电磁波最强，因此接通瞬间应尽量远离人体。

（2）电脑显示器背面与两侧产生的电磁波都比正面强，尽量离远一点。

（3）用吹风机时，不要将吹风机贴近头部。

（4）最好与烤箱、烤面包机保持70厘米以上的距离；与音响、电冰箱、电风扇保持1米以上的距离；与电视机、冷气机、运作中的微波炉及电热器保持2米以上的距离。

2. 减少使用时间

孕妇每周使用电脑的时间最好控制在20小时，手机通话每日不可超过半小时，尽量少看电视、少使用电动玩具。

3. 电器不用时，最好拔掉插头

电器在插上插头后，即使没有打开电源开关，也会有微量的电流通过，也会产生微量电磁波。拔掉插头，则可避免不必要的电磁波辐射，还能节省10%的电力。

4. 吃点抗辐射的食物

日常生活中，孕妇完全避开电磁辐射是不可能的，但我们可以有针对性地选择日常生活中的食物，以降低辐射对人体的伤害。建议孕妇常吃橘子、绿茶、大蒜、黑木耳、番茄，这些食物富含抗氧化剂，可对抗辐射产生的自由基，减少辐射对孕妇和胎儿的伤害，有利于母婴的健康。

（三）孕期失眠

1. 孕妇失眠的常见原因

（1）荷尔蒙变化：怀孕的女性在精神和心理上都比较敏感，对压力的耐受力降低，常会忧郁和失眠。这是因为体内激素水平的变化，尤其是雌激素和黄体酮的水平改变，会影响情绪，使孕妇情绪不稳、压力过大，甚至可能对胎儿产生不良影响。

（2）饮食习惯的改变：也会影响孕期睡眠质量。孕妇应避免摄入刺激性食物，如咖啡、浓茶、油炸食物等，因为这些食品可能会引起身体不适，进而影响睡眠。

（3）尿频影响睡眠：怀孕妇女常有尿频的问题，晚上需要起床如厕，这可能会影响一些孕妇的睡眠质量。

（4）食物过敏：也可能是导致孕妇失眠的原因之一。过敏反应会增加免疫系统的负担，引起情绪紧张和失眠。因此，孕妇在选择食物时应特别小心。

（5）助眠营养缺乏：镁有安神镇静的作用，缺镁容易引起失眠；妊娠后期，孕妇由于缺乏钙等常常会发生抽筋，尤其是在睡觉时，这也会影响睡眠质量。

2. 孕妇失眠的处理方法

（1）营造舒适的睡眠环境：保持卧室安静、光线柔和，选择舒适的温度，使用遮光窗帘，并确保床上用品柔软舒适。

（2）合理饮食：晚餐不宜过晚或过饱，避免摄入咖啡因、浓茶、巧克力等刺激性食物，睡前可以喝一杯温热牛奶助眠。晚餐吃些黑芝麻、小米等富含色氨酸的食物，也有助于改善睡眠。

（3）养成良好的睡眠习惯：每天定时上床睡觉和起床，白天避免长时间午睡，保持适量的日常运动以促进夜间睡眠。

（4）选择舒适的睡姿：孕后期可以尝试侧躺，使用多个枕头支撑身体以减少不适。

（5）放松身心：睡前进行放松活动，如听轻音乐、阅读、瑜伽或香薰疗法，有助于缓解压力和焦虑。

（6）食疗方法：适当食用富含维生素 B 的食物，如谷类、天然食物、酵母提取物、鱼和蔬菜，有助于舒缓压力，改善睡眠。

（7）补充助眠营养素：①缺镁是失眠最常见的原因，补充钙镁片可改善许多孕妇的睡眠，也可防治抽筋。②压力大、焦虑、抑郁的孕妇可以合理使用抗压营养素，如维生素 C 和 B 族维生素。

（四）孕期食欲不振

1. 孕期食欲不振的常见原因

（1）体内激素改变：在怀孕早期体内的激素水平，尤其是雌激素和 hCG 的水平会发生变化，这些变化可能会影响胃肠道的功能，导致食欲不振。

（2）精神因素：孕妇可能会因为对妊娠本身的恐惧、焦虑或情绪波动而影响食欲。情绪状态不佳时，可能会感到恶心或呕吐，进而影响食欲。

（3）缺乏维生素：孕妇体内缺乏 B 族维生素和锌等微量元素，可能会导致消化不良、胃肠蠕动变慢，从而影响食欲。

（4）生理变化：随着孕期的进展，子宫的增大可能会压迫到肠胃，导致消化不良和食欲下降。

2. 孕期食欲不振的处理方法

（1）饮食调整：孕期食欲不振时，适当食用一些酸味食物可以有效刺激唾液和胃液分泌，从而促进食欲，常见的酸味食物有山楂、柠檬、葡萄、菠萝、酸奶、酸梅等，这些食物富含有机酸、维生素 C、植物酵素、膳食纤维和微量元素，具有开胃功效，促进胃肠蠕动，加快食物消化。

（2）适当饭后运动：孕期需要多运动，尤其是饭后应该去户外散步，呼吸新鲜空气，不仅能促进消化，改善食欲不振，还能愉悦心身。

（3）保持心情愉快：良好的情绪可以刺激体内促进胎儿健康生长的生物活性物质分泌，使胎儿的神经发育更加完善。因此，保持心情愉快也是改善食欲的一种方法。

（4）食物选择与烹调：选择的食物要可口、易消化、易吸收，同时能减轻呕吐，如烤面包、饼干、大米或小米稀饭等。食品要对味，烹调要多样化，并应尽量减少营养素的损失。推荐菜谱如菠萝苹果汁、山楂麦芽茶、白萝卜泡菜、海带黄豆芽等菜谱，不仅美味可口，而且有助于开胃和提供丰富的营养素。

（5）进食环境：进食时保持愉快的氛围，如听轻音乐、餐桌上放一些鲜花等，可以解除早孕的恐惧、孕吐的烦躁，从而增加孕妇的食欲。

（6）补充改善食欲的营养素：在母婴营养师指导下适当补充B族维生素、锌制剂、消化酶制剂、益生菌等，可以促进消化吸收，改善胃口，有效缓解食欲不振。

（五）孕期饮水很讲究

孕妇的新陈代谢速度比较快，而且比较容易出汗，所以孕期比平时的需水量要大一些。孕妇每天需要喝6~8杯水，就能促进身体的新陈代谢，保证胎儿正常发育。

1. 孕妇宜喝的水

（1）白开水：白开水在人体内比较容易透过细胞膜，促进新陈代谢，提高机体免疫力，降低血液中引起孕吐的激素浓度。由于白开水经过高温消毒，清洁卫生，可以避免患细菌性疾病，是孕妇补充水分的主要来源。

（2）矿泉水：孕妇如果饮用矿泉水应选择大品牌，有质量保证，更安全。但要注意孕妇尽量不要喝凉的矿泉水，可以稍温热后再饮用，可减少对胃肠的刺激，避免子宫收缩。

（3）蔬菜汁：怀孕是一个特殊的生理期，对矿物质需求较大，所以孕妇可以喝些蔬菜汁来补充矿物质。准备一台榨汁机，用天然的、新鲜的蔬菜，如芹菜、胡萝卜、黄瓜、黄瓜等，榨些蔬菜汁饮用，补充水分和矿物质，也是一个不错的选择。

2. 孕妇不宜多喝的水

（1）纯净水：纯净水属于纯水，没有矿物质等营养物质，长期饮用会影响孕妇体内矿物质的平衡，降低机体免疫力。

（2）茶水：饮茶可以提高孕妇的神经兴奋性，导致孕妇睡眠不深、心跳加速、胎动加快等；此外，茶叶中所含的鞣酸会与食物中的钙、铁元素结合，成为一种不容易被吸收的物质，进而影响钙、铁的吸收，会影响胎儿发育，导致孕妇贫血、钙缺乏。

（3）果汁：有些孕妇爱喝果汁，认为多喝果汁可补充营养且不会发胖，还可以让宝宝皮肤白嫩。其实这是不正确的，因为鲜榨果汁90%以上是水分，还有许多果糖、葡萄糖等，这些糖容易被身体吸收，进而导致孕妇体重增加和肥胖。所以孕妇每天喝果汁不要超过300ml为佳。

（4）久沸的水：久沸的水中亚硝酸盐和砷等有害物质浓度相对增加，与血液中血红蛋白结合成不能携带氧的高铁血红蛋白，导致孕妇血液含氧量降低，进而影响胎儿的正常发育。

3. 孕妇要养成喝水的好习惯

对孕妇来讲，正确的喝水习惯有利于母胎健康。孕早期每天摄入1000~1500ml为宜，孕晚期每天摄入1000ml以内为宜。最好每隔两小时喝一次水，一天保证8次即可。此外，孕妇的饮水量还要根据孕妇活动量的大小、体重等因素来增减。

（1）定时喝水，避免口渴才喝水。口渴是大脑中枢发出的补水求救信号，说明体内水分已经失衡了，最好将水杯放在眼前，想起来就喝一点，补充身体所需。

（2）清晨喝一杯水。清晨是一天中补水的最佳时机，因为经过长时间的睡眠，血液黏稠度提高，这时补水可以降低血液黏稠度，促进血液循环，让人尽快清醒。更重要的是清晨饮水可以刺激胃肠蠕动，预防孕期便秘。

（3）餐前1小时空腹喝水。三餐前约1小时，应该喝适量水，因为这时喝水，水能在胃内停留2~3分钟，然后进入小肠且被吸收到血液中，1小时左右即可补充到全身组织细胞，满足身体对水的需求，所以餐前1小时喝水很重要。

（4）运动前、中、后均要适量补水。孕妇运动出汗会流失大量的水，所以建议孕妇在运动前、中、后均要补充水分，有利于补充身体流失的水分，且不会增加肾脏的负担，有利于保护身体健康。

（5）睡前一杯水。人在睡眠时会自然发汗，流失水分和盐分，很多人都会早晨起来感觉口干舌燥，所以建议孕妇睡前半小时喝杯水，可以降低睡眠时的血液黏稠度，降低睡眠时尿液中的物质浓度，预防结石的发生。

4. 家庭饮水设备的选择

目前我国许多地方水污染问题比较严重，已经引起很多居民的担心，许多人都在想办法解决自家水污染问题。孕妇和胎儿对饮用水的要求更高，水的质量不但影响孕妇的健康，还会影响胎儿的健康。很多家庭在饮用桶装水，但桶装水的质量也参差不齐，难于保证饮用水的质量。近几年，市面上家用净水设备开始大量增加，净水产品种类繁多，质量也参差不齐。目前市面上常用的净水技术及其比较，见表 3－18，以高密度活性炭滤芯配紫外线灯管消毒杀菌的技术最好。

表 3－18　常见净水技术比较

评价指标	煮沸法	中空丝膜	颗粒活性炭	高密度活性炭滤芯 紫外线灯管消毒
改善口感	×	?	√	√
改善气味	×	?	√	√
去除杂质微粒	×	√	√	√
去除氯/余氯	×	×	?	√
去除有机化合物	×	×	?	√
去除铅、汞	×	×	×	√
杀灭细菌及病毒	?	×	×	√

不懂专业的普通居民如何在琳琅满目的市场上挑选合格的净水设备？有一种简单有用的方法，就是学会看国内和国际专业认证机构的认证，由权威专业机构来帮助我们挑选合格的净水设备。可惜的是，现在我国净水设备还没有统一的国家标准，也没有权威的认证机构。目前全球最权威的净水设备检测机构是美国国家卫生基金会的 NSF 标准。NSF 是提供有关水质和食品安全产品的认证和测试机构，是一家非盈利组织，并被世界卫生组织指定为全球饮用水安全与滤净合作中心。NSF 制定的标准是评鉴全球各地净水器效能最广泛与最严格的标准，并被美国国家标准协会（ANSI）认可作为美国国家标准，NSF 标志如图 3－9，想购买净水器的朋友要学会辨识。

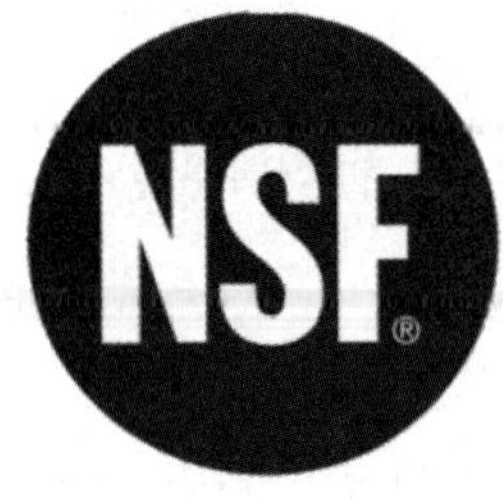

图 3－9　NSF 认证标志

美国国家卫生基金会检验净水器的分级标准（NSF）如下所述。

（1）NSF/ANSI 53（第 53 号标准）：评价饮用水处理器的健康效果。本项标准测试净水器可去除多种危害健康的污染物的能力，例如三氯甲烷、铅、杀虫剂、挥发性有机化合物等。

（2）NSF/ANSI 42（第 42 号标准）：评价饮用水处理器的感官效果。本项标准测试净水器改善水的口感、气味与清澈度的能力。

（3）NSF/ANSI 55（第 55 号标准）：评价紫外线处理水中微生物的效果。本项标准测试紫外线技术杀灭水中微生物的能力。

净水器整机检验均符合以上三个标准的净水设备质量最好，最有保障，适合孕妇家庭选用。有些厂家符合其中一两项标准，目前看来质量也算可以，可以谨慎选用；如果不符合 NSF 这个国际权威认证标准的任何一项，那这样的净水设备不宜使用。前十年泰国发生特大洪水，江河水、湖水均受到严重污染，泰国政府大量采用净水器救急供水，保证了大灾期间居民用水的安全，受到泰国民众的一致赞扬，也给全球专业人士留下深刻印象。

（六）孕期焦虑产生的原因及处理方法

1. 孕期焦虑产生的原因

不同孕期妇女均可能产生焦虑情绪，产生焦虑的原因可能也不一样。

（1）孕早期：怀孕后孕妇体内激素发生变化，担心胎儿是否健康，以及身体的不适反应，如严重孕吐等都是孕早期妇女焦虑的常见原因。

（2）孕中期：有的孕妇在经历了各种各样的产检后，依然担忧胎儿的健康，每天盼望产检又害怕产检，甚至质疑医生。也有的是孕妇身体出现状况，如患有妊娠期高血压等，甚至是轻微感冒，都可能引发焦虑。

（3）孕晚期：主要来自生产、分娩的压力，特别是现在大多是初产妇，缺乏生产的直接经验，在电视、网络上目睹了别人生产的痛苦经历，导致焦虑；孕晚期各种不适症状加重，如出现皮肤瘙痒、水肿、睡眠障碍等也会导致焦虑。

2. 摆脱孕期焦虑的方法

（1）多学习一些孕产类知识。如果孕妇对孕产知识足够了解，很多导致焦虑的因素是可以消除的，如足够了解孕产类知识就不会因胚胎着床时出现的轻微出血而跑多家医院就诊。了解孕产知识的途径有图书、讲座和网络等多种，要听专业人士的意见。有些网红自己也不懂孕产知识，她的讲解有可能是错误的，听者有可能被误导。

（2）做适当的运动。运动对大多数孕妇来说，不但能有效减轻身体的不适感，如便秘、水肿等，还能使其保持愉悦的心情。除有运动高风险的孕妇外，孕妇都可以进行适当的运动。如果孕前就有良好的运动习惯，可以做一些走路、低强度有氧运动、游泳等；如果孕前运动较少，可以试试低负荷的瑜伽等。

（3）用积极的思维方式来树立信心。当你的头脑中有一种消极的念头一闪而过时，索性不要关注这些“不良”情绪，而去想一些能让自己愉快的事情。平时多积极思维就能有效防止焦虑情绪。

（4）多交朋友，特别是孕妇朋友。朋友的支持和友谊能舒缓与紧张压力有关的神经系统，改善胎儿的发育，特别是和同处孕期的朋友交流，大家更有共同语言，缓解压力的效果更好。

（5）合理选用防治焦虑的营养素。孕期改善焦虑的营养补充剂有 B 族维生素和镁等多种，可服用天然 B 族维生素和钙镁片。B 族维生素对神经系统的健康至关重要，可以帮助孕妇减轻焦虑和压力；尤其是维生素 B_6 和维生素 B_{12}，其在神经传导物质的合成中起着重要作用，有助于稳定情绪。镁有安神的作用，可以帮助放松肌肉，减轻焦虑和紧张。

第八节　孕中期膳食营养指导

一、孕中期的生理变化和营养代谢特点

（1）孕中期雌激素、黄体酮等激素仍然维持高水平。身体合成代谢和分解代谢均明显增强，合成代谢大于分解代谢，孕妇的基础代谢率逐渐提高。

（2）孕妇食欲增加，消化功能变弱，容易出现消化不良和便秘。

（3）孕妇血容量持续增加，可有生理性贫血。

（4）孕妇的情绪继续发生变化，胎动的出现对未来母亲来说是一种令人兴奋的信号和莫大的安慰，怀孕失败的恐惧骤减，取而代之的是更多的幸福感和自豪感。孕中期是孕妇心理上的“黄金时期”。

二、孕中期的营养需要和核心营养素

怀孕中期是胎儿迅速发育及快速增重的时期，营养需求相应增大，特别是能量、蛋白质、钙和铁。到孕期第 4 个月时，胎儿所有器官都已分化完成，以后将会继续增大增重，因此对能量和蛋白质的需求

大大增加。充足的营养及能量摄入才能促进胎儿的生长发育，才可以减少生出低出生体重儿的机会。这段时期要保证胎儿骨骼的正常发育，钙要增加40%的供给才能确保母体与胎儿的需求。因此，孕妇必须摄取充足的钙，并补充维生素D帮助钙的吸收利用，才能确保出生的宝宝拥有一个健壮的体格。在孕中期，铁和叶酸以及各种维生素、矿物质的补充依然很重要。充足的铁除了可预防胎儿贫血外，还可预防早产、流产，使胎儿出生时的体重达到应有的标准。

（1）能量需要量：《中国居民膳食营养素参考摄入量（2023版）》推荐孕中期妇女每日能量摄入要比非孕女性增加250kcal，如低强度身体活动水平每日能量需要量为1950kcal。

（2）蛋白质需要量：《中国居民膳食营养素参考摄入量（2023版）》推荐孕中期妇女每日蛋白质摄入要比非孕女性增加15g，蛋白质RNI达70g，蛋白质供能比为10%～20%。牛磺酸是一种氨基酸，能提高视觉功能，促进视网膜的发育，同时促进大脑生长发育。研究表明，眼睛角膜有很强的自我修复能力，而牛磺酸能加强这种修复能力，保护眼睛健康；当视网膜中缺少牛磺酸时，就会导致视网膜功能紊乱，不利于胎儿视力的发育。建议孕妇每天补充20mg的牛磺酸。

（3）优质脂肪需要量：DHA对脑细胞、视网膜的发育十分重要，孕中期DHA每日适宜摄入量维持200mg，EPA为50mg；DHA供给不超过UL每日2000mg均可。卵磷脂是细胞膜的主要成分，能保持大脑的正常功能，确保脑细胞的营养输入和废物输出，保护脑细胞的健康；此外，卵磷脂还是神经细胞之间传递信息介质的主要物质；充足的卵磷脂能提高信息传递的速度，保持注意力集中，增强记忆力。如果孕妇缺乏卵磷脂，会感到疲劳、反应迟钝、记忆力差等，同时还会影响胎儿大脑的正常发育。所以孕妇每天补充500mg卵磷脂为宜。

（4）胎儿发育核心矿物质需要量：如孕中期碘RNI维持230（120+110）μg/d、UL为500μg/d；锌RNI维持10.5（8.5+2.0）mg/d、UL为40mg/d；镁RNI维持370（330+40）mg/d；硒RNI维持65（60+5）μg/d，UL为400μg/d；钙RNI维持800mg/d，UL为2000mg/d；铁RNI增加至25（18+7）mg/d，与孕早期相比RNI增加幅度达39%，UL为42mg/d。

（5）胎儿发育核心维生素需要量：孕中期需要增加维生素B_6、叶酸、B_{12}、泛酸、生物素、胆碱的摄入。如孕中期维生素B_6 RNI维持2.2（1.4+0.8）mg/d，UL为60mg/d；叶酸RNI维持600μg（400+200）DFE/d，UL为1000μgDFE/d；胆碱RNI维持460（380+80）DFE/d，UL为3000mg/d；维生素E的AI维持14mg α－TE/d，UL为700mg α－TE/d；维生素A RNI增加至730（660+70）μg/d，与孕早期相比RNI增加幅度达30%，UL为3000μg/d；维生素D RNI维持10μg/d，UL为50μg/d。

三、孕中期膳食营养原则

（一）孕中期膳食营养原则

（1）由多样化食物组成营养均衡的膳食。

（2）适当增加主食的摄入，增加能量的摄入。

（3）适当增加奶、鱼、禽、蛋、瘦肉的摄入。每日增加200g牛奶或酸奶，使每日总摄入量达到500g，以增加膳食钙和蛋白质的摄入。每周吃1～2次深海鱼，如三文鱼、鳕鱼等，增加DHA的摄入。富含牛磺酸的食物有牛肉、青花鱼、墨鱼和虾等。

（4）烹饪以植物油为主，如橄榄油、亚麻籽油，保证必需脂肪酸供给。富含卵磷脂的食物有蛋黄、黄豆和动物肝脏等。

（5）保证矿物质的供给。比如增加膳食铁的摄入，适当增加动物血、动物肝脏、红肉的摄入。选用加碘盐，每周食用1～2次富含碘的海产品，如海带、紫菜和裙带菜等。

（6）保证维生素的充分供给。多吃富含叶酸的食物，如绿叶蔬菜（甘蓝、油菜等）、蛋类、动物肝脏及坚果等。每周食用1～2次动物肝脏、奶酪，适当摄入酵母、粗粮、杂粮，通过膳食摄入适量的维生素A和B族维生素。

（7）保持健康的生活方式。经常户外活动，维持孕期适宜体重。避免进食腌制、烧烤食物，禁烟酒。

(二) 孕中期平衡膳食宝塔及一天食物建议量

孕中期平衡膳食宝塔及一天食物建议量，详见图 3-7。

四、孕中期膳食食谱推荐

(一) 孕中期一日膳食食谱推荐

孕中期一日膳食食谱推荐是按孕中期妇女能量及各种营养素的需求水平来设计，详见表 3-19。该份食谱提供能量 2094kcal，其中碳水化合物 304g、蛋白质 90g、脂肪 65g、钙 1225mg、铁 30mg，碳水化合物、蛋白质和脂肪分别提供能量占 54%、18% 及 28%。本食谱主要针对没有任何孕中期并发症的标准人。

表 3-19　孕中期一日定量膳食食谱举例

餐次	食物名称及主要原料重量
早餐	1. 水煮蛋：鸡蛋 50g 2. 燕麦片粥：燕麦片 50g 3. 切片面包：面包 25g 4. 凉拌萝卜：青萝卜 100g
加餐	1. 牛奶 200ml 2. 香蕉：100g
午餐	1. 杂豆饭：稻米 80g，花豆 20g 2. 牛腩番茄：牛腩 50g，番茄 100g 3. 金针菇炒海带丝：金针菇 100g，海带（干）5g 4. 虾皮菜秧汤：菜秧 100g，虾皮 50g
加餐	饼干 25g 草莓 100g
晚餐	1. 玉米渣饭：玉米渣 50g，稻米 50g 2. 虾仁炒豌豆：鲜虾 50g，豌豆 50g 3. 炒苋菜：苋菜 150g 4. 番茄汤：番茄 150g
加餐	1. 牛奶 200ml 2. 鸡蛋糕：35g
全天烹调用油盐	烹调油 25g，碘盐 5g

(二) 孕中期一周食谱举例

孕中期一周食谱举例，见表 3-20。

表 3-20　孕中期一周食谱安排表

星期	一	二	三	四	五	六	日
早餐	全麦面包 糖米醋蛋 牛奶	小米山药粥 香芹拌豆角 鸡蛋	菜肉馄饨 鸡蛋	牛肉粥 素包子	豆包 鸡蛋 红薯小米粥	花卷 无花果粥 芝麻圆白菜	五谷瘦肉粥 鸡蛋 苹果

续上表

星期	一	二	三	四	五	六	日
午餐	米饭 香菇油菜 排骨玉米汤	米饭 熘肝尖 苦瓜煎蛋	米饭 香菇油菜 凉拌藕片 青菜冬瓜鲫鱼汤	西葫芦饼 家常豆腐 炖排骨大白菜	米饭 清蒸排骨 糖醋莲藕 香菇炒菜花	奶香玉米饼 清炒芦笋 清蒸鲫鱼 蛋花汤	米饭 素什锦 山药五彩 虾仁 猪血菠菜汤
晚餐	奶香玉米饼 西红柿炖豆腐 盐水鸡肝	青菜面 酱牛肉 圆白菜 牛奶羹	米饭 胡萝卜炖羊肉 冬笋拌豆芽	烤鱼青菜饭团 香干炒芹菜 菜心炒牛肉	米饭 西芹炒百合 红枣黑豆炖鲤鱼	猪血鱼片粥 玉米饼 冬瓜丸子汤	百合粥 抓炒鱼片 清炒藕片
加餐	酸奶拌水果 葵花子	牛奶核桃粥 香蕉	苹果 麦麸饼干 酸奶	猪肝粥 榛子 百合莲子桂花饮	牛奶 烤馒头片 西米火龙果	樱桃 坚果 银耳羹	草莓 碧根果 牛奶

五、孕中期营养课堂

（一）妊娠期钙缺乏

我国孕妇因为膳食结构主要以植物性食物为主，奶类摄入量不足，导致妊娠期钙缺乏的情况很常见。

1. 妊娠期钙缺乏的危害

（1）小腿抽筋：是我国妇女妊娠期的一种常见症状，孕中晚期最明显，主要是由于血钙过低，神经兴奋性过高，引起小腿腓肠肌或其他部位肌肉的痉挛；其他少见的原因有腓肠肌血供不足和疲劳。中国居民营养与健康状况检测结果显示，我国孕妇腓肠肌痉挛发生率为32.9%，其中孕早期、中期、晚期发生率分别为11.3%、28.2%及50.2%，与孕妇人群钙及维生素D摄入不足有直接关系。

（2）骨密度下降：研究显示，孕期饮食不含奶类的中国妇女产后骨密度比同龄非孕妇女下降16%。孕期钙缺乏，母体会动用自身骨骼中的钙来维持血钙浓度，满足胎儿骨骼和牙齿生长发育的需要。因此，钙营养不足对母体的危害更加明显。当母体的骨钙被动员后，骨转换处于亢进阶段，骨吸收大于骨形成，进行性骨丢失导致骨量减少，甚至骨质疏松。表现为疲乏无力、腰腿痛或全身骨痛，有些孕妇出现孕晚期髋关节疼痛，活动受限；严重者可出现身高变矮、骨盆和下肢变形。

（3）胎儿、婴儿钙营养不足：可导致胎儿骨骼发育不良，宫内发育迟缓；也可出现新生儿先天性佝偻病，新生儿低钙惊厥，使婴儿出牙晚、牙齿排列不齐；还可能导致婴儿免疫功能下降。

（4）增加妊娠期高血压的发病风险：妊娠期高血压是妊娠期间最常见的并发症，目前仍是威胁孕产妇及围生儿生命的重要原因。发病率中国为9.4%～10%，国外为7%～12%。流行病学调查发现，钙摄入量低的地区妊娠期高血压发病率高；而钙摄入量多的地区该病的发病率低。有许多证据支持，饮食中钙摄入量不足者补钙可以减少孕妇先兆子痫的发生风险。世界卫生组织、欧洲心脏病协会、美国妇产科医师协会等各大国际权威机构一致推荐，孕妇足量补钙能够有效预防高血压及子痫前期发生。中国妊娠期高血压指南推荐，对于钙摄入量低的人群（<600mg/d），口服钙补充量至少为1g/d，以预防子痫前期。

2. 妊娠期钙缺乏的营养干预措施

一旦出现妊娠期钙缺乏，需要尽快给予膳食钙和（或）钙制剂的补充，及时满足母体和胎儿对钙的需求。

（1）增加膳食中富含钙的食品供给：如奶类、大豆及其制品、小虾、黑芝麻、小白菜等。每天喝牛奶500ml。

（2）促进钙的吸收：增加维生素 D 的摄入，乳糖、维生素 C 等有利于钙的吸收，烹饪使用醋或柠檬可使食物钙得到更多释放，经常进行户外活动、增加日照时间也是促进肠钙吸收的因素。

（3）避免或减少影响钙吸收的因素：①膳食中的草酸、植酸可与钙螯合而降低钙的吸收，因此高草酸蔬菜应该先焯水再烹饪；面粉经过发酵可以减少植酸含量。②膳食纤维中的糖醛酸残基、脂肪酸可与钙结合形成不溶性复合物，从而降低钙的吸收。因此摄入蔬菜及杂粮不宜过多。③高盐、过高蛋白质饮食均可促进钙在尿中的流失，饮用咖啡、浓茶、碳酸饮料会促进尿钙的排出。④长期酗酒可加速骨钙的丢失；抽烟过多可使骨骼代谢异常导致骨钙流失。

（4）合理使用营养补充剂：如果膳食摄入妊娠核心营养不够时，就应该及时予以补充，以保证蛋白质、叶酸、锌、DHA 和钙等营养素的充分供给。合理补充钙制剂。孕妇尽量不要服用来源于动物骨骼、牡蛎壳、扇贝壳和珍珠等的钙剂，因草场和海水的污染，长期使用这些钙剂可能会使孕妇体内铅和其他一些重金属含量升高甚至超标，通过胎盘转运给胎儿。此外，还要注意补充维生素 D，以促进钙的吸收和利用。注意膳食补钙和钙补充剂的总量一般不要超过孕妇钙的 UL 值，即每日 2000mg。

（二）孕妇素食

近几年来素食主义变得越来越流行，一些女性即使怀孕依旧坚持素食。素食的孕妇如果饮食结构不合理，容易造成蛋白质、钙、铁、维生素 D 和维生素 B_{12} 等营养素的缺乏。对于不是因为信仰等问题必须坚持素食的孕妇，建议孕期最好还是保持荤素搭配，保证胎儿获得更全面的营养。

1. 素食孕妇容易缺乏的营养素

（1）维生素 B_{12}：维生素 B_{12} 主要存在于肉类及水产类，少部分存在于蛋类和发酵食品中，植物性食物中基本没有。维生素 B_{12} 长期摄入不足会导致血液系统和神经系统疾病的发生，主要表现为巨幼红细胞贫血、高同型半胱氨酸血症及神经系统损害，出现疲劳、感觉异常、心功能降低、记忆力下降及精神抑郁等症状。

（2）优质蛋白质：孕妇优质蛋白质供给应该占总蛋白质的 50% 以上。素食尤其是全素食的孕妇，不吃动物性食物，优质蛋白质的来源只有大豆及其制品，比较容易出现优质蛋白质的供给不足。

（3）血红素铁和锌：素食孕妇饮食来源中的铁基本上来源于植物中的铁，属于三价铁，需要在胃酸等酸类和维生素 C 的帮助下才能消化吸收，吸收率比较低，很容易造成铁缺乏。而生物利用度高的血红素铁几乎都存在于红肉、肝脏和血制品中，素食者无法通过饮食摄入。锌的主要食物来源也是肝脏、肉类及海产品，素食者容易缺锌。

2. 素食孕妇营养建议

素食是一种文化，应该给予尊重，建议素食孕妇由全素食转变为蛋奶素食，因为鸡蛋、牛奶中含有优质蛋白及丰富钙质，同时也含有一定量的维生素 B_{12}。素食孕妇特别需要规划膳食及营养补充方案，以确保孕期的营养需要得到满足及维持母婴健康。

（1）谷类为主，适当增加全谷物或杂豆类。素食孕妇全谷类食物摄入比例达到 30% ~ 50%，每日三餐应保证至少一餐有全谷类或杂豆类。

（2）食物多样，合理烹饪。素食孕妇膳食要特别注意食物多样化。平均每日摄入 12 种以上的食物，每周 25 种以上。选择新鲜卫生的食物和适宜的烹调方式。

（3）增加大豆及其制品供给，选用发酵豆制品。大豆富含优质植物蛋白、不饱和脂肪酸、B 族维生素和矿物质，以及多种有益健康的生物活性物质，如大豆异黄酮、大豆甾醇及大豆卵磷脂等，是素食人群的最重要食物，应该保证每日大豆摄入量，建议全素孕妇每日摄入大豆类 60 ~ 90g，或等量的豆制品，其中包括发酵豆制品 10 ~ 15g；蛋奶素孕妇每日摄入大豆类 30 ~ 70g。大豆及制品的换算关系：10g 大豆（干）相当于豆腐 52g，豆腐脑 272g，豆浆 249g，豆腐干 26g，千张 19g，腐乳 28g。建议蛋奶素食孕妇每日摄入相当于液态奶 300 ~ 500g 的奶制品，蛋类 50 ~ 60g。发酵豆制品含少量的维生素 B_{12}，且矿物质更容易吸收，是素食人群的优质食物来源，包括纳豆、腐乳、豆豉、臭豆腐和豆瓣酱等。豆芽富含维生素 C，多种营养素的吸收率均有所提高，没有植酸，没有豆腥味，是孕妇可选的好食材。

（4）足量摄入蔬菜和水果。做到餐餐有蔬菜，保证每日摄入300～500g蔬菜，深色蔬菜应占2/3。天天吃水果，保证每日摄入200～400g新鲜水果，果汁不能代替鲜果。

（5）常吃坚果、菌菇和海藻。全素孕妇每日摄入20～30g坚果，蛋奶素食孕妇每日摄入15～25g坚果。菌菇可作为素食孕妇维生素 B_{12} 和矿物质铁、锌的重要来源，每日可摄入干菌菇5～10g，或鲜菌菇50～100g。海藻可作为素食孕妇n－3多不饱和脂肪酸的来源之一，每周可使用1～2次，每次5～10g（干重）或者50～100g（鲜重）。

（6）科学选用烹调油。素食孕妇容易缺乏n－3多不饱和脂肪酸，建议选择富含n－3多不饱和脂肪酸的食用油，如紫苏油、亚麻籽油等，适合凉拌，或在菜肴出锅前淋入。日常烹调油建议选择山茶籽油或橄榄油，这两种油富含人体缺乏的单不饱和脂肪酸。

3. 加强素食孕妇的营养监测

孕中晚期各种营养素需求增加，如素食孕妇存在挑食、偏食或食欲下降的情况，则极易出现营养缺乏问题，应加强营养监测，如定期监测血红蛋白及铁蛋白、血清维生素 B_{12} 及同型半胱氨酸水平等。根据每个个体的具体情况服用适量的营养补充剂，如铁、锌补充剂，或维生素 B_{12}、叶酸或复合维生素制剂等；如膳食优质蛋白质不足，可以适量补充蛋白粉。

（三）孕妇疲劳困乏缓解方法

如果孕妇一个人身挑两副担子，非常容易疲劳。所以孕妇要学会及时休息，缓解疲劳，保持充足的体力，才能更好地促进胎儿的发育。

（1）即使工作中的孕妇没有感到疲劳，也要在工作1小时后休息一次，哪怕是5分钟也好。如果条件允许，最好能到室外或阳台上去呼吸下新鲜的空气，活动一下身体。

（2）需要长时间坐着的孕妇可以在脚下垫上小凳子，这样能够抬高脚的位置，避免水肿的发生。

（3）孕妇如果做的是事务性的工作，如话务员、打字员等，需要长时间保持同一姿势，就会容易感到疲劳；如果不时地转变姿势，伸展四肢，能够缓解疲劳。

（4）冬季办公室或卧室暖气过热，空气不新鲜，很容易让孕妇感到不舒服，最好能够时常开开窗、换换气。孕妇最好能在晚上睡觉前和早上起床后开窗、开门，让室内外空气对流。

（5）随着胎儿的不断长大，孕妇下肢血液循环不畅。孕妇在突然站立、向高处伸手放东西或者拿东西时，容易发生眼花或脑缺血而出现摔倒，所以孕妇的一切行动都要采取慢动作，慢慢进行。

（6）聊天是一种排除烦恼、有利心理健康的方法，不但能够释放和减轻心中的各种忧虑，还可以获得最新的信息。在愉快的聊天中，忘却身体的不适。

（7）孕妇可以闭目养神片刻，然后用手指指腹按摩前额、两侧太阳穴和后脖颈，每次拍16下，有健脑的作用，可以缓解疲劳。

（8）孕妇可以选择一些优美抒情的音乐或胎教磁带来听，能够调节孕妇的情绪，缓解身体困乏。

（9）孕妇安排时间多做做有氧操，有助于缓解烦躁的情绪，缓解身体困乏。

（四）看懂食品标签，为胎儿把好入口关

现今社会，食品安全问题频繁发生，给人们的生活造成了很大的影响。日常生活中，孕妇也会购买包装食品，如果食品有安全问题，不仅会影响孕妇的健康，更会影响胎儿的健康。所以，孕妇应该学会看懂食品标签，购买安全、合格的产品。孕妇在阅读食品标签时，应格外注意以下一些信息，以确保所选食品对自身和胎儿都安全且有益。

（1）食品生产日期和保质期：了解食品的新鲜程度，避免购买过期或即将过期的产品。

（2）食品成分或原料列表：检查是否含有孕妇不宜摄入的成分，如高浓度咖啡因、酒精、过量的糖分或盐分、添加剂（如人工色素、防腐剂）等。

（3）营养成分表：关注食品中的蛋白质、维生素、矿物质含量，以及能量、脂肪、糖和盐的含量。孕妇应选择低脂、低糖、低盐而富含蛋白质和维生素矿物质的食物。

（4）营养声称和健康声明：一些产品可能会宣称具有某些健康益处，如“富含纤维”“无添加糖”

等。孕妇应认真关注这些声明，并基于自己的饮食需求做出选择。

（5）适宜人群：部分产品会标注特定的适宜人群，如“适合孕妇”“适合老年人”“适合儿童”等，孕妇应选择适合自己当前健康状况的产品。

（6）食品添加剂：了解产品中使用的添加剂类型，尽可能选择使用天然添加剂或无添加剂的食品。

（7）过敏原信息：如果孕妇有食物过敏史，需要仔细查看食品是否含有可能引发过敏的成分，如坚果、乳制品、麸质等。

（8）食品净含量和规格：确认食品的实际内容量，以确保价格与数量相符，避免过度包装。

（9）食品储存条件和食用方法：了解食品的最佳储存条件和推荐的食用方式，以保证食品的新鲜度和营养价值。

（10）卫生许可证字号及执行标准：确保产品是用符合国家食品安全标准的设施生产的。

（11）食品原产地和生产商信息：了解产品的来源，选择信誉良好、质量可靠的生产商。

（12）有机认证：如果孕妇选择有机食品，应注意查看有机认证标签，确保产品符合有机生产标准。

（13）污染物和农药残留：对于农产品，应注意查看是否有关于农药残留和污染物的检测报告或声明。

（14）转基因标识：如果孕妇对转基因食品有顾虑，应注意查看产品是否含有转基因成分。

（15）铅含量：对于罐头食品，应注意查看铅含量的声明，因为铅对胎儿的神经系统发育有害。

（五）健康小零食，赶走孕期饥饿

孕期是一个特殊的时期，孕妇的营养需求会有所增加。选择一些健康的零食可以帮助满足这些额外的营养需求，同时也能提供能量和口感上的满足。以下是一些适合孕期的健康小零食。

（1）坚果类：如杏仁、核桃、腰果等，富含蛋白质、健康脂肪和维生素 E，有助于胎儿大脑发育。

（2）水果类：如苹果、香蕉、橙子、葡萄等，富含维生素和纤维素，可以满足孕妇对维生素和矿物质的需求。

（3）酸奶或乳制品：富含钙质，有助于胎儿发育，尤其是骨骼发育。肥胖的孕妇可以选择低脂或无脂的酸奶，避免摄入过多的饱和脂肪。

（4）全麦饼干或燕麦片：富含膳食纤维，有助于维持肠道健康，防治便秘。

（5）蔬菜棒或胡萝卜条：搭配低脂酸奶或鹰嘴豆泥作为蘸酱，既美味又营养。

（6）鸡蛋或豆腐干：富含优质蛋白质和铁质，有助于胎儿发育和预防贫血。

（7）红枣或干果：如葡萄干、杏干等，含有丰富的铁质和纤维素，有助于补血和改善便秘。

（8）黑巧克力：选择至少 70% 可可含量的黑巧克力，富含抗氧化剂，但应适量食用，以免摄入过多的糖分和热量。

（9）无糖全麦面包夹火腿或鸡肉：提供优质蛋白质和复合碳水化合物，有助于维持血糖稳定。

（10）新鲜水果沙拉：选择各种颜色的水果，如草莓、蓝莓、猕猴桃、芒果等，既美味又营养丰富。

虽然这些零食相对健康，但孕妇仍应注意控制摄入量，避免过量摄入热量和糖分。同时，孕妇在选择零食时还应注意食物的新鲜度和卫生条件，避免食用可能引起食物中毒的食物。

（六）胎教课堂及其作用

胎教课堂是指通过各种方式对胎儿进行早期教育，以促进胎儿身心健康发展的教育活动。胎教课堂的形式多样，包括音乐胎教、语言胎教、知识学习等。这些方式不仅可以促进胎儿大脑发育、提高智力、塑造良好性格、培养兴趣等，还能帮助孕妇调整情绪，建立与胎儿的情感联系。

1. 胎教可以促进胎儿大脑发育

（1）促进脑细胞增殖：在怀孕 3 ~ 9 个月期间，胎儿的脑细胞大量增殖和神经突触迅速发育。适当的胎教刺激可以增加脑细胞连接网络的形成，使胎儿出生后拥有更聪明的大脑。

（2）促进神经功能完善：通过对胎儿的各种感觉器官进行良性刺激，如音乐、声音、光线等，可以提高胎儿神经系统的敏感度，加强神经元之间的连接。

（3）增强大脑功能协调性：如抚摸胎教法，可以激发胎儿活动的积极性，形成良好的触觉刺激，从而促进大脑功能的协调发育。

2. 胎教可以提高智力

（1）促进大脑皮层发育：音乐、语言等胎教形式有助于促进胎儿大脑皮层的发育，从而提高其智力水平。经过胎教的胎儿在智力测试中表现更好，更容易学会语言和解决问题。

（2）增强神经连接：音乐和语言等刺激可以帮助胎儿建立更多的神经连接，提高信息处理能力，促进智力的发展。

（3）提升记忆能力：研究证明，胎儿在孕中期已拥有记忆力，而音乐胎教是帮助宝宝建设良性记忆印痕的有效手段，这些分散到潜意识中的胎儿期记忆，会在宝宝出生后打开智慧的宝库。

3. 胎教有助于塑造良好性格

（1）提高心理素质：胎教可以帮助胎儿建立良好的心理素质，塑造积极、乐观的性格，提高适应社会的能力。通过给予胎儿正面的刺激和积极的情绪，孕妇可以传递给胎儿积极的情感和态度，促使其在未来具备良好的情绪管理能力、自信心和社交能力。

（2）完善整体人格：胎教对胎儿的影响是整体性的，有助于胎儿及出生后精神素质各个方面的塑造，即有助于人格的完善。

4. 胎教有助于培养兴趣

（1）特定领域的刺激：通过对胎儿进行特定领域的刺激，如播放特定的音乐或给予特定的视觉刺激，可以培养其对某一方面的兴趣，有利于未来的专长和才能的发展。例如，音乐胎教不仅能刺激胎儿的听觉器官，还能激发其对音乐的兴趣，为未来的音乐才能培养奠定基础。

（2）培养艺术兴趣：通过播放优美宁静的音乐或朗读诗歌、故事等，可以使胎儿产生美好的联想，培养其对艺术的兴趣。

5. 胎教有助于改善孕妇心理状态

（1）稳定孕妇情绪：胎教课程中的放松训练和优美的音乐能使孕妇分泌更多有益的物质，如乙酰胆碱，改善子宫血流量，促进胎儿生长发育，并使孕妇保持平和的心态。

（2）减轻孕妇心理压力：进入孕晚期的孕妇往往会感到焦虑和紧张，适当的胎教可以减轻孕妇的压力，保持愉快的心情。

6. 胎教可以促进母婴情感交流

（1）进行亲子互动：胎教课堂中的"对话胎教"和"抚摸胎教"等方法可以增进母子之间的情感交流，建立起孕妇与胎儿的情感联系。例如，孕妇可以轻轻抚摸腹部，与胎儿说话或唱歌，让胎儿感受到母亲的爱抚。

（2）鼓励家庭参与：胎教还鼓励夫妻双方甚至家庭成员共同参与，营造温馨和谐的家庭氛围，对胎儿产生积极的影响。

第九节　孕晚期膳食营养指导

一、孕晚期的生理变化和营养代谢特点

（1）代谢改变：孕晚期母体在雌激素、孕激素、胎盘激素和甲状腺素等激素作用下，合成代谢和分解代谢都很旺盛，基础代谢率孕晚期比非孕期增加 15% ~20%，每日基础代谢耗能约增加 150kcal，需要更多的能量供给。母体需合成大量蛋白质构成胎儿组织、胎盘、羊水以及自体血浆蛋白、子宫、乳腺增值；此外，孕妇要开始为分娩消耗及产后乳汁分泌储备足够的蛋白质和脂肪等营养素。

（2）随着胎儿的增大，压迫孕妇肠胃，进一步影响消化功能，甚至可引起便秘和痔疮。

（3）孕妇血容量至孕 32 ~34 周时达至顶峰，血容量比孕前增加 35% ~40%，并一直维持至分娩；红细胞数量平均增加 15% ~20%，而血浆容积增加 45% ~50%，维持生理性贫血。血浆总蛋白逐渐下

降，至孕晚期血浆总蛋白水平由约70g/L降至60g/L，孕晚期血脂升高更明显。

（4）孕晚期心理变化：孕妇重新感到压抑和焦虑，无论是生理还是心理上都承受了更大的负荷。孕晚期孕妇心理压力主要源自于：①担心是否安全分娩。②担心分娩过程不顺利或剖宫产。③担心胎儿发育是否正常。④担心体型改变或产后变得太胖。⑤担心不能照顾好婴儿。⑥担心脸上出现妊娠斑。⑦担心找不到满意的保姆等。孕晚期孕妇心理上再次呈现“担忧”现象。

二、孕晚期的营养需要和核心营养素

（1）能量需要量：《中国居民膳食营养素参考摄入量（2023版）》推荐孕晚期妇女每日能量供给要比非孕女性增加400kcal，如低强度身体活动水平每日能量需要量为2100kcal。

（2）蛋白质需要量：《中国居民膳食营养素参考摄入量（2023版）》推荐孕晚期妇女每日摄入蛋白质要比非孕女性增加30g，RNI达85g，蛋白质供能比为10%～20%。

（3）DHA供给：孕晚期DHA每日适宜摄入量维持200mg，EPA为50mg；DHA供给不超过UL每日2000mg均可。

（4）胎儿发育核心矿物质的需要量：如孕晚期碘RNI为230（120+110）μg/d，UL为500μg/d；锌RNI为10.5（8.5+2.0）mg/d，UL为40mg/d；镁RNI为370（330+40）mg/d；硒RNI为65（60+5）μg/d，UL为400μg/d；钙RNI为800mg/d，UL为2000mg/d；铁RNI增加至29（18+11）mg/d，与孕早期相比RNI增加幅度达61%，UL为42mg/d。

（5）胎儿发育核心维生素的需要量：孕晚期需要增加摄入维生素B_6、叶酸、B_{12}、泛酸、生物素、胆碱。如孕晚期维生素B_6 RNI为2.2（1.4+0.8）mg/d，UL为60mg/d；叶酸RNI为600μg（400+200）DFE/d，UL为1000μgDFE/d；胆碱RNI为460（380+80）DFE/d，UL为3000mg/d；维生素E AI为14mg α-TE/d，UL为700mg α-TE/d；维生素A RNI增加至730（660+70）μg/d，与孕早期相比RNI增加幅度达30%，UL为3000μg/d；维生素D RNI为10μg/d，UL为50μg/d。

三、孕晚期膳食营养原则

（一）孕晚期膳食营养原则

（1）由多样化食物组成营养均衡的膳食。每种食物量少，丰富多样，多食富含优质蛋白质、矿物质和维生素的食物。少食多餐，每天进食4～6餐。需要添加健康零食和夜宵，如牛奶、饼干、核桃仁、水果等，夜宵应选择易消化食物。

（2）适当增加主食的摄入，增加每日能量的摄入，但热量增加不宜过多，以免体重增长过快。

（3）适当增加奶、鱼、禽、蛋、瘦肉等优质蛋白质的摄入。每日牛奶或酸奶总摄入量达到500g；每周吃1～2次深海鱼，如三文鱼、鳕鱼等，增加DHA的摄入。

（4）烹饪以植物油为主，如橄榄油、亚麻籽油等，保证必需脂肪酸的供给。

（5）保证矿物质的供给。比如增加膳食铁的摄入，适当增加动物血、动物肝脏、红肉的摄入。适当多吃猪血，猪血味咸性平，具有理血祛瘀、解毒清肠等功效。猪血含有蛋白质、脂肪、碳水化合物、维生素、钾、钙、铁、锌、钴等，特别是含铁丰富，而且以血红素铁的形式存在。铁是造血所必需的重要物质，孕妇膳食中要常有猪血，既防治缺铁性贫血，又增强营养，对身体大有裨益，但每次吃60g就够了。选用加碘盐，每周食用1～2次富含碘的海产品。

（6）保证维生素的充分供给。适当多吃一些富含维生素的蔬果。

（7）保持健康的生活方式。经常户外活动，维持孕期适宜体重，防止孕晚期进食过多引起肥胖，影响生产和母胎安全。

（8）生产前忌滥用高级滋补品，如人参、西洋参等，这些人参具有强心、兴奋作用，孕晚期食用对分娩不利。

（二）孕晚期妇女平衡膳食宝塔及一天食物建议量

孕晚期妇女平衡膳食宝塔及一天食物建议量，见图3-7。

四、孕晚期膳食食谱推荐

（一）孕晚期一日膳食食谱推荐

孕晚期一日食谱推荐是按照孕晚期孕妇能量及各种营养素的需求水平来设计的，详见表 3－21。该份食谱提供能量 2232kcal，其中碳水化合物 330g、蛋白质 94g、脂肪 70g、钙 1165mg、铁 32mg，碳水化合物、蛋白质和脂肪分别提供能量占 55%、17% 及 28%。本食谱主要针对没有任何孕晚期并发症的标准人。

表 3－21　孕晚期一日定量膳食食谱举例

餐次	食物名称及主要原料重量
早餐	1. 豆浆：200ml 2. 荞麦面馒头：荞麦 10g，小麦粉 40g 3. 核桃仁：10g
加餐	1. 酸奶 200ml 2. 小餐包：50g
午餐	1. 杂粮饭：稻米 50g，红豆 50g 2. 百叶烧肉：千张 40g，猪里脊 50g 3. 木耳白菜：大白菜 150g，木耳（干）5g 4. 菜秧鱼圆汤：菜秧 100g，青鱼 50g
加餐	饼干 25g 苹果 200g
晚餐	1. 米饭：稻米 75g 2. 山芋 100g 3. 芹菜炒鳝丝：黄鳝 50g，水芹 100g 4. 丝瓜鸡蛋汤：丝瓜 100g，鸡蛋 50g
加餐	牛奶 200ml
全天烹调用油盐	烹调油 25g，碘盐 5g

（二）孕晚期一日膳食餐单及膳食计算举例

孕晚期一日膳食餐单举例，见表 3－22。

表 3－22　孕晚期一日膳食餐单及营养成分计算表

餐次	食物	原料	量（g）	能量（kcal）	蛋白质（g）	脂肪（g）	碳水化合物（g）
早餐	蔬菜汤面	小白菜	50	6.075	0.81	0	0.81
		小麦粉	50	172	5.5	1	36
	蛋羹	鸡蛋	60	72.036	6.786	4.698	1.044

续表

餐次	食物	原料	量（g）	能量（kcal）	蛋白质（g）	脂肪（g）	碳水化合物（g）
上午加餐	苹果	苹果	200	79.04	0	0	18.24
	饼干	饼干	25	108.25	2.25	3.25	17.75
午餐	二米饭	小米	37	132.462	3.33	1.11	27.38
		大米	75	259.5	5.25	0.75	57.75
	红烧鱼	鲤鱼	100	58.86	9.72	2.16	0
		花生油	5	44.95	0	5	0
	木耳虾皮炒圆白菜	虾皮	10	15.3	3.1	0.2	0.2
		木耳	10	20.5	1.2	0.2	3.6
		圆白菜	100	18.92	1.72	0	3.44
		花生油	5	44.95	0	5	0
下午加餐	核桃2个	核桃	50	134.805	3.225	12.685	2.15
晚餐	鸡丁黄瓜口蘑	口蘑	25	60.5	9.75	0.75	3.5
		鸡胸脯肉	100	133	19	5	2
		黄瓜	50	6.9	0.46	0	0.92
		花生油	5	44.95	0	5	0
	番茄茄丝	番茄	100	19.43	0.97	0	3.88
		茄子	50	9.765	0.465	0	1.86
		花生油	5	44.95	0	5	0
	杂粮饭	大米	75	259.5	5.25	0.75	57.75
		高粱米	37	129.87	3.7	1.11	25.9
晚上加餐	牛奶燕麦粥	燕麦片	25	91.75	3.75	1.75	15.5
		牛奶	150	81	4.5	4.5	4.5
合计				2074	93.751	60.7	285.982

（三）孕晚期一周食谱举例

孕晚期一周食谱举例，见表3－23。

表3－23　孕晚期一周食谱安排表

星期	一	二	三	四	五	六	日
早餐	豆包 牛奶 凉拌芹菜	三鲜馄饨 鸡蛋	莴笋粥 鸡蛋 生菜沙拉	蛋黄紫菜饼牛奶	烧饼 鸡蛋 小米粥	葱花饼 牛奶无花果粥 香菇油菜	小米红枣粥 鸡蛋 苹果
午餐	黑豆饭 什锦烧豆腐 山药牛肉汤 芝麻拌菠菜	豆腐馅饼 肉末炒芹菜 清炒油麦菜	香椿蛋炒饭 凉拌藕片 鸭肉冬瓜汤	鸡丝面 板栗扒白菜 葱爆酸甜牛肉	咸蛋黄炒饭 桂花糯米糖藕 海参青菜豆腐煲	米饭 蜜汁南瓜 鱼头豆腐汤 炝炒土豆丝	二米饭 软熘腰花丁 木耳青菜蛋汤

续表

星期	一	二	三	四	五	六	日
晚餐	紫苋菜粥 香干芹菜 冬瓜虾球	荞麦凉面 西红柿炒鸡蛋 菜心炒牛肉	猪血鱼片粥 清炒油麦菜 牛肉饼	米饭 醋熘白菜 香菇山药鸡 橙子胡萝卜汁	馒头 豆芽炒猪肝 胡萝卜肉丝汤	豆角肉丁面 凉拌鱼皮菜丝 肉末蒸蛋	虾仁肉末焖饭 海米西葫芦 咸蛋黄焗玉米粒
加餐	酸奶 麦麸饼干 开心果	牛奶 全麦面包 菠萝	牛奶 苹果 松子	黄豆芝麻粥 榛子 香蕉	酸奶 烤馒头片 杏仁	木瓜 核桃 葡萄	牛奶 板栗 猕猴桃汁

五、孕晚期营养课堂

（一）妊娠便秘

孕期便秘是妊娠常见的并发症。便秘可增加孕妇心脏负担，影响生活质量，严重者可影响胎儿生长发育，甚至难产。

1. 妊娠便秘的原因

（1）内分泌激素变化：孕激素分泌增多，使胃动素及胃酸分泌减少，导致胃肠道平滑肌张力减低，蠕动能力下降，胃排空推迟，结肠传输时间延长。

（2）子宫增大压迫肠管，肠内容物前行受阻，延长食糜在肠道的停留时间，增加了水分的吸收。

（3）妊娠后紧张、焦虑等不良的心理反应，导致交感神经兴奋，减弱了胃肠蠕动。

（4）其他原因：如膳食纤维摄入不足，饮水量不足，运动量减少等都可以引起或加重便秘。

2. 妊娠便秘的营养干预方法

（1）高膳食纤维饮食：指导孕妇适当多吃一些粗粮、带皮水果、新鲜蔬菜、海带、豆类、香蕉、火龙果等，有助于改善孕妇便秘。

（2）多饮水：摄入充足的水分，比如每日 2000 ~ 3000ml，可刺激胃结肠反射而达到缓解便秘的目的。

（3）多摄入富含 B 族维生素的食物：如粗粮、酵母、豆类及制品等，必要时补充 B 族维生素片剂，可改善胃肠动力，促进胃肠蠕动，有利于排便。

（4）多摄入富含镁的食物：如苔菜、海参、松子、榛子、紫菜、西瓜子、南瓜子、鲍鱼、山核桃、葵花子、杏仁、莲子、黑豆、鹰嘴豆、腰果、香蕉等富含镁的食物。镁有下泻的作用，可有效防治孕期便秘。

（5）多食产气食物：如洋葱、萝卜、蒜苗等，可以促进肠蠕动。

（6）适当增加高脂肪饮食：植物油能润滑肠道，分解的脂肪酸有刺激肠蠕动的作用，可选用茶籽油、橄榄油、亚麻籽油等，拌入蔬菜或者空腹口服。

（7）选用含有益生菌的食物：如酸奶、乳酸菌饮料等，必要时补充益生菌制剂。

（8）禁忌辛辣刺激食物：如火锅、热性香料等，因为这些食物容易导致肠道痉挛，不利通便。

（9）必要时补充钙镁片、果蔬纤维片和 B 族维生素，有助于改善妊娠便秘的症状。

3. 妊娠便秘的生活方式干预

（1）适当增加运动时间。每日坚持一定时间的散步，比如每天户外散步半小时；也可以增加床上静力性运动练习，如仰卧举手、仰卧屈膝等。

（2）建立规律和健康的生活方式。养成每天定时排便的习惯。早上 7 点左右定时早餐，顺应大肠的生理节律，早餐后半小时到 1 小时胃肠蠕动最强，较容易形成排便反射。排便时应集中精力，勿玩手机或看报。禁忌烟酒和熬夜。

（3）加强心理疏导。减少或消除孕妇紧张、焦虑和抑郁的情绪，有利于副交感神经兴奋，促进胃肠蠕动。

（二）妊娠期铁缺乏及缺铁性贫血

1. 妊娠期铁缺乏及缺铁性贫血现状

目前全球妊娠期铁缺乏（ID）相当常见。严重缺铁致缺铁性贫血（IDA）的患病率约为42%。2000年中国孕妇IDA患病率为19.1%，妊娠早、中、晚期IDA患病率分别为9.6%、19.8%及33.8%。2016年研究结果显示，中国部分城市孕妇妊娠早、中、晚期IDA的患病率分别为1.96%、8.40%及17.82%，较2000年有明显改善。在发达国家妇女、儿童也存在铁缺乏和缺铁性贫血。法国2013～2014年25个中心1506例孕妇的研究结果显示，随着妊娠期进展，孕妇贫血的发生率逐渐升高，妊娠早期为8.8%，妊娠中期为13.7%，妊娠晚期为26.0%；整个妊娠期仅2.9%的孕妇没有铁缺乏或IDA的风险，17.3%的孕妇有轻度铁缺乏或IDA的风险，而56.4%的孕妇有明显铁缺乏或IDA的风险。有研究收集了15个欧洲国家的数据，40%～55%的育龄妇女缺铁，铁缺乏症和缺铁性贫血的患病率为10%～32%、2%～5%。当母体铁元素储备不足时，胎儿的铁元素需求也不能得到保障。妊娠期铁缺乏可增加子代低出生体重、早产及胎儿生长迟缓的风险。铁元素是妊娠期需求量增加最明显的营养素。胎儿主要在妊娠晚期积累铁元素，所以建议妊娠晚期需较妊娠前期每日额外补充9～12mg铁元素，妊娠期全程补铁1000～1240mg。

2. 妊娠期贫血的判断

世界卫生组织推荐，妊娠期血红蛋白浓度（Hb）＜110g/L可诊断为妊娠合并贫血。

孕妇贫血主要是营养型贫血，常见原因是铁、叶酸和维生素B_{12}摄入不足，其中铁缺乏是最常见的原因。孕期由于胎儿生长发育需要，孕妇对铁的最低需求量从妊娠早期的18mg/d逐渐增加到妊娠晚期的29mg/d。然而孕妇日常从膳食中摄取的铁量往往较低，无法达到妊娠期对铁的需求，从而出现铁缺乏。妊娠期由于铁摄入不足，可导致血红蛋白合成不足，血红蛋白减少；加上孕妇体内血容量明显增加，红血球和血红蛋白被稀释，比较容易出现缺铁性贫血。

3. 缺铁性贫血的营养防治

孕期铁缺乏及IDA是不容忽视的重要问题，越早发现、早处理效果越好。孕期预防性口服补铁，增加孕期血清铁蛋白的检测次数，并进行相应的营养干预，对预防孕期铁缺乏及IDA有重要的现实意义。

（1）合理膳食：通过饮食指导可增加铁摄入和铁吸收。铁吸收量取决于生理需要量、食物含铁量和生物利用度。以每ml血液含铁0.5mg计算，妊娠期血容量增加需多摄入铁650～750mg，胎儿生长发育需要铁250～350mg，故孕期需要额外补铁至少1000mg。孕中期在孕早期基础上每日需增加4mg铁摄入，孕晚期每日增加9mg铁摄入。食物中的铁有两种存在形式，其中血红素铁来源于动物性食物，如动物血、肝脏、红肉、鱼类和禽类等，吸收率可达15%～35%；植物性食物中的铁为非血红素铁，吸收率通常在10%以下，血红素铁比非血红素铁更容易吸收。铁的吸收受抑制剂和促进剂的影响，富含维生素C的食物可促进铁的吸收；谷物麸皮、膳食纤维、叶菜、茶和咖啡等食物抑制铁的吸收，例如茶叶成分中的鞣酸可在肠道内与铁结合为难溶性复合物，降低铁的吸收率。

（2）补充铁剂：孕妇仅通过食物往往难于补充足够的铁，通常需要补充铁制剂。最好是补充血红素铁，如氯化血红素，吸收利用率达90%，没有不良反应，很安全，口服补铁有效。根据《妊娠期铁缺乏和缺铁性贫血诊治指南》，诊断明确的IDA孕妇应补充元素铁100～200mg/d，调理2周后复查血红蛋白评估疗效。非贫血孕妇如果血清铁蛋白＜30μg/L，应摄入元素铁60mg/d，调理8周后评估疗效。

（三）巨大儿的膳食预防

近20年来，世界范围内巨大儿的发生呈现上升趋势，多个国家报道的发生率为10%～20%，以挪威、瑞典等国家发生率最高，达20%左右。近年来中国居民生活水平不断提高，但孕期营养健康教育相对滞后，使得孕妇摄入能量过剩，营养过剩，巨大儿的发生率显著增加。

1. 巨大儿的概念

出生体重高于第90百分位体重的新生儿或胎儿称为大于胎龄儿（LGA）。从体重上讲，巨大儿是指任何孕周胎儿体重超过4000g。

2. 巨大儿的高危因素

（1）孕前超重肥胖：有研究显示孕前肥胖妇女分娩巨大儿的风险是孕前体重正常妇女的2.17倍。超重肥胖孕妇不良的代谢状况可产生不良的子宫胎盘环境，导致大于胎龄儿、巨大儿的出现。

（2）孕期体重增长过多：研究显示，新生儿体重与孕母的体重成正相关，孕期体重增加越多，胎儿出生体重越重。妊娠中晚期的增重速度与大于胎龄儿的发生风险成正相关。

（3）妊娠合并2型糖尿病：妊娠期高血糖与巨大胎儿的发生有密切关系，血糖水平越高越会增加巨大儿的发生。没有经过控制的糖尿病巨大胎儿的发生率高达25%～40%。

（4）经产妇：经产妇机体腹壁及子宫壁相对更加松弛，胎儿的生长空间较大，孕妇营养供给过多，体重大幅度上升，胎儿也容易出现生长过度现象。

（5）巨大儿分娩史：研究发现有巨大儿分娩史的孕妇再次分娩巨大儿的危险度较高（OR=4.9）。

（6）其他因素：包括过期妊娠、父母身材高大、高龄产妇、男性胎儿、种族、民族因素、妊娠期高血脂等，均易生出巨大儿。

3. 巨大儿对母婴的危害

（1）对母体危害：增加孕妇的负担，孕妇容易出现呼吸困难、下肢水肿、静脉曲张、耻骨联合分离等不适症状；产妇在分娩时因胎头过大，会阴产道可发生严重撕裂伤，严重时可发生子宫破裂；分娩困难造成产程延长，加之子宫过度膨胀，子宫肌纤维过度伸展而发生子宫收缩不良，可致产妇产后大出血。巨大胎儿可导致相对头盆不称等，这些不良因素均不利于正常分娩，增加难产及剖宫产概率。

（2）对胎儿的危害：在分娩时由于巨大儿身体过胖、肩部过宽，通常会卡在骨盆里，通过勉强的牵拉过程易引发骨骼损伤；有时因为时间的延长，还会发生窒息，甚至死亡。在处理过程中可发生新生儿臂丛神经麻痹、面神经麻痹等，严重的可能导致终身残疾。出生后巨大儿还容易发生低血糖和其他疾病。

（3）对子代的远期影响：宫内过度生长致胎儿代谢功能紊乱，通过生理和（或）表观遗传机制，高出生体重儿将来在青春期和成年早期发生肥胖、2型糖尿病及其他代谢异常，以及行为问题和哮喘等的风险均增加。

4. 巨大儿的膳食预防

（1）孕前超重肥胖者应减重后再怀孕。降低大于胎龄儿发生率的关口应前移，从孕前宣传教育开始就强调过重或肥胖的危害，使备孕妇女及家属充分认识大于胎龄儿的危害，提高孕前检查的依从性，孕前有意识地通过低能量平衡膳食和适量运动来进行体重管理，将体重降至适宜水平，BMI控制在正常范围内再考虑怀孕。针对有巨大儿史的孕妇，再次妊娠应更注重降低孕前BMI。

（2）孕期合理控制体重增加幅度。在孕早期加强对孕妇体重管理的宣教，教会其计算BMI，告知每位孕妇的合理增重范围；对超重和肥胖的孕妇加强管理，ADA推荐肥胖孕妇每日摄入能量低于25kcal/kg标准体重，即减少能量供给30%左右，这样可以减少平均血糖水平和血浆三酰甘油，减少发生妊娠糖尿病的风险而不增加孕妇酮症的发生。2016年中国超重/肥胖医学营养治疗专家共识认为，肥胖孕妇应根据身高、体重、年龄、活动水平等进行个体化的膳食能量计划，以使体重适度增长。

考虑到不影响胎儿发育，中华医学会妇产科学分会产科学组建议孕早期最低能量不宜低于1500kcal，孕中晚期最低能量不宜低于1800kcal。举例：某孕妇身高160cm，孕前体重85kg，BMI33.2，属于孕前肥胖，现孕24周，为孕中期，按照公式计算其标准体重=160－105=55（kg），计算每日能量推荐量=55kg×25kcal/kg=1675kcal，低于1800kcal，还是推荐孕中晚期最低能量1800kcal，并针对性调整孕妇的膳食结构及摄入量。

（3）孕期合理膳食细则。孕期少吃高能量食物。在实践中我们发现，体重增加过快的孕妇往往喜欢摄入一些高能量的食物，如油条、油饼、锅贴、麻团等油炸的面食；喜食如土豆、芋头、南瓜等高淀粉根茎类食物；喜食甘蔗、香蕉、柿子、桂圆、荔枝、菠萝蜜、榴莲等高糖分水果；喜食香肠、咸肉、五花肉、筒子骨汤、老母鸡汤等高脂肪肉类；喜食巧克力、可乐、糖果、蜜饯、甜糕点、薯片、月饼、沙琪玛、葡萄干、柿饼、蜜枣、果汁、冷饮、奶茶、快餐等食物。

建议体重增加过快的孕妇每日杂粮杂豆的摄入量应达到主食量的30%左右，土豆、甘薯、芋头当主食吃，不能作为蔬菜食用，如吃100g甘薯就应该减少摄入25g大米。可以多食用西蓝花、豌豆苗、小白菜等绿色蔬菜，最好在就餐时先吃这些食物，可以增加饱腹感。多选择蘑菇、香菇、平菇、银耳、紫菜等菌藻类食物，既富含蛋白质、膳食纤维、多糖等营养成分，又起到辅助调节糖脂代谢的作用。尽量选用低糖分、低GI的水果，如猕猴桃、樱桃、蓝莓、油桃、青苹果等，每日达到200～400g，可以放在上午或下午加餐时食用，可用黄瓜、西红柿等蔬菜替代部分水果。

可多选用高蛋白、低脂肪的水产品及海产品，如鱼、虾、贝类等，禽类应去皮食用，蛋类每日50g，尽量选择瘦牛肉、瘦猪肉，1周建议食用1次动物血、1次动物肝脏，以补充铁质及维生素，防止贫血。牛奶每日300～500g，尽量避免全脂牛奶，以低脂牛奶或脱脂牛奶为宜。坚果每日不超过10g，如葵花子仁、开心果等。应该控制好用盐量，每日应少于5g；为保证碘的摄入，建议食用加碘盐，尽量不吃含盐多的腌制食品，否则容易引起肾脏负担加重，诱发水肿及妊娠高血压的发生。烹调油的用量每日应该控制在20～25g，宜选用橄榄油、茶籽油、亚麻籽油，避免用油煎炸食物。尽量减少精制白糖、蜂蜜、红糖等调料的使用。

（4）孕期体重增加过快孕妇一日食谱举例。一般体重增加过快的孕妇往往比较多进食一些能量密度高、营养密度低的食物，所以体重增加快不代表其他微量营养素摄入充足。工作中发现不少体重肥胖的孕妇一样可以出现贫血、缺钙和维生素D缺乏等营养问题，所以在制定食谱时要充分考虑多些采用能量密度低、营养密度高的食物。孕中期体重增加过快孕妇一日食谱举例，见表3－24，本食谱含能量1811kcal，蛋白质87.5g，脂肪51g，碳水化合物264g，三大产能营养素供能比分别为蛋白质19%、脂肪25%、碳水化合物56%，符合标准；含膳食纤维24g，钙1031mg，铁21mg，锌14mg，维生素A 1735μgRAE，维生素E 24.5mg，维生素B_1 0.9mg，维生素B_2 1.6mg，维生素C 147mg，除了维生素B_1和铁略低于推荐量，其余营养素全部达到孕中期推荐标准。蛋白质52%来源于动物蛋白，优质蛋白质供给达标；脂肪比例，动物性脂肪与植物性脂肪之比为1∶2；三餐三点供能比分别为15%、11%、27%、9%、29%、9%。

表3－24　1800kcal孕中期体重增加过快孕妇一日食谱

餐次	菜名	食物名称
早餐	煮鸡蛋	鸡蛋50g
	小米稀饭	小米50g
	亚麻籽油拌西芹花生	亚麻籽油2g，芹菜100g，花生仁5g
早点	麦麸饼干	饼干25g
	樱桃	樱桃200g
午餐	清蒸鲈鱼	鲈鱼75g
	冬瓜海带汤	冬瓜100g，海带10g
	西蓝花炒蘑菇	西蓝花100g，蘑菇50g
	二米饭	稻米40g，小米35g
	植物油	橄榄油10g
午点	西红柿	西红柿150g
	无糖酸奶	酸奶150g

续表

餐次	菜名	食物名称
晚餐	红烧牛肉	牛肉 50g
	芹菜香菇鸡脯肉	芹菜茎 100g，香菇 50g，鸡脯肉 25g
	丝瓜豆腐汤	丝瓜 100g，豆腐 50g
	花豆米饭	花豆 25g，粳米 50g
	植物油	橄榄油 10g
晚点	低脂奶	低脂奶 200g
	全麦面包	全麦面包 25g
其他	盐	碘盐 5g

（四）补充维生素 K，预防产后大出血

维生素 K 是一种与凝血有关的脂溶性维生素，孕妇在孕期补充适量的维生素 K，可以预防产后大出血和新生儿出血症。

（1）维生素 K 缺乏的症状：如果孕妇缺乏维生素 K，会增加流产的风险及增加产后大出血的概率。即使胎儿侥幸活下来，也会因体内凝血酶少，导致颅内、消化道出血等，不利于健康成长。此外，维生素 K 与骨质形成的蛋白质关系密切，如果缺乏维生素 K，可能导致孕妇骨质疏松。

（2）维生素 K 的食物来源：维生素 K 的来源主要有两方面，首先是肠道内细菌的合成，其次是从食物中摄取。维生素 K 广泛存在于各种食物中，富含维生素 K 的食物主要有菜花、绿茶、南瓜、西蓝花、水芹、香菜、莴苣、小麦、玉米、燕麦、土豆、青豆、豇豆等。补充维生素 K 的最佳途径就是食用菜花，调查显示每周食用几次菜花可使毛细血管壁加厚、韧性增强，从而不容易破裂。水果中以苹果、葡萄中含量较高。富含维生素 K 的动物性食物较少，主要有动物肝脏和蛋黄等。

人体对维生素 K 的需求量较少，建议孕妇每天摄入 120μg 即可。食物中摄入维生素 K 不足者，可以额外补充维生素 K 制剂，满足身体对维生素 K 的需要，维持身体包括凝血系统的健康，防治维生素 K 缺乏引起的疾病。

（五）补充维生素 C 降低分娩风险

研究发现，孕妇若能在怀孕期间摄取充足的维生素 C，可促进胶原蛋白合成，进而强固羊膜，降低早产的概率，降低分娩的危险。因为羊膜过早破裂会为孕妇和胎儿带来危险。孕妇在怀孕期间不仅要供给自己营养，还要提供胎儿养分，而维生素 C 是水溶性维生素，在身体停留的时间不长，因此孕妇要比平常摄取更多的维生素 C，才能充分供给自己和胎儿所需。维生素 C 孕早期 RNI 是 100mg/d，孕中晚期 RNI 是 115mg，UL 是 2000mg。一般孕妇需要用到 UL 这个剂量才能起到降低分娩风险的作用。维生素 C 的主要来源是新鲜蔬菜和水果，水果中的鲜枣、柑橘、草莓、猕猴桃等含量最高；蔬菜中以柿子椒、菠菜、韭菜、豆芽及红黄色辣椒的含量较多。食物中摄入维生素 C 不足者，可以额外补充维生素 C 制剂，满足身体对维生素 C 的需要，维持身体包括免疫系统的健康，防治维生素 C 缺乏引起的疾病，降低分娩风险。

（六）妊娠纹的预防

妊娠纹是皮肤在怀孕过程中因为肚皮、乳房等部位的快速膨胀引起的弹性纤维和胶原纤维断裂而产生的纹路。这些纹路通常呈现为红色、紫色或白色的条纹，主要出现在腹部、臀部、大腿和胸部等部位。妊娠纹的产生与多种因素有关，包括遗传、激素变化、体重增长过快、皮肤类型、皮肤营养不足等。虽然妊娠纹通常不会对健康造成影响，但它们可能对一些女性的外观和自信心产生负面影响。妊娠纹的预防方法包括以下几点。

（1）控制体重过快增长：过快的体重增长会增加皮肤的张力，容易导致妊娠纹的产生。因此，孕妇应该根据专业人士的建议，合理控制体重增长。

（2）合理膳食：预防妊娠纹需要多吃一些富含蛋白质、维生素C、维生素E、锌和硅等营养素的食物，如水果、深绿色蔬菜、坚果和种子、深海鱼、全谷物、优质蛋白质、乳制品或酸奶和优质水等，这些食物和营养有助于皮肤的修复和再生，有助于维系皮肤的健康，有助于减少妊娠纹。

（3）适量补充预防妊娠纹的营养素

1）蛋白质：蛋白质是皮肤细胞修复和再生的主要原料。可以选择乳清蛋白粉或大豆蛋白粉。

2）维生素C：维生素C有助于胶原蛋白的生成，保持皮肤弹性。可以选择含有天然维生素C的补充剂，如维生素C片或维生素C泡腾片。

3）维生素E：维生素E是一种强抗氧化剂，可以保护皮肤免受自由基的损害。孕妇可以选择天然维生素E软胶囊。

4）锌：锌有助于皮肤修复和再生。可以选择含有锌的补充剂，如锌片或锌胶囊。

5）n－3多不饱和脂肪酸：n－3多不饱和脂肪酸有助于保持皮肤水分和弹性。可以选择含有n－3脂肪酸的补充剂，如深海鱼油胶囊或亚麻籽油胶囊。

6）水分：充足的水分摄入对保持皮肤水分和弹性非常重要。

（4）保持皮肤湿润：孕妇可以使用一些天然的保湿产品，如椰子油、可可脂等，来保持皮肤的湿润度，减少妊娠纹的产生。

（5）及时涂抹预防妊娠纹产品：市面上有一些专门针对妊娠纹的产品，如含有维生素E和胶原蛋白的产品等，孕妇可以在专业人士的指导下选择适合自己的产品来使用。孕妇可以在洗澡后使用这些产品进行轻柔地按摩，帮助促进血液循环，提高皮肤的弹性。

（6）适当运动：适当的运动可以帮助提高皮肤的弹性，减少妊娠纹的产生。孕妇可以选择一些低强度的运动，如瑜伽、散步等。

（七）妊娠期高血糖的预防

妊娠期高血糖是指孕妇在怀孕期间出现的血糖水平升高。妊娠期高血糖的主要原因包括饮食不当、遗传因素、孕妇出现胰岛素抵抗、体重过重或肥胖、年龄较大、多囊卵巢综合征、既往有妊娠期糖尿病史等。妊娠期高血糖的预防主要包括以下几个方面。

1. 饮食控制

（1）均衡饮食：食物多样化，保证摄入足够的蛋白质、脂肪和碳水化合物，以及维生素和矿物质。定时定量进食，避免饥饿或过饱，有助于稳定血糖水平。

（2）低GI饮食：多吃一些GI小于55的低GI食物，如全谷类、叶菜、鸡胸肉、鱼、豆腐、鸡蛋、坚果、种子和乳制品等。不吃含添加糖过多的食物或饮料。

（3）高纤维饮食：高纤维食物可以帮助控制血糖水平。全谷类、豆类、蔬菜和水果都是很好的纤维来源。

（4）避免饮酒和吸烟：这些都可能影响血糖水平和胎儿的健康。

（5）多喝水：保持充足的水分摄入也很重要，因为脱水可能会导致血糖升高。最好喝白开水或矿泉水。

2. 合理补充预防妊娠期高血糖的营养素

（1）有机铬：铬是葡萄糖耐量因子的组成部分，可以帮助调节血糖水平，预防高血糖。

（2）纤维片：纤维素有助于控制血糖水平，因为它可以减缓食物在肠道中的吸收速度，从而减慢血糖的上升速度。

（3）B族维生素：含叶酸等多种维生素B，对于孕妇来说非常重要。它可以帮助预防神经管缺陷，并有助于控制血糖水平。

（4）深海鱼油：n－3多不饱和脂肪酸可以帮助降低血糖水平和改善胰岛素受体的敏感性。

（5）α－硫辛酸：α－硫辛酸是一种抗氧化剂，可以帮助保护胰岛细胞免受损伤，从而有助于控制血糖水平。

3. 维持健康的生活方式

（1）适量运动：适当的运动可以帮助控制血糖水平。孕妇可以选择一些低强度的运动，如散步、瑜伽等。

（2）避免压力：长期的精神压力可能会影响血糖水平。因此，孕妇应尽量保持良好的心态，避免过度的压力和焦虑。

（3）充足的休息：保证充足的睡眠和休息也是非常重要的，因为缺乏睡眠可能会导致血糖升高。

4. 体重管理

过度的体重增长容易导致血糖升高。因此，孕妇应根据专业人士的建议，合理控制体重增长。

5. 定期检查

孕妇应定期进行血糖检查，以便及时发现并处理高血糖问题。

（八）妊娠期高血压的预防

妊娠期高血压是指孕妇在怀孕 20 周后出现的血压升高，即收缩压≥140mmHg 和（或）舒张压≥90mmHg。妊娠期高血压的发生原因尚不完全清楚，但可能与以下因素有关：①孕期体内的某些荷尔蒙会导致血管收缩，从而增加血压。②孕期血容量会增加近 50%，这是引起血压升高的一个重要因素。③饮食不当：饮食过咸，钠离子摄入过多，引起钠水潴留，增加血容量，升高血压。缺乏钙、镁等矿物质的饮食也可能会增加妊娠期高血压的风险。④有家族高血压史的孕妇更容易发生妊娠期高血压。⑤年龄大于 25 岁的孕妇更容易发生妊娠期高血压。⑥怀双胞胎或多胎的孕妇更容易发生妊娠期高血压。⑦体重超过正常范围的孕妇更容易发生妊娠期高血压。

妊娠期高血压的预防方法如下所述。

（1）健康饮食

1）低盐饮食：减少食盐的摄入量，每天不超过 5g。

2）高钙饮食：增加钙的摄入量，如牛奶、豆腐和小鱼干等。

3）高钾饮食：增加钾的摄入量，如香蕉、土豆、菠菜等。

4）高纤维饮食：多吃叶菜、水果和全谷类食品，有助于预防高血压。

5）适量蛋白质供给：每天应摄入足够的优质蛋白质，如鱼、肉、蛋、奶等。

6）避免过多咖啡因：过多的咖啡因可能会导致血压升高，因此孕妇应尽量避免喝过多咖啡、浓茶等饮料。

7）限制酒精：孕妇应完全避免饮酒。

（2）科学补充预防妊娠期高血压的营养素

1）蛋白质粉：蛋白质是身体的重要组成部分，对于孕妇来说，蛋白质的需求量会增加。蛋白质可以帮助维持血管的弹性，防止血压升高。如果饮食中蛋白质的摄入量不足，可能会导致血压升高。

2）维生素 C：维生素 C 和蛋白质是血管壁胶原蛋白的主要合成原料，充分补充维生素 C 有利于维持血管弹性，稳定血压。

3）钙镁片：钙是血管收缩和舒张的启动因子，镁有安神镇静的作用，具有较好的调节情绪作用，研究表明合理补充钙和镁有助于降低或稳定血压。

4）深海鱼油：属于 n－3 多不饱和脂肪酸，可以降低血液黏稠度，增强血液的流动性，有助于稳定或降低血压和减少血管炎症。

（3）定期产检：定期进行产前检查，以便及时发现和干预高血压。

（4）保持适宜体重：避免体重增加过快，按照专业人士的建议合理控制体重增长。

（5）保持健康的生活方式

1）适当运动：孕期适当的运动可以帮助稳定血压，如散步、瑜伽等。

2）避免压力：长期的精神压力会导致交感神经兴奋，血管收缩，血压升高。因此，孕妇应尽量保持良好的心态，避免过度的压力和焦虑。

3）充足的休息：保证充足的睡眠和休息对预防高血压也是非常重要的。

第十节　孕妇的体重管理

孕期体重管理是指在怀孕期间，通过合理的饮食和适当的运动，控制孕妇的体重增长在合理范围内。这对于孕妇和胎儿的健康都非常重要。体重管理是孕妇妊娠期管理最重要的内容之一。根据《中国居民营养与慢性病状况报告（2020年）》，18岁及以上女性居民的平均体重为59kg，与2015年发布的结果相比增加1.7kg，超过一半的成年女性居民超重或肥胖。由此可见，目前我国育龄妇女妊娠前体重超标问题已经相当严重；而且有调查显示，我国有接近2/3的超重/肥胖孕妇妊娠期增重过多。孕期体重增加过多或过少都可能对母婴健康造成影响。因此妊娠期体重管理就显得尤为重要。

一、孕期体重增加的意义

孕期体重增加是反映孕妇健康与营养状况的一项综合指标。妇女孕前体重、孕期增重状况会影响新生儿的出生体重、分娩方式以及哺乳状况，此外对母体产后体重恢复也有影响。孕期增重和孕前体重是影响胎儿宫内生长发育的重要因素，可以作为评价孕期营养状况的简易测量指标。因此，孕期应适时调整饮食，秉持合理膳食和平衡营养，参考孕前体质指数，使孕期体重增长控制在适宜范围内。

孕期体重增加过多或过少均不利于胎儿以及母体健康。孕妇体重增长过多，可能引起胎儿过大，难产机会增大，剖宫产率增加；母体水肿，体内脂肪过度沉积，导致肥胖；水钠大量潴留，妊娠高血压综合征发生率增加，可能导致妊娠糖尿病、产后出血等并发症的发生风险增加。孕妇体重增加过少，可能导致胎儿发育不良，早产儿、低出生体重儿发生率增加。

孕期脂肪贮存量在整个孕期为3～4kg，孕10周以后至30周以前较多，此间正值胎儿快速生长以前，系母体额外代谢消耗能量相对较少的时期。脂肪贮存的部位主要集中在腹、背、大腿上部，孕30周后则变化不大，可能与孕30周后胎儿迅速生长、孕妇代谢消耗能量增高有关。孕妇通过脂肪所贮存的能量主要作为孕晚期能量需要增加之用，同时为产后泌乳作能量储备。

二、孕期体重管理的作用

（1）预防妊娠期并发症：孕期过度增重会增加孕妇患妊娠期高血压、妊娠糖尿病等并发症的风险。而孕期体重管理可以帮助孕妇控制体重，降低这些并发症的发生率。

（2）保障胎儿健康：孕妇体重过轻或过重都会影响胎儿的健康。孕期体重管理可以帮助孕妇保持适当的体重，从而保证胎儿的正常发育和健康。

（3）减轻分娩难度：孕妇体重过重会增加分娩难度和产后恢复时间，而孕期体重管理可以帮助孕妇控制体重，减轻分娩难度和缩短产后恢复时间。

（4）提高孕产妇生活质量：孕期体重管理可以帮助孕妇保持良好的身体状态和心情，从而提高孕产妇的生活质量。

三、孕期体重增加及推荐值

孕期体重增加也称孕期增重，为孕期实测体重与孕前体重之差。孕前体重反映孕前的营养状况；而孕期增重反映了孕期营养和胎儿发育状况，并与孕前营养有关。孕期母体的体重发生明显变化，一般增重10～12kg。孕期增重包括两部分：一是妊娠的产物，如胎儿、羊水和胎盘；二是母体组织质量的增加，如血液和细胞外液的增加，子宫和乳腺的增大，以及为泌乳而储备的脂肪和其他营养物质。这是孕妇正常的生理变化，并且是保证胎儿正常发育和提供产后哺乳所需营养的重要过程。孕期体重增加过多或过少对孕妇和胎儿均有不利影响。2021年9月3日中国营养学会发布《中国妇女妊娠期体重监测与评价》标准，适用于育龄妇女单胎妊娠的体重管理和科学指导，建议孕妇严格按照此标准的建议控制孕期增重，避免孕期增重过少及消瘦、增重过多及肥胖。该标准是以妊娠期妇女孕前体质指数（BMI）为前提，推荐其妊娠期体重总增长值范围和妊娠中晚期每周体重增长值及范围，并且参照中国成人体质指数（BMI）标准分为四类体重状态，包括低体重、体重正常、超重及肥胖，详见表 3 – 25。

表 3 – 25　妊娠期妇女体重增长范围和妊娠中晚期每周体重增长推荐值

妊娠前体质指数分类	总增长值范围/kg	妊娠早期增长值/kg	妊娠中晚期每周体重增长值及范围/kg
低体重（$BMI < 18.5kg/m^2$）	11.0 ~ 16.0	0 ~ 2.0	0.46（0.37 ~ 0.56）
正常体重（$18.5kg/m^2 \leqslant BMI < 24.0kg/m^2$）	8.0 ~ 14.0	0 ~ 2.0	0.37（0.26 ~ 0.48）
超重（$24.0kg/m^2 \leqslant BMI < 28.0kg/m^2$）	7.0 ~ 11.0	0 ~ 2.0	0.30（0.22 ~ 0.37）
肥胖（$BMI \geqslant 28.0kg/m^2$）	5.0 ~ 9.0	0 ~ 2.0	0.22（0.15 ~ 0.30）

从表 3 – 25 可见，妊娠早期增重值，无论妊娠前 BMI 如何，其增重推荐范围均为 0 ~ 2kg。孕妇妊娠前 BMI 不同，其妊娠期体重增长推荐值不同；孕前 BMI 越低，妊娠期建议增重越高；例如，如果孕妇的 BMI 为 18.5 或以下，孕期体重总增长值范围应该为 11.0 ~ 16.0kg；如果孕妇的 BMI 为 18.5 ~ 24，孕期体重总增长值范围应该为 8.0 ~ 14.0kg；如果孕妇的 BMI 为 24 ~ 28，孕期体重总增长值范围应该为 7.0 ~ 11.0kg；如果孕妇的 BMI≥28，孕期体重总增长值范围应该为 5.0 ~ 9.0kg。

根据所对应的妊娠前 BMI 进行评价，将妊娠期总增重分为三类：①增重适宜，妊娠期体重总增长值在推荐范围内。②增重不足，妊娠期体重总增长值低于推荐范围下限。③增重过多，妊娠期体重总增长值高于推荐范围上限。可将妊娠中晚期增重速率分为三类：①增重速率正常，妊娠中晚期每周体重增长值在推荐范围内。②增重速率较慢，妊娠中晚期每周体重增长值低于推荐范围下限。③增重速率较快，妊娠中晚期每周体重增长值高于推荐范围上限。在整个孕期，孕妇体重及其体成分质量增加与孕期进程并不成直线关系，孕早期体重变化不大，孕中期逐渐增加，至孕晚期体重迅速增加，详见表 3 – 25，图 3 – 10。

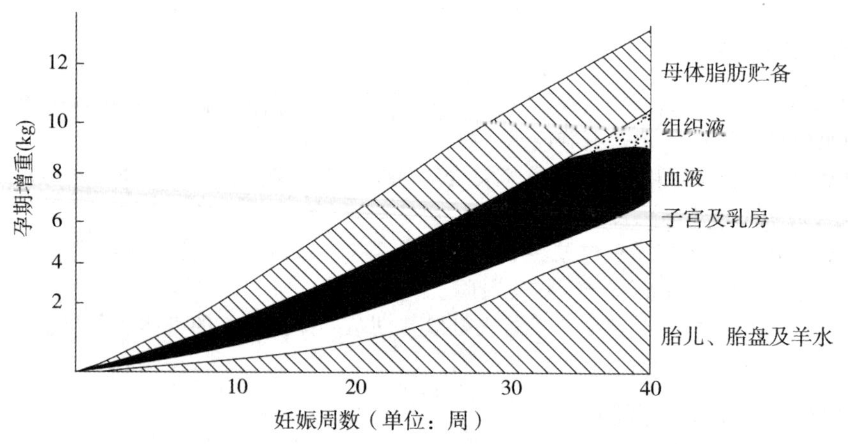

图 3 – 10　孕期母体体成分质量增加示意图

美国医学研究所（Institute of Medicine，IOM）根据孕前不同 BMI 制订了孕期适宜增重范围，详见表 3 – 26。与美国医学研究所 IOM 标准相比，我国的标准有两个不同点：①妊娠前 BMI 分类标准不同，采用了我国成人体重判定标准。②总体重增长范围较 IOM 标准低，更符合我国妇女的体重水平。《中国妇女妊娠期体重监测与评价》标准是我国妊娠期妇女体重管理的重要指导性文件，其应用将有助于科学指导我国妊娠期妇女体重管理，从而有效预防不良妊娠结局，提升我国妇幼人群整体健康水平，为实现《“健康中国 2030”规划纲要》目标提供重要的技术支持。

表 3－26　美国医学研究所按孕前 BMI 推荐的孕期体重增长适宜范围

孕前 BMI 状态	孕前 BMI（kg/m²）	孕期体重增长范围（kg）
低	≤18.5	12.5～18.0
正常	18.5～24.9	11.5～16.0
超重	25.0～29.9	7.0～11.5
肥胖	≥30.0	5.0～9.0

四、孕期体重管理内容

（一）设定孕期体重管理目标

孕期体重管理的目的是为了保证母婴健康。孕期体重管理工作首先是要设定好体重管理目标，目标是体重管理工作的方向。目标的设定主要根据《中国妇女妊娠期体重监测与评价》标准，具体目标值参考表 3－25 数据，按照妊娠期孕前 BMI 的不同：将孕前妇女的营养状况分为低体重、体重正常、超重及肥胖四种状态，每种状态孕期体重总增长值目标有明显的不同。每种状态妊娠中晚期每周体重增长值目标也有较大的不同；比如正常体重者，孕期体重总增长值目标为 8.0～14.0kg，妊娠中晚期每周体重增长值目标为 0.26～0.48kg；肥胖者孕期体重总增长值目标为 5.0～9.0kg，妊娠中晚期每周体重增长值目标为 0.15～0.30kg，存在很大的不同。母婴营养师在设定孕期体重管理目标时，需要认真参考表 3－25，根据每个孕前妇女的不同营养状况来设定合适的目标值。

（二）孕期肥胖者的膳食管理原则

（1）平衡膳食。食物多样化，以获得孕妇所需的各种营养素。食物应包括全谷物、蔬菜、水果、动物性食物（如肉、鱼、蛋）、大豆类和乳制品。

（2）合理控制摄入的热量。一般建议轻体力活动超重和肥胖的孕妇，每 kg 理想体重按照孕前和孕早期 25～30kcal/d 供给热量，孕中期、孕晚期分别增加 250kcal 和 400kcal 热量。其中，孕早期能量摄入原则上不低于 1500kcal/d，孕中期、孕晚期能量摄入不低于 1800kcal/d。

（3）高蛋白膳食。蛋白质是细胞代谢的基础，增加蛋白质摄入，有助于减重。世界上许多经典体重管理方案都是高蛋白饮食，每日蛋白质摄入量达到总能量的 20%。研究发现，采用高蛋白膳食更有利于减轻体重以及改善血脂情况，并有利于控制减重后体重的反弹。优质蛋白质对胎儿的生长发育及孕妇的健康都至关重要。选择瘦肉、鱼、鸡蛋、大豆类和坚果作为蛋白质来源，可以做成牛肉干、鱼干、豆干、鸡胸脯肉，方便携带和食用。

（4）以低 GI 食物为主。低 GI 饮食，餐后血糖不会剧烈升高，身体不需加速释放胰岛素，反而会加速释放胰高血糖素。胰岛素是体内一种合成和存储脂肪的激素，是增肥激素，体内胰岛素太多，就很容易发胖；胰高血糖素可以利用脂肪，减少三酰甘油，降低 LDL，升高 HDL，是促进脂肪分解的激素，是减肥激素。低 GI 膳食模式血液中胰高血糖素水平会高于胰岛素水平，减肥激素水平高于增肥激素水平，体内脂肪才能得以分解，才能持续有效减重。

（5）适量摄入优质脂肪：适量摄取优质脂肪不会让我们长胖。科学摄取脂肪还能有效减肥，摄入脂肪酸构成比很重要，最佳比例是饱和脂肪酸：单不饱和脂肪酸：多不饱和脂肪酸（n6＋n3）＝1∶1∶1（0.8＋0.2）。优质脂肪酸如 n－9 单不饱和脂肪酸、n－3 多不饱和脂肪酸均能加速身体脂肪燃烧，降低血脂，减少身体脂肪堆积，并促进身体产生能量。所以，孕妇每天需要使用三种食用油：①亚麻籽油或紫苏油：每天 3～5ml。②茶籽油或橄榄油：每天 10～15ml。③其他油：每天 6～8ml。

（6）少量多餐。每天 5～6 餐，每餐按量吃。少量多餐，也就是将一天可摄取的热量分成五餐来吃，预防身体因饥饿而降低代谢率，也可避免一次进食量太大，热量摄入过剩而造成脂肪囤积，并借由多次进食，提供较高的饱足感。研究证明，少食多餐能帮助稳定体内基础代谢率，有助于维持血糖稳定，一直不饿也预防了暴饮暴食。除此之外，少食多餐还有心理安慰作用，正餐之外的时间还可以来份点心，心理上也会觉得愉快舒坦许多，可以增加体重控制的成功率。可供加餐的食物有：一杯黑豆浆、一杯黄豆浆、一个鸡蛋、2 小块豆腐干、一碗豆腐脑、4 颗牛肉粒、4 个鹌鹑蛋、2 个鸡蛋白、一盒豆奶、一杯酸奶、一盒低脂牛奶、代餐包等。

（7）常吃新鲜蔬果或喝新鲜蔬果汁。一般肥胖的人爱吃肉，酸性体质多；而新鲜蔬果都是碱性食物，有助于改善肥胖人的酸性体质，减少对香口食物、成瘾食物的依赖，有利于成功减肥，也有助于维持体内维生素、矿物质的平衡，有助于维持体重控制者的身体健康。

（8）其他建议。①尽量减少摄入高热量食物，包括油煎或油炸食物、点心、零食、含糖饮料等。②避免生或半生的肉类、鱼类、蛋类和乳制品，以减少感染的风险。③避免摄入高汞鱼类，如鲨鱼、剑鱼、马鲛鱼和金枪鱼。④多喝水，确保每天摄入足够的水分，以维持身体的水分平衡。⑤注意烹饪方式，尽量选用蒸、煮、凉拌等少油的烹饪方式，煲汤、炖菜时食物不要先过油。⑥注意调味料的选择，尽量选用食物原味或者醋、柠檬汁等调味料来代替沙拉酱、蛋黄酱等高脂肪含量的调味品。⑦记录饮食日记，记录每天的饮食可以帮助孕妇了解各种食物的摄入量，并及时调整以符合孕期的营养需求。

（三）孕期运动管理

英国 NICE 和美国妇产科学院（ACOG）建议，怀孕期间每天至少半小时的中等强度体育活动。建议咨询专科医生，排除运动的绝对禁忌证，如严重心肺功能异常、前置胎盘、胎膜早破；以及运动的相对禁忌证，如控制欠佳的 1 型糖尿病和妊娠高血压综合征。孕妇可以在整个孕期开始或持续进行常规的体能运动计划，如每日进行 30 分钟或更长时间的中等强度运动，运动方式包括快走、慢跑、游泳、孕期瑜伽等，避免参与对孕妇或胎儿有潜在受伤风险的活动，如仰卧起坐、滑雪和网球等运动。中等强度运动是指稍有出汗、适度增加呼吸或心率的运动。要根据情况调整运动频率、强度和时间。孕期终止运动的征象包括阴道出血、头晕、头痛和胎动减少等。

（四）孕期生活方式管理

（1）孕妇应限制咖啡因摄入，并完全避免酒精和香烟，包括二手烟。

（2）做好睡眠管理。确保充足的睡眠，早睡早起，每晚至少 7 小时的睡眠，保持睡眠环境舒适和安静。不熬夜。

（3）做好情绪管理。孕期可能会有情绪波动，保持积极的心态，与家人和朋友分享感受。

第十一节　双胎妊娠膳食营养推荐

双胎妊娠孕妇不良妊娠结局发生率明显高于单胎妊娠，早产发生率高达 45%，新生儿低体重发生率为 54%。双胎妊娠的孕期管理面临更大挑战，其中孕期营养和体重的管理与妊娠并发症的发生密切相关。健康和疾病发育起源学说（DOHaD）认为妊娠期热量摄入过多或不足、营养素的流失、微量营养素的缺乏，都可以通过改变胎儿下丘脑 – 垂体 – 肾上腺轴应答、氧化应激状态、表观遗传学等机制，增加成年慢性疾病的发生风险。

双胎妊娠目前国内外尚无膳食指南。一般来说，双胎孕妇需要摄入更多的热量和营养，以支持胎儿的生长发育，但是要注意并不是要翻倍。Luke 等提出双胎妊娠应该在单胎妊娠饮食推荐的基础上，增加能量和蛋白质的摄入。均衡营养对胎儿的健康成长是很重要的。但是需要注意的是，虽然是双胞胎，但是也不能无节制地吃。

一、双胎妊娠热量供给原则

根据美国妇产科学会的研究，孕妇每天需要额外增加 300kcal 的热量。因此，一位怀双胞胎的妇女应该每天多摄入热量 600kcal。600kcal 大概是半碗米饭、半碗黑豆和一份蔬菜沙拉所含的热量。另一种评估双胎妊娠能量需求的方法是，一个身体质量指数 BMI 正常的怀孕双胞胎的妇女每 kg 体重应该摄入 40 ~ 45kcal。由于地域人种差异、饮食习惯不同，不建议将此能量摄入值直接推荐应用于中国人群，仅供母婴营养师调理双胎妊娠孕妇，制定膳食食谱时参考。

查阅《中国居民膳食营养素参考摄入量（2023 版）》，中度体力劳动妇女孕前能量需要量为 2100kcal，孕早期能量不需要增加，孕中期增加 250kcal，孕晚期增加 400kcal。中国营养学会目前还没有专门制定双胎孕妇的能量需要量。按推断轻度体力劳动双胎孕妇，孕早期能量需要量至少为 1700kcal，孕中期至少需要能量 2200（1700 + 500）kcal，孕晚期需要能量 2500（1700 + 800）kcal；中度体力劳动双胎孕妇，孕早期能量需要量至少为 2100kcal，孕中期至少需要能量 2600kcal，孕晚期需要能量 2900kca，实际工作中可按此数据编制食谱，每月评估能量和营养供给合理性，必要时可根据具体情况做适当调整。

二、双胎妊娠蛋白质供给

双胎妊娠摄入足够多的蛋白质是非常重要的。美国医学研究所 IOM 建议，从妊娠中期开始，怀双胞胎的孕妇每天要比非怀孕的女性多摄入 50g 蛋白质。50g 蛋白质大概是 110g 左右的熟鸡胸肉，170g 原味酸奶和两个大鸡蛋所含的蛋白质。如果不清楚是否吃到足够多的蛋白质，可以下载一个计算食物热量的 APP，看看每种食物的热量和蛋白质含量，有计划地去规划饮食结构。

妊娠期对蛋白质的需求量增加。单胎妊娠时，孕期女性需要储存约 925g 的蛋白质，其中胎儿 400g、胎盘 100g、母体 425g。双胎妊娠目前没有明确的建议和指南，一般推荐按照总能量的 15% ~20% 摄入蛋白质，孕中期每日保证蛋白质供给 90 ~ 120g，孕晚期可以考虑增加到每日 95 ~ 127g。理想的蛋白质包括鸡肉、瘦肉和鸡蛋等动物蛋白和大豆制品等植物蛋白。

三、双胎妊娠碳水化合物供给

对于双胎妊娠的孕妇来说，由于需要为两个胎儿提供足够的营养，因此可能需要增加一些碳水化合物的摄入量，一般建议双胎妊娠的孕妇每日摄入 175 ~ 230g 的碳水化合物，主要来自全谷类、蔬菜、水果等食物中的复杂碳水化合物。碳水化合物的供能比要合理，若碳水化合物摄入不足可能会导致脂肪摄入相对增加，饱和脂肪酸摄入增加会引起血脂升高和肥胖，也会刺激胰岛素抵抗，引发血糖上升。因此，适当的碳水化合物供给还是需要在妊娠管理中反复强调的。

四、双胎妊娠脂肪的供给

在双胎妊娠期间，DHA 的摄入对于胎儿的智能发育和视力形成非常重要。双胎妊娠孕妇每日建议摄入 DHA 至少 400mg，最多 2000mg。在孕期胎儿脑细胞的分裂增殖速度非常快，因此充足的 DHA 摄入对胎儿的智能发育至关重要。此外，研究还表明，孕期摄入充足的 DHA 对宝宝的精神、视力和免疫系统发育以及长期的认知能力都有积极作用。可以通过食用富含 DHA 的食物来满足这一需求，如深海鲑鱼、沙丁鱼等。此外，孕妇也可以选择使用 DHA 补充剂来确保每日摄入量。

五、双胎妊娠水的供给

为了保持水分，双胎孕妇每天需要三升水。可以通过高流质食物来满足，如酸奶、汤、水果和蔬菜。然而，仍然需要在一天中喝大约 10 杯白开水（每杯约 220ml）；把一天分成四个时间段，从起床到上午 10 点、上午 10 点到午餐时间、午餐到下午 3 点、下午 3 点到晚餐，目标是每个时间段都喝 2 ~ 3 杯水，但要注意晚上尽早停止喝水，避免夜间频繁去洗手间；如果有运动出汗，还需要在运动中和运动后多补充一点水。

六、双胎妊娠维生素和矿物质的供给

一般认为，双胎妊娠微量元素缺乏较单胎妊娠更为常见。铁缺乏症是全世界最常见的营养缺乏症，美国妇产科医师学会 ACOG 发表的临床专家共识推荐双胎孕妇孕早期补充铁制剂 30mg/d，孕晚期补充 60mg/d。Shinar 等对 172 名双胎孕妇随机对照试验（RCT）研究显示，每日补铁剂量加倍组（68mg/d）较对照组（34mg/d），可显著提高缺铁性贫血双胎孕妇的血红蛋白及血清铁蛋白水平，实验过程中未增加胃肠道不良反应。妊娠期胎儿需要积聚25～30g的钙，其中大部分需求集中在妊娠晚期。为了满足妊娠期的需要，保持孕妇钙稳态，孕期钙的摄入量需要增加。《中国孕产妇钙剂补充专家共识（2021）》推荐双胎孕妇每日应补充钙剂1000～1500mg；ACOG推荐双胎妊娠每日补充钙剂2000～2500mg；维生素D每日1000IU。双胎妊娠推荐锌每日摄入量为14～45mg。叶酸对DNA合成和细胞分裂至关重要，食物来源的天然叶酸吸收率较低，推荐双胎孕妇每日摄入1mg叶酸。维生素A缺乏较为常见，双胎孕妇维生素A的需要量比单胎孕妇要高，一般建议维生素A补充剂每日不超过2400μg；维生素C的推荐摄入量为每日130（100+30）mg，最高摄入量为每日2000mg；维生素E的推荐摄入量为每日15μg，最高摄入量为每日800μg。

双胎孕妇如果通过膳食供给不够，往往需要孕妇额外摄入适当的营养补充剂，以协助双胎孕妇做到营养均衡，满足母体和胎儿对营养的需求。对于一位双胎孕妇来说，一些营养物质是特别重要的，比如叶酸、DHA、碘、锌、铁、钙、镁、铁、维生素A、维生素D、维生素C和维生素E等，需要在母婴营养师的指导下合理选购和搭配。

第十二节　孕期运动

一、孕期运动的益处

孕妇身体评估状况良好，没有运动禁忌，就可以规划孕期日常运动。在做运动计划前，先要让孕妇了解孕期运动可以给孕妇和胎儿带来哪些好处。有些孕妇对运动没有兴趣或没有恒心，孕妇了解运动的益处后才会更理性地选择并持之以恒地进行孕期运动。

（一）身体方面

如果说怀孕是孕妇与胎儿的一次合体旅行的话，适宜的运动将为这个充满希望与美好的行程保驾护航。从生理上的变化看，孕期伴随着胎儿发育，孕妇体重逐渐增加，增大的子宫改变身体重心，影响身体平衡力，同时体态的变化会增加下腰背部、骨盆的肌肉和关节压力。下腰背部、骨盆属于身体的核心区域，研究表明50%左右的孕妇会出现下腰背部和骨盆的疼痛。通过合理的孕期运动可以有效缓解后背疼痛，提高这个特殊时期的生活质量。

另外，核心区域的盆底肌肉群、筋膜及其神经相互作用和支撑构成像“吊床”一样的支持系统，承托并保持腹腔内胎儿和其他脏器的正常生理位置。因胎儿日渐长大，子宫重量增加以及分娩时对盆底的压迫，容易引起盆底组织损伤，可以表现为孕期及产后尿失禁。从孕中期开始进行盆底肌的力量锻炼，加强盆底肌肉力量，有利于预防盆底功能障碍性疾病，增加产力，促进产程顺利，提高孕期及产后生活质量。

孕期体内激素变化及腹部容量的减少引起肠蠕动减慢，容易导致便秘，孕期增加运动可以促进孕妇胃肠蠕动，缓解便秘。孕期体重过度增加使得妊娠期并发症风险增加，影响孕妇和胎儿近期、远期健康。合理的饮食和适量的运动，有助于有效维持适宜的体重增长，减少妊娠糖尿病、子痫前期和剖宫产的风险，促进产后体型恢复。另外，适量的运动可以增强机体功能，增加孕妇心血管功能。

（二）心理方面

国内很多研究发现，妊娠期孕妇容易发生焦虑、抑郁情绪，发生率为9%左右。孕妇不良的情绪，容易引起胎儿早产、流产及新生儿发育迟缓等不良妊娠结局，也容易对胎儿心理发育产生不良影响，以及容易引发产后抑郁。国内外大量研究发现，运动是缓解心理问题的良药，只要运动就比不运动强，尤其是团体运动对缓解心理问题有很大的帮助。

（三）运动给胎儿带来的好处

运动对胎儿也有许多益处。比如运动可以降低巨大儿分娩率，有研究表明孕末期坚持适量运动的孕妇娩出新生儿的出生体重，比不运动组少200～400g。适量运动可以减少巨大儿的发生，并且不增加胎儿在宫内生长受限的风险。也有研究表明，孕期运动对提高子代的认知能力、学习记忆能力有帮助。

二、孕期运动前评估

（一）孕期运动安全性

大量的研究证实健康孕妇在孕期进行中等强度的体育锻炼对母胎是安全有益的。国外对孕期运动的研究比较早，许多研究表明孕期的身体活动可减少早产等不良风险，而不适宜的身体活动会增加妊娠早期因运动导致流产的风险。所以需要通过适宜的孕期运动保证安全度过整个孕期，从运动中获得最大益处，减少不良风险，保障最终拥有一个完美的妊娠结局。

（二）评估孕期运动的强度、时间和类型

运动处方的制定必须遵循运动的 FITT 原则，即频度（frequency）、强度（intensity）、时间（time）和类型（type），运动的评估也要从这几个方面考虑。要想在安全的运动过程中取得良好的锻炼结果，孕妇就必须在体育锻炼中科学地控制锻炼的频度、运动强度、持续时间，并选择恰当的体育锻炼类型。

（1）运动频度：体育锻炼需要有规律地进行，如每周的锻炼次数。目前美国和加拿大妇产科医师协会孕期运动指南均建议，孕妇每周 5 天，每天 30 分钟的锻炼频率比较适宜。

（2）运动强度：有氧运动是一种以有节奏的方式活动身体大块肌肉的运动，但是在初始锻炼阶段或者既往体能欠佳的孕妇，也可以从低强度运动开始。对有氧运动强度的控制可以通过测量心率来衡量，表 3－27 为孕期锻炼人群提供了不同锻炼强度下的目标心率范围，孕妇可根据心率变化调整锻炼强度。此外，“谈话法”也是评估运动强度的重要方法，如中等强度指心率加快、微微出汗、可以说话但不能唱歌。

表 3－27　孕妇在不同锻炼强度时的目标心率范围

孕妇年龄	锻炼强度	心率（次/分）
<29 岁	轻度	102～124
	中等	125～146
	剧烈	147～169
≥29 岁	轻度	101～120
	中等	121～141
	剧烈	142～162

（3）运动时间：指每次运动的持续时间。为了提高心肺循环系统的耐力，每天至少应该持续进行 20 分钟的有氧运动；每周至少 150 分钟，循序渐进，可以从每次 5 分钟开始，1 周后增加 5 分钟，最终达到每次 30 分钟，这样才能获得良好的锻炼效果。

（4）运动类型：孕期可以进行有氧运动和抗阻运动。荟萃分析结果表明，有氧运动结合抗阻运动（哑铃、杠铃）可更有效地改善母胎健康结局。不同运动的锻炼项目会产生不同的锻炼效果，因此应当通过测试了解自身状况和喜好，有针对性地选择项目进行锻炼。

（三）评估孕妇健康及运动禁忌证

每位孕妇孕前的体质是不同的，年龄、运动习惯、身体健康状况都会影响孕期运动处方的制定。

（1）评估孕妇的基本情况：包括年龄、孕前运动习惯等，运动之前要清楚自己的身体状况，才能更好地制定孕期的运动方案。

（2）孕期有氧运动禁忌证：孕妇的健康状况对运动方案的制定有至关重要的影响，母婴营养师需要了解孕期有氧运动的绝对禁忌证和相对禁忌证，帮助孕妇监测健康状况，为孕妇制定运动方案提供参考。

1）孕期有氧运动的绝对禁忌证：2019 年美国妇产科医师协会孕期运动指南指出，在以下情况下孕期运动是不安全的，包括某些心脏和肺部疾病、有早产风险的双胎或三胎（或更多胎）、孕 26 周之后被诊断为前置胎盘、在进行规律运动时出现早产或胎膜破裂、先兆子痫或妊娠高血压、严重贫血、出现宫颈内口闭锁不全或做了环扎术等。如果存在以上情况，要禁止有氧运动，可以自行安排日常的自理行为，如洗漱、进食、去卫生间等。

2）孕期有氧运动的相对禁忌证：包括有复发性流产史、贫血、未评估的孕妇心律失常、慢性支气管炎、控制不佳的 1 型糖尿病、极度低体重者（BMI≤12）、有极静态生活方式史、胎儿宫内生长受限、控制不佳的高血压、骨盆活动受限、控制不佳的癫痫发作、控制不佳的甲状腺功能亢进、严重吸烟者、自发性早产史、轻度/中度心血管或呼吸系统疾病、营养不良、进食障碍、28 周后的双胎妊娠及其他健康问题。

加拿大妇产科医师协会联合加拿大运动生理学会发布的《2019 年加拿大孕期锻炼临床实践指南》指出，有绝对禁忌证的孕妇可继续日常生活中的常规活动，但不应参与更剧烈的活动及锻炼。有相对禁忌证的孕妇应与母婴营养师等专业人员共同评估中度至剧烈强度体力锻炼的利弊后，再决定是否进行相应的锻炼。

三、孕期运动规划

加拿大的孕期运动指南推荐：没有禁忌证的女性应在整个孕期内持续进行身体锻炼。对特定人群的建议：①孕前体育锻炼不活跃的女性孕期应坚持规律锻炼。②妊娠期糖尿病（GDM）孕妇应持续进行孕期锻炼。③超重或肥胖女性（孕前 BMI≥25）应持续进行孕期锻炼。美国妇产科学会大众运动指南指出，在没有复杂妊娠情况下，应该鼓励孕妇在备孕期、孕期和产后进行有氧运动和抗阻训练。国内目前还没有相应的指南，可参照国外指南，结合每个孕妇的实际情况规范孕期运动。

（一）运动起始时间

妊娠早期的适当锻炼并不会增加流产及胎儿先天性异常的发生率。然而有证据表明，如从妊娠中期还不开始进行锻炼，则可增加 GDM、妊娠高血压及子痫前期、妊娠期体重过度增加和抑郁症等妊娠期并发症的风险。研究表明，对于孕期特定人群孕前锻炼少，GDM 患者及超重或肥胖女性，其锻炼的好处大于弊处，因此支持这些特定人群在孕期坚持锻炼。也有研究指出，妊娠早期开始运动可以预防 GDM，减少妊娠期高血压的发生率，因此运动应结合个体情况尽早开始。中国多建议从孕中期开始规律运动。如果备孕期运动量小，习惯久坐，可以从低强度、短时间的运动项目开始，循序渐进地增加运动量；如果以前经常运动，有一定运动量，心肺功能良好，比如习惯性快走运动（每次 30 分钟、每周 150 分钟），可以继续在教练的指导下进行运动，适当降低运动强度。

（二）运动地点

室外运动可以选择路面平整、空气清新、低噪音、无车辆的公园或广场。避免在闷热天气或发热状态下运动，减少在空气质量差、雨雪等天气条件不佳的室外运动。

（三）运动方式

孕期运动方式推荐有氧运动和抗阻训练两种。

有氧运动可以改善心肺功能，提高机体耐力，预防妊娠期并发症。有氧运动要规律运动身体大肌肉群，如胳膊、大腿；项目有步行、慢跑或快走、养生保健操、游泳、固定自行车等。如果孕妇是长跑运动员，怀孕后依然可以跑步，但要调整运动强度。

大量研究发现，抗阻运动对孕妇是安全的。抗阻训练可增强肌肉力量，增加机体功能，为应对分娩做充分准备。辅助器具的抗阻训练要在教练的指导下进行，避免运动损伤。以前有抗阻训练基础的孕妇可以从小强度逐渐增加到中等强度的肌肉练习，来增加四肢肌肉和核心肌群（腹部和腰背部肌肉）力量。中等强度的力量练习可以使用有氧运动中等强度的简单评估方法，也可根据自体感觉来评估运动强度，以介于“没有用力”与“用尽全力”之间的“中等用力”强度为准。抗阻练习每周 1 ~ 2 次，每次

30 分钟左右即可。

应避免的运动项目有：跟身体有接触或者运动中容易伤到腹部的运动，像拳击、足球、篮球等；运动中容易跌倒的项目，像滑雪、滑冰、冲浪、越野骑行及骑马；高温瑜伽、高温普拉提可导致孕妇身体过热，使体液流失导致脱水，影响母婴健康；还有潜水、跳伞等运动项目。

（四）运动项目

适合孕妇的运动项目有以下多种。

（1）步行：适合所有没有禁忌证的孕妇，是安全、简单易行并被普遍接受的运动项目。快走能全面锻炼身体，对关节和肌肉也有好处。有研究指出，步行可以同时锻炼臀部、大腿、盆底、腰部、手臂及肩膀等多个身体部位，是一项全身运动，可调节身体柔韧性和协调性，改善心肺功能。经过一段时间的锻炼，步行可以锻炼意志力，增加信心，对稳定孕妇在妊娠期和分娩期的情绪，树立自信有帮助，有利于促进自然分娩。

（2）游泳和水上运动：水上运动能够动用身体的很多肌肉，有利于肌肉的锻炼；也能锻炼心肺功能，从而改善全身体能状况。水可以支撑孕妇的体重，避免受伤和肌肉拉伤。孕妇由于激素的影响，关节韧带比怀孕前松弛，不小心的话关节容易受伤，但泳池水的浮力可以减少关节受损伤的风险。孕前有游泳习惯的孕妇，孕中期以后可以开始游泳，但要注意选择正规游泳池，注意环境卫生和安全，防滑、防跌倒、防拥挤，避免撞击腹部，入水前做好准备活动，每次活动不超过 1 小时。

（3）骑固定自行车：因为孕妇腹部增大，会影响孕妇的平衡能力，容易摔倒，所以怀孕期间骑标准自行车是有风险的。基于大量的研究证明，骑固定自行车是更好的选择。

（4）凯格尔运动：也叫提肛运动，可以加强盆底会阴和肛门肌肉的力量，增加会阴弹性，有助于阴道分娩，预防产后子宫脱垂和尿失禁，改善产后夫妻生活质量。凯格尔运动是一项简单易行、自控性比较强的运动。凯格尔运动训练前，孕妇排空小便，训练时不能憋尿。选择坐位姿势、站立姿势都可以，要放松大腿面和腹部肌肉，只训练盆底肌肉。可以配合呼吸来做，吸气时向上收紧会阴和肛门，用力的感觉像要排尿时，用力憋住；呼气时缓慢放松盆底肌肉。一吸一呼为一次提肛运动，坚持 15 次为一组。只要不觉得疲劳，随时都可以做这项运动。

（5）孕妇体操：经过实践证明安全有效的体操是可以在孕期开展的，比如专门为孕妇设计的改良瑜伽，可以减少压力，提高柔韧性。专为孕妇设计的孕妇体操，针对孕期生理变化和分娩需要，设计孕妇可以耐受的、有作用的动作。

首都医科大学附属北京妇产医院研发的孕妇养生保健操，安全性好，方便练习，坚持练习对改善孕期不良症状有效。孕中期以后，如果孕妇没有运动禁忌，可以每周做 4 ~ 7 次，每次 30 分钟保健操。整套操活动肢体大肌群，包括手臂、大腿、胸肌、腰背部肌肉；活动大关节，包括肩关节、双膝、脚踝关节及髋关节。有针对性地活动骨盆、核心肌肉和盆底肌肉，同时调理呼吸；还配合着传统养生方法按揉穴位，有效缓解孕期身体不适症状。整套操做完后孕妇会感觉身体舒畅，精力充沛。整套体操共有九节操，动作要领如下。

第一节伸展运动，做准备活动，调动身体进入运动状态。动作要点：双脚打开与肩同宽，垂肩坠肘（站姿），吸气，微屈膝，手臂从体侧展开向上伸展，至头顶；呼气，双手指尖相对，掌心向下沿胸前向下按至脐下三寸处（脐下四横指），同时伸直双膝。

第二节扩胸运动，疏肝理气，促进乳房组织血液循环，为母乳喂养做准备。动作要点：站姿，双手叉腰，拇指朝前，呼吸停留在胸部，随呼气感受胸廓的收缩，低头，含胸驼背；吸气展开胸廓，感受氧气充满胸腔，双手肘向后夹，肩胛骨向后夹紧。之后按揉章门穴，有疏肝健脾、理气散结、清利湿热的作用，章门穴在腋中线上，合腋屈肘时肘尖对应部位。手掌由胸两侧沿肋骨向胸前搓章门穴。

第三节提肛运动，锻炼盆底组织，促进自然分娩。动作要点：站立，吸气，微屈膝，屈手肘，手掌朝上，缓慢上提至胸前，同时上提会阴，收缩盆底肌肉，然后呼气放松。

第四节下肢运动，缓解下肢水肿和部分腿抽筋的现象。动作要点：并腿站立，双手叉腰，左脚向左侧跨出 1 步，屈左膝，重心左移；重复 1 次，做反侧。跨步站立的姿势，左脚向外旋转 90°，屈左膝，重心前移；还原，重复 1 次，再做反侧。

第五节脚步运动，缓解孕中晚期下肢水肿及部分腿抽筋的现象。动作要点：坐立，双脚并拢，上身直立，手掌撑在体后，双肩向后夹，做踝部伸展，绷脚背，再将双脚回勾。脚并拢，左右摇摆。

第六节髋部运动，改善腰腿痛，锻炼髋部组织柔韧性，健脾，调肝补肾，改善便秘，促进自然分娩。动作要点：坐立，屈膝，脚掌心相对，如果困难可盘腿而坐；双手向上向下活动双膝关节以活动髋关节。按揉两侧三阴交穴，有健脾益血、调肝补肾、安神的功效，可帮助睡眠。三阴交穴是足太阴、少阴、厥阴经交会穴，在足内踝上三寸（四指宽）。点压双侧承山穴，有治疗小腿肚抽筋、腰背痛、腰腿痛、便秘等作用，取穴在小腿后侧，脚尖点地板，脚跟抬离地板时，小腿后侧腓肠肌肌腹下出现的尖角凹陷处。

第七节揉穴运动，治疗心烦、健忘、失眠、尿频。点按双侧神门穴，是手少阴心经上重要穴位之一，有缓解便秘、焦躁、心悸、失眠、食欲下降等作用；取穴在手腕关节掌侧横纹尺侧凹陷处。点按双侧照海穴，是八脉交会穴，主治咽喉干燥、失眠、惊恐不宁、小便频数等不适；取穴在脚内踝正下缘的凹陷处。揉搓两侧涌泉穴，是肾经的首穴，主治精力减退、失眠等症状；取穴在脚底，脚尖回勾，第二、三脚趾缝纹头端与足跟连线的前 1/3 处的凹陷处。

第八节腰背运动，缓解腰背部酸痛，改善精神状态。动作要点：跪立，双手放在双肩正下方，手指尖朝前，低头含胸弓背，左膝抬起来够鼻子，然后抬头挺胸，腰背平直，左腿向后伸展，收回来，做反侧。回到跪立姿势，左腿外展开，收回来，再做反侧。

第九节放松运动，全身放松，调整呼吸，身体从运动中逐渐恢复平静。动作要点：舒适的坐姿，吸气，手臂从体测展开向上伸展，至头顶，呼气，双手指尖相对，掌心向下沿胸前向下按至脐下三寸处（脐下四横指），然后闭目养神，全身放松，自然呼吸。

四、妊娠各期运动特点

由于孕妇身体的特殊性，孕期运动的安全性就显得非常重要，所以孕妇运动前要咨询专科医生，获得专科医生准许才能进行。因为有些孕妇是有运动禁忌证的，是不适合做运动的，如有妊娠高血压综合征、流产史等的孕妇。

（一）孕早期运动以缓慢为主

在怀孕早期，孕妇进行运动要根据自己的身体情况量力而行。运动方式以缓慢为主，尽可能使身体处于温和舒服的状态。

（1）枕臂侧躺：侧躺（任意一边），屈臂枕于头下，另一手臂置于弯曲的大腿上，置于底下的大腿保持放松伸直的姿势，置于其上的大腿稍微弯曲。时间以舒服为度，做完一侧后再换另一侧。

（2）坐姿聆听：坐在瑜伽垫或床上，双腿盘坐，手臂自然放松，双手手心朝上，放在大腿上，颈部、脸部放松，聆听有节律的细微声音，或听一些轻柔的音乐，保持 10 分钟。

（二）适合孕中期的运动

孕中期妇女运动的关键是要形成规律，运动规律可由短时、经常、持续等要素构成。只要体力允许，孕妇每日可以多安排几次运动，早晨、中午、晚饭后都可以专门抽出时间运动一会儿，每次运动时间以 20～30 分钟为宜。每次安排的运动量要均衡和适量，不要忽强忽弱，更不要现在多运动一会儿，下一次运动就不做了；或者现在不做了，下次运动多做点。身体不适，可以把运动量调小一点，但无论怎样调整，都要遵循规律，不能三天打鱼两天晒网。

（1）快步走：快步走时手臂摆的幅度稍大些，步伐也更快点，心率尽量控制在 120～140 次/分钟。

（2）半蹲练习：两脚自然分开，膝盖对准脚尖方向，手臂自然下垂放在身体的两侧，目视前方。吸气时，屈膝半蹲，手臂向前平举；呼气时还原，反复练习 10 次。

（3）抬头呼吸：两脚分开，与肩同宽，将双臂缓缓地举向上方并用鼻子吸气，与此同时抬起自己的脚后跟。提高孕妇保持身体平衡的能力，并增加氧气的供应量。

（4）有氧操：孕妇多呼吸氧气，能一扫烦躁的情绪，也能使腹中宝宝的大脑得到更好地发育。所以建议孕妇多做有氧操。

1）做有氧操前的准备：①单脚站立，培养平衡感。②向左右轻柔伸展，做侧腹的训练。③双脚上下屈伸，然后做跟腱运动。④扶着墙壁伸展脊骨，要用到腰部、腹部的肌肉，但不能过分挤压腹部。

2）做有氧操的方法：①双臂上抬至肩膀，上身朝左右转动。②手臂向后伸展，上身弯曲与地面平行，抬起头，眼睛看着前方。③双脚用力分开，蹲下，双手抓住跟腱处。④两脚分开，膝盖伸直，双手抓住两脚踝。

（5）孕中期普拉提运动：①平躺，左腿伸直，右腿屈膝，右臂向上伸出，左臂自然地放在身体左侧。②开始进行腹式呼吸，长长地吸入一口气，在呼出的时候双臂和双腿的姿势分别互换，重复5～10次。

（6）职场工间操放松全身

1）腰部运动：可缓解腰肌劳损。①站立，双脚分开一脚宽。背部舒展，双脚外展下沉，目视前方。②吸气时双臂体侧平举，与肩同宽。跟随手动，将左手搭在右肩上，眼睛看向右手指尖的方向，顺畅呼吸保持5秒钟。吸气将身体收回正中，左手臂打开。用同样的方法进行反方向的练习。左、右为一个回合，做两个回合。

2）髋部运动：随着髋关节的转动，羊水会温和地刺激胎儿的皮肤，有利于胎儿大脑的发育。①站立：双脚打开与胯同宽，脚板平行，双手叉腰。②呼气时弯曲双膝，让膝关节放松。吸气时将髋关节由右向左转动，重心随之自然转换。用同样的方法进行反方向的练习，左右各进行6～10圈的转动。

（7）注意运动禁忌：如果孕妇在孕前没有运动的习惯，那么现在可以逐渐养成，尽量有意识地寻找一些自己喜欢的运动项目，但要避开快跑、负重登山、滑雪、滑冰、独自骑马、蹦极、潜水、单双杠、跳高、跳远、拔河、篮球和足球等。

（8）运动量应慢慢增加：可以从每周3天，每天做两次10～15分钟的运动开始，如果没有不适就延长运动时间至每天30分钟，每周的运动天数也可以逐渐增加，每次量不要太大。如果运动中感觉呼吸困难、头晕目眩、心慌、子宫收缩等，那么应立即停止运动。

（三）孕晚期运动

（1）孕晚期普拉提运动

很多孕妇在怀孕晚期都会感到呼吸不畅和十分疲惫，并且会经常出现手或脚腕水肿的现象。推荐大家做一些孕晚期普拉提运动，能减轻水肿症状。

1）靠墙抬腿：用垫子垫住头部，尽量让自己的臀部贴近墙壁，保证背部处于舒适状态后，在尽可能的范围内让双腿自然伸至墙的上端，保持这一姿势5分钟。双腿向两侧分开，直至起到拉伸的效果为止，但注意不要太过吃力，保持这一姿势5分钟。

2）抬腿：靠墙而坐，两腿向前伸直，在右腿下垫两个枕头，左脚紧贴地面并屈起左膝，慢慢地完全伸直右腿，并继续尽力拉伸，保持脚趾向上并对脚后跟用力，在这之后让腿放松下来，并舒适地放在枕头上面，重复10次后换另一条腿。

（2）孕晚期助产运动

孕晚期胎儿变大，骨盆会产生明显的疼痛和不适。此外，会阴部有压迫感，小便次数频繁。通过以下运动可以降低尿失禁的发生概率，对生产也有帮助。

1）缩紧阴道：①平躺，吸气，同时慢慢地、尽量用力紧缩阴道，注意不要把力量分散到其他部位。②呼气，同时慢慢放松下来。呼气时数到8。重复5次之后改向一侧躺下休息。

2）分腿运动：①在平躺的姿势下，将膝盖向上举。用嘴慢慢呼气的同时，按住膝盖并抬起上半身。②用鼻子吸气并恢复平躺姿势，重复5次之后改向一侧躺下休息。

五、孕期运动的注意事项

(一) 运动前的准备

分为衣物准备和身体准备。孕妇要选择宽松、舒适、纯棉透气的衣服，轻便、防滑、软硬适中的鞋，要注意穿舒适的内衣，给予胸部支持和保护，预防乳房下垂。身体准备包括要确保运动消耗的是日常多余的能量。不要空腹运动，以免血糖过低，可以餐后半小时到1小时后运动，也可以备些水果、全麦面包或酸奶加餐用。

(二) 运动实施三部曲

运动分三部分：身体准备、运动实施、身体放松。运动前身体准备活动，让身体逐步进入运动状态，孕妇可以选择3~5分钟的低强度运动，比如慢走让身体逐渐进入到运动的状态中。运动之后也要有放松活动，让身体逐渐放松，适应日常状态。

(三) 运动需持之以恒

按照计划锻炼，持之以恒才能获得运动益处，无计划、自发的锻炼不能带来益处。有研究发现，如果想要促进自然分娩，需要规律运动6周以上。

(四) 注意孕妇身体的特殊变化

怀孕期间孕妇的身体会经历很多变化，运动时要注意这些变化，避免不必要的风险。

(1) 关节：怀孕期间产生的荷尔蒙会使支撑关节的韧带放松，使关节更灵活，有更易受伤的危险，所以不要做会增加关节受伤风险的剧烈运动。

(2) 保持平衡：随着孕周的增加，身体前部的额外重量增加，孕妇的重心会发生转移，这会给关节和肌肉带来压力，尤其对孕妇的骨盆和下背部增加了压力。因此孕妇不太稳定，更容易失去平衡，所以孕妇有更大的摔跤风险。

(3) 呼吸：当孕妇运动时，氧气和血液流向孕妇的肌肉，身体其他地方的供氧量就会减少，而孕妇怀孕时对氧气的需求会增加，所以孕妇不能做太剧烈的运动，尤其对于超重或肥胖的孕妇，运动强度不能过大，运动时间不可过长。

(4) 运动时的注意事项

1) 锻炼前、中、后要多喝水，以免引起脱水。脱水的症状包括头晕、心跳加快、排尿量少或尿液呈深色。

2) 运动文胸可给孕妇的胸部提供支撑，保护孕妇的乳房。在怀孕后期，腹部可以用腰带支撑，减少步行或跑步时的不适。

3) 避免在高温、高湿的环境下进行锻炼（如热瑜伽），以免脱水。避免过热，尤其是怀孕的前3个月，温度过高对胚胎的发育不利。所以运动应选择有空调的房间，当天气很热或很潮湿时，不要在室外运动。

4) 所有的动作应该避免姿势静止或长时间仰卧。站立不动会导致血液淤积在腿和脚上。当孕妇仰卧时，子宫会产生压力，压迫下腔静脉，导致回心血量减少，孕妇的血压在短时间内会下降。

5) 低海拔地区（海拔 <2500m）居住的女性应避免在高海拔地区（海拔 >2500m）进行锻炼。如有必要进行高海拔活动，专业人员应进行个体化指导，以减少高海拔对孕妇和胎儿的不良影响。

6) 在锻炼期间应让孕妇了解运动中的危险信号，且在发生该类情况时，孕妇能立即终止运动，并寻求医疗保健机构的帮助。

(5) 运动中出现以下危险信号，孕妇应该停止锻炼。孕妇运动的时候，应注意以下的警告信号：阴道出血、感到头晕或无力、开始运动前呼吸急促、胸痛、头痛、肌肉无力、小腿疼痛或肿胀、子宫有规律收缩、液体从阴道流出等。一旦有这些情况出现，需要停止运动，经过休息不见缓解者应该及时就医。

(6) 运动后放松：使身体从运动状态中逐渐恢复平静。孕妇可以选择慢走、做深呼吸5~10分钟，以减少突然停止运动造成身体的不适应。

练习题

一、理论练习题

（一）单项选择题（选择一个正确的答案）

1. 妊娠期蛋白质严重摄入不足可导致（A）。
A. 营养不良性水肿　　B. 生理性贫血
C. 缺铁性贫血　　D. 巨幼红细胞贫血
2. 妊娠期妇女血容量发生变化，容易出现（A）。
A. 生理性贫血　　B. 缺铁性贫血　　C. 巨幼红细胞贫血　　D. 病理性贫血
3. 中国营养学会建议妊娠期妇女叶酸的 RNI 为（C）。
A. 800μgDFE/d　　B. 700μgDFE/d　　C. 600μgDFE/d　　D. 400μgDFE/d
4. 安胎汤不宜含（C）。
A. 杜仲　　B. 黄芪　　C. 山楂　　D. 党参
5. 备孕期营养准备有许多益处，但不包括（C）。
A. 孕前调理好男女双方的身体，保证精子、卵子的质量
B. 防止营养缺乏引起的先天畸形
C. 可以提高子代身高
D. 提高孕妇免疫力，减少感冒，为孩子构建一道严密的保护网
6. 有关人体内营养储存时间，下列（A）描述不准确。
A. 维生素 C 能提前 90 ~ 356 天储存　　B. 铁能在体内提前 125 天储存
C. 碘能提前 1000 天储存　　D. 钙能提前 2500 天储存
7. 与胚胎神经管分化相关的核心营养素不包括（D）。
A. 维生素 A　　B. 叶酸　　C. 碘　　D. 钙
8. 下列有关 DHA 的描述不正确的是（D）。
A. DHA 是构成神经细胞细胞膜和神经髓鞘的物质
B. 对胎儿快速生长的脑细胞起着至关重要的作用
C. 缺乏 DHA 可造成胎儿或小儿脑部受损或智力低下
D. DHA 是胎儿、婴幼儿神经细胞发育过程中不重要的营养成分
9. 下列有关孕妇滥用补药的描述不准确的是（C）。
A. 孕妇服用大量蜂乳，可导致严重腹泻甚至流产
B. 常服宫宝等会损伤孕妇和腹中之胎
C. 多服用人参，有利于安胎
D. 常服洋参丸会损伤孕妇和腹中之胎
10. 防治妊娠纹可能有效的方法是（D）。
A. 多吃富含维生素 E、维生素 C、维生素 A 的食物
B. 每天喝 1 ~ 2 杯牛奶
C. 孕初期开始涂抗妊娠纹乳液
D. 以上均对
11. 关于锌缺乏的特点说法不正确的是（D）。
A. 容易出现复发性口腔溃疡、痤疮、皮肤干燥等表现
B. 青春期性发育迟缓，性成熟推迟、性器官发育不全、第二性征发育不全
C. 锌缺乏症发生于孕妇，可以不同程度地影响胎儿的生长发育，以致引起胎儿的畸形
D. 容易诊断

12. 孕期胚胎出现畸形常常与孕妇体内严重缺（D）有关。
A. 铁　B. 铬　C. 钙　D. 碘
13. 为预防胎儿神经管畸形的发生，叶酸补充的理想时机是（A）。
A. 从计划怀孕或可能怀孕前开始　B. 发现怀孕后开始
C. 怀孕中期开始　D. 怀孕晚期开始
14. 胚胎发育时的母体在（C）方面发生明显的适应性变化。
A. 身高　B. 呼吸系统功能　C. 消化系统功能　D. 肝脏功能
15. 孕妇在孕后期基础代谢率水平比孕早期（B）。
A. 增高 10%　B. 增高 20%　C. 增高 30%　D. 增高 40%
16. 母体在孕育胚胎时未发生明显适应性变化的是（A）方面。
A. 呼吸系统功能　B. 消化系统功能　C. 血液成分　D. 血容量
17. 与胎儿先天畸形无关的因素是（C）。
A. 孕妇营养素缺乏　B. 孕妇营养素过多
C. 孕早期血糖降低　D. 孕早期血糖升高
18. 在怀孕阶段的母体中（C）方面发生明显的适应性变化。
A. 运动系统功能　B. 呼吸系统功能
C. 消化系统功能　D. 神经系统功能
19. 不符合孕早期膳食原则的是（C）。
A. 饮食以易消化为宜　B. 避免油腻食物
C. 少食碳水化合物　D. 多选优质蛋白质的食物
20. 孕妇叶酸摄入不足会导致胎儿出现（A）。
A. 神经管畸形　B. 夜盲症　C. 坏血病　D. 脚气病
21. 孕妇在孕后期的基础代谢率水平比孕早期（A）。
A. 增高　B. 降低　C. 不变　D. 以上都不是
22. （C）与产下低体重新生儿没有密切关系。
A. 孕妇贫血　B. 孕妇大量饮酒　C. 孕妇盲目进补　D. 以上都不是
23. （D）不属于常见的孕妇营养缺乏症。
A. 营养性贫血　B. 骨质软化症　C. 营养不良性水肿　D. 消化性溃疡
24. （D）不符合孕早期合理的膳食原则。
A. 多食水果　B. 多食蔬菜
C. 多食优质蛋白质的食物　D. 多食肉类食物
25. 在胚胎发育阶段母体中未发生明显适应性变化的是（C）。
A. 体重　B. 激素与代谢　C. 肝脏功能　D. 消化系统功能
26. 关于孕期内分泌及代谢改变，不正确的选项是（C）。
A. 母体的骨骼更新率增加　B. 母体的基础代谢率增加
C. 母体的基础代谢率降低　D. 胰岛素分泌增加
27. 孕后期孕妇的能量供给应比孕早期增高（C）。
A. 200kcal/d　B. 300kcal/d　C. 450kcal/d　D. 500kcal/d
28. 不符合孕早期合理膳食原则的选项是（D）。
A. 选择易消化食物　B. 尽量选择促进食欲的食物
C. 保证有足够的碳水化合物　D. 坚持一日三餐的安排
29. 妊娠期间严重缺乏可导致孕妇营养不良性水肿的是（B）。
A. 钙　B. 蛋白质　C. 维生素 B_1　D. 维生素 C
30. 与影响基础代谢无关的因素有（D）。
A. 人的身高与体形　B. 生长发育　C. 服用甲状腺素片　D. 睡眠时打鼻鼾

31. 有关卵巢的描述，不正确的是（A）。

A. 卵巢中生长着 400 多个卵泡　　B. 卵巢肩负着产生卵子的作用

C. 卵巢肩负着排出卵子的作用　　D. 卵巢受脑垂体分泌促性腺激素的影响

32. 有关子宫的描述，不正确的是（B）。

A. 子宫是孕育胎儿的器官

B. 子宫由子宫底、子宫体、子宫带部和子宫颈组成

C. 子宫内膜会为受精卵提供丰富的营养

D. 受精卵会一边发育一边移到宫腔内，进而植入子宫内膜，安营扎寨

33. 有关睾丸的描述，不正确的是（A）。

A. 高温作业工人精子的生成不会受到影响

B. 睾丸的温度维持在 35℃才能持续、高效地生成精子

C. 男性从青春期开始，两个睾丸就会以大约每天 1 亿个的速度不断产生精子

D. 睾丸是制造精子的工厂

34. 妊娠期营养不良可能出现的妊娠结局，一般不包括（D）。

A. 流产　　B. 早产　　C. 胎膜早破　　D. 糖尿病

35. 慢性疾病的胎生起源学说（FOAD）认为慢性疾病的发生风险与（D）有关。

A. 出生体重　　B. 婴儿喂养方式　　C. 孕妇饮食　　D. 以上都是

36. 叶酸缺乏可导致出现（D）。

A. 恶性贫血　　B. 胎儿死亡或流产

C. 胎儿发育畸形　　D. 以上都是

37. 可引起胎儿先天畸形的营养素是（D）。

A. 碘和锌　　B. 叶酸　　C. 维生素 A　　D. 以上都可

38. 以下有关孕酮作用的描述，错误的是（D）。

A. 促使子宫内膜的腺体生长，子宫充血，内膜增厚，为受精卵植入做好准备

B. 减少妊娠期子宫的兴奋性，抑制其活动，松弛平滑肌，使胚胎安全生长

C. 在与雌激素共同作用下促进乳腺小叶及腺体的发育，使乳房充分发育，为泌乳做准备

D. 大剂量孕酮通过对下丘脑的反馈作用，促进垂体促性腺激素的分泌

39. 胎盘具有的功能包括（D）。

A. 胎盘运送营养素　　B. 合成、转变、浓缩、过滤、筛选营养素

C. 阻止某些不利于胎儿的物质通过　　D. 以上都是

40. 怀孕期滥用药物的不良后果有（D）。

A. 直接影响胎儿的生长发育　　B. 造成早产、流产

C. 引起胎儿畸形或死胎　　D. 以上都是

41. 备孕女性监测排卵日期的方法包含（D）。

A. 排卵试纸　　B. 基础体温监测　　C. 阴道 B 超检查　　D. 以上都是

42. 2003 年安徽阜阳“大头娃娃”事件，是由于奶粉中缺乏（C）引起的。

A. 叶酸　　B. 碘　　C. 蛋白质　　D. 锌

43. 大脑中脂类包含（D）。

A. 多不饱和脂肪酸 DHA　　B. 胆固醇

C. 磷脂和糖脂　　D. 以上都是

44. 含汞高的鱼，不包括（C）。

A. 剑鱼和鲭鱼　　B. 鲨鱼　　C. 草鱼　　D. 方头鱼/马头鱼

45. 预防孕期感冒的小妙招是（D）。

A. 注意保暖和勤洗手　　B. 少去人群密集的公共场所

C. 保持适宜的室内温度和湿度　　D. 以上都是

46. 孕妇失眠的常见原因是（D）。
A. 雌激素和黄体酮的变化　B. 尿频影响睡眠
C. 镁等助眠营养缺乏　D. 以上都是
47. 孕期食欲不振的原因可能不包括（C）。
A. 体内激素改变　B. 焦虑等精神因素　C. 慢性胃炎　D. 生理变化
48. 孕早期不用于开胃的酸性食物是（A）。
A. 山楂　B. 柠檬　C. 菠萝　D. 以上都是
49. 孕期开胃常用的柠檬、菠萝、葡萄等含有的营养成分是（D）。
A. 有机酸和植物酵素　B. 维生素 C 和微量元素　C. 膳食纤维　D. 以上都是
50. 获得高质量受精卵需要具备的条件是（D）。
A. 精子质量要好　B. 卵子质量要好
C. 受精过程精子、卵子质量没有损失　D. 以上都是
51. 优生优育提倡优选配偶的内容是（D）。
A. 性格协调　B. 知识相当　C. 年龄合适　D. 以上都是
52. 以下（C）可能不是优生优育的工作重点。
A. 优生咨询　B. 孕前检查　C. 健康档案　D. 产前检查
53. 做好围产期保健的作用是（D）。
A. 预防妊娠并发症　B. 避免胎儿受不利因素影响
C. 限制有害基因的遗传　D. 以上都是
54. 有关卵子的描述，错误的是（C）。
A. 卵子是母亲携带的生命种子　B. 一般每月排出 1 个卵子
C. 女人卵巢有原始卵泡 400 余个　D. 一般左右两个卵巢交替排卵
55. 有关受精过程的描述，错误的是（B）。
A. 成熟卵泡通过排卵离开卵巢进入输卵管，然后沿着子宫的方向移动
B. 精子需要穿过卵子周围的一层物质，才能和卵细胞融合完成受精
C. 受精后卵子外面的包裹物质会拒绝其他精子的再次闯入
D. 受精后精子和卵细胞的细胞核会慢慢靠近并融合
56. 有关人类胚胎自我测试的描述，错误的是（A）。
A. 胚胎为了检验自身的每个器官和组成部分是否能够完成应担当的使命，保证整个身体的功能协调运转，胚胎每周都会进行自我测试
B. 如果整个系统运转不灵，无法具备一个正常人应有的身体功能，或者某些重要的遗传物质不能发挥作用，胚胎常常会按自然法则淘汰，这时候可能会自然流产
C. 成长中的胚胎非常脆弱，如果受到外界消极因素（如有害辐射等）的影响，可能会出现损伤
D. 孕期母体如果摄入了某些不健康的物质（如酒精、尼古丁、咖啡因、药物），或感染了某些病原体也会影响胚胎的健康发展
57. 孕早期是胎儿身体器官分化和形成的重要时期，以下描述错误的是（C）。
A. 孕早期胎儿的各重要器官如心、肝、肠、肾等都分化完毕
B. 大脑发育的核心营养缺乏，容易引起先天畸形
C. 孕早期的胎儿“忙着长个儿”
D. 孕早期主要完成器官分化，由形态功能一致的细胞团分化为各具特色的器官系统
58. 可能导致孕早期胎儿器官分化异常的干扰因素是（D）。
A. 营养因素（如叶酸、碘、DHA、蛋白质等缺乏）
B. 物理因素（如噪音、高热、电离辐射），化学因素（如酒精、药物、农药残留、金属毒物、尼古丁等）
C. 生物因素（如风疹病毒、疱疹病毒感染）
D. 以上都是

59. 孕期营养的特点，可能不包含（B）。
A. 营养多样性需求　B. 母体优先原则　C. 竞争抑制机制　D. 食物的优生作用
60. 有关孕期营养胎儿优先原则的描述，错误的是（D）。
A. 营养供应胎儿优先　B. 孕妇轻度贫血时胎儿一般不贫血
C. 孕妇中度贫血胎儿才出现贫血　D. 胎儿贫血的程度总比母体要严重
61. 摄入过多的磷会把体内的钙“赶”出体外，富含磷的食物是（D）。
A. 碳酸饮料　B. 可乐　C. 咖啡和炸薯条　D. 以上都是
62. 有助于优生的食物是（D）。
A. DHA　B. 氨基酸　C. 维生素 A、碘和锌　D. 以上都是
63. 有关试管婴儿技术的主要流程不包括（B）。
A. 促排卵和取卵取精　B. 体内受精　C. 体外受精　D. 胚胎培养及胚胎移植
64. 有关“母体营养银行学说”的描述，不对的是（B）。
A. 营养银行是存营养取营养，母体就像是胎儿的营养银行一样
B. 如果母体高铅，胎儿一般不会高铅
C. 胎儿身体需要营养的时候，可以随时提取营养来用
D. 母体缺碘胎儿就有可能会出现缺碘
65. 有关孕早期食物选择的描述，错误的是（D）。
A. 选择的食物要可口、易消化、易吸收　B. 可选烤面包、饼干、大米或小米稀饭
C. 可选菠萝苹果汁　D. 多吃山楂片
66. 孕早期可以改善食欲的营养素是（D）。
A. B 族维生素　B. 锌制剂　C. 消化酶制剂　D. 以上都是
67. 孕早期产生焦虑的原因是（D）。
A. 怀孕后孕妇体内激素发生变化　B. 担心胎儿是否健康
C. 身体的不适反应，如严重孕吐　D. 以上都是
68. 孕晚期产生焦虑的原因，可能不包括（C）。
A. 来自生产、分娩的压力
B. 初产妇缺乏生产的直接经验
C. 在电视、网络上目睹了她人生产的愉快经历
D. 孕晚期各种不适症状加重，如出现皮肤瘙痒、水肿、睡眠障碍等
69. 以下有关孕期补充卵磷脂的描述，错误的是（D）。
A. 卵磷脂是细胞膜的主要成分，能保持大脑的正常功能
B. 卵磷脂是神经细胞之间传递信息介质的主要物质
C. 孕妇缺乏卵磷脂，会感到疲劳、反应迟钝、记忆力差等
D. 孕妇每天以补充 2000mg 卵磷脂为宜
70. 富含牛磺酸的食物是（D）。
A 牛肉　B. 青花鱼　C. 墨鱼和虾　D. 以上都是
71. 妊娠期钙缺乏的危害，不包括（A）。
A. 降低妊娠期高血压的发病风险　B. 小腿抽筋
C. 骨密度下降　D. 胎儿、婴儿钙营养不足
72. 素食孕妇膳食不容易缺乏的营养是（C）。
A. 蛋白质　B. 钙和铁
C. 膳食纤维　D. 维生素 D 和维生素 B_{12}
73. 孕妇不宜摄入的成分是（D）。
A. 高浓度咖啡因和酒精　B. 过量的糖分或盐分
C. 添加剂（如人工色素、防腐剂）　D. 以上都是

74. 孕妇不可常吃的零食是（B）。
A. 坚果类和水果类　B. 话梅和果脯　C. 酸奶或乳制品　D. 鸡蛋或豆腐干
75. 以下有关妊娠期便秘原因的分析，错误的是（B）。
A. 孕激素分泌增多　B. 杂粮摄入过多
C. 膳食纤维和水摄入不足　D. 子宫增大压迫肠管
76. 对妊娠期便秘有改善作用的营养素是（D）。
A. 钙镁片　B. 果蔬纤维片　C. B 族维生素　D. 以上都是
77. 巨大儿对母婴的危害是（D）。
A. 产道严重撕裂伤　B. 增加难产概率　C. 新生儿面神经麻痹　D. 以上都是
78. 有关妊娠纹的描述，可能错误的是（D）。
A. 妊娠纹是皮肤在怀孕过程中因为肚皮、乳房等部位的快速膨胀引起的弹性纤维和胶原纤维断裂而产生的纹路
B. 这些纹路通常呈现为红色、紫色或白色的条纹
C. 妊娠纹的产生与多种因素有关，包括遗传、激素变化、体重增长过快、皮肤类型、皮肤营养不足等
D. 妊娠纹通常不会对女性的外观和自信心产生负面影响
79. 预防妊娠纹的有效方法是（D）。
A. 控制体重过快增长
B. 多吃一些富含蛋白质、维生素 C、维生素 E 和硅的食物，或适量补充预防妊娠纹的营养素
C. 及时涂抹预防妊娠纹产品，如含有维生素 E 和胶原蛋白的产品
D. 以上都是
80. 妊娠期高血糖的主要原因是（D）。
A. 饮食不当　B. 遗传因素和胰岛素抵抗
C. 体重过重或肥胖　D. 以上都是
81. 有效预防妊娠期高血糖的营养素是（D）。
A. 有机铬　B. 深海鱼油　C. B 族维生素　D. 以上都是
82. 预防妊娠期高血压的健康饮食一般不包括（C）。
A. 低盐饮食　B. 高钙饮食　C. 低钾饮食　D. 高纤维饮食
83. 钙镁片有稳定血压作用的机制可能是（D）。
A. 钙是血管收缩和舒张的启动因子
B. 镁有安神镇静的作用，具有较好的调节情绪作用
C. 研究表明合理补充钙和镁有助于降低或稳定血压
D. 以上都对
84. 孕期体重管理的作用是（D）。
A. 预防妊娠期并发症　B. 保障胎儿健康　C. 减轻分娩难度　D. 以上都是
85. 孕期肥胖者的膳食管理原则是（D）。
A. 合理控制摄入的热量　B. 高蛋白膳食
C. 低 GI 饮食　D. 以上都是
86. 孕期运动的绝对禁忌证是（D）。
A. 严重心肺功能异常　B. 前置胎盘　C. 胎膜早破　D. 以上都是
87. 孕妇运动不可以选择的方式是（B）。
A. 快走和慢跑　B. 仰卧起坐　C. 游泳　D. 孕期瑜伽
88. 以下有关双胎妊娠的描述，不正确的是（C）。
A. 双胎妊娠孕妇不良妊娠结局发生率明显高于单胎妊娠
B. 双胎妊娠早产发生率高达 45%，新生儿低体重发生率为 54%
C. 双胎妊娠孕妇需要双倍的热量和营养

D. 家庭遗传因素可能增加双胎妊娠的可能性

89. 孕期运动对胎儿的益处是（D）。

A. 可以降低巨大儿分娩率　B. 提高子代的认知能力

C. 提高学习记忆能力　D. 以上都是

90. 以下有关孕期运动安全性的描述，不对的是（C）。

A. 大量的研究证实健康孕妇在孕期进行中等强度的体育锻炼对母胎是安全有益的

B. 许多研究表明孕期的身体活动可减少早产等不良风险

C. 适宜的身体活动会增加妊娠早期因运动导致流产的风险

D. 适宜的孕期运动保证安全度过整个孕期，从运动中获得最大益处，减少不良风险，保障最终拥有一个完美的妊娠结局

91. 孕期有氧运动的相对禁忌证是（D）。

A. 有复发性流产史　B. 贫血

C. 未评估的孕妇心律失常　D. 以上都是

92. 孕期运动中出现（D），孕妇应该停止锻炼。

A. 阴道出血　B. 感到头晕或无力　C. 子宫有规律收缩　D. 以上都是

93. 防治妊娠纹可能有效的方法是（D）。

A. 多吃富含维生素 E、维生素 C、维生素 A 的食物

B. 每天喝 1 ~ 2 杯牛奶

C. 孕初期开始涂抗妊娠纹乳液

D. 以上均对

94. 与胚胎神经管分化相关的核心营养素不包括（D）。

A. 维生素 A　B. 叶酸　C. 碘　D. 钙

95. 母体在孕育胚胎时未发生明显适应性变化的是（A）。

A. 呼吸系统功能　B. 消化系统功能　C. 血液成分　D. 血容量

96. 与胎儿先天畸形无关的因素是（C）。

A. 孕妇营养素缺乏　B. 孕妇营养素过多

C. 孕早期血糖降低　D. 孕早期血糖升高

97. 妊娠期营养性贫血不包括（B）。

A. 缺铁性贫血　B. 溶血性贫血　C. 生理性贫血　D. 巨幼红细胞性贫血

（二）判断题（正确的在题后括号内填“A”，错误的填“B”）

1. 孕妇在孕早期如果碳水化合物摄入太少可因脂肪利用过多而造成孕妇血中酮体减少。（B）

2. 孕妇盲目进食或进补可导致胎儿生长过度，但不会出现新生儿出生后营养缺乏症。（B）

3. 孕妇盲目进食或进补可导致胎儿生长过度和新生儿出生后营养缺乏症。（A）

4. 妇女怀孕期间，内分泌会发生改变，调节营养素代谢来支持胎儿发育。（A）

5. 血浆容积随孕期进展逐渐增加，至孕期 28 ~ 32 周达峰值，最大增加量达 50%。（A）

6. 蛤蜊中的牛磺酸是促进宝宝脑组织和智力发育必不可少的成分。（A）

7. 育龄期妇女每个月具备成熟条件的卵泡只有 1 个。（B）

8. 输卵管是卵子和精子约会的地方。（A）

9. 精子离开睾丸后就会移动到附睾中继续生长成熟。（A）

10. 每次受精的精子一般只有 1 个，但每次射精时会有 2 百万个精子射出。（B）

11. 卵子是人体组织中最大的细胞，不仅包含了来自母体的遗传物质，还为新生命最初的发育储备了足够的营养物质。（A）

12. 十月怀胎，一个受精卵细胞经过 1 亿次的细胞分裂，发育成为人类中的一员。（A）

13. 中国居民营养与健康状况调查数据显示，中国孕妇贫血率达 17.0%。（A）

14. 孕前准备的重点是提高夫妻的健康水平，提高精子、卵子的质量，获得高质量的受精卵，预防常见

的孕期母子疾病，预防流产，并为孕期打下良好的身体基础。（A）

15. 孕前及孕期口服补充叶酸，100%的神经管畸形就给预防了。（B）

16. 提高孕妇血红蛋白含量，每提高5g，宝宝未来的智商就能提高一个百分点。（A）

17. 每种营养有不同的储存期，如铁能在体内储存125天，碘能储存1000天，钙的储存时间达到2500天，这是人们为什么要进行孕前准备的营养学理由。（A）

18. 男性精子染色体组成有两种，分别为22X（X精子）、22Y（Y精子）。（A）

19. 调理好精子及卵子的质量一般需要30天的时间。（B）

20. 大脑中脂类的含量占干重的50%～60%，这些脂类包括多不饱和脂肪酸DHA、胆固醇、磷脂和糖脂等，是胎儿脑发育的重要“建筑材料”。（A）

21. 亚麻籽油富含α-亚麻酸，是身体必需的脂肪酸，是DHA的前体或母体，属n-3多不饱和脂肪酸。（A）

22. 孕妇每日碳水化合物摄入量需要≥180g。（B）

23. 孕妇可以常服人参蜂王浆、洋参丸、宫宝等。（B）

24. 孕期不能喝咖啡，有导致早产或流产的风险。（B）

25. 影响智商的大脑因素主要包括大脑重量、脑细胞数量、脑体比例、脑细胞链接、神经突触、神经髓鞘及神经介质。

26. 孕期体内激素水平变化，尤其是雌激素和黄体酮的水平改变，会影响情绪，使孕妇情绪不稳、压力过大，影响睡眠。（A）

27. 孕妇生产前可适当多用一些高级滋补品，如人参、西洋参等。（B）

28. 获得高质量受精卵需要具备的条件包括精子质量要好，卵子质量要好，受精过程精子、卵子质量没有损失。（A）

29. 女人卵巢有原始卵泡400余个。（B）

30. 受精过程中精子需要穿过卵子周围的一层物质，才能和卵细胞融合完成受精。（B）

31. 人类胚胎具有每天自我测试的能力，不正常的胚胎一般都会流产。（A）

32. 孕早期的胎儿“忙着长个儿”。（B）

33. 孕早期风疹病毒、疱疹病毒感染不会影响胎儿的器官分化。（B）

34. 孕期营养胎儿优先。（A）

35. Y染色体精子的体积较大，生命力较强，可存活2天左右，移动速度较慢，在酸性环境中活力较强。（B）

36. 生男生女取决于精子的性染色体X和Y。女性的性染色体是XY，而男性的性染色体是XX。（B）

37. 如果是一个携带Y染色体的精子与卵子受精，则胚胎将拥有XY染色体，为男胎。（A）

38. “母体营养银行学说”意思是母体就像是胎儿的营养银行一样，胎儿身体需要营养的时候，可以随时提取营养来用。（A）

39. 随着妊娠的进展孕妇对蛋白质储留的速度不断加快。（A）

二、技能练习题

（一）某孕妇奶粉。已知每份25g含有能量450kJ，碳水化合物14g，蛋白质5.5g，脂肪2.5g，膳食纤维0.5g，钙240mg，钠100mg，维生素D 0.6μg。国家制定的各营养成分NRV值是能量8400kJ，碳水化合物300g，蛋白质60g，脂肪60g，膳食纤维25g，钙800mg，钠2000mg，维生素D 5μg。请：

（1）计算该奶粉能量及各营养成分的NRV%。

（2）为该奶粉设计营养成分表。

参考答案：

（1）计算能量及各营养成分的NRV%

Y% = X/NRV × 100%（X为100g食品中某营养素的含量；NRV为该营养素的营养素参考值；Y%为计算结果）

能量　NRV% = (450kJ×4) /8400kJ×100% =21.4%
碳水化合物　NRV% = (14g×4) /300g×100% =18.7%
蛋白质　NRV% = (5.5g×4) /60g×100% =36.7%
脂肪　NRV% = (2.5g×4) /60g×100% =16.7%
膳食纤维　NRV% = (0.5g×4) /25g×100% =8%
钙　NRV% = (240mg×4) /800mg×100% =120%
钠　NRV% = (100mg×4) /2000mg×100% =20%
维生素 D　NRV% = (0.6μg×4) /5μg×100% =48%

(2) 设计营养成分表

项目	每 100g	NRV%
能量	1800kJ	21.4%
碳水化合物	56g	18.7%
蛋白质	22g	36.7%
脂肪	10g	16.7%
膳食纤维	2g	8%
钙	960mg	120%
钠	400mg	20%
维生素 D	2.4μg	48%

(二) 简述妊娠反应饮食营养调理方法。

参考答案：

(1) 孕早期胎儿发育缓慢，营养需求量不大，饮食少量多餐，避免饱食。

(2) 清晨早孕反应严重时，尽量吃一些烤面包、馒头片等易消化食物。

(3) 孕早期的孕妇，每天最低营养需要大致包括 4 两主食、55g 以上蛋白质，一半为优质蛋白，如牛奶、鸡蛋、禽类和鱼肉等。

(4) 注意补充维生素 C，多吃些菠菜、猕猴桃等绿叶蔬菜和水果。

(5) 食物清淡，尽量不吃太咸、油腻或有特殊气味的食物。

(6) 少吃或不吃冰冷、不易消化的食物。

(7) 饼干、面包以及苏打饼干等食物可降低孕吐的不适。

(8) 草药、姜也具有治疗价值。

(9) 补充水分，避免脱水。

(三) 简述 DHA 对胎儿发育的作用及合理摄入。

参考答案：

(1) 促进大脑神经元细胞的发育。DHA 是构成大脑细胞膜的重要成分，参与细胞膜的流动性、渗透性以及酶活性，并影响信号传导等功能，对脑细胞的成熟和功能发挥至关重要的作用。

(2) DHA 促进大脑神经元突触与髓鞘的生成，提高孩子反应的灵敏性和准确性。

(3) DHA 促进胎儿视力发育及早期视敏成熟，视网膜光感受器的膜磷脂脂肪酸 2/3 以上是 DHA。

(4) 建议孕妇注意摄入 DHA，每天 200～600mg。可以通过食用富含 DHA 的食物如深海鱼类和海鲜来获取所需 DHA，不足的可以摄入 DHA 制剂来补足孕妇和胎儿需要的量。

(四) 卵子是母亲携带的生命种子，简述你对卵子和排卵的理解。

(1) 一般每个月只有 1 个卵泡发育成熟并排出卵子。

（2）卵子排出后寿命是 24 小时左右。

（3）卵子需要在生命期内与精子相遇才能受精。1 个月只有 1 次机会。

（4）一般左右两个卵巢交替排卵。

（5）女人一生中排卵 400 余个。

（6）少数情况下同时排出 2 个或多个卵子，这时如果都和精子受精成功，就会出现双胞胎或多胞胎。

（五）简述受精过程。

参考答案：

（1）成熟卵泡通过排卵离开卵巢进入输卵管，然后沿着子宫的方向移动。

（2）男性每次射精平均排出 2 亿个精子，而最后能够和卵子结合并形成受精卵的往往只有一个。

（3）精子需要穿过卵子周围的 3 层物质，才能和卵细胞融合完成受精。

（4）受精后卵子外面的包裹物质会拒绝其他精子的再次闯入。

（5）受精后精子和卵细胞的细胞核会慢慢靠近并融合。

（六）简述人类胚胎的自我测试。

参考答案：

（1）胚胎为了检验自身的每个器官和组成部分是否能够完成应担当的使命，保证整个身体的功能协调运转，每天都会进行自我测试。

（2）如果整个系统运转不灵，无法具备一个正常人应有的身体功能，或者某些重要的遗传物质不能发挥作用，胚胎常常会按自然法则淘汰，这时候可能会自然流产。

（3）成长中的胚胎非常脆弱，如果受到外界消极因素（如有害辐射等）的影响，可能会出现损伤。

（4）孕期母体如果摄入了某些不健康的物质（如酒精、尼古丁、咖啡因、药物），或感染了某些病原体也会影响胚胎的健康发展。

（5）如果胚胎确实因为外界的消极因素受到了伤害，结果就是自然流产。

（七）简述孕早期营养的重要性。

参考答案：

（1）孕早期是胎儿身体器官分化和形成的重要时期，营养非常重要。

（2）孕早期胎儿并没有“忙着长个儿”，而是主要完成器官分化，由形态功能一致的细胞团分化为各具特色的器官系统。

（3）这个阶段胎儿各重要器官如脑、心、肝、肠、肾等都分化完毕，初具规模。

（4）大脑开始发育，胎儿必须从母体内获得足够而齐全的营养，特别是优质蛋白质、脂肪、矿物质和维生素。这些物质一旦不足，就会妨碍胎儿大脑的正常发育。

（5）此阶段一旦出现干扰因素，如营养因素（如叶酸、碘、DHA、蛋白质等缺乏）、物理因素（如噪音、高热、电离辐射）、化学因素（如酒精、药物、农药残留、金属毒物、尼古丁等）、生物因素（如风疹病毒、疱疹病毒感染）等，则可能导致胎儿器官分化异常，即发生出生缺陷（先天性心脏病、神经管缺陷、唇腭裂等）。

由此可见，孕早期营养均衡非常重要。

（八）简述孕期营养的特点。

参考答案：

（1）营养多样性需求：怀孕后每天摄入的食物花色品种不要少于 20 种。不同的食物含有不同的营养，每天摄入的食物种类越多，越容易做到营养均衡。营养要适量适度，做到营养均衡最重要。

（2）胎儿优先原则：母亲是伟大的，营养供应胎儿优先。比如部分孕妇会发生缺铁性贫血，孕妇轻度贫血时胎儿一般不贫血，中度贫血胎儿才出现贫血，但贫血的程度，总比母体要低，这就是胎儿优先现象。

（3）竞争抑制机制：在我们的体内存在着同类营养竞争机制。比如钙磷竞争抑制，摄入过多的磷会把体内的钙“赶”出体外。生活中富含磷的食物很多，如碳酸饮料、可乐、咖啡、汉堡包、比萨饼和炸薯条等。

（4）食物的优生作用：孕期要多吃有助于优生的食物，比如富含大脑发育核心营养素的食物。在孕期大脑细胞一次性发育完成的时间窗口内，补充丰富的DHA、氨基酸、维生素和矿物质，就可以大大促进胎儿脑细胞数量的增加。类似这样，因为恰当的食物摄入而使下一代青出于蓝而胜于蓝，这就是食物的优生作用。

（九）简述孕期营养不良对胎儿的近期影响。

参考答案：

（1）胎儿生长受限：病因可能与孕期尤其是孕中晚期的能量、蛋白质和其他营养素摄入不足有关。循证营养学研究显示，孕妇膳食保持蛋白质、能量与总能量的平衡，孕期补充多种微量元素，可有效降低胎儿生长受限的发生风险。

（2）出生缺陷：病因主要与物理因素、化学因素和生物学因素有关。与孕早期营养不足关系较大，如孕早期叶酸缺乏可能导致胎儿神经管畸形，表现为无脑儿和脊柱裂等；维生素A缺乏或过多可能导致无眼、小头畸形等。

（3）脑发育受损：孕妇的营养状况，直接关系到胎儿的脑发育，进而影响以后的智力发育。如DHA具有增强智力、保护视力等作用，缺乏就会导致脑发育受损。

（4）低出生体重儿：是一种常见的不良妊娠结局，其围产期死亡率为正常出生体重婴儿的4~6倍。低出生体重不仅影响婴幼儿期的生长发育，还可影响儿童期和青春期的体能与智能发育，更有甚者与成年后慢性病的发生率增加有关。

（5）巨大胎儿：发生与多种原因有关，孕妇盲目进食或进补，可能造成能量与某些营养摄入过多，孕期增重过多，也可导致胎儿生长过度。巨大胎儿不仅在分娩中易造成产伤，给分娩带来困难，还和生命后期慢性病的发生存在关联。

（十）简述二胎妊娠和营养的特点。

参考答案：与一胎相比，二胎妊娠和营养具有以下特点。

（1）二胎怀孕存在生理差异。二胎胎动感往往会来得更早，腹部也会更早地凸显，宝宝的胎位会更低。

（2）需要更重视二胎的备孕工作。一般来讲，生二胎或多胎者年龄偏大，常有一些健康问题，在怀二胎前要尽量调理好身体，补齐营养缺口，修复受损细胞，增加营养储备。

（3）需要注重提高卵子质量。年龄偏大的女性，尤其是37岁以上者，卵子质量开始下降。准父母要比生一胎时更加重视营养，保证核心营养素的均衡摄入，维持性激素在正常水平，调理好月经周期。

（4）要更重视膳食营养。孕妇营养有几种作用，即胎儿用、孕妇维系健康用、孕妇修复细胞用。妊娠是增强母体健康的最佳时期，二胎妊娠给了母体再次重生的机会。二胎妊娠最重要的工作是要注意孕妇营养的合理补给和营养均衡。

（5）科学管理孕期体重，预防产后肥胖。有些妇女生育二胎前体重超标，孕期体重增长空间缩小，体重控制困难加大，大大增加了发生妊娠期并发症和不良妊娠结局的可能性。

（6）更加重视产前检查。高龄产妇胎儿畸形率明显增加，需要更加重视产前检查和优生工作，全程监控胎儿，确保生出一个聪明健康的宝宝。

（十一）简述孕期营养不良对孕妇营养状况的影响。

参考答案：

（1）营养性贫血：孕期营养性贫血以缺铁性贫血为主，约占80%，孕晚期患病率最高。孕妇轻度贫血，可因胎儿氧气供应不足导致胎儿生长受限，造成新生儿铁储存不足和贫血等。孕期重度贫血，可因心肌缺血缺氧导致贫血性心脏病。此外，孕期缺铁性贫血还可降低孕产妇抵抗力，容易并发产褥感染，甚至危及生命。

（2）骨质软化症：孕期钙和维生素 D 缺乏是导致骨质软化的主要原因，使母体骨钙流失，引起脊柱、骨盆骨质软化，骨盆变形，甚至成为更年期后易患骨质疏松症的危险因素。

（3）营养不良性水肿：孕期蛋白质不足是常见的原因，导致血浆白蛋白含量减少，胶体渗透压降低，出现全身性水肿。轻症者仅出现下肢水肿，重症者血浆白蛋白质降至 20g/L 以下时可出现全身性水肿。

（4）维生素缺乏症：孕妇对维生素的需要量增加，当膳食维生素摄入量不能满足需要时，可出现相应维生素缺乏症。常见缺乏的维生素有维生素 C、维生素 B_1、维生素 B_2、维生素 B_6、叶酸、维生素 B_{12}、维生素 A 和维生素 D。

（十二）简述获得高质量受精卵需要具备的条件。

参考答案：获得高质量受精卵需要具备三个条件，精子质量要好，卵子质量要好，受精过程精子、卵子质量没有损失。

（1）提高精子质量的有效方法

1）增进身体健康，保证精子正常生长的条件。

2）做优生咨询，除外遗传病的风险。

3）改善环境，避免或减少环境对精子的伤害。

4）重视饮食营养，做到营养均衡，为精子的发育提供营养。

5）关注生育年龄，年龄大生精能力和精子活力均会下降。

（2）提高卵子质量的有效方法

1）女性身体健康，内分泌正常。B 超检查卵泡发育比较迅速和饱满，这样的卵子质量就比较好。

2）关注生育年龄。卵子质量随着女性年龄的增长而下降。女性最佳生育年龄为 24～29 岁，尽量不要错过这个最佳生育时间。

3）精神心理因素也可以改变月经周期，影响排卵和卵子的质量。

4）重视环境因素和药物因素，减少这些因素对卵子的伤害。

5）重视饮食营养。饮食不当和营养失调会影响卵子的质量。

（3）保证受精过程精子、卵子质量没有损失。把握排卵时间非常重要，卵子排出后 6 小时就开始质量损失，到排卵后 15～18 小时左右就会失去受精能力。精子在进入女性生殖道 24 小时以后，质量就开始下降，至射精后 45～48 小时基本失去受精能力。因此掌控好受精时间，精子、卵子的质量就不会受损，不会降低。

（十三）简述优生优育的重点工作。

参考答案：

（1）婚前咨询及婚前检查，使男女双方有一个互相了解健康状况的机会。

（2）优选配偶，选择血型匹配、性格协调、知识相当、年龄合适的配偶。

（3）接受孕前咨询和检查，了解夫妻双方的身体状况。

（4）选择最佳生育年龄，最佳结婚年龄男方应为 25～27 岁，女方为 23～25 岁。

（5）防止发病期间受孕。只有在夫妇双方健康的前提下，才能考虑生育问题。

（6）接受遗传咨询与了解胎儿健康状况，防止出生不良后代。

（7）做好孕期指导和围产期保健，预防妊娠并发症，避免胎儿受不利因素影响造成发育缺陷甚至流产，有利于母婴健康。

（8）重视产前检查和产前诊断，限制群体中所带有害基因的遗传，是实现预防性优生的重要途径。

（9）保持良好的心情，减少妊娠风险，如胎儿畸变、胎盘早期剥离、系统功能紊乱等风险。

（十四）简述精子的种类及每类精子的特点。

参考答案：

（1）精子按照染色体的不同分为两种，分别为 X 精子（22X）、Y 精子（22Y）。

（2）X 染色体精子的体积较大，头大体笨，生命力较强，可存活 2～3 天，寿命长，移动速度较慢，耐酸，在碱性的环境下活动力相对较低。

（3）Y 染色体精子的体积较小，头小尾长，生命力较弱，仅可存活 24 小时左右，寿命短，但移动速度较快，对环境适应能力差，尤其在酸性环境中容易死亡，在碱性环境下活动力相对较高。

（十五）简述体外受精和胚胎移植技术。

参考答案：

体外受精和胚胎移植技术又称试管婴儿技术，是一种人工辅助生殖技术。试管婴儿技术的主要流程包括促排卵，取卵取精，体外受精，胚胎培养及胚胎移植。试管婴儿技术经过几十年的发展，已经发展出三代不同的技术。

第一代试管婴儿技术是目前使用范围最广的一种，也叫体外受精 - 胚胎移植（IVF）。先提取夫妻双方的精子和卵子，利用人工技术在体外完成受精，形成受精卵后培养成胚胎，再移植到女性子宫内。这种技术方式主要针对女性不孕症，如输卵管阻塞、卵巢功能异常，以及男性的弱精、少精症等。

第二代试管婴儿技术，即卵泡浆内单精子注射（ICSI），是指在显微操作系统的帮助下，在体外直接将单个精子注入卵母细胞的细胞质内使其受精的技术，主要用于治疗男性少精症、弱精症、无精症和精子畸形症，以及第一代试管婴儿技术授精失败的患者。

第三代试管婴儿技术，即胚胎植入前诊断技术（PGD）。PGD 是可以选择胎儿性别的，是一种准确率很高的性别选择技术。第三代试管婴儿主要针对夫妇双方存在较为严重的遗传性疾病，尤其是与胎儿性别有关的遗传病，或者不明原因的反复流产患者和反复种植失败者。

（十六）简述母体营养银行学说。

参考答案：传统银行是存钱取钱，而营养银行是存营养取营养。

母体的营养状况与胎儿的发育息息相关。母体就像是胎儿的营养银行一样。母体提前储存了营养，胎儿身体需要的时候，就像从银行中取款一样，可以随时提取营养来用；胎儿需要什么，就从母体中提取什么。只要母体储存有某一方面的营养素，胎儿就不会缺乏。如果母体缺乏某一方面的营养，比如缺碘，胎儿就有可能会出现缺碘；如果母体高铅，胎儿也可能会高铅。如果孕妇的身体非常单薄，就好比是给胎儿建立的银行里没有什么存款，胎儿需要营养的时候，往往不能马上供给，因而就会影响胎儿的正常发育。

人体内许多营养可以在体内储存一段时间，如维生素 A 能提前 90～356 天储存，铁能提前 125 天储存，碘能提前 1000 天储存，钙能提前 2500 天储存，维生素 C 能提前 60～120 天储存，脂肪能储存更长时间。下面举例说明人体内维生素 C 的储存情况，人体每日摄入维生素 C100mg 时，体内约贮存 1500mg；如果每日摄入 200mg 维生素 C，体内贮存量约 2500mg；当体内维生素 C 总储存量小于 300mg 时，就有发生坏血病的危险。脂类、脂溶性维生素、碳水化合物和微量元素等营养素都可以在体内提前储存，而水、水溶性维生素、碳水化合物、纤维素和蛋白质不能储存或仅能少量储存。

（十七）简述孕期核心营养素。

参考答案：

（1）孕期营养很重要，孕期胎儿的营养完全靠母体来供给。营养是大脑健康的物质基础，缺乏某些营养大脑就会不健康，甚至造成无脑儿。

（2）营养是影响胎儿和儿童智力发育的最重要因素。

（3）从大脑营养构成来看，脂质是第一位的营养成分，如果将大脑去除水分，近 60% 是脂类。

（4）大脑的营养供给也十分特别，脑组织只能利用葡萄糖和氧气来供应能量。虽然大脑重量只占体重的 2%，但耗氧量却占全身的 20%～25%。大脑几乎不能储存任何营养，所以脑部的葡萄糖及氧气的供给显得特别重要。

（5）研究发现，孕期的核心营养包括脂类、蛋白质、牛磺酸、葡萄糖、叶酸、维生素 A、锌、铁、碘和氧气等。

（6）核心营养素对胎儿、婴幼儿大脑和智力发育影响最大。如果出生前后都有营养不良，那么大脑细胞总数可能只有正常细胞数的40%～80%。胎儿期营养不良者，即使出生以后营养得到改善，智力仍然难以完全恢复。

（十八）某孕妇昨天吃了三两鸡肉、两个鸡蛋、牛奶500ml、鲈鱼200g，请计算一下该孕妇昨天共摄入多少克蛋白质？食物的食部及营养成分含量可从中国食物成分表查阅。

参考答案：

（1）某食物的某种营养成分含量=市品重量×食部（%）×营养成分含量（%）。

（2）两个鸡蛋的蛋白质含量=100g×鸡蛋食部88%×鸡蛋蛋白质含量12.8%=11.2g。

（3）500ml牛奶的蛋白质含量=500ml×100%×牛奶蛋白质含量3%=15.0g。

（4）三两鸡肉的蛋白质含量=150g×66%×19.3%=19.1g。

（5）200g鲈鱼的蛋白质含量=200g×58%×18.6%=21.6g。

（6）该孕妇1天合计摄入蛋白质总量=11.2+15.0+19.1+21.6=66.9g。

（十九）简述《中国孕妇膳食指南（2022）》的核心推荐。

参考答案：孕期妇女膳食指南在平衡膳食准则八条基础上，增加以下核心推荐。

（1）调整孕前体重至正常范围，保证孕期体重适宜增长。

（2）常吃含铁丰富的食物，选用碘盐，合理补充叶酸和维生素。

（3）孕吐严重者，可少量多餐，保证摄入含必需量碳水化合物的食物。孕期每天必须摄取至少130g碳水化合物。

（4）孕中晚期适量增加奶、鱼、禽和瘦肉的摄入。建议多吃鲑鱼、鲭鱼、金枪鱼等深海鱼类，尽量采用蒸或煮的方式。

（5）经常户外活动，禁烟酒，保持健康生活方式。

（6）愉快孕育新生命，积极准备母乳喂养。

（二十）简述孕期感冒的处理方法。

参考答案：

（1）轻度感冒：仅有流涕、轻度咳嗽等症状，无须用药。注意休息，多喝开水，饮食以易消化的流质为主，如菜汤、稀粥、蛋汤和牛奶等，不宜强迫进食及滋补。注意保暖，物理降温，充分补充维生素C、松果菊有效。

（2）感冒较重并伴有高热者：可选用柴胡注射液退热和纯中药止咳糖浆止咳。同时，可采用物理降温法尽快控制体温，在颈部、额部放置冰块，或用湿毛巾冷敷，还可用30%～35%的酒精（或用白酒加水冲淡一倍）擦拭颈部及两侧腋窝。

（3）对感冒合并细菌感染者：应加用抗生素治疗，可选青霉素类，除少数特异体质可发生过敏反应外，孕早、中、晚期都可放心使用，对孕妇和胎儿双方都很安全。慎用或禁用对胎儿有影响的抗生素，如氨基糖苷类等。

（二十一）简述孕妇失眠的处理方法。

（1）营造舒适的睡眠环境：保持卧室安静、光线柔和，选择舒适的温度，使用遮光窗帘，并确保床上用品柔软舒适。

（2）合理饮食：晚餐不宜过晚或过饱，避免摄入咖啡因、浓茶、巧克力等刺激性食物，睡前可以喝一杯温热牛奶助眠。

（3）养成良好的睡眠习惯：每天定时上床睡觉和起床，白天避免长时间午睡，保持适量的日常运动以促进夜间睡眠。

（4）选择舒适的睡姿：孕后期可以尝试侧躺，使用多个枕头支撑身体以减少不适。

（5）放松身心：睡前进行放松活动，如听轻音乐、阅读、瑜伽或香薰疗法，有助于缓解压力和焦虑。

（6）食疗方法：适当食用富含维生素 B 的食物，如谷类、天然食物、酵母提取物、鱼和大量蔬菜，有助于舒缓压力，改善睡眠。

（7）补充助眠营养素：①缺镁是失眠最常见的原因，补充钙镁片可改善许多孕妇的睡眠，也可防治抽筋。②压力大、焦虑、抑郁的孕妇可以合理使用抗压营养素，如维生素 C 和 B 族维生素。

（二十二）简述摆脱孕期焦虑的方法。

参考答案：

（1）多学习一些孕产类知识：如果孕妇对孕产知识足够了解，很多导致焦虑的因素是可以消除的。

（2）做适当的运动：运动对大多数孕妇来说，不但能有效减轻身体的不适感，如便秘、水肿等，还能使你保持愉悦的心情。

（3）用积极的思维方式来树立信心：多想一些能让自己愉快的事情。平时多积极思维就能有效防止焦虑情绪。

（4）多交朋友，特别是孕妇朋友：朋友的支持和友谊能舒缓与紧张压力有关的神经系统。

（5）合理选用防治焦虑的营养素：如 B 族维生素、钙镁片、维生素 C 等，可减轻焦虑和紧张。

（二十三）简述孕妇可以选择的健康零食。

参考答案：

（1）坚果类：如杏仁、核桃、腰果等，富含蛋白质、健康脂肪和维生素 E，有助于胎儿大脑发育。

（2）水果类：如苹果、香蕉、橙子、葡萄等，富含维生素和纤维素，可以满足孕妇对维生素和矿物质的需求。

（3）酸奶或乳制品：富含钙质，有助于胎儿发育，尤其是骨骼发育。肥胖孕妇可以选择低脂或无脂的酸奶，避免摄入过多的饱和脂肪。

（4）全麦饼干或燕麦片：富含膳食纤维，有助于维持肠道健康，防治便秘。

（5）蔬菜棒或胡萝卜条：搭配低脂酸奶或鹰嘴豆泥作为蘸酱，既美味又营养。

（6）鸡蛋或豆腐干：富含优质蛋白质和铁质，有助于胎儿发育和预防贫血。

（7）红枣或干果：如葡萄干、杏干等，含有丰富的铁质和纤维素，有助于补血和改善便秘。

（8）黑巧克力：选择至少 70% 可可含量的黑巧克力，富含抗氧化剂，但应避免过量食用。

（9）无糖全麦面包夹火腿或鸡肉：提供优质蛋白质和复合碳水化合物，有助于维持血糖稳定。

（10）新鲜水果沙拉：选择各种颜色的水果，如草莓、蓝莓、猕猴桃、芒果等，既美味又营养丰富。

（二十四）简述妊娠纹的预防方法。

参考答案：

（1）合理控制体重过快增长。

（2）合理膳食。预防妊娠纹需要多吃一些富含蛋白质、维生素 C、维生素 E、锌和硅等营养素的食物，这些食物和营养有助于皮肤的修复和再生，有助于维系皮肤的健康，有助于减少妊娠纹。

（3）适量补充预防妊娠纹的营养素，如蛋白质、维生素 C、维生素 E 等。

（4）保持皮肤湿润。孕妇可以使用一些天然的保湿产品，如椰子油、可可脂等，来保持皮肤的湿润度，减少妊娠纹的产生。

（5）及时涂抹预防妊娠纹产品，如含有维生素 E 和胶原蛋白的产品等。

（6）适当运动。适当运动可以帮助提高皮肤的弹性，减少妊娠纹的产生。孕妇可以选择一些低强度的运动，如瑜伽、散步等。

（二十五）简述妊娠期高血糖的预防方法。

参考答案：

（1）饮食控制

1）均衡饮食：食物多样化，保证营养的均衡摄入。

2）低 GI 饮食：多吃一些低 GI 食物，如叶菜、鸡胸肉、鱼、豆腐、鸡蛋等。

3）高纤维饮食：高纤维食物可以帮助控制血糖水平，如全谷类、豆类、蔬菜。

（2）合理补充预防妊娠期高血糖的营养素，如有机铬、果蔬纤维片、B族维生素、深海鱼油、α－硫辛酸等。

（3）维持健康的生活方式，如适量运动、避免压力、充足的休息等。

（4）合理控制体重增长。过度的体重增长容易导致血糖升高。

（5）定期检查：孕妇应定期进行血糖检查，以便及时发现并处理高血糖问题。

（二十六）简述妊娠期高血压的预防方法。

参考答案：

（1）健康饮食：①低盐饮食，减少食盐的摄入量，每天不超过5g。②高钙饮食，增加钙的摄入量，如牛奶、豆腐和小鱼干等。③高钾饮食，增加钾的摄入量，如香蕉、土豆、菠菜等。④高纤维饮食，多吃蔬菜、水果和全谷类食品，有助于预防高血压。⑤适量蛋白质供给，每天应摄入足够的优质蛋白质，如鱼、肉、蛋、奶等。⑥避免过多咖啡因，过多的咖啡因可能会导致血压升高，因此应尽量避免喝咖啡、浓茶等饮料。⑦限制酒精，孕妇应完全避免饮酒。

（2）科学补充预防妊娠期高血压的营养素，如蛋白质粉、维生素C、钙镁片、深海鱼油等。

（3）定期产检：定期进行产前检查，以便及时发现和干预高血压。

（4）保持适宜体重：避免体重增加过快，按照专业人士的建议合理控制体重增长。

（5）保持健康的生活方式，如适当运动、避免压力、充足休息等。

（二十七）简述首都医科大学附属北京妇产医院研发的孕妇养生保健操的步骤。

参考答案：

第一节伸展运动，做准备活动，调动身体进入运动状态。

第二节扩胸运动，疏肝理气，促进乳房组织血液循环，为母乳喂养做准备。

第三节提肛运动，锻炼盆底组织，促进自然分娩。

第四节下肢运动，缓解下肢水肿和部分腿抽筋的现象。

第五节脚步运动，缓解孕中晚期下肢水肿及部分腿抽筋的现象。

第六节髋部运动，改善腰腿痛，锻炼髋部组织柔韧性，健脾，调肝补肾，改善便秘，促进自然分娩。

第七节揉穴运动，治疗心烦、健忘、失眠、尿频。

第八节腰背运动，缓解腰背部酸痛，改善精神状态。

第九节放松运动，全身放松，调整呼吸，身体从运动中逐渐恢复平静。

（吴为群　刘　昕）

第四章 产褥期营养饮食指导

第一节　产褥期特殊生理变化

一、产褥期的概念

从胎盘娩出至产妇全身各器官（除乳腺外）均恢复到非妊娠状态所需的一段时期称为产褥期，一般需6～8周。这期间产妇要适应全身各系统所发生的明显变化，如子宫复旧、血容量恢复正常以及乳汁分泌等，还要担负起哺育新生儿的责任，身心负担都比较重。如何保证产妇在产褥期的营养，促进产妇身体恢复，顺利开乳和新生儿的喂养，是这一章节需要解决的问题。

二、产褥期生殖器官变化

(一) 子宫变化

(1) 子宫大小变化：分娩后子宫迅速缩小，主要是子宫肌纤维缩复所致。腹部检查子宫底的高度，产后第一天子宫底位置平脐，以后每天下降1～2cm。产后10天子宫降入骨盆，在耻骨联合上方已不能触及，但子宫需6周才能恢复到非孕期大小。子宫重量也逐渐减少，分娩结束时约为1000g，产后1周时约为500g，产后2周时约为300g，产后6周恢复至50～70g。产后宫颈松软，2～3天后宫口仍可容2指。产后1周时，宫口已经难容1指，4周后子宫颈完全恢复至非孕时形态。

(2) 子宫内膜变化：胎盘、胎膜从蜕膜海绵层分离排出后，在产后2～3天基底层蜕膜分化成2层，表层坏死脱落，随恶露排出，深层形成新的子宫内膜功能层。除胎盘附着面外，整个子宫内膜层恢复需要3周的时间，而胎盘附着处的子宫内膜完全恢复需要6周的时间。

(二) 阴道及外阴变化

产褥期阴道壁肌张力逐渐恢复，阴道腔逐渐缩小，约产后3周阴道皱襞重现，但阴道的紧张程度尚不能完全恢复至孕前状态。产时外阴轻度水肿，产后2～3天自行消退，处女膜因分娩时裂伤，仅留黏膜残痕，称处女膜痕。

(三) 女性盆底组织变化

在分娩过程中，由于胎儿先露部长时间压迫，使盆底肌肉及其筋膜因过度扩张而失去弹力，且常伴有部分肌纤维撕裂，产后1周组织开始逐渐恢复，但极少能恢复至原状。产褥期如能坚持产后运动，盆底肌肉弹力可恢复到接近未孕状态。如盆底肌肉及其筋膜有严重撕裂，加之产褥期内过早劳动，可导致阴道壁膨出，甚至子宫脱垂。

(四) 腹壁变化

妊娠期出现的下腹正中线色素沉着在产褥期逐渐消退。初产妇腹壁皮肤弹力纤维断裂出现的紫红色妊娠纹，变成陈旧永久妊娠纹。腹壁的紧张度需产后6～8周恢复，若加强营养及产后运动腹壁张力可恢复至接近非孕时状态。

三、产后恶露的概念及特点

产后随着子宫蜕膜的脱落和修复，子宫腔内的血液、坏死组织、黏膜等经阴道排出，成为恶露。不同时间恶露的颜色、内容物不同，可分为三种：红色恶露、浆液性恶露和白色恶露，4～6周逐渐干净。

正常恶露有血腥味，但无臭味，总量为250～500ml。如果恶露持续时间延长，有臭味，可能为宫腔内部分胎膜或胎盘残留，或合并宫腔感染。

（1）红色恶露：因含大量血液得名，色鲜红，可有小血块，内含大量红细胞、坏死蜕膜及少量胎膜，持续3～4日，出血逐渐减少。如果血性恶露持续10天以上仍未干净，应考虑子宫复旧不良或感染，应予以诊治。

（2）浆液恶露：因含多量浆液得名，色淡红，含少量血液、宫颈黏液和较多的阴道分泌物，可有细菌。浆液恶露持续7～10日。

（3）白色恶露：因含大量白细胞，色泽较白得名，质黏稠，含大量白细胞、坏死蜕膜细胞及细菌，状如白带，但较平时的白带为多，持续2～3周干净。

四、产后褥汗的概念及特点

褥汗是指产妇分娩后几天出汗特别多，尤其在饭后、活动后、睡觉时和醒后出汗很多的一种生理现象，遇到夏天甚至会大汗淋漓，湿透衣裤、被褥。这是由于产妇的皮肤排泄功能旺盛，将妊娠期间积聚在体内的水分通过皮肤排出体外，这是产后身体恢复，进行自身调节的生理现象，不属病态。另外，产妇喝红糖水、热汤、热粥较多，也是出汗多的原因之一。因此应注意将室温调节在舒适温度，冬春秋季在16～20℃，夏季在28℃以下为好。适当开窗通风，保持室内空气流通、新鲜，但要避免穿堂风。其次，产妇不要穿戴过多、盖的被子过厚。出汗多时用毛巾随时擦干，产妇的内衣内裤要及时更换。

褥汗一般在产后1～3天较为明显，于产后1周左右自行好转。如果持续时间较长，超过一个月可能就是病理性出汗，需要找专科医师诊治。

五、产褥期各系统的变化特点

（一）产褥期消化系统的变化特点

妊娠期胃肠蠕动及肌张力均减弱，胃液中盐酸分泌量减少，产后需1～2周才能恢复。产后1～2日内产妇常感到口渴，食欲不佳，以后逐渐好转。产褥期因缺少运动，腹直肌及盆腔肌肉松弛，容易发生便秘。

（二）产褥期循环系统及血容量的变化特点

随着胎儿的娩出，子宫胎盘血循环终止且子宫缩复，大量血液从子宫涌入产妇体循环，加之妊娠期潴留的组织间液回吸收，在产后72小时内，产妇的血容量会增加15%～25%，尤以产后24小时为甚，此时心脏负担加重，合并心脏病的产妇极易发生心力衰竭。产后2～3周恢复正常。

（三）产褥期其他器官和系统的变化特点

（1）肾脏：妊娠期体内潴留的多量水分主要经肾排出，故正常分娩后7天内尿量增多，以排出孕期积蓄的多量水分。产程中由于膀胱受压，膀胱黏膜出现充血、水肿，膀胱肌肉张力减弱，加上会阴伤口疼痛，容易引起残余尿增加和尿潴留。

（2）皮肤：产后皮肤排泄功能旺盛，排出大量汗液，以夜间睡眠及初醒时更为明显，于产后1周内自行好转。

第二节　乳房发育和结构的变化

一、乳房与哺乳的进化过程

人类乳房在进化过程中，其储存乳汁的囊状结构成为一个小小的乳窦，没有了乳汁的储存库，更适于直立行走与劳动，又保证了哺乳的功能。因此人类乳房的泌乳过程有极强的特殊性，乳腺即时制造乳汁，又即时分泌乳汁给婴儿，泌乳在很大程度上受精神、神经与内分泌的直接调节。

二、乳房结构

成年女性的乳房为一对称性的半球形性器官，位于胸廓前第二至第六肋间水平的浅筋膜浅层与深层之间，内达胸骨旁，外至腋前线。每个乳腺有 15～20 个呈轮辐状排列的腺叶，每个叶又分成若干个小叶，而每个小叶由众多腺泡组成；腺叶之间，腺叶与腺泡之间有脂肪与结缔组织包裹和保护。乳房的每一叶内含有成千个囊状的分泌腺泡，由肌上皮细胞所包围，腺泡的分泌物流入小管，进而流入乳腺管与乳窦。人类仅有小量的乳汁存在于乳窦中，泌乳时需要婴儿的吸吮和泌乳反射，刺激母体不断制造和分泌乳汁。故乳腺管腔的内壁，实际上是一层分泌乳汁的腺细胞，直接包裹住它的还有一层肌上皮细胞，这一层有收缩能力的细胞对乳汁的射出起着重要作用。如图 4－1 所示。

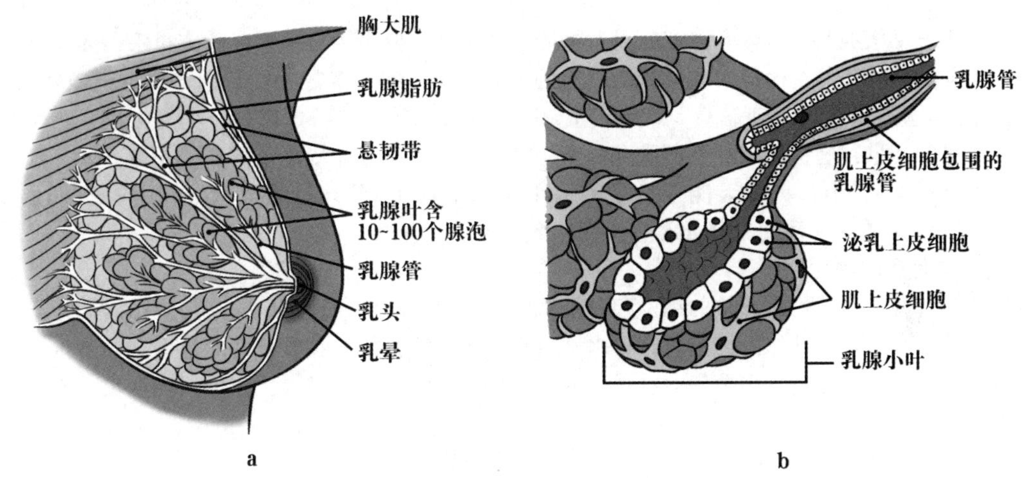

图 4－1　乳房的结构

三、乳房发育和结构的变化

人类哺乳的开始以及维持涉及多方面的发育与成熟。为了分泌乳汁，乳房必须要发育到适当的程度。人在新生儿阶段已有乳腺管的细胞增生，并受母体内分泌的影响而分泌出像初乳一样的液体，数日内停止；幼年时期，乳房处于缓慢发育状态；青春期乳房多为半圆形，在雌激素和黄体酮的作用下促使乳腺腺泡和导管发育。妊娠期受胎盘分泌大量雌激素和脑垂体分泌催乳素的影响，乳房较正常增大 2～3 倍，同时乳腺腺泡、导管处于分泌乳汁的准备状态。分娩后，雌激素和孕激素即刻消退，而催乳素持续升高，导致乳汁开始分泌。

哺乳期后，随着催乳素水平的下降，乳腺停止分泌，腺组织逐渐萎缩，结缔组织和脂肪组织增多，乳腺又转入静止期。绝经期后，由于体内雌激素和孕激素水平的下降，乳腺组织萎缩退化，脂肪减少。不同民族或同一民族中不同发育水平的女性其乳房结构未发现有差异，只是形状有若干差异，但是乳房的泌乳能力与乳房大小并无相关关系，而与乳腺是否正常发育有关。

第三节　哺乳对母亲及婴儿的影响

保护、促进和支持母乳喂养是世界卫生组织的一项重要工作。母乳温度适宜，喂养婴儿方便。母乳喂养时，婴儿与母亲皮肤频繁接触，母婴间情感联系对婴儿建立和谐、健康的心理有重要作用；同时母乳喂养对母亲的健康也很重要。

一、哺乳对母亲健康的近期影响

1. 哺乳期闭经

母乳喂养能够延长新生儿分娩后到恢复规律排卵的间隔时间，延迟妇女生育下一胎。当母亲“完全”或“几乎完全”用母乳喂养婴儿，并且继续闭经两个条件都得到满足时，在哺乳的头 6 个月，由于高催乳素血症的作用而抑制排卵，有 98% 的机会可防止此阶段怀孕。母乳喂养的避孕效果可防止母亲很快有另一个孩子，这样可使她能用全部精力照顾现有的婴儿。哺乳者的月经复潮及排卵较不哺乳者延迟，母体内的蛋白质、铁和其他营养物质通过产后闭经得以储存，有利于产后身体恢复。

2. 有助于防止产后出血

产后尽快用母乳喂养新生儿，哺乳过程中新生儿吸吮乳头和乳晕刺激使催乳素产生的同时促进催产素的产生。催产素使子宫收缩，可减少产后出血，还可促进产后子宫较快地恢复到孕前状态。

二、哺乳对母亲健康的长期影响

1. 哺乳与肥胖的关系

孕期体重过度增加及产后体重滞留，是女性肥胖发生的重要原因之一。产后体重滞留是指产后不同时点的体重与孕前体重的差值，反映分娩后体重的恢复情况。绝大多数女性孕期体内组织额外储存 2～4kg 体重用于哺乳期泌乳的生理需要，并贮存在大腿部和腹部等某些特殊部位。哺乳期间，乳母分泌乳汁要消耗大量的能量，这将促使孕期所贮存的脂肪被消耗以补充母体的能量需要。研究显示，随访营养状况良好的乳母 4～6 个月，每天能量负平衡为 110～343kcal，预计这将导致 6 个月减少脂肪 2.6～7.9kg。因此，哺乳有利于乳母的体重尽快复原，预防产后肥胖。

2. 哺乳与骨质疏松的关系

母乳喂养有助于重新构建母体的钙贮存，降低绝经后骨质疏松的发生风险。与妊娠、非妊娠及非哺乳的妇女相比，产后初期乳母的血清骨钙素水平较高，提示哺乳期妇女有较高的骨骼更新速度；且为保证乳汁中钙含量的相对充足，多数妇女在哺乳期会额外关注膳食钙的摄入，产后闭经期也为母体内钙等元素的贮存提供了有利条件。

3. 哺乳与乳腺癌的关系

大量研究结果提示，母乳喂养可以降低发生乳腺癌和卵巢癌的危险，可能与生殖期内哺乳对乳房潜在接触雌激素以及其他类固醇的影响有关；对于绝经前后妇女的这种保护作用，似乎随哺乳持续时间的增加而增加。

三、初乳在新生儿发育中的作用

一般产后 1～5 天的乳汁称为初乳，产后 6～10 天的乳汁称为过渡乳，继而为成熟乳。初乳是地球上最优质的人类婴儿食物，能为新生儿提供大量的母体抗体和免疫活性成分，如免疫因子、脂肪与蛋白质、矿物质和类胡萝卜素，故初乳呈黄色黏稠状液态。这种乳汁对新生儿极为重要，也是其他任何人工婴儿配方奶粉无法比拟的。从母体子宫的无菌环境到出生之后的自然环境中，初乳提供的免疫因子使婴儿能抵御外界的微生物。

四、母乳喂养与婴幼儿生长发育

母乳中的营养物质最适合婴儿的消化吸收，生物利用率高，其质与量随婴儿生长和需要会发生相应改变。母乳中含有丰富的免疫蛋白如分泌型免疫球蛋白、乳铁蛋白、溶菌酶、纤维结合蛋白、双歧因子等，免疫细胞如巨噬细胞、淋巴细胞等。母乳喂养有利于婴儿牙齿的发育和保护，其吸吮时的肌肉运动有助于面部正常发育，且可预防因奶瓶喂养引起的龋齿。

1. 母乳中营养成分能满足出生后 4～6 个月内婴儿的营养需要

母乳是婴儿最佳的天然食物和饮料，营养成分极为丰富。营养状况良好哺乳期母亲的母乳中蛋白质平均含量约为 1.2g/100ml，母乳蛋白质易吸收，必需氨基酸较多，母乳中的核苷酸对合成代谢和生长有利；母乳中脂肪占母乳全部能量的 50%，脂肪对于婴儿的整体发育及大脑、视网膜及其他脏器组织结构的发育非常重要。母乳还含有多种可以帮助消化的酶类，如脂肪酶有利于脂肪吸收。母乳量随婴儿的生长而增加，能供给新生儿及 4～6 个月内婴儿所需要的全部营养素，不需要添加水及其他食物。

2. 母乳喂养降低婴儿发病率和死亡率

婴儿的免疫系统在出生后数月中发育并不完全成熟。母乳中含有抵抗某些疾病的抗体，例如免疫球蛋白、溶菌酶、乳铁蛋白和白细胞等，这些成分有助于预防婴儿发生腹泻、佝偻病、感冒和其他小儿疾病。此外，直接喂哺母乳不容易被污染。在食品和液体细菌污染很普遍的发展中国家或贫困地区，由于奶瓶的频繁使用，奶瓶被致病菌污染的机会增加，导致婴儿腹泻患病率成倍增加。纯母乳喂养的婴儿不仅腹泻发生很少，即使发生对婴儿营养状态的消极影响也很小。

3. 母乳喂养增进母子间感情，有助于婴儿的智力发育

母亲在哺乳过程中，通过每日对婴儿皮肤的接触、爱抚、目光交流、微笑和语言，可以增进母婴间的感情交流，有助于乳母和婴儿的情绪安定，有益于婴儿的智力发育；由于母乳喂养母子接触密切，使母亲能及时了解婴儿的冷暖、饥饿、疾病，使婴儿能得到更好地照顾。母乳中含有丰富的牛磺酸、DHA等营养成分，这些均是婴儿大脑发育所必需的成分，能促进婴儿智力更好地发育。

4. 母乳喂养经济方便又不容易引起过敏

母乳喂养婴儿经济方便，任何时间母亲都能提供温度适宜的乳汁给婴儿，母乳喂养与人工喂养相比可节约大量的资源。母乳喂养的婴儿极少发生过敏，也不存在过度喂养的问题。从远期效应来说，母乳喂养的儿童很少发生肥胖症，糖尿病的发生率也比较低。

第四节　影响乳汁分泌及其质量的因素

一、乳房的泌乳机制

在妊娠期，血中催产素的浓度升高，到孕35周时达到高峰，并一直维持到分娩，此时的乳汁分泌并未开始。随着分娩后胎盘的娩出，这个产生和分泌激素的胎盘已不存在，雌激素的水平急剧下降，而催乳素的分泌量急剧上升，乳汁开始分泌，产后30分钟即可开始哺乳，此时乳房内乳量少，可通过新生儿吸吮刺激泌乳。泌乳是一个连续的过程，大体上可分成乳汁生成的起始、乳汁排出、乳汁射出和婴儿吞咽乳汁四个阶段。

（1）乳汁生成的起始阶段：这一阶段发生在妊娠中期至晚期，乳腺腺泡细胞分化成分泌细胞，开始产生乳汁。由于孕酮浓度较高，乳汁量较少。

（2）乳汁排出阶段：分娩后，由于孕酮浓度下降和泌乳素浓度升高，乳汁开始大量分泌，并在48－72小时内达到顶峰。

（3）乳汁射出阶段：婴儿的吸吮刺激乳头内的感觉神经末梢，诱发动作电位，并沿脊髓上行至下丘脑，使垂体分泌催乳素及催产素。这些激素促使乳腺导管肌上皮细胞收缩，将乳汁排出至乳头。人类与动物不同，从乳腺腺泡分泌到进入婴儿的口腔，是乳腺的一个主动活动过程，受各种条件反射的影响，如听见婴儿的啼哭声，乳母即可有乳汁溢出，也容易受疲劳、紧张、乳头皲裂引起疼痛等情绪的影响。

（4）婴儿吞咽乳汁阶段：婴儿通过吸吮乳头获取乳汁，吞咽动作与乳头收缩相协调，有助于乳汁的排出和婴儿的喂养。

二、新生儿反射

新生儿反射包括三个主要的反射，即觅食反射、吸吮反射和吞咽反射。

（一）觅食反射

觅食反射是新生儿出生后具有的一种原始无条件反射，对其早期生存和发育至关重要。觅食反射的存在和正常消退是婴儿神经系统发育健康的重要指标。

觅食反射过程包括以下几个步骤。

（1）感觉刺激的接收：当婴儿的面颊或嘴唇接触到刺激，如触摸或轻轻拍打时，感觉信息被传递到中枢神经系统。

（2）觅食反射的启动：中枢神经系统处理这些感觉信息，并自动引发觅食反射。

（3）运动反应的产生：婴儿会本能地转头寻找乳头并开始吸吮，以获取食物和安慰，同时伴有吞咽动作。

（4）觅食反射的消退：随着婴儿的成长和神经系统的成熟，觅食反射在婴儿3～4个月时逐渐被有意识的行为所取代。

（二）吸吮反射

吸吮反射从胎儿生长的第 7 周就已开始出现，并在第 32 ~ 36 周就可以测出。吸吮反射是新生儿的一种自然本能反应，主要在出生后的前几个月内发挥作用。当婴儿的嘴唇接触到柔软物体或乳头时，会自然产生吸吮动作。这个过程涉及婴儿口腔内的肌肉活动和舌头位置的变化，有助于他们获取食物和满足营养需求。早产儿这些反射减弱甚至还未能出现；新生儿患病时也是如此，口腔或其他有关部位的先天性缺陷也可以导致吸吮反射不正常。随着年龄的增长，这种反射会逐渐减弱，并被更高级的认知控制所取代。

（三）吞咽反射

吞咽反射是新生儿为了确保食物和液体能够从口腔运送至胃部而执行的一种复杂且协调的神经肌肉活动。吞咽反射是一个自动过程，但也可以受到意识控制，随着孩子的成长，吞咽逐渐变得更加自主和有意识。吞咽反射需要大脑、脑干和吞咽中枢的密切合作，以确保整个过程的顺利进行。吞咽反射的正常运作是神经系统发育健康的重要指标。

整个吞咽反射的过程涉及以下几个关键步骤。

（1）口腔准备阶段：婴儿意识到有食物或液体存在于口腔内，并开始用嘴唇封闭口腔以防止食物外溢。舌头将食物推向口腔顶部并混合唾液以便于吞咽。

（2）咽部传送阶段：食物被推向咽喉后壁，舌头的后部向下推压，将食物从口腔移送到咽部。软腭上升，阻止食物进入鼻腔，同时声带关闭，防止误吸。

（3）食管传送阶段：咽部的肌肉收缩推动食物通过食管向下移动。食管的蠕动运动，即肌肉的波浪式收缩和放松，帮助食物沿食管向下移动。

（4）胃部到达：食物最终通过食管的下端——食管贲门括约肌，进入胃部进行进一步消化。

总之，吞咽反射不仅是一种生理反射行为，还与婴儿的神经发育、行为适应以及外界的互动紧密相关，是婴儿早期发展的一个重要组成部分。

三、母体的主要反射

（1）催乳反射：即乳汁分泌反射。催乳素是影响泌乳的最重要激素，主要通过婴儿吸吮以及刺激乳头和乳晕部分引起分泌。这些激素进入血流，既进入子宫使它收缩，又作用于乳房，使乳房的血流加大和温度升高。催产素最重要的影响是使乳腺肌上皮细胞收缩，使乳汁被挤出，引起泌乳或射乳现象。通过这一过程，乳房中 90% 的乳汁可以在 7 分钟左右制造并输送给婴儿。如果乳母有严重营养不良，或受环境、心理、社会应激因素的影响会干扰乳汁的分泌。

（2）乳头勃起反射：乳房拥有密集的神经分支集中在乳头，婴儿的口部吸吮刺激母亲乳头可引起乳头勃起，这一反射使母体有一种愉快的感觉并使乳头突出，以利于喂哺。这也是泌乳过程的重要原动力之一。婴儿吸吮敏感乳头过程的信息直接传递到母体的大脑及下丘脑；在喂哺之前，乳头已经勃起为原来体积的一倍以上。乳头周围有一个稍微隆起的乳晕，开始时与乳头一样呈粉红色，内含可见的腺体出口，称为蒙哥马利腺，此腺体分泌的黏液为婴儿的吸吮起润滑作用，可保护乳头。孕晚期时这一部位由于色素沉着变为深色，同时该腺体特有的气味，对新生儿是可以嗅到的一个传导信号。

四、影响乳汁分泌及质量的主要因素

在分娩的最初几周，乳母的营养状况和心理状况、乳房的护理和科学的喂哺姿势、喂奶的频率和持续时间等对建立充足奶量供应和保证母乳喂养成功至关重要，是否能成功哺乳取决于于诸多因素。

（1）乳母的营养状况：乳母的营养状况是泌乳的基础，乳母的饮食、营养状况是影响乳汁分泌量的重要因素。患有营养不良的乳母将会影响到乳汁的分泌质量和泌乳期的长短。不同营养状况下乳母的泌乳量见表 4 – 1。对于营养状况较差的乳母，补充营养，特别是增加能量和蛋白质的摄入量，可增加泌乳量。

表 4－1　不同营养状况下乳母的泌乳量

乳母营养状况	产后 6 个月（ml/d）	产后 6～12 个月（ml/d）
良好	750	600
较差	500～700	400～600
严重营养不良	100～200	100～200
饥荒	极少	极少

哺乳期间需要重点关注的维生素和矿物质有维生素 A、B 族维生素、碘和硒，这些营养素常由于母体摄入或储备不足导致乳汁中的含量降低；通过给乳母补充这些微量营养素可使乳汁中的浓度迅速恢复。孕妇从怀孕开始就为哺乳做准备，孕期适宜的体重增加用于分娩时的营养能量消耗及泌乳需要。如果乳母膳食摄入不足，特别是当营养素的摄入量变动范围较大时，需要动员乳母体内的营养贮存用以泌乳的需要，如图 4－2 所示。

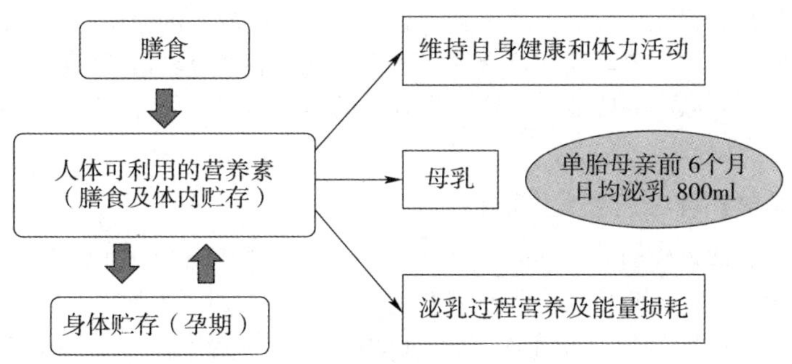

图 4－2　母亲膳食与母乳的关系

在一定范围内，营养状况越好乳汁量越多，严重营养不良时完全母乳喂养已无法满足婴儿的正常生长发育，需及时添加辅食。有研究表明，营养不足情况下增加蛋白质、维生素、矿物质、能量摄入能提高泌乳量，但营养满足机体需要后，单纯增加营养不能提高泌乳量。此外，乳母每天摄入的水量与乳汁分泌量也有密切关系。当水分不足时，可使乳汁分泌量减少，所以乳母每天应多喝水，还要多吃一些流质食物如肉汤、各种粥等，用以补充乳汁中的水分。

乳母的营养状况可直接影响乳汁的质和量，乳母应根据自身的生理特点及乳汁分泌的需要，合理安排膳食，以获得充足的营养，促进母体和婴儿的健康。

（2）乳母的心理状况：可明显促进或激发人类的泌乳反射，例如一些乳母听到孩子的声音如啼哭，见到孩子或嗅到孩子的气味可引起泌乳反射。同时，情绪也可以抑制这种反射，心理压力将使肾上腺素分泌而使乳房的血管收缩，尤其是乳腺囊泡周围的血管收缩而妨碍催乳素进入，阻碍乳汁排出。乳母的惶恐和不安，包括害怕乳汁不足等因素也能抑制泌乳反射。一些乳母泌乳反射不正常，是由于缺乏哺乳知识及没有取得社会和家庭对哺乳的支持而引起的，了解这一点对保证母乳喂养婴儿是很重要的，乳母本身对喂哺的态度也具有决定性的影响。

（3）做到三早："早接触、早吸吮、早开奶"，早接触指分娩后尽快将婴儿放置在母亲的皮肤上，促进亲密感；分娩后新生儿第一次吸吮乳头即为开奶，开奶越早越好，健康母亲产后第一个小时内即可开奶尝试哺乳，在这个时间窗口内，婴儿通常对吸吮反射更为敏感。最初几日，母亲每天分泌的初乳呈淡黄色，约 45ml，新生儿的胃容量约为 5ml，因此初乳完全能满足新生儿所需的全部营养。坚持频繁吸吮，24 小时内至少 10 次，包括夜间哺喂母乳，能促进乳汁分泌，越吸越多。

（4）科学喂哺的方法：母亲可以选择坐姿或侧卧姿势，确保舒适和支持乳房；婴儿整个身体都面向母亲，头部和身体处于一条直线上。吸吮时将乳头和乳晕的大部分同时含入婴儿口中，让婴儿在吸吮时能充分挤压乳晕下的乳窦，在促使乳汁排出的同时，还能有效刺激乳头上的感觉神经末梢，促进泌乳反射。当泌乳反射被抑制时，婴儿的不满足、哭闹，母亲的焦虑，乳汁未完全排空而引起的乳房肿胀，会进一步影响乳汁的分泌，因为乳汁的排空是一个重要的产乳刺激，长时间不能排空会影响到哺乳，甚至还会引起乳头感染。婴儿只需每天吸吮一次以上就可使乳母持续泌乳。

（5）按需哺乳：按需哺乳是根据婴儿的需求来喂养，而不是按照固定的时间表或频率的一种哺育方式。母亲应当学会辨别婴儿的饥饿信号，如转动脑袋似在寻找乳房，吮吸自己的手指、嘴唇或舌头，哭闹等。乳母应响应这些信号，及时地将婴儿抱起来并开始喂养，有助于满足婴儿的饥饿感。乳母奶胀了就让宝宝吸吮或挤出。哺乳次数开始时 1～2 小时 1 次，以后 2～3 小时 1 次，逐渐延长至 3 小时左右 1 次，3 个月后婴儿夜间睡眠逐渐延长，可以省去 1 次夜奶，喂养次数每天应不少于 8 次。哺乳时最好让宝宝先吃一侧乳房。休息一会打嗝后再换到另一侧乳房继续哺乳。宝宝吃奶的速度有快也有慢，个体差异较大，一般每个孩子每次喂奶的时间从 5 分钟到 20～30 分钟。

（6）避免不适当的食物添加：在母乳喂养初期引入奶瓶或奶嘴，可能会导致乳头混淆，即婴儿在母乳喂养和使用奶瓶喂养之间发生混淆。奶嘴和奶瓶的吸吮方式通常比乳头简单，且能释放较多的奶水而无须像乳头一样用力吸吮，婴儿可能会因此感到困惑，难以适应乳头的吸吮技术，影响母乳喂养的成功和婴儿乳房吸吮技术的建立。在泌乳反射过程中，不适当地给婴儿母乳以外的食物，不仅影响婴儿的食欲，减少对乳头的吸吮和刺激，还能造成上述不良刺激的恶性循环。因此，了解泌乳的机制和要求乳母正确地进行授乳是非常重要的。

五、内分泌因素对乳汁分泌量的影响

哺乳期间，乳腺是人体内代谢率最高的器官之一，母乳分泌活动涉及全身多系统、多因素共同参与完成，是逐步的、连续的、母子间相互协同作用促成的。

（1）催乳素的影响：孕晚期临近分娩时，乳房已可分泌少量乳汁。一旦开始哺乳后，靠催乳素维持泌乳。当婴儿开始吸吮乳头时，垂体前叶的催乳素细胞释放催乳素到血液循环中，引起乳腺腺泡分泌乳汁，并存于乳腺导管内，只要婴儿每天吸吮一次以上，就可持续生乳。如果婴儿不吸吮乳头，乳汁的产生可在 24～48 小时内停止，泌乳作用在 3～4 天后就不能维持。大多数乳母的泌乳能力比一个婴儿所需乳量大得多，但是个体之间变化较大，即使营养状况良好的人群也是这样。

（2）催产素的影响：婴儿吸吮乳头的动作还刺激垂体产生催产素，引起乳腺腺泡周围的肌肉收缩，促使乳汁沿乳腺导管流向乳头。催产素同时还作用于子宫，引起子宫肌肉收缩，从而可帮助停止产后出血，促进子宫复原。

（3）母乳分泌的维持：乳汁的分泌和排出两个过程密切配合、共同依存。不断排空乳房是维持乳汁持续分泌的一个重要条件。每日哺乳 7～8 次，可使催乳素水平处于分泌巅峰状态，促使分泌更多的乳汁。产后如不授乳，催乳素的基础分泌量会在 3～4 周降低，乳汁分泌趋于停止。

（4）母乳分泌的调节：从乳腺发育到泌乳，体内多种激素发挥着重要调节作用。当乳腺发育成熟时，乳汁的生成受催乳素分泌量的影响，肾上腺皮质激素和胰岛素也有一定的作用，这些激素在怀孕后期血液中的浓度很高，而且神经系统对乳汁的分泌也发挥极重要的调节作用。

六、泌乳量充足与否的评价

泌乳是一个持续过程，但产生的乳量主要由婴儿的需要来调节。完全母乳喂养的婴儿，生长发育良好，大小便正常，并且评价营养状况的生化指标都在适宜水平时，可以认为泌乳量充足，母乳喂养是成功的。

（一）正常泌乳量

正常情况下，乳汁分泌量在产后逐渐增多，产后第一天约分泌 50ml 乳汁，第二天约分泌 100ml，随后逐渐增加，通常至第二周时增加到每天约 500ml，至一个月时每日分泌量约 650ml，3 个月后营养状况良好的乳母每日乳汁分泌量为 750～1000ml。在哺乳的头 6 个月，平均每天泌乳量约为 750ml，其后的 6

个月约为600ml。在出生后6个月内母乳喂养期间，不要给予婴儿其他液体或食物，因为其他液体或食物可能会导入感染源或污染源，从而降低营养摄入量，并且可能导致乳汁产生的过早中止。

（二）乳量充足的征象

（1）喂奶前后，妈妈能明显感觉到乳房从胀满到松软的变化。

（2）宝宝吮吸时能听到连续吞咽的声音。

（3）宝宝吃饱后很满足，表情安详，眼睛亮，能够安静入睡。

（4）观察宝宝尿量，每日6～8次或以上，颜色呈淡黄色。

（5）观察大便，每日2～3次或以上，每次量约1大汤勺，性状呈蛋花糊状。

（6）生长发育正常。

（7）每次单侧吃奶15～20分钟。

（三）泌乳量不足

泌乳量少是母亲营养状况不良的一个指征。当乳母能量摄入很低时，可使泌乳量减少到正常的40%～50%；严重营养不良乳母的泌乳量可降低到每天100～200ml；饥荒时营养不良的乳母甚至可能完全终止泌乳。对于营养状况良好的乳母，如果哺乳期节制饮食，也可使泌乳量迅速减少。

（四）母乳不足的表现

（1）可靠征象：婴儿体重增长缓慢，每月增重少于500g或出生2周后，体重低于出生体重；尿量一般每日少于6次，色黄且味浓。

（2）可能征象：孩子时常哭闹，哺乳后还想找奶喝；母亲感觉不到奶胀，挤奶时没有奶滴出；每次吃奶时间过长，两次喂奶间隔缩短；孩子吸吮次数多，吞咽次数少；孩子大便干，硬或发绿。

七、延迟哺乳

延迟哺乳通常指的是母乳喂养过程中乳汁产生的时间延迟或者不足的情况，这可能会让新妈妈感到焦虑或困惑。产后36～120小时（5天内）泌乳量迅速增加，就可以认为“下奶了”。经产妇女比初产妇可较早地增加奶量。然而，已经证明以下因素可能与延迟泌乳有关。

（1）与产妇本身相关：如产妇年龄、胎次、乳头扁平或内陷、持续性乳头疼痛、孕期肥胖等。

（2）与生产过程相关：如剖宫产、胎盘滞留、第二产程延长。

（3）与喂养不当相关：如使用安抚奶嘴、吸吮/泵奶或挤奶的频率不适当。

（4）与疾病相关：如产妇患急性感染性疾病、糖尿病，使用抑制催乳素和催产素的药物等。

（5）其他因素：如分娩时过度紧张、产后应激、吸烟和饮酒等。

有些延迟泌乳的妇女可能直到产后6～10天泌乳量才迅速增加。因此，有必要对哺乳充满信心，并给予坚持；同时可指导产妇增加哺乳次数，每次喂奶后把乳房剩余的乳汁排空，加强营养和注意睡眠，必要时可服中药下奶，如黄芪、当归、王不留行、穿山甲、漏芦、瓜蒌、白芷等，也可辅助按摩及用针灸法催乳。

八、乳汁过多

乳母产生的奶水超过宝宝的需求量时称为乳汁过多。先用温水及温和的肥皂清洁双手和乳房，将多余的母乳挤出或吸奶器泵出，使用干净、密封性良好的容器来存储母乳，如特制的母乳存储袋、玻璃或塑料容器，确保容器上有标签，标注存放日期和时间。母乳含有天然杀菌物质，可以在不同的环境中保存。室温25～27℃可保存3小时，15～25℃可保存8小时。冰箱冷藏室0～4℃的条件下，可存放1～4天。冰箱冷冻－18℃以下可以放置3个月以上，尽量在6个月内使用以保持最佳质量。注意不要将不同时间挤出的母乳混合在一起，这样可以更好地控制存放时间和确保母乳的新鲜度和安全性。

解冻冷冻的母乳时，可以将其放在冰箱的冷藏室中过夜缓慢解冻，再把奶瓶放在装有40℃以下温水的容器中加热。不建议使用微波炉来解冻或加热母乳，因为这可能会导致受热不均匀，破坏母乳的营养成分。宝宝没有喝完的母乳，应在一定时间内丢弃，通常是喂奶后的1～2小时内。母乳是宝宝最好的食物，正确地存储和处理可以帮助确保其营养和安全性。

第五节　特殊人群的喂养

一、早产儿的喂养

早产儿是指出生胎龄满28周、不足37周的新生儿。早产儿的胃肠道发育不完善，体质偏弱，需要特殊的喂养方式来满足其生长和发育，这也是早产儿存活及远期生存质量的保障和基础。早产儿母亲的母乳是喂养的首选，尤其是富含免疫物质和营养的初乳，有助于保护和促进早产儿的健康成长。早产乳的乳清蛋白与酪蛋白的比例为70∶30，早产儿更易吸收其中的脂肪和乳糖，有利于减轻早产儿的胃肠负担。母乳中钙磷物质对早产儿的骨骼发育也更有利。早产乳含有丰富的抗炎因子、抗微生物因子等，能够帮助早产儿抵抗病菌和疾病，为早产儿提供最佳的免疫保护。在早产儿母亲无母乳的情况下，可以选择来源于足月儿母亲捐赠的成熟乳。

与足月新生儿相比，早产儿可能存在呼吸、吮吸和吞咽功能不协调，不能直接母乳喂养时，可采用管饲喂养，通过胃管将乳汁输送到宝宝胃中。待宝宝具备吃奶能力后，再过渡到经口喂养。由于早产儿胃容量很小，需要频繁喂养，通常每隔2～3小时一次，早产儿吃奶容易感到疲惫，喂奶时母亲可以让早产儿适当休息后再继续喂奶，避免呛奶。

虽然母乳是早产儿的最佳膳食，但未强化的母乳不能为早产儿提供充足的蛋白质、能量、脂肪酸、矿物质和其他微量元素，无法帮助其达到合适的胎儿生长曲线，因此在母乳基础上辅以营养强化剂或低体重儿专用配方奶，为婴儿提供充足的营养素来满足其需求，促进早产儿的生长发育，支持持续“追赶生长”。

二、妊娠期糖尿病产妇分娩的新生儿喂养

妊娠期糖尿病产妇生下的新生儿容易出现低血糖反应，主要原因是新生儿出生后肝脏中的糖原储备不足。在分娩过程中，孕妇消耗了大量的能量，但初乳的分泌可能不足，导致新生儿无法摄取足够的营养。由于新生儿大脑组织对葡萄糖的需求量较高，而葡萄糖的存储量有限，如果新生儿体内的血糖水平过低并持续不升，脑细胞可能会因为能量供应不足而受到损害，甚至导致不可逆的细胞死亡。

新生儿低血糖通常没有明显的症状，容易被忽略，如果不及时有效地干预，可能会对新生儿的身体造成较大的损害。因此，对于妊娠期糖尿病的产妇和其新生儿，特别是在分娩后的早期，需要密切观察其精神状态、哭声的规律、肤色以及吃奶情况，以便及时发现低血糖的迹象。此外，由于新生儿的体温调节中枢尚未完全发育，他们对保温的需求较高，以避免受凉。在新生儿出生后30分钟进行母婴皮肤接触如吸吮时，需要注意将室内温度调节至合理范围，26～28℃即可。将新生儿身体表面的黏液擦干净，在其背部覆盖被子，采取母婴同床。当新生儿出生后6小时血糖均处于正常区间内，可接受母乳喂养。

如新生儿出生后处于低血糖状态，需要在出生后2小时及时哺喂葡萄糖液体，促使新生儿血糖水平回升，之后新生儿接受配方奶喂养。研究发现，通过按需喂养与干预喂养，妊娠糖尿病产妇分娩的新生儿出生后6小时血糖可回升至正常范围内，说明采取适宜的喂养措施对于维持新生儿血糖水平平稳是至关重要的。为预防妊娠期糖尿病产妇娩出新生儿低血糖，新生儿出生后需要做好血糖监测工作，根据新生儿血糖水平采取适宜的喂养方案进行喂养，保障新生儿健康成长。

三、母亲感染性疾病的喂养

（一）乙型肝炎

乙型肝炎是一种由乙型肝炎病毒（HBV）引起的传染病，HBV可以通过血液和体液传播，包括乳汁。虽然乳汁中的病毒量较低，但仍然有传播的风险。母亲存在感染时，因担忧将病毒传给子代，可能造成母乳喂养困惑，甚至不必要地放弃母乳喂养。根据2019年《中国乙型肝炎病毒母婴传播防治指南》

的建议，对母亲感染乙肝的新生儿进行联合免疫预防，新生儿应在出生后尽早接种乙肝疫苗和乙肝免疫球蛋白，通常在出生 24 小时内进行首次接种，以预防感染。对于病毒载量高（HBV DNA ≥ 10^6 IU/ml）的孕妇，建议孕晚期在专业医生的指导下进行抗病毒治疗，以减少 HBV 母婴传播。HBV 感染产妇的母乳喂养建议如下所述。

（1）乙型肝炎 e 抗原（HBeAg）阳性，乳头破裂，出血等情况均可母乳喂养。

（2）新生儿出生后可立即开始哺乳，无须先注射乙型肝炎免疫球蛋白。

（3）对孕晚期以减少母婴传播为目的而开始抗病毒治疗的母亲，产后应立即停药，对新生儿进行母乳喂养；对于产后必须继续服药的母亲，不应放弃母乳喂养。

（二）艾滋病

艾滋病的母婴传播主要发生在妊娠、分娩和哺乳三个阶段，病毒通过胎盘、产道和乳汁传播给胎儿或婴儿，造成儿童患艾滋病。为预防人类免疫缺陷病毒（HIV）母婴传播，HIV 感染母亲孕期需要进行抗病毒治疗，通常采取剖宫产分娩，哺乳时因为乳汁中可能含有病毒，根据 WHO 的相关指南，对于 HIV 感染者的母亲，推荐使用人工喂养，比如奶粉喂养，而不是母乳喂养，以有效地降低婴儿感染 HIV 的风险。

在一些低收入国家或资源匮乏的地区，母乳喂养可能是唯一的选择。在这种情况下，可以考虑以下措施来减少 HIV 的传播风险。

（1）建议母亲接受抗逆转录病毒治疗（抗 HIV 药物治疗），使病毒载量降低到非常低的水平，从而减少乳汁中病毒的量。

（2）建议产妇在使用抗逆转录病毒药物的同时进行哺乳，以进一步减少传播风险。

（3）婴儿出生后也需进行抗病毒治疗，禁忌混合喂养。

（4）定期监测母亲和婴儿的健康状况，以便及时采取措施。

（三）结核病

结核病是一种由结核分枝杆菌引起的传染病，通过空气飞沫传播。产妇如果患有活动性肺结核或其他形式的结核病，会增加将结核分枝杆菌传播给婴儿的风险。能否哺乳取决于母亲的健康状况，病情控制情况，以及药物治疗效果，进而制定最合适的哺乳计划，以保证母亲和婴儿的健康。

（1）病情较轻或者在接受治疗且病情得到控制的情况下，可以哺乳。

（2）母亲服用抗结核药物时，仍可以哺乳，但避免在乳母服药后 2 小时内哺乳，最好在服药前或刚服药后进行哺乳，因为此时乳汁中的药物浓度最低。或将此时的乳汁吸出后冷藏或冷冻保存。

（3）病情严重或者母亲的健康状况不稳定则不能直接母乳喂养，如孕期确诊肺结核，分娩时尚未开始治疗；或已开始治疗但痰结核菌阳性；乳腺结核；乳头或乳房存在破损；合并 HIV 感染的情况等。

（4）未经正规治疗的活动性肺结核产妇必须与婴儿隔离。活动性肺结核经正规治疗≥2 周，痰结核菌阴性可解除隔离，也可直接哺乳。

（四）流行性感冒

流感是由流感病毒引起的呼吸道传染病。对于患有流感的孕妇是否可以哺乳，一般情况下可以进行以下考虑。

（1）孕妇的健康状况：如果孕妇的流感症状轻微，身体状况良好，并且能够通过自身抵抗力来控制病情，通常是可以继续哺乳的。母乳对于宝宝的营养和免疫支持非常重要，因此继续哺乳有助于宝宝的健康。

（2）传染风险：流感病毒可以通过飞沫传播，孕妇在感染流感期间可能会传播给宝宝。在起病最初 2～3 天建议母婴隔离，可将母乳吸出或挤出后，由他人哺乳。流感恢复期无明显喷嚏、咳嗽时，孕妇可以采取一些预防措施，如戴口罩、频繁洗手、避免面对面喂养等进行哺乳。

（3）药物治疗：大多数流感药物在哺乳期间是可以使用的，但孕妇仍需遵循医生的建议和指导使用安全的药物来缓解流感症状，减少对宝宝的影响。

（五）梅毒

梅毒是由梅毒螺旋体引起的性传播疾病。产妇患有梅毒时，感染的病原体可能在母乳中存在，因此有将疾病传播给婴儿的风险。对于患有梅毒的产妇是否可以母乳喂养，需要根据具体情况和病情严重程度来评估和建议，有以下几点需要考虑。

（1）梅毒的传播途径：梅毒可以通过直接接触感染者的皮肤或黏膜传播，应对孕妇及其配偶或性伴侣进行规范治疗。

（2）分娩前已接受规范治疗的孕期梅毒患者，不管抗体滴度高低，产后均可进行母乳喂养。

（3）如果分娩前未规范治疗或临产前1~2周才确诊者，建议暂缓直接母乳喂养，但乳汁消毒后可哺乳，或用替代喂养方式，如配方奶粉或捐赠母乳喂养，以减少传播风险。同时尽快开始治疗。疗程结束后可直接母乳喂养。

（六）巨细胞病毒

巨细胞病毒（Cytomegalovirus，CMV）是一种普遍并长期存在于单核细胞和粒细胞中的疱疹病毒，唾液、尿液及母乳中均可发现CMV。在我国有86%~96%的人是CMV抗体阳性，而成为CMV的潜在传染源。然而相较于配方奶，母乳的营养成分更适合于婴儿不成熟的肠道，母乳喂养被认为是一种保护因素，对于婴儿尤其是早产儿而言，即使母亲感染CMV，仍然可以母乳喂养。

（1）对足月儿（或胎龄>32周，或出生体重>1500g的早产儿），母乳喂养仅引起隐性感染，不引起发病，也不影响生长发育，故应鼓励母乳喂养。

（2）对胎龄<32周或体重<1500g的早产儿，母乳消毒后可喂养，待新生儿体重>1500g，或纠正胎龄>32周后即可直接哺乳。

（3）即使婴儿已经确诊巨细胞病毒感染并发病，乳汁消毒后仍可哺乳。

三、母儿分离时母乳收集及消毒方法

母儿分离时，一方面需要指导乳母进行乳房按摩，手工挤奶，以有效去除乳腺管的堵塞或乳汁的淤积，缓解乳房胀痛；另一方面需要将收集好的母乳妥善保存和处理，最大程度保持母乳的活性成分喂养新生儿。因此，掌握收集和消毒母乳的方法是非常重要的。

（一）母乳收集方法

（1）手工挤奶：使用双手的拇指和示指，放在乳晕后方朝向胸壁处，有节奏地轻轻按压乳房，从乳晕向乳头方向挤压。可以模仿婴儿吸吮的节奏，轻柔而均匀地挤压，促进乳汁的排出。时间一般可以在婴儿吸吮母乳之前或之后使用手工挤奶，以补充或保留乳汁。此方法简单易行，不需要额外设备，可以根据个体需要和感觉调整挤压的力度和频率。

（2）吸奶器吸奶：使用手动或电动吸奶器，根据使用说明操作。将吸奶器正确放置在乳房上，并启动吸奶器。对于电动吸奶器，可以根据个人的感觉和需要调整吸奶的频率和强度，以最大程度地减少对乳房的损伤和不适感。此方法特别适合需要频繁吸奶或者需要大量收集母乳的情况，电动吸奶器可以模拟吸吮的过程，有助于更高效地排出乳汁，更有效地收集和储存大量的母乳。

（3）注意事项：在任何吸奶或挤奶过程中，保持良好的卫生习惯，以减少细菌污染。如果可能，使用专门设计的母乳储存容器或袋子来储存收集的母乳。遵循厂家的使用说明，确保正确使用和清洁吸奶器。以上母乳收集方法可以根据个人的喂养需求和偏好选择。无论采用哪种方法，都要确保乳房的健康和乳汁的质量，以支持宝宝的健康生长和发育。

（二）常用母乳消毒方法

母乳消毒的理想目标是在杀灭各种病原体的同时，最大限度地保留母乳中的各种营养物质、免疫活性物质及有益菌群。在一些国家，母乳能否直接喂养或需经巴氏消毒，取决于其病原体的污染水平和对婴儿的风险。比如在德国，经巴氏消毒后捐赠的母乳中病原体浓度$<10^3$cfu/ml可直接喂养出生体重≤1500g的婴儿，而病原体浓度$<10^4$cfu/ml则可喂养出生体重>1500g的婴儿。常用母乳消毒方法如下所述。

（1）冻融法：将乳汁冷冻在（-20～-10）℃的温度下保存1～3天，甚至更长时间，然后在40～45℃的温度下融化。该方法虽对乳汁成分破坏最少，但只能抑制巨细胞病毒（CMV）的感染性，不能抑制其他微生物的感染性，因此仅适用于CMV IgG阳性母亲的乳汁，不能用于其他感染。

（2）巴氏消毒法：巴氏消毒法是利用病原体不耐热的特点，适当的温度和保温时间可将病原体全部杀灭。但经巴氏消毒后，仍残留部分嗜热菌、耐热性菌以及细菌、芽孢等，但这些细菌多数为乳酸菌，对人体有益无害。方法为将母乳加热至60～65℃消毒30分钟。通常建议使用该方法，既能杀灭本文提到的所有病原体，又能最大程度保持母乳的活性成分。采用市售温奶器按说明书操作，温度达到60℃开始计时，期间摇匀1～2次。不需要延长消毒时间，以免破坏活性成分。

（3）常规加热：方法为将母乳煮沸5～10秒。微波炉消毒虽然操作简单，但因存在加热不均匀、对乳汁营养成分破坏严重、容易烫伤等问题，一般不建议使用。消毒后的母乳在温度适宜时应尽快喂养。

随着现代科技的发展，新型灭菌方法不断涌现，如臭氧灭菌、等离子体灭菌、光脉冲灭菌、磁力灭菌、半导体光催化灭菌、激光灭菌、电阻加热灭菌等。最大限度地保持母乳的营养成分和免疫活性物质，必将成为未来母乳消毒方法研究和应用的重点。

第六节　乳母营养需要及重点营养素

哺乳期是女性一生中营养需求最大的时期，此时不但要为自己提供营养，还要为婴儿提供足够的营养，以满足婴儿健康和生长发育的需要。乳母的营养需求包括增加能量摄入、补充优质蛋白质、保证充足的脂肪摄入、确保足够的无机盐和维生素摄入。

一、乳母能量需要

乳母的基础代谢率比未哺乳妇女高20%，哺乳期母体对能量的需要量明显增加。因为乳母除满足自身的能量需要外，还要供给乳汁所含的能量，分泌乳汁的过程也需要能量。人乳的能量含量为67～77kcal/100ml，平均为70kcal/100ml。乳母要合成1L的乳汁约需要900kcal的能量，因为每升乳汁含能量700kcal，机体转化乳汁的效率约80%，故约需900kcal才能合成1L的乳汁。理论上乳母在妊娠期所增长的体重中约4kg为脂肪，可为泌乳提供大约1/3的能量，但是另外的2/3需要由膳食来提供。中国膳食营养素参考摄入量（2023版）建议乳母能量推荐摄入量应在孕前能量需要量的基础上平均每日增加400kcal。妇女孕前所消耗的能量为1700～2100kcal/d，哺乳期妇女需要2100～2500kcal/d，其中最好有100kcal/d来自蛋白质。当然，哺乳期妇女每日所需额外增加能量值，因年龄、BMI、体力活动水平及母乳喂养程度不同而存在个体差异。衡量乳母能量摄入是否充足，可根据母乳量和母亲的体重来判断。泌乳量应能使婴儿饱足，而母亲应逐步恢复至孕前的体重。如果乳母较孕前消瘦或孕期储存的脂肪不减，表示能量摄入量不足或过多，应作相应的调整。

二、乳母宏量营养素的需求及食物来源

（1）乳母碳水化合物需求：人乳中的碳水化合物主要是乳糖。乳糖合成速度是人乳腺产生乳量的主要决定因素，对婴儿生长发育有重要意义。乳糖除供给能量外，还可以调节肠道益生菌菌群，抑制肠道腐败菌的生长；此外，肠道内的乳糖还有利于钙、铁、锌的吸收，参与新生儿先天性免疫调节，同时能促进婴儿的大脑发育。因此，中国哺乳期妇女膳食指南建议乳母合理摄入碳水化合物，碳水化合物应提供55%～65%的膳食总能量。

（2）乳母蛋白质需求：乳母的蛋白质营养状况对泌乳有很大的影响。健康而营养状况良好的乳母，乳汁中的蛋白质含量比较恒定。乳母膳食摄入的蛋白质量少、质差时，将会影响乳汁中蛋白质的含量和组成。乳汁中的蛋白质含量明显下降会导致婴儿发生蛋白质营养不良的风险增加。人乳蛋白质平均含量为1.2g/100ml，正常情况下每日泌乳量约为750ml，所含蛋白质9g左右，但是母体内膳食蛋白质转变为乳汁蛋白质的有效率约为70%，故分泌750ml的乳汁需要消耗膳食蛋白质13g。如果膳食蛋白质的量与质都不高，则转变成乳汁蛋白质的效率会更低。因此，中国营养学会建议乳母蛋白质的摄取，在一般成

年女性的基础上每天应增加摄入25g，RNI达到每日80g，并保证至少摄取优质蛋白质应占总蛋白的50%或以上。鱼、禽、肉、蛋、瘦肉、大豆类等食物提供的蛋白质属于优质蛋白质。某些富含蛋白质的食物，如牛肉、鸡蛋、肝和肾等，有促进泌乳的作用。

（3）乳母脂肪的需求及来源：乳母应摄入充足的脂肪，母乳中脂肪含量受婴儿吮吸的影响而发生变化，所以每次哺乳过程中后段乳中脂肪含量比前段乳的含量高，这样有利于控制婴儿的食欲。在妊娠期间，孕妇的体脂含量增加2～4kg，其中包括乳房增大中沉积的脂肪，使乳房稍向下垂。随着正常的喂哺，母体将消耗掉妊娠期间储存的体脂。乳母每天脂肪的摄入量以占总能量的20%～30%为宜。乳母膳食中脂肪的摄入量及种类可直接影响乳汁中的脂肪酸含量。优质脂类与婴儿的脑发育有密切关系，如深海鱼脂肪富含DHA，对中枢神经系统的发育特别重要；乳母多吃一些海产品对婴儿的生长发育有益，建议至少每周摄入1次深海鱼。脂溶性维生素的吸收也需要脂类，所以乳母的膳食中动物性与植物性脂肪应搭配适当。

三、乳母矿物质的需求及食物来源

1. 乳母钙的需要及食物来源

（1）乳母钙的需要量：人乳中钙含量比较稳定，一般含34mg/100ml，乳母每日通过乳汁分泌的钙近300mg。如果母亲膳食钙的摄入量不能满足需要，通常不会影响乳汁的分泌量及乳汁中钙含量，母体通过动用其骨骼中的钙来维持乳汁中钙水平的稳定。乳母可因缺钙而患骨质软化症，常常出现腰腿酸痛、抽搐等症状。因此，为了保证乳汁中钙含量的稳定及母体钙平衡，应增加乳母钙的摄入量。乳母膳食钙推荐摄入量为每日800mg，可耐受的最高摄入量每日为2000mg。

我国乳母膳食中普遍缺钙，膳食钙的摄入量很低，要注意膳食多样化和增加膳食钙的摄入。建议每日饮奶至少300ml，以补充约360mg的优质钙；每日如果能饮用牛奶500ml，则可从中得到约600mg钙。增加富含钙的食品，例如大豆类及大豆制品等，100g左右的大豆制品可获得约100mg的钙；还可选用其他富含钙的食物或骨粉等。此外，还要注意补充维生素D，多晒太阳或服用鱼肝油等，以促进钙的吸收与利用。

（2）乳母钙缺乏及其影响：乳母缺钙时一方面会动用母体的钙质，导致乳母因缺钙而造成骨皮质变薄，可能发生急性的骨丢失；另一方面则会影响婴儿的生长发育。人体的钙含量按去脂体重计算约为23g/kg。对于55kg的妇女，体脂含量约25%，钙含量为900～1000g。按每天泌乳750ml计，持续6个月的哺乳妇女经乳汁丢失的钙约50g，约占总体钙的5%。因此，注重乳母钙的补充，重新构建母体的钙储存，特别是对于连续妊娠和哺乳的妇女在降低人群骨质疏松危险性方面具有重要意义。

2. 乳母铁的需要及食物来源

（1）乳母铁的需要量：铁不能通过乳腺输送到乳汁，因此母乳中铁含量极少，仅为0.05mg/100ml。增加乳母膳食铁的摄入量虽可升高乳母血清铁水平，但对乳汁中铁含量的影响并不明显。为防止乳母发生营养性缺铁性贫血，应注意铁的补充，膳食中应多供给富含铁的食物，如动物的肝脏、血类、肉类食物，蔬菜如菠菜、芹菜、西兰花等。乳母膳食铁的RNI为每日24mg，UL为每日42mg。日常膳食虽然可以达到上述的适宜摄入量，但是由于食物铁的利用率低，特别是植物性食物来源的铁，对于妊娠前就存在铁元素储备不足或妊娠期缺铁性贫血的女性，哺乳期建议继续补充铁元素，从而在产后更好地重建体内的储备铁。早产儿、低出生体重儿或糖尿病及肥胖女性的子代出生后铁缺乏的风险较高，也需要额外补充铁元素。

（2）乳母铁缺乏及其影响：铁是人体必需的微量营养素，但过量又存在潜在毒性作用。铁主要参与体内氧气的运送和组织呼吸链传递过程，参与构成血红蛋白、肌红蛋白、细胞色素的组成成分，维持婴儿正常的造血功能；处于快速生长发育期婴儿的铁需要量相对较高；然而人乳中铁含量较低，因此乳母应注意膳食中含铁食物的补充。

3. 乳母碘的需要及食物来源

（1）乳母碘的需要：由于乳母的基础代谢率及能量消耗增加，碘的摄入量也应随之增加。乳汁中碘含量高于母体血浆中碘的浓度，乳母摄入的碘可很快出现于母乳中。中国膳食营养素参考摄入量（2023版）推荐乳母膳食碘的RNI为每日240μg，可耐受最高摄入量为每日500μg。多吃海带、紫菜等海产品，选用加碘盐可增加碘的摄入量。

（2）乳母碘缺乏及其影响：碘是合成甲状腺素的必需原料。甲状腺素调节多种生理功能，促进生长发育，如促进婴儿体内蛋白质的合成和神经系统发育，特别是对婴儿的智力发育尤为重要，因此又被称为“聪明元素”。2019年《妊娠和产后甲状腺疾病诊治指南（第2版）》中提出，哺乳期妇女每天保证摄入碘至少250μg。地域特征及是否服用加碘盐可以影响女性体内碘元素的含量。常规食用加碘盐的乳母体内碘元素水平可满足哺乳期的需求量。不食用加碘盐者，每天需要额外补充碘150μg。有证据显示，在中重度碘元素缺乏的地区，乳母补充碘元素比婴儿直接补充碘剂更加有效。

4. 乳母锌的需要及食物来源

（1）乳母锌的需要：锌与婴儿的生长发育及免疫功能有密切关系。乳汁中锌含量受乳母膳食锌摄入量影响，在蛋白质食物不足的地区，常见孕产妇锌元素缺乏。乳母膳食锌的RNI为每日13mg，UL为每日40mg。牡蛎富含锌，建议每周至少摄入1次贝类产品。

（2）乳母锌的缺乏及影响：锌在婴儿生长发育过程中发挥重要作用，能增进婴儿机体的免疫功能，与婴儿味觉功能发展有关，并对皮肤和视力具有保护作用。

四、乳母脂溶性维生素的需求及食物来源

1. 乳母维生素A的需要与食物来源

乳汁中脂溶性和水溶性维生素的含量，均不同程度受乳母膳食中维生素摄入量的影响，特别是当母体这些维生素处于缺乏状况时将更为明显。

（1）乳母维生素A的需要：母乳中的维生素A大多数来自孕产妇的脂肪储存中，同时也受膳食影响。乳母维生素A的摄入量可以影响乳汁中维生素A的含量，因为维生素A可以少量通过乳腺进入乳汁，尤其产后2周内的初乳富含维生素A，随着成熟乳汁的产生，维生素A含量逐渐下降，平均为60μg/100ml。通过膳食补充维生素A可使乳汁中维生素A含量提高数倍，但是乳母膳食中维生素A转移到乳汁中的数量有一定限度，超过一定限度则乳汁中维生素A的含量将不再按比例增加，呈现出神奇的自动控量现象，以此保证婴儿维生素A的充足供给但又不至于过量。乳母膳食维生素A的RNI为每日1260μgRAD，UL为每日3000μgRAD。我国膳食中维生素A一般供应不足，因此乳母需要注意膳食的合理调配，多选用富含维生素A的食物，如富含胡萝卜素的蔬菜、动物肝脏及乳制品等，必要时每日补充维生素A制剂500～1000μgRAD。

（2）乳母维生素A缺乏及其影响：维生素A具有广泛的生理功能，包括参与视觉过程、细胞增殖与分化、细胞间信息交流、器官与组织的生长、生殖以及免疫系统功能，可影响婴幼儿的生长发育、生殖功能、免疫功能、造血功能和皮肤黏膜的完整性。即使是无明显临床症状的亚临床维生素A缺乏，也会影响人体的免疫功能和增加贫血发生率以及感染性疾病的严重程度，而且与死亡风险升高有关。婴幼儿严重缺乏维生素A，可导致干眼症和夜盲症，严重的可致角膜穿孔、失明等。维生素A缺乏仍然是许多发展中国家所面临的一项重要的公共卫生问题。母乳中维生素A的浓度被认为是评价哺乳期妇女维生素A营养状态非常有用的指标。

2. 乳母维生素D的需要及食物来源

维生素D能促进肠道对钙、磷的吸收和肾脏重吸收钙和磷，维持血钙和磷水平的稳定。而钙与磷是骨骼正常矿化过程、肌肉收缩、神经传导以及细胞基本生理功能的重要元素。

（1）乳母维生素D的需要：维生素D几乎不能通过乳腺，因此母乳中维生素D的含量很低。乳母膳食维生素D的RNI为每日10μg（400IU），UL为每日50μg。我国日常膳食中富含维生素D的食物很少，故应通过多晒太阳来改善维生素D的营养状况以促进膳食钙的吸收，必要时可补充维生素D制剂，但要在专业人士的指导下进行，因为补充维生素D过量也是有害的。由于乳汁中维生素D的含量很低，婴儿必须通过多晒太阳或补充鱼肝油或AD胶囊等制剂方能满足需要。中国营养学会建议，婴儿出生后

数日就应开始补充维生素 D 每日 10μg（400IU）。

（2）乳母维生素 D 缺乏及其影响：维生素 D 严重缺乏可导致佝偻病。正常情况下乳汁中维生素 D 的含量较低，范围为 0.5 ~ 1.5μg（20 ~ 60IU）/L，尤其初乳中更低，这可能与孕期尤其是孕晚期母体维生素 D 缺乏有关，孕妇或乳母维生素 D 缺乏预示胎儿和（或）婴儿发生维生素 D 缺乏的风险增加。此外，季节明显影响母乳中维生素 D 水平，特别是在阳光暴露时间少的季节，如北方冬季和南方梅雨季节，可导致乳汁维生素 D 含量显著降低。在哺乳期间，通过直接给婴儿服用维生素 D 制剂可满足婴儿维生素 D 的需要量。

3. 乳母维生素 E 的需要及食物来源

维生素 E 维持生育功能，在生命早期阶段是非常重要的，参与了从受孕开始到出生后的发育过程。在妊娠期间维生素 E 经胎盘转移到胎儿的数量有限，这就使得母乳成为出生后纯母乳喂养婴儿维生素 E 的唯一来源，为新生儿提供了重要的抗氧化保护和刺激免疫系统发育的重要保障。乳母膳食维生素 E 适宜摄入量每日为 17mgα – 生育酚当量，UL 为每日 700mgα – 生育酚当量。维生素 E 具有促进乳汁分泌的作用，通过适量增加植物油，特别是豆油、葵花籽油和豆类，一般能够满足需要。

五、乳母水溶性维生素的需求及食物来源

1. 乳母维生素 C 的需要及食物来源

据世界卫生组织报告全球平均母乳中维生素 C 含量为 5.2mg/100ml，我国报告的北京市城乡母乳中维生素 C 平均含量为 4.7mg/100ml。乳中维生素 C 浓度有明显的季节性波动，这反映乳汁中维生素 C 含量与乳母的膳食有密切关系。我国膳食维生素 C RNI 为每日 150mg，UL 为每日 2000mg，只要经常吃新鲜蔬菜与水果，特别是鲜枣与柑橘类，容易满足需要。

2. 乳母叶酸的需要及食物来源

母乳中的叶酸来源于母体的储备，因此除非乳母严重缺乏叶酸，否则母乳喂养的婴儿一般不会出现叶酸缺乏。乳母的叶酸需要量高于正常未孕妇女，给营养不良的母亲补充叶酸可增加乳汁中叶酸含量，但是对营养状况良好的乳母则无此效果。膳食叶酸 RNI 为每日 550μg 叶酸当量，UL 为每日 1000μg。对于计划再次妊娠的女性，建议每日补充 400μg 叶酸。

3. 乳母 B 族维生素的需要及食物来源

B 族维生素中维生素 B_1 又被称为硫胺素，是乳母膳食中很重要的一种维生素，母乳中硫胺素含量平均为 0.02mg/100ml。不论乳母的营养状况如何，补充维生素 B_1 后乳汁中的含量明显增高。已证明该种维生素能够改善乳母的食欲和促进乳汁分泌。如果乳母的膳食中缺乏这种维生素，就会导致乳汁中缺乏维生素 B_1，严重时可使母乳喂养的婴儿发生“婴儿型脚气病”。由于膳食中硫胺素被转运到乳汁的有效率仅为 50%，故应特别注意增加乳母维生素 B_1 的供给量。乳母膳食维生素 B_1 的 RNI 为每日 1.5mg，通过日常膳食不易达到，应增加富含维生素 B_1 的食物，如通过多吃瘦猪肉、粗粮和豆类等增加维生素 B_1 的摄入量。

母乳中维生素 B_2 的含量平均为 0.03mg/100ml。维生素 B_2 的情况与维生素 B_1 相似，乳汁中的浓度可反映乳母的膳食摄入情况，如果给乳母补充维生素 B_2，则乳汁中维生素 B_2 的含量就会显著增加。乳母膳食维生素 B_2 的 RNI 为每日 1.7mg，多吃动物肝脏、奶、蛋以及蘑菇、紫菜等食物可改善维生素 B_2 的营养状况。乳母膳食烟酸 RNI 为每日 16mg，UL 为每日 35mg，通过膳食的合理搭配通常能够满足需要。

六、乳母膳食纤维的需求及食物来源

1. 乳母膳食纤维的需求

食物中的膳食纤维包含非淀粉多糖、木质素、抗性淀粉等。非淀粉多糖又可分为可溶性纤维和不可溶性纤维。可溶性膳食纤维主要含果胶、树胶、海藻多糖等；不可溶性膳食纤维包括纤维素、半纤维素、木质素和角质等。乳母膳食纤维推荐摄入量每人每天为 20 ~ 30g，建议用谷类、水果、蔬菜和豆类作为膳食纤维的来源。食物中膳食纤维的含量见表 4 – 2。

表 4-2　食物中膳食纤维的含量（g/100g）

食物名称	总膳食纤维	不可溶性膳食纤维	可溶性膳食纤维
大麦	12.14	7.05	5.02
高纤维谷物	33.30	30.52	2.78
燕麦	16.90	9.73	7.17
黄豆、麸皮	67.56	60.53	6.90
杏子	1.12	0.59	0.53
李子	9.37	4.17	5.07
葡萄干（无核）	3.10	2.37	0.73
胡萝卜	3.92	2.81	1.10
青豆	3.03	2.01	1.02
洋芫茜	3.01	2.37	0.64

2. 乳母膳食纤维缺乏及其影响

产褥期要重视蔬菜、水果的摄入。产妇在分娩过程中体力消耗大，腹部肌肉松弛，加上卧床时间长，运动量减少，致使肠蠕动变慢，比一般人更容易发生便秘。如禁食蔬菜、水果，膳食纤维摄入量不足，容易发生便秘、痔疮等情况，甚至造成某些微量营养素的缺乏，进而影响乳汁中维生素和矿物质的含量，影响婴儿的生长发育。因此，应当纠正一些地方“坐月子”不吃蔬菜、水果的传统习俗。

七、产妇生产过程中的膳食营养供给

分娩全过程是从规律子宫收缩开始到胎儿胎盘娩出，分为三个产程。第一产程为宫颈扩展期，从间歇 5~6 分钟的规律宫缩开始到宫口开全，初产妇一般不超过 20 小时，经产妇一般不超过 14 小时。第二产程为胎儿娩出期，初产妇最长不应超过 4 小时，经产妇不应超过 3 小时。第三产程胎盘娩出期，一般 5~15 分钟，不超过 30 分钟。

分娩相当于一次重体力劳动，产妇必须有足够的能量供给，才能使子宫有良好的收缩力，才有体力把胎儿娩出。2020 年《正常分娩指南》推荐应重视产程中能量的供给，孕妇在产程中按意愿进食和进水；除非产妇由于产程进展不佳、胎儿窒息、感染或产妇不能耐受产程的其他因素改为剖宫产分娩，由此带来麻醉方式的选择和风险，产程中如果过度进食或胃部胀满，可能会在麻醉中和麻醉后非常容易发生食物反流，因此需要平衡“给予产妇营养及液体支持”和“预防反流误吸”的利弊，在预防反流误吸的基础上，给予产妇适当的自由饮食。

（一）第一产程怎么吃

由于时间比较长，睡眠、休息、饮食都会由于阵痛而受到影响。在第一产程阶段产妇不需要用力，因此应尽可能吃些东西，以备在第二产程时有力气分娩。所吃的食物一般以碳水化合物为主，如清淡、易消化、少渣的糖粥、挂面、蛋糕等比较合适。在胃中停留时间比蛋白质和脂肪短，不会在宫缩紧张时引起孕妇的不适感或恶心、呕吐。其次，这类食物在体内的供能速度快。

（二）第二产程怎么吃

此时需要孕妇不断用力，应进食高能量、易消化的食物，如牛奶、糖粥和巧克力等。夏天临产时出汗多，孕妇可选择西瓜汁、葡萄汁等含糖饮料，一方面解渴，另一方面其中的糖分可直接供应能量。如果因宫缩实在太频，很不舒服不能进食，可适当喝点果汁或菜汤，可加蛋白粉，补充因出汗而丧失的水分。由于存在中转剖宫产可能性，有全身麻醉误吸危险因素的产妇，应避免吃固体食物，可饮用高能量无渣饮料，如清澈果汁、运动饮料，应避免饮用酸奶、含果粒果汁等有渣的食物。

（三）第三产程怎么吃

由于第三产程一般不超过半小时，此阶段可以不进食。此时宫缩的干扰和睡眠不足，产妇胃肠道消化能力降低，食物从胃排到肠道的时间由平时的 4 小时增加至 6 小时左右，因此即使要吃也不能吃不易消化的油炸或油性重的肥肉类食物。

（四）需要剖宫产的产妇怎么吃

2020 年发布的《产科快速康复临床路径专家共识》中，对实施剖宫产术后加速康复（enhanced recovery after cesarean，ERAC）提出以下具体做法。

1. 剖宫产术前饮食管理

剖宫产术前传统禁食禁饮的时间为 8 小时以上，ERAC 建议缩短这一时间，特别是应缩短禁饮时间。对健康无合并症的产妇，择期剖宫产麻醉前 6 小时应禁食固体食物，油炸、脂肪及肉类等不易消化食物需禁食 8 小时以上，麻醉前 2 小时可口服适量碳水化合物饮品。该措施可有效减少产妇术前口渴、饥饿和烦躁的发生，还可显著降低胰岛素抵抗的发生率，改善负氮平衡。对于非糖尿病产妇，碳水化合物饮品的推荐剂量为 45g。对于误吸风险较高的肥胖、糖尿病及困难气道等产妇，术前仍应严格限制饮食。

2. 剖宫产术后饮食管理

（1）术后早期进食：早期进食的目的是加速产妇的肠道功能恢复，减少术后代谢紊乱，提高胰岛素敏感性并减轻手术应激反应。多项研究发现产妇术后 1 小时开始口服流质食物，6～8 小时后进食普通食物，不仅不会增加胃肠道不良事件的发生率，还可改善口渴、饥饿等不适感，有助于产妇恢复体力，早期离床活动，提前初乳时间，缩短住院时间。

（2）促进肠道功能恢复：除了尽快下床活动和减少阿片类药物使用外，可推荐产妇术后早期咀嚼口香糖，这已被证实是一项简单有效、低成本且安全的加速肠道功能恢复的措施。术后 1 小时可以考虑少量饮水，2 小时可以考虑进食少量易消化的流食。

第七节　产褥期膳食营养原则及中国哺乳期妇女平衡膳食宝塔

产褥期是指妇女分娩后到身体恢复至孕前状态的一段时间，妇女的身体会经历许多变化，包括子宫收缩、恶露排出、乳汁分泌等。乳母每天要分泌 600～800ml 乳汁喂养婴儿，当营养供应不足时，就会通过分解自身组织来满足婴儿对乳汁的需要。为了保护母亲和分泌乳汁的需要，必须供给乳母充足的营养。由此可见，产褥期的营养十分重要，既能影响到产妇的产后恢复，同时也会影响母乳的质量和数量，进而影响婴儿的生长发育。产妇必须重视产褥期保养，在产褥期内需要特别注意身体的变化和营养健康问题，必要时及时找专业人士采取相应的处理措施，以促进身体的恢复和维系健康。

以往研究哺乳期女性营养需求比较多关注营养不良问题，近年来随着慢性非传染疾病如肥胖、糖尿病、高血压病等发病率增高，以及研究发现成年疾病与生命早期营养不良密切相关，逐步形成“关于哺乳期母亲营养建议”的一些共识，重点考虑了对母婴健康的长远影响。

一、产褥期膳食营养原则

（一）产褥期膳食安排

产褥期是妇女的一个特殊生理阶段，高质量的产褥期保健，合理的膳食和营养对于产妇身体的恢复及将来的健康至关重要。基本的饮食原则仍然是均衡和合理，无特别需要禁忌的食物。

（1）产后头几天适量进食清淡、易消化的食物。正常分娩后，产妇第一餐可进食适量、易消化的半流质食物，例如红糖水、藕粉、蒸蛋羹、蛋花汤、鲫鱼汤等。第二餐可以用正常膳食。有些母亲在分娩后的头一、二天感到疲劳无力或肠胃功能较差，可选择较清淡、稀软、易消化的食物，如糕点、面片、挂面、馄饨、粥、蒸或煮鸡蛋、煮烂的肉菜，然后再恢复正常膳食。

分娩时若有会阴撕伤，Ⅰ度或Ⅱ度会阴撕伤并及时缝合者，可给予普通饮食；Ⅲ度会阴撕裂伤缝合以后，应给无渣或少渣膳食一周左右，因为裂伤，肛门括约肌也会有断裂，成型大便通过肛门时，易使缝合的肛门括约肌再次撕裂，这样不仅给产妇带来痛苦，而且会影响伤口愈合。

剖宫手术的产妇，由于剖宫手术一般采用局部麻醉，对胃肠道的影响比较轻，术后约 24 小时胃肠功能恢复，给予术后流质饮食 1 天，但忌用牛奶、豆浆、大量蔗糖等食品。肛门排气后再给予半流食，再逐渐转为普通膳食。个别产妇术后肛门排气较慢或身体不适，又无食欲者，可多吃一两天半流食。对于采用全身麻醉或手术情况较为复杂的剖宫产术后妇女，其饮食需遵照医嘱。另外，有的产妇在剖宫产后害怕影响伤口愈合或伤口疼痛，不敢正常排便，导致肠内容物停留过久，水分被过度吸收造成大便干结，比较容易引起或加重便秘。除了多饮水和食用富含膳食纤维的食物外，还要注意适当走动以刺激肠蠕动，尽快恢复正常排便。

产妇常用的膳食种类如下所述。

1）无渣流质饮食：水、米汤（去米粒）、面汤、藕粉糊、去渣果汁、蔬菜汤（无渣）、清汤等。

2）流质饮食：营养液、大米汤、小米汤、藕粉、去皮西红柿汁、鲜果汁、蔬菜汁等。

3）半流质饮食：大米粥、小米粥、馄饨、软面条、面片、嫩豆腐、豆腐脑、菜泥、果泥等。

4）软食：软米饭、豆腐、乌冬面、香蕉、去皮番茄、蔬菜蓉、水果蓉等。

（2）注意产褥期饮食营养平衡，食物多样不过量。产褥期的膳食应由多样化食物构成平衡膳食，以满足营养需要。可比平时多吃些鸡蛋、禽肉类、鱼类、动物肝脏、动物血等，以保证优质蛋白质及维生素 A 等的供应，但不应过量。摄入过多的动物性食物，会加重其消化系统和肾脏的负担；同时也降低了产妇对谷类、蔬菜水果等其他食物的摄入量，使得维生素、矿物质和纤维素的摄入量减少，导致营养不均衡。此外适量摄入红糖、芝麻、黄花菜、木耳及各种汤类对产妇和乳母都有益。

（3）合理安排餐次。产妇每天的餐次应较一般人多，以 5～6 次为宜，即三餐之外有 2～3 次加餐。产后胃肠功能减弱，蠕动减慢，一次进食过多过饱，会增加胃肠负担。餐次增多有利于食物消化吸收，保证充足的营养。

（二）产褥期合理膳食原则

（1）均衡饮食。产褥期饮食应以均衡为主，产妇的饮食应多样化，荤素搭配，促进泌乳，包括动物性食物、蔬菜、水果、全谷类、豆类、坚果和种子等。每种食物所含的营养成分不完全相同，每种食物都至少可提供一种营养物质，食物多样、合理搭配的平衡膳食才能保证乳母的营养需要，以利于乳母健康，并保证乳汁的质与量和持续地进行母乳喂养。

（2）清淡饮食。选择清淡、易消化的食物，比如小米粥、面条等，避免摄入油腻的食物，以免增加胃肠道负担；避免食用辛辣刺激性食物，以免造成上火；同时也要注意不宜过多摄入滋补类食物，以免影响乳汁分泌。

（3）增加能量摄入。产褥期需要足够的能量供给来支持身体的恢复和乳汁分泌。产妇每日总能量需要比平时额外摄入约 400kcal 的能量，达到每日摄入能量 2100kcal 或以上。

（4）合理食用促进乳汁分泌的食物。如果产妇乳汁分泌比较少，可以多摄入一些汤类的食物，比如鲫鱼汤、排骨汤等，能够在一定程度上缓解产妇乳汁分泌少的情况；合理摄入大豆、猪蹄、鸡蛋、鱼肉、牛奶、苹果和橘子等，可以做成汤水或煮粥，更易于产妇摄入，有利于乳汁分泌。不能只重视“坐月子”时的食补，要注意将禽、蛋、鱼、肉类等含优质蛋白质食物分散在哺乳期整个过程中，这样才利于乳母健康，保证乳汁的质与量。

（5）主食要粗细粮搭配。经常吃一些粗粮、杂粮，如小米、燕麦、红豆、绿豆及全谷类食物。不能只吃精米、精面，这样不仅可保证 B 族维生素和膳食纤维等营养素的供给，防止因乳汁缺乏维生素而引起婴儿脚气病，还可与主食中的蛋白质起到互补作用，提高其营养价值。

（6）增加蛋白质摄入。产褥期产妇需要更多的蛋白质来促进身体恢复和乳汁分泌，建议每天增加 25g 的蛋白质摄入量。适当增加鱼、禽、蛋、瘦肉及海产品摄入，保证供给充足的优质蛋白质。以上动物性食品可提供丰富的优质蛋白质、一些重要的矿物质和维生素，乳母每天应增加一定量的鱼、禽、蛋、瘦肉，其提供的蛋白质应占总蛋白质的 1/2 以上。大豆类食品能提供优质蛋白质，也应合理摄入。海产鱼虾除了富含蛋白质外，还富含 DHA。

（7）增加富含微量元素的食物摄入。①适当增加奶类等含钙丰富的食品，乳母如果每天能饮用牛奶

500ml，则可从中得到约600mg优质钙。连骨带壳食用的小鱼、小虾，大豆及其制品以及芝麻酱和深绿色蔬菜等也是含钙较丰富的食物，也应适当选用。②为预防或纠正缺铁性贫血，乳母也应适当摄入动物肝脏、动物血、瘦肉等含铁丰富的食物。③增加富含锌和碘的食物摄入。牡蛎富含锌，海带、紫菜富含碘。

（8）增加富含维生素和膳食纤维的食物摄入。新鲜蔬菜和水果含有多种维生素、无机盐、膳食纤维、果胶、有机酸等成分，可增进食欲，增强肠道蠕动，防止便秘，并能促进乳汁分泌，是乳母每天膳食中不可缺少的食物，每天要保证供应蔬菜400～500g，水果200～400g。乳母还要注意多选用绿叶蔬菜和其他有色蔬菜。有的地区产后有禁吃蔬菜和水果的习惯，应予以纠正。

（9）充足的水分摄入。乳母每天摄入的水量与乳汁分泌量密切相关，饮水量不足时，可使乳汁分泌量减少，故乳母每天应多喝汤水。此外，由于产妇的基础代谢较高，出汗多再加上乳汁分泌，需水量高于一般人，因此产妇多喝一些汤汁是有益的。每日需水量应比一般人增加500～1000ml，即每日汤及水总量达到2500～3000ml。鸡汤、鱼汤、肉汤的营养丰富，含有可溶性氨基酸、矿物质等营养成分；用大豆、花生加上各种肉类（如猪腿或排骨）煮成汤等均可促进乳汁分泌。

（10）注意食品卫生及烹调方法、远离污染环境。少吃盐渍、刺激性大的食品（如某些香辛料）及污染食品。烹调方法多采用蒸、炖、焖、煮，不宜采用煎、炸的方法。烹调月子餐时要注意将产妇的饭菜煮得软一点，因为产妇产后体力透支，很多人会有牙齿松动的情况，过硬的食物一方面对牙齿不好，另外也不利于消化吸收。烹调蔬菜时，注意尽量减少维生素C等水溶性维生素的损失。

（11）改变不良生活习惯。乳母吸烟，包括间接吸烟，对母体及婴儿有害。烟草中的尼古丁可通过乳汁进入婴儿体内，影响婴儿睡眠及精神运动发育。饮酒会影响乳母的乳汁分泌。尽管乳腺不储存酒精，但乳汁中的酒精含量与母亲血液中的酒精含量成正相关。研究证明，母亲饮酒后3～4小时，其泌乳量可减少约20%。除了降低泌乳量外，饮酒还可改变乳汁的气味，进而减少婴儿对乳汁的摄取。母亲饮酒对婴儿睡眠也有影响，国外有报道母亲饮酒后3.5小时，婴儿睡眠时间显著减少，影响婴儿的健康。因此，哺乳期应忌烟酒，避免饮用浓茶，节制饮用含咖啡因或可乐等饮料。

（12）科学活动和锻炼，保持健康体重。大多数妇女生育后，体重都会较孕前有不同程度的增加。有的妇女分娩后体重居高不下，导致生育性肥胖。因此，哺乳期妇女除注意合理膳食外，还应适当运动和做产后健身操，这样可促使产妇机体复原，保持健康体重，同时减少产后并发症的发生。但产妇运动也要注意把握适宜的运动量和强度，注意劳逸结合，保证充足的休息和睡眠，不通过节食和药物干预来快速减肥。

（13）其他。产妇需要注意个人卫生，每天洗澡换衣服，保持外阴清洁、干燥。

产妇需要注意恶露排出情况，如有异常应及时就医。产妇在产褥期内应避免性生活，以免引起感染或出血等问题。

二、中国哺乳期妇女膳食指南和平衡膳食宝塔

中国哺乳期妇女膳食指南是为了帮助哺乳期妇女获得合理的营养支持，确保母体和婴儿的健康而制定的科学建议和指导原则。这些指南强调了哺乳期妇女在饮食方面的特殊需求，旨在通过均衡膳食来满足她们在哺乳期的营养需求，并促进乳汁分泌与质量。哺乳期是女性生命中一个特殊的生理阶段，她们不仅要为新生子代提供最佳的生长发育条件，还要通过乳汁奠定婴儿一生的健康基础。哺乳期妇女既要分泌乳汁、哺育婴儿，还需要逐步弥补分娩时的营养损耗并促进各器官、系统功能的恢复，因此比非哺乳妇女需要更多的营养。哺乳期妇女的膳食除保证哺乳所需各种营养素外，还通过乳汁的口感和气味，潜移默化地影响较大婴儿辅食接受和后续多样化膳食结构的建立。基于母乳喂养对母亲和子代诸多的益处，世界卫生组织建议婴儿6个月内应纯母乳喂养，并在添加辅食的基础上持续母乳喂养到2岁甚至更长时间。

（一）中国哺乳期妇女膳食指南

中国哺乳期妇女膳食指南（2022版）在一般人群膳食指南基础上增加了以下五条关键推荐。

（1）产褥期食物多样、不过量，坚持整个哺乳期营养均衡。

（2）适量增加富含优质蛋白质及维生素A的动物性食物和海产品，选用碘盐，合理补充维生素D。

（3）家庭支持，愉悦心情，充足睡眠，坚持母乳喂养。

（4）增加身体活动，促进产后恢复健康体重。

（5）多喝汤和水，限制浓茶和咖啡，忌烟酒。

（二）中国哺乳期妇女平衡膳食宝塔

中国哺乳期妇女平衡膳食宝塔是膳食指南的量化，专门为哺乳期女性设计的，目的是帮助她们通过合理的膳食摄入满足营养需求，同时确保高质量的乳汁分泌和产后健康恢复，详见图4－3。

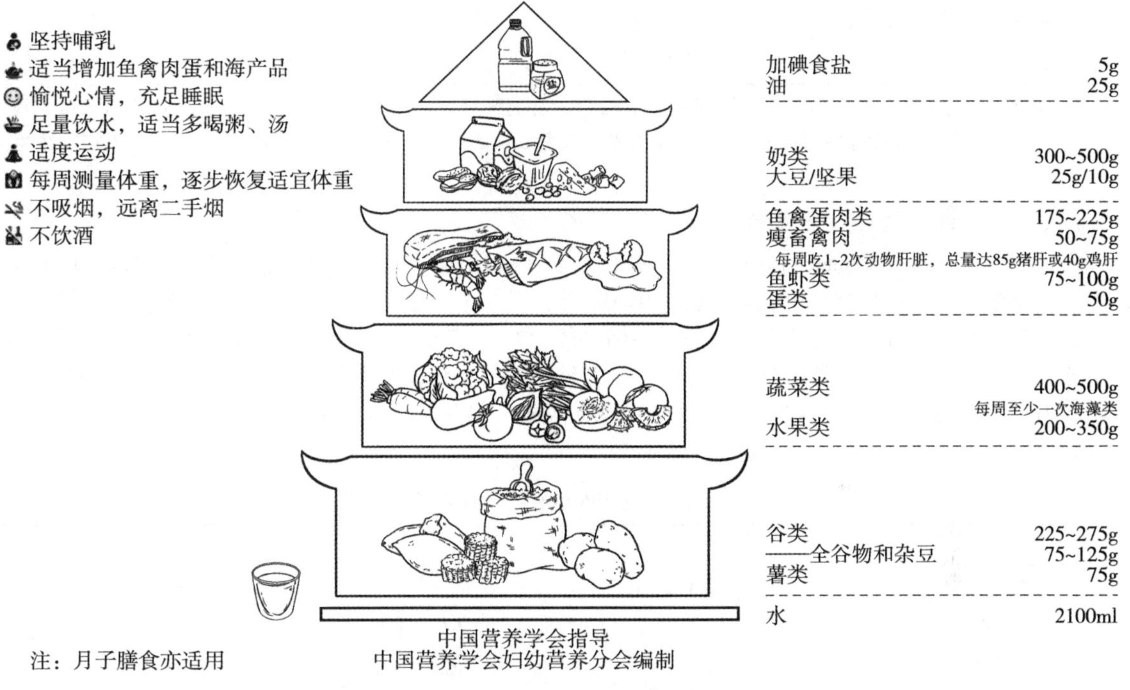

图4－3　中国哺乳期妇女平衡膳食宝塔

中国哺乳期妇女平衡膳食宝塔建议乳母一天食物的摄入量如下所述。

（1）谷薯类：推荐摄入量谷类总量为250～300g，其中薯类75～100g，全谷和杂豆75～150g，全谷类和杂豆类不少于1/3。

（2）蔬菜和水果：推荐摄入量蔬菜400～500g，其中绿叶和红黄色蔬菜应占三分之二以上。水果每日摄入200～400g。

（3）鱼禽蛋肉类：推荐摄入量每天总量175～225g。具体来说，比孕前增加80～100g，每周食用1～2次动物肝脏，如85g猪肝或40g鸡肝，每周吃鱼类1～2次，每次100～150g，最好是海鱼。

（4）奶类、大豆类和坚果：推荐摄入量每日奶类300～500g，大豆类25g，坚果10g。

（5）油脂、食盐和水：推荐摄入量烹调油25～30g，食盐少于6g，饮水量2100ml。每周食用1次海带、紫菜或裙带菜等藻类，每次鲜海带100g或者干紫菜5g，与此同时选用碘盐烹调食物。

三、哺乳期妇女膳食指南实践应用

（一）摄入充足富含优质蛋白质和维生素A的食物

哺乳期妇女膳食蛋白质在一般成年女性基础上每天应增加25g，即每天比孕前增加80～100g的鱼、禽、蛋、瘦肉，每天总量约220g。最好一天选用3种以上、数量适当、合理搭配的动物性食品，以获得所需要的优质蛋白质和其他营养素。如条件限制，可用富含优质蛋白质的大豆及其制品替代。此外，乳母的维生素 A 推荐量比孕前增加 600μgRAE，而动物肝脏富含维生素 A，若每周增选 1～2 次猪肝（总量 85g）或鸡肝（总量 40g），则平均每天可增加摄入维生素 A 600μgRAE。表 4－3 列举了可提供 25g 优质蛋白质的食物组合，供哺乳期妇女选用。

表 4－3　获得 25g 优质蛋白质的食物组合举例

组合一		组合二		组合三	
食物及数量	蛋白质含量	食物及数量	蛋白质含量	食物及数量	蛋白质含量
牛肉 50g	10.0g	瘦猪肉 50g	10.0g	鸭肉 50g	7.7g
鱼 50g	9.1g	鸡肉 60g	9.5g	虾 60g	10.9g
牛奶 200g	6.0g	鸡肝 35g	5.6g	豆腐 80g	6.4g
合计	25.1g	合计	25.1g	合计	25.0g

注：组合一既可提供 25g 优质蛋白，还可提供 216mg 钙，补充乳母对钙的需要。若不增加牛奶，则应考虑每天补钙 200mg；组合二既能提供 25g 优质蛋白，还可提供维生素 A 2100μgRAE 左右，每周一次相当于每天增加维生素 A 300μgRAE。

（二）充足钙的膳食方案举例

乳母膳食钙 RNI 为 800mg/d，UL 为 2000mg，乳母每日钙的实际摄入量应在 RNI 和 UL 之间，即 800～2000mg，母婴营养师应根据每个乳母的需求确定一个具体的量。奶类含钙高且易于吸收利用，是钙的最好食物来源。若乳母每天比孕前多喝 200ml 牛奶，每天饮奶总量达 500ml，则可获得约 540mg 的钙，加上所选用深绿色蔬菜、豆制品、虾皮、小鱼等含钙较丰富的食物，则可达到推荐摄入量。为增加钙的吸收和利用，乳母还应补充维生素 D 或多做户外活动。表 4－4 列举了每日可提供 1000mg 钙的食物组合，供产妇选用。

表 4－4　获得约 1000mg 钙的食物组合举例

组合一		组合二	
食物及数量	含钙量（mg）	食物及数量	含钙量（mg）
牛奶 500ml	540	牛奶 300ml	324
豆腐 100g	127	豆腐干 60g	185
虾皮 5g	50	芝麻酱 10g	117
蛋类 50g	30	蛋类 50g	30
绿叶菜（如小白菜）200g	180	绿叶菜（如小白菜）300g	270
鱼类（如鲫鱼）100g	79	鱼类（如鲫鱼）100g	79
合计	1006	合计	1005

注：组合一有 1/2 以上的钙来自牛奶，而牛奶中的钙易于吸收和利用。组合二中增加其他含钙丰富的食品，以保证获得足够的钙。如不习惯喝牛奶或有乳糖不耐受，也可尝试用酸奶替代。

（三）增加泌乳量的方法

（1）愉悦心情，树立信心。家人应充分关心乳母，经常与乳母沟通，帮助其调整心态，舒缓压力，愉悦心情，树立母乳喂养的自信心。

（2）尽早开奶，频繁吸吮。分娩后开奶应越早越好；坚持让孩子频繁吸吮（24 小时内至少 10 次）；吸吮时将乳头和乳晕的大部分同时含入婴儿口中，让婴儿吸吮时能充分挤压乳晕下的乳窦，使乳汁排出，又能有效刺激乳头上的感觉神经末梢，促进泌乳反射，使乳汁越吸越多。

（3）合理营养，多喝汤水。营养是泌乳的基础，而食物多样化是营养均衡的基础。除营养素外，乳母每天摄水量与乳汁分泌量也密切相关，所以乳母每天应多喝水，还要多吃流质的食物如鸡汤、鲜鱼汤、猪蹄汤、排骨汤、菜汤、豆腐汤等。每餐都应保证有带汤水的食物。有调查显示大豆、花生加上各种肉类，如猪腿、猪排骨或猪尾煮汤，鲫鱼汤，黄花菜鸡汤，醋与猪脚和鸡蛋煮汤等均能促进乳汁分泌。但是部分产妇由于乳腺管比较细，摄入过多油腻的汤容易引起堵奶等问题，故需要根据产妇个体情况进行合理指导。

（4）生活规律，保证睡眠。尽量做到生活有规律，每天保证 8 小时以上睡眠时间，避免过度疲劳。

第八节　产褥期营养配餐及食谱举例

产褥期营养配餐是指在产后恢复期间，通过合理的饮食搭配和营养补充，帮助产妇恢复身体健康、促进乳汁分泌、提高免疫力等。在产褥期，产妇的身体需要大量的营养物质来支持恢复和进行哺乳。因此，合理的营养配餐对于产妇和婴儿的健康至关重要。产褥期营养配餐应该根据产妇的身体状况和需求进行个性化设计，以满足其身体恢复和哺乳的需要。同时，产妇也应该注意饮食卫生和合理搭配食物，避免过度进食或暴饮暴食等不良习惯对身体造成不良影响。

一、产褥期饮食一般营养建议

（1）以月子水代替一般的白开水，补气又补血。

月子水可参考以下做法。

1）材料：黄芪 19g，枸杞 19g，红枣去籽 15 颗，老姜 2 大块，水 1500ml。

2）做法：老姜去皮后切块拍扁，加入 1500ml 水中煮沸。煮沸后放入药材，转小火续煮 30 分钟即可。煮好的月子水，建议用保温瓶装，凉了最好加热后再喝，喝温热的对身体才好。月子水量，一天 1200～1500ml 即可。

此外，也可以根据体质采用米酒水，不是普通的酒酿，而是蒸馏米酒三瓶浓缩成一瓶的液体，月子期间可以用米酒水调入后炖汤，料理蔬菜，煮饭等。

（2）坐月子重头戏是饮食，注意温和热补，阶段食补。产后前2 周一般以清淡饮食为主，第三周才开始进补，过早吃养分高的食物将无法代谢，造成肥胖和其他症状。可准备四款基底高汤，分别是鸡汤、大骨汤、鲈鱼汤以及石斑鱼汤，可事先熬煮好备用，每次要煮汤时，取用一份的量加入所需食材一起炖煮即可。另外需要注意胶原蛋白的补充，可选择海参、花胶、猪蹄、猪皮、牛筋、鸡爪等，每周 3～5 次。

（3）产褥期食用油的选择：可选择亚麻籽油，富含丰富的 n－3 脂肪酸，对胎儿及婴儿的生长发育极其重要，特别是大脑和视力的发育；对产妇也有抗炎作用。炒菜时要注意控制温度，不能大火爆炒，适宜温锅冷油拌炒。也可以用亚麻籽油、甘油二酯油、橄榄油或茶籽油等混合搭配，自制调和油，既营养又不失口感。

（4）产褥期中医讲“暖”，认为诸病从寒起，寒从足下生。产褥期注意不要碰冷水或受凉，要接触热汤热水。注意空调风和寒气。根据四季的气候，必要时戴帽子、围巾、手套，穿长袜以抵御寒气。刚刚生产完想要清洁身体，可以用去皮老姜煮水，用老姜水来擦澡，温暖又舒适。要想尽办法全力让自己保持温暖，避免所有可能受到风寒的状态。

二、产褥期四周营养配餐及食谱举例

中国人传统坐月子通常以 1 个月为准，坐好月子可以全面改善女性的体质。最科学的方法是把月子餐按照新妈妈身体复原的四个阶段来区分，每个阶段为 1 周，每周有其调理重点。

（一）产后第 1 周推荐食谱

产后第 1 周营养调理的重点是排出体内的恶露、废水等废物，补充元气，强健脾胃；促进子宫收缩和伤口愈合，要注意预防便秘，不宜进补，本周重点是促“排”。产后第 1 周，是产妇伤口愈合最重要的一周，此时子宫尚未完全收缩，恶露未排尽、颜色尚未转成淡褐色，量还没有减少。此时进补容易导致血管扩张、血压上升，加剧出血，延长子宫的恢复期，引起恶露不绝。再加上有些产妇产后痔疮严重，也不宜进行药补和食补。在初乳还没有下来之前，不要吃任何催奶的食物，在乳房没有疏通之前，过快的催奶反而会引起乳腺堵塞。此期饮食重点是开胃而不是滋补，应清淡、稀软，并注意食物的多样

化。少吃桂圆、人参等补益性食物。

1. 推荐食谱

（1）益母草炖瘦肉汤

材料：益母草250g，猪瘦肉200g，老姜、盐、白糖、酱油、生粉、油适量。

做法：益母草250g洗净切成3段备用；猪瘦肉200g切片，用适量生抽、盐、酱油、白糖、生粉拌匀备用；适量水煮沸，加入老姜、油、盐；先放益母草后放瘦肉，大火滚约5分钟至瘦肉熟透为止。

（2）山药排骨汤

材料：排骨150g，山药60g，大枣5颗，盐适量。

做法：排骨洗净，剁成小块；山药洗净，削去外皮，切块备用。将排骨、山药块及大枣放入锅中，加水煮至排骨熟烂，加盐调味即成。

（3）红糖豆腐汤

材料：红糖1汤匙，豆腐500g。

做法：将豆腐洗净，切块。锅置火上，放入清水烧开，下豆腐块煮汤，快好时加入红糖，稍煮沸即成。

（4）梅生姜红糖汤

材料：乌梅5颗，生姜5片，红糖2汤匙。

做法：将所有材料加清水放入锅内，以大火煮至沸腾后，转小火煮5分钟即可。

（5）枸杞红枣茶

材料：枸杞子1汤匙、红枣5颗。

做法：将枸杞子洗净，红枣洗净去核备用。加500ml水入锅中，放入红枣、枸杞子，大火煮开后转中火煮30分钟后熄火。

（6）红豆红枣薏苡仁粥

材料：红豆30g，薏苡仁100g，红枣10颗。

做法：将薏苡仁洗净，红枣洗净去核，再泡水4小时。红豆、薏苡仁、红枣放入锅中加水煮30分钟，熄火后再焖1小时。

（7）八宝粥

材料：黑糯米100g，红豆、莲子各20g，老姜2片，黑芝麻15g，红糖1汤匙。

做法：先将黑糯米、红豆洗净，浸泡4小时。将黑糯米、红豆、莲子、老姜放入锅中混合，加水用大火煮沸后转中火煮30分钟，再加入黑芝麻、红糖煮1小时。

2. 一日食谱举例

时间	食谱
早餐8点	八宝粥
	三鲜蒸饺
	姜片菜心
早点10点	水果1份
	月子水1份
午餐12点	软米饭
	姜丝蒸白鲳
	土豆炒牛肉
	姜片炒小白菜
	益母草瘦肉水

续表

时间	食谱
午点 15 点	梅生姜红糖汤 + 核桃仁
	蛋糕
晚餐 19 点	红豆红枣薏苡仁粥
	小鸡炖蘑菇
	彩椒炒虾仁
	姜片上汤丝瓜
	山药排骨汤
晚点 21 点	热牛奶
	小花卷

（二）产后第 2 周推荐食谱

产后第 2 周的调理重点是补血，滋阴，促进乳汁分泌，强筋健骨，润肠通便，恢复体力，收缩子宫。本周的重点是“调”。自然分娩产妇产后 7 ~ 10 天、剖宫产后 7 ~ 14 天之后，恶露逐渐由红色转成淡褐色、排出量减少，子宫颈内口会慢慢关闭，侧切或剖宫产的伤口会隐隐作痛，胃肠已经开始适应产后的状况了，而每天昼夜不停地哺乳会影响新妈妈的休息，感觉比较劳累。此时可按照体质逐渐进补，酌情增加益气养血调理，帮助子宫收缩，促进身体功能恢复。此时乳汁分泌量逐渐增加，饮食重点以清补为主，重在修复。注意不能温补过度，有便秘现象时应多吃蔬菜，水分的补充也不应忽视。

1. 推荐食谱

（1）薏苡仁赤小豆鸡汤

材料：薏苡仁 10g，红豆 20g，嫩姜片 5g，鸡腿 150g，盐适量。

做法：鸡腿洗净，剁块；红豆、薏苡仁洗净，用水泡 1 小时。将洗好的红豆、薏苡仁、鸡腿块和嫩姜片放入锅中，加适量水，炖至熟烂后加盐调味即可。

（2）茶树菇花生海带排骨汤

材料：排骨 200g，海带 100g，茶树菇 100g，花生 50g，姜片、盐适量。

做法：将排骨洗净切块，放入沸水中略微焯烫，然后捞出，沥干水分；将海带洗净，剪成大小适中的块；茶树菇洗净，去掉老根，切成小段；花生洗净，放入清水中浸泡约 30 分钟；将排骨放入汤锅中，放入姜片、茶树菇、海带和花生，倒入适量的清水；将汤大火煮开之后，换成小火熬煮 2 小时。然后放入盐，即可出锅。

（3）八珍排骨汤

材料：当归 10g，熟地、白芍、白术、茯苓、枸杞各 7g，川穹、甘草各 5g，红枣 3 颗，排骨 200g，老姜 3 片，米酒 250ml，盐适量。

做法：将排骨洗净，切小块，放入沸水锅中汆烫后捞出备用。将所有材料放入锅中，加入适量水和米酒，炖煮 30 分钟加盐调味即可。

（4）莲子猪肚汤

材料：莲子 100g，猪肚半个，米酒 300ml，排骨 150g，姜 15g。

做法：先将老姜切片，莲子洗净后泡水 1 小时；猪肚、排骨洗净冷水下锅焯水后再冲洗沥干备用。将猪肚、排骨、莲子、米酒一起入锅，加清水以大火煮开后转中火煮 1 小时。

2. 一日食谱举例

时间	食谱
早餐 8 点	姜丝肉茸粥
	芙蓉蒸蛋
	上汤上海青
早点 10 点	水果 1 份
	月子水 1 份
午餐 12 点	番薯软饭
	麻油蒸鸡
	西兰花炒牛肉
	清炒莴笋丝
	通草炖鲫鱼汤
午点 15 点	核桃芝麻糊 + 甜杏仁
	燕麦馒头
晚餐 19 点	番薯软饭
	腰果西芹炒肉丁
	红萝卜焖排骨
	姜片上汤小白菜
	薏苡仁赤小豆鸡汤
晚点 21 点	南瓜粥
	红豆包

（三）产后第 3 周推荐食谱

产后第 3 周营养调理的重点是补筋骨，强腰膝，清火润肺，安心神，补气养血。本周的重点是“补”。此阶段新妈妈可以适当加强进补，但仍不宜食用过多燥热食物，以防止便秘。产后第 3 周因恶露即将排净，子宫收缩基本完成，已回复到骨盆内的位置，伤口已经愈合，体能逐渐恢复，是进补的最佳时机。可在食材中加入补气、养血、补肾壮筋骨的中药材，预防产后掉发、腰膝酸软、记忆力减退，并提高免疫力。此时可用半水酒的方式调理，体质偏燥热者，可先将米酒煮 15 分钟后，再加入食材进行料理。哺乳妈妈更要注意营养摄取，建议多吃高蛋白食物，而蔬菜、水果等食物也要均衡摄取。为了让乳汁充裕，每天要多喝汤水。

1. 推荐食谱

（1）当归枸杞鸡汤

材料：土鸡腿 1 只（约 120g），当归 5g，水 500ml。

做法：土鸡腿、当归、枸杞分别洗净，将所有材料放入碗中，加水 500ml，置入锅中蒸 15 分钟即可食用。

（2）乌鸡白凤汤

材料：乌鸡 1 只（约 1000g），白凤尾菇 50g，葱、姜各 10g，料酒、盐各适量。

做法：乌鸡洗净，切块；葱切段，姜切片。锅中清水煮沸，放入鸡块，加料酒、葱、姜，小火焖煮至酥，放入白凤尾菇，加盐调味后煮沸 3 分钟即可。

（3）清炖鸡参汤

材料：水发海参400g，童子鸡500g，火腿片25g，水发冬菇、笋片各50g，鸡骨500g，排骨250g，盐、葱段、姜片、料酒各适量。

做法：海参洗净，下开水锅氽烫一下取出；鸡骨、排骨斩块，与童子鸡一起下开水锅氽烫一下取出；冬菇去蒂。海参、童子鸡、鸡骨、排骨放入锅内，加入笋片、冬菇、火腿片，加料酒、盐、葱、姜，加盖上笼蒸烂取出，去鸡骨、排骨，捞去葱段、姜片即可。

（4）当归生姜羊肉汤

材料：羊肉150g，当归15g，生姜10g，生地12g，米酒30ml，水600ml。

做法：羊肉洗净，切块放入滚水中氽烫，去血水；生姜洗净，切片备用。将羊肉与当归、生地、生姜片一同放入锅中，加入水和米酒，用小火慢炖，等到酒味完全消除为止。

（5）黑豆汤

材料：黑豆250g，米酒水1000ml，冰糖适量。

做法：黑豆洗净，放入砂锅，加米酒水煮烂，起锅前再加入冰糖即可食用。

（6）银耳莲子汤

材料：泡发银耳100g，莲子50g，红枣8颗，米酒水300ml，枸杞子、冰糖适量。

做法：银耳洗净，剪去硬蒂，洗去杂质，切小朵。莲子、红枣洗净，与银耳共放入锅中，加入米酒水同煮，起锅前加入枸杞子再焖10分钟，加入冰糖拌匀即成。

2. 一日食谱举例

时间	食谱
早餐8点	枸杞小米粥
	水煮鹌鹑蛋
	姜汁油麦菜
早点10点	水果1份
	党参黄芪枸杞茶1份
午餐12点	怀山饭
	支竹焖鸭
	清蒸太阳鱼
	姜丝清炒黄豆芽
	当归枸杞鸡汤
午点15点	米酒蛋花羹+核桃仁
	菜肉包
晚餐19点	怀山饭
	莴笋山药炒虾球
	百合腰果炒牛柳
	上汤菠菜
	黑豆汤
晚点21点	热牛奶
	蛋糕

（四）产后第4周食谱推荐

本周将进一步调整产后的健康状况，净化机体，增强免疫力，调理的重点是“养”。此阶段饮食调理的目的是保证乳汁的充足和质量。产妇尤其要多吃富含蛋白质、钙、铁的食物，以补充营养，保证乳汁源源不断地供给宝宝。饮食要尽量做到种类丰富，切不可挑食、偏食，同时数量也要相应地增加，以保证各种营养素的均衡摄取。

1. 推荐食谱

（1）当归大枣鸡

材料：当归10g，红枣6颗，鸡腿肉100g。

做法：先将鸡腿洗净，切块，放入开水中氽烫一下。把当归、红枣、鸡肉一起放入炖盅中。炖盅中加水适量，盖上保鲜膜后隔水炖煮1小时即可。

（2）田七乌鸡汤

材料：乌鸡1只，红枣6颗，陈皮1块，田七20g，盐适量。

做法：红枣洗净，泡软；乌鸡宰洗干净，剁成小块。田七砸碎，与其他材料一同放入炖盅，隔水炖4小时。用盐调味即可。

（3）砂仁蒸鲫鱼

材料：鲫鱼200g，砂仁15g，盐适量。

做法：将砂仁研细末备用；鲫鱼去鳞及肠杂，洗净。用适量盐、油拌和砂仁末，将药末纳入鱼腹内，用线缝合刀口，放到碟上隔水蒸熟即可。

（4）海带炖鲫鱼

材料：鲫鱼300g，海带（干）20g，姜、葱各10g，盐、料酒各适量。

做法：海带用水发透，切成丝；葱切段，姜切片。将鲫鱼去腮、肠杂，刮鳞，洗净。油锅烧热，把鲫鱼煎至略黄。锅中添汤，加入少许盐、姜片、葱段、料酒，加入海带丝炖煮40分钟即可。

（5）山药红枣炖排骨

材料：山药250g，红枣6颗，排骨250g，生姜2片，盐适量。

做法：山药去皮、切小块；排骨洗净，氽烫去血水备用。锅中加清水煮滚后加入排骨、山药煮1小时。待排骨软烂时，放入红枣、姜片及盐，再稍微煮一下即可。

（6）猪蹄炖丝瓜豆腐

材料：丝瓜250g，香菇30g，猪蹄1只，豆腐100g，姜丝10g，盐、料酒各适量。

做法：猪蹄刮洗干净，切块；丝瓜去皮，洗净，切滚刀块；豆腐切小块；香菇用水发好，切小块。所有原料倒入煲内，大火烧开后改小火炖至熟烂，加入盐、料酒调味即可。

（7）红枣花生粥

材料：花生仁、红枣各50g，大米100g，红糖30g。

做法：花生仁用清水浸泡一夜，红枣去核，洗净，同洗净的大米一起下锅熬粥，将材料煮至软烂后加红糖稍煮即可。

2. 一日食谱举例

时间	食谱
早餐8点	红枣花生粥
	水煮鸡蛋1个/紫薯半个
	上汤油菜心
早点10点	水果1份
	党参黄芪枸杞茶1份

续表

时间	食谱
午餐 12 点	二米饭（大米、小米）
	南瓜百合蒸排骨
	腰果炒猪肚
	姜片炒西兰花
	当归大枣鸡
午点 15 点	红豆汤 + 腰果
	南瓜饼
晚餐 19 点	二米饭
	砂仁蒸鲫鱼
	土豆烧牛肉
	姜皮上汤豌豆苗
	猪蹄炖丝瓜豆腐
晚点 21 点	南瓜粥
	全麦面包

三、常见催乳食谱举例

1. 奶油鲫鱼

原料：鲫鱼 1 条，熟火腿 2 片，豌豆苗 15g，笋片 25g，高汤 500ml，植物油、料酒、盐、葱段、姜片各适量。

做法：鲫鱼洗净，用刀在鱼背上每隔 1 厘米宽划出刀纹，把鱼放入沸水锅中氽一下捞出，洗净，去腥。锅置火上，倒油烧至七成热，放入葱段、姜片爆出香味，放入鲫鱼略煎，翻身，洒入料酒略焖，随即放入高汤、适量清水和少许植物油，盖牢锅盖滚 3 分钟左右，调至中火焖至鱼熟，放入笋片、盐，大火烧至汤呈乳白色，加入豌豆苗略滚。将笋片、熟火腿片放在鱼上面，豌豆苗放两边即可。

2. 鲜鲤鱼汤

原料：鲤鱼 1 条，料酒、盐、姜片各少许。

做法：鲤鱼去鳃及内脏，洗净，切段，放入沸水中氽烫。锅内倒水烧沸，放入鱼段、姜片、料酒和盐，转小火煮 15 分钟至鱼熟即可。

营养功效：鲤鱼素有“家鱼之首”的美称。鲤鱼肉含丰富蛋白质、铁质、钙质以及多种维生素。鲤鱼汤可帮助促进乳汁分泌。

3. 猪蹄黄芪当归汤

材料：当归 10g，黄芪 20g，通草 6g，猪蹄 2 只。

做法：猪蹄洗净，剁成小段，备用。黄芪、当归、通草洗净后装入纱布袋中，扎紧袋口，与猪蹄段一起放入锅内，加水煮沸，撇去浮沫，加入黄酒、姜末，改用小火炖至猪蹄酥烂，加盐、味精、葱花，即可食用。

功效：通经下乳。适用于各类乳汁不足者。

四、产后缺乳者推荐食谱及典型案例分析

产后乳汁甚少或全无，称为缺乳。现代生活节奏的加快，饮食习惯、情绪波动及环境影响或者疾病

等因素，导致新妈妈缺乳者情况较为普遍。

1. 鱼白三鲜汤

原料：鱼肚 50g，木耳 30g，鸡汤 250ml，虾 6 只，葱段、姜片、蛋清、干淀粉、盐适量。

做法：将鱼肚泡开切片，放碗中，加葱段、姜片、盐，上笼蒸约半小时取出；木耳洗净，加鸡汤，上笼蒸约 10 分钟取出；虾洗净，加盐、蛋清、干淀粉适量，搅拌均匀。将虾放在开水中略焯水，捞出即可；将鱼肚、木耳、虾片一起下在鸡汤里，加盐，烧开后盛出即可。

2. 木瓜花生排骨汤

原料：取木瓜半个，花生 100g，猪排骨 250g，盐、葱段、姜段各适量。

做法：将木瓜去皮除核，切成粗块；花生米洗净，猪排骨用清水洗净血污，砍成粗件，并用盐拌匀；将木瓜块、花生、猪排骨块放进汤煲内，加适量清水，放入葱段、姜段、盐，先用武火，后用文火煲煮，煮至花生米熟透变软即可。

3. 虾皮紫菜蛋汤

原料：紫菜 10g，鸡蛋 1 个，虾皮、香菜、花生油、盐、葱花、姜末、香油各适量。

做法：将虾皮洗净，紫菜用清水洗净，撕成小块，鸡蛋磕入碗内打散，香菜择洗干净，切成小段；将砂锅置火上，放油烧热，下入姜末略炸，放入虾皮略炒一下，添水 200g，烧沸后，淋入鸡蛋液，放入紫菜、香菜、盐、葱花即可。

4. 王不留行猪蹄汤

原料：猪蹄 1 个，王不留行 10g，盐适量。

做法：①将王不留行用纱布包裹；猪蹄洗净，切块。②王不留行包和猪蹄块一起放进锅内，加水煮烂。③出锅前取出王不留行包，加盐即可。

功效：猪蹄味甘、咸，性平，常用于乳汁不足，加上王不留行，对促进产妇泌乳有良好的效果。

5. 木瓜猪蹄汤

原料：木瓜 100g，猪蹄 250g，红枣 6 颗，料酒、生姜片、香葱段、盐适量。

做法：将猪蹄收拾干净，放入加了料酒的开水锅中烫去味，然后放入砂锅中；放 6 颗红枣，加适量水；放入适量生姜片和香葱，加盖炖 1.5 小时；再将木瓜去皮去籽，切大块，放入锅中，再炖 30 分钟，加盐调味即可。

功效：木瓜是“天然消化剂”，木瓜中的酶能助力消化蛋类、牛奶、肉类中的蛋白质，同时有助于哺乳期的妈妈分泌乳汁。

6. 酒酿蛋花汤

原料：酒酿 100g，鸡蛋 1 枚。

做法：把酒酿放入锅中，加水煮开，转小火；把 1 枚鸡蛋打散成蛋液，倒入锅中，静置片刻后，顺一个方向慢慢搅一圈，搅成蛋花即可。

功效：这道汤中含有丰富的蛋白质、膳食纤维、尼克酸等营养成分，有很好的益气生津、促进泌乳的功效。

7. 产后缺乳典型案例分析

产妇刘某某，女，25 岁，顺产后 5 天乳房无胀满感，乳汁分泌稀少，产后乳汁不足。催乳师通过按摩催奶效果不佳。目前每天乳汁量约 400ml，宝宝混合喂养。母婴营养师处理方法如下所述。

（1）早吸吮、勤喂奶。宝宝吸吮刺激越早，产妇乳汁分泌就越多。即使母乳还没有分泌，宝宝吸吮乳头几次后也会开始分泌乳汁。此外，乳母奶胀了就喂，宝宝饿了就喂，如果乳汁一次吃不完，要挤出来贮存，让乳房排空，这样才能产生更多的乳汁。

（2）增加营养，多吃含蛋白质、脂肪、糖类丰富的食物，多吃新鲜蔬菜和水果，保证维生素的摄入，同时汤类食物必不可少。

（3）适合产后缺乳的药膳：酒酿蛋花汤、木瓜猪蹄汤、王不留行猪蹄汤等。每日饮水量达到

2000ml，饮汤量达到1000～1500ml。

（4）产妇产后要注意愉快心情。精神因素对产后泌乳有一定的影响。充分地休养身体，精神上的振奋和愉悦感会促使体内的催乳素水平增高，从而使奶水尽快增多。乳母不要总是对宝宝是否吃饱、是否发育正常等问题过多地担心，这样反而使心情变得更差，奶水自然就分泌得更少。

（5）对乳房进行按摩。产妇在每次哺乳前，先将湿热毛巾覆盖在乳房上，两手掌轻轻地按住乳头及乳晕，按顺时针或逆时针方向按摩10～15分钟。按摩刺激可引起脑垂体释放催产素，促进奶水的分泌。

（6）其他干预方案。产妇最好是通过以上自然的方法使乳汁充沛，如果试用了以上方法奶水还是不足的话，也可以服用一些中药或配合针灸治疗。

（7）如果采用各种方法奶水依然无法增多，也可选择合适的婴儿配方奶粉进行混合喂养。

五、产后乳汁不通者及乳房胀痛推荐食谱

产妇在分娩后的3～6天，乳房会逐渐开始充血、发胀，分泌大量乳汁。如果乳汁分泌过多，又未能及时排出，就会出现乳房胀痛。较长时间的乳汁不通容易引起乳腺炎，应及时处理。除了及时让宝宝吸吮外，还可采取食疗的方法来缓解。

1. 玉米丝瓜络羹

原料：玉米100g，丝瓜络50g，橘核10g，鸡蛋1个，水淀粉、冰糖各适量。

做法：玉米、丝瓜络、橘核加水熬1小时；鸡蛋打入碗中，搅匀；出锅前加入蛋液、水淀粉、冰糖，调匀服用，每周两次。

营养功效：丝瓜络具有通经活络、解毒消肿之功效，可用于治疗乳房胀痛、乳汁不通等症。

2. 南瓜绿豆糯米粥

原料：绿豆20g，南瓜50g，糯米、大米各30g，冰糖适量。

做法：绿豆和糯米、大米分别洗净，用清水浸泡4～6小时；南瓜去皮、洗净、切块；锅中放适量清水和绿豆，将绿豆煮熟；放入糯米、大米和南瓜块，煮熟后依个人口味放入冰糖即可。

营养功效：这是一道特别养眼又带着些许甜香的粥品，且含有蛋白质、碳水化合物、钙、磷、铁、锌、维生素C、维生素E等多种营养素，可令乳母乳汁通畅。

3. 丝瓜炖豆腐

原料：豆腐50g，丝瓜100g，高汤、酱油、盐、葱花、香油各适量。

做法：豆腐洗净、切块；用刀刮净丝瓜外皮，洗净，切滚刀块；豆腐块用开水焯一下，冷水浸凉，捞出，沥干水分；油锅烧至六七成热，下入丝瓜块煸炒至发软，加高汤、酱油、盐、葱花，烧开后放入豆腐块，改小火炖10分钟，见豆腐鼓起时，转用大火，淋上香油即可出锅食用。

营养功效：丝瓜可预防产后乳汁淤积，在一定程度上也可预防产后乳腺炎的发生。

4. 桔梗红豆粥

原料：桔梗、皂角刺各10g，红豆20g，大米50g。

做法：桔梗、皂角刺、红豆、大米分别洗净；红豆浸泡半日；桔梗和皂角刺加适量水煮20分钟，去渣取汁；将红豆和大米煮成粥后，加入药汁搅拌后即可服用。

营养功效：产后乳房胀痛多因肝胃郁热、乳汁淤积所致。此粥具有清肝胃、解毒、通络、散结等功效，可缓解妈妈的乳房胀痛。

5. 奶汁百合鲫鱼汤

原料：鲫鱼1条，牛奶150ml，木瓜20g，百合15g，盐、葱末、姜末各适量。

做法：①鲫鱼处理干净；木瓜洗净，切小片。②油锅烧热，将鱼的两面稍加油煎。③加水，大火烧开，再放葱末、姜末，改小火慢炖。④当汤汁颜色呈奶白色时放木瓜片，加盐调味，再放牛奶稍煮，出锅前放入百合略煮即可。

营养功效：此汤有益气养血、补虚通乳的作用，是帮助哺乳妈妈分泌乳汁的佳品。

6. 猪蹄肉片汤

原料：猪蹄1个，咸肉、冬笋、木耳、肉皮、香油、米酒、姜片、盐各适量。

做法：①冬笋洗净切片；咸肉、肉皮泡发切片；木耳泡发；猪蹄洗净，切块，用沸水汆去血水。②烧热香油，放姜片、猪蹄块炒至外皮变色为止。③将炒好的猪蹄块与咸肉片、冬笋片、肉皮片、木耳放入高压锅内，加米酒一起煮。④待猪蹄烂透，出锅前加香油、盐即可。

营养功效：此汤可以润肤养颜、通乳和血，是哺乳期妈妈不错的选择。

7. 产后乳汁不通典型案例分析

产妇孙某某，女，30岁，顺产，产后3天乳房胀痛感，乳汁无法排出。宝宝吸吮时乳头疼痛，靠近乳晕位置乳房有硬块胀痛。母婴营养师处理方法如下所述。

（1）产后不宜立刻进补：亚洲女性有相当部分来奶会比较慢，产后过早食用黄酒煮鸡或者猪脚姜醋等，有可能导致乳汁不通，乳管堵塞，甚至引发乳腺炎。产后进补应根据产妇体质进行，切勿盲目大补。

（2）产后乳汁不通对症药膳：通草鲫鱼汤、猪蹄肉片汤、奶汁百合鲫鱼汤等。

（3）乳房按摩：乳母在每次哺乳前，先将湿热毛巾覆盖在乳房上，清洁乳头，让乳腺导管口畅通，再用两手掌轻轻地按住乳头及乳晕，按顺时针或逆时针方向轻柔按摩10～15分钟。必要时可让专业催乳师或借助中医理疗等方式促进乳汁排出通畅。

六、产后气血不足者推荐食谱举例及典型案例分析

分娩失血多、产后营养供给不足，都会导致产后贫血。产后贫血时，产妇身体功能降低，身体恢复会受较大影响，以致产褥期延长、产后感染等问题出现。产后贫血也是很多产妇身体虚弱的原因。另外，贫血也会影响泌乳和哺乳，孩子的身体发育也会受到不利影响。

产妇一旦发现有贫血迹象，要及时调理。如果仅是脸色发白，还比较轻微，要多吃优质高蛋白食物，同时搭配含维生素C丰富的蔬菜及水果。如果脸色变黄、暗淡，还伴有水肿、乏力、头晕、心悸、气喘等症状，就比较严重了，要尽快进行调理，用铁制剂或者补血冲剂进行干预。同时也应该多吃高营养食物以及含铁丰富的食物。

1. 豆腐猪血汤

原料：豆腐200g，猪血250g，红枣10颗，葱、姜、盐各适量。

做法：①将豆腐和猪血都洗净，切成片，放入开水锅中略焯一下，去掉腥味；葱切葱花、姜切丝。②锅中放水烧开，再放入姜丝，倒入少量油烧开，然后将豆腐和猪血都放入锅中煮10分钟，加盐、放入葱花即可。

营养功效：日常食用，防治产后贫血。

2. 鸭血粉丝汤

原料：鸭骨架1副，姜片5片，鸭血200g，粉丝100g，姜蓉10g，葱花10g，香油适量。

做法：先用冷水将鸭骨架汆烫去血水，再用冷水放入姜片大火煮开后，小火煲1小时制成高汤。将鸭血放入，煮至沸腾时捞起。另起一锅开水，将泡软的粉丝煮至软。将粉丝也放入汤碗内。放入调味料即可。

3. 产后气血不足典型案例分析

产妇李某某，女，28岁，8天前剖宫产生下一男婴，主诉头晕乏力，很容易疲劳、乳汁稀少。母婴营养师处理方法如下所述。

（1）分娩失血多、产后营养供给不足等原因，都会导致产后贫血。

（2）要多吃优质高蛋白以及含铁丰富的食物，同时搭配含维生素C丰富的蔬菜及水果。

（3）如果脸色变黄、暗淡，还伴有水肿、乏力、头晕、心悸、气喘等症状，就比较严重了，要尽快调理，用铁制剂或者补血冲剂进行干预。

（4）产后气血不足对症药膳：豆腐猪血汤、鸭血粉丝汤等。此外，红肉如牛肉、猪肉等含铁量高，

且易吸收，产褥期食谱中可适量选用。

七、产后恶露不尽者推荐食谱举例

恶露不尽指的是血性恶露长时间排不干净的状况。一般血性恶露最晚也会在产后 2 周左右排干净，如果超出 3 周仍然有，就视为恶露不净了。如果恶露不净还伴有气味改变，比如有腥臭味，就是感染了。要尽快就医，用药控制感染。单纯的恶露不净，可以用活血化瘀的食疗方促使恶露尽快排出，并让子宫创面尽快复原，然后用能促进创面恢复、有止血功效的食疗方。

1. 山楂红糖饮

原料：新鲜山楂 30g，红糖 30g。

做法：①将山楂洗净，切成薄片，晾干。②锅里加入清水，放入山楂片，大火煮至山楂熟烂，加入红糖即可。

营养功效：每天 2 次，可活血化瘀，促使体内瘀血加速排出，可调理产后恶露不尽。2～3 天后要停用，改用有止血作用的食疗方。

2. 藕汁饮

原料：藕 300g，白糖 20g。

做法：将藕洗净，切块，放入榨汁机中榨汁，加入白糖即可。

营养功效：每天 2 次，活血止血，可以改善产后恶露不尽的问题。

3. 参芪煮鸡蛋

原料：红参 6g，黄芪 60g，红糖少许，鸡蛋 1～2 个。

做法：①红参切成薄片，黄芪洗净后切片，共入砂锅加水 500ml，先大火煮沸后小火煎 30 分钟以上，去渣，取滤液约 300ml。②将 1 个或 2 个鸡蛋打入药液中煮沸，加红糖 10g 煮化即可。

营养功效：本方有补气摄血的功效。适宜于产后出血过多，气随血散，气虚不摄血，致阴道流血久久不止、血液稀薄、小腹空坠而不痛、精神疲惫、面色苍白等气虚引起的恶露不尽症状。气虚较重、恶露量多、虚汗淋沥者，宜上、下午各服本方 1 剂。

4. 小米桂圆粥

原料：小米 100g，桂圆肉 30g，红枣 3 枚，红糖适量。

做法：①将小米淘洗干净；桂圆肉洗净，备用。②红枣用清水泡发好并洗净，备用。③锅中倒入适量清水，下入小米、红枣，用大火将小米煮熟。④放入桂圆肉、红糖继续以大火煮沸，再改小火熬至小米烂熟时即可关火盛出食用。

营养功效：补血养心，对体质较弱及产妇身体恢复有好处。

八、产后失眠者推荐食谱举例及典型案例分析

由于产后失眠与体内激素水平的剧烈改变，身体一时还不能适应，容易引起失眠；另外就是孩子需要频繁吃奶所致。产妇要注意调整作息，最好跟孩子同睡同醒，比较严重时可在医生指导下服用安神补脑液，建议不要服用安眠药物。另外可以用饮食调养来改善失眠。

1. 灵芝瘦肉汤

原料：瘦肉 300g，红豆 50g，陈皮 10g，蜜枣 5g，灵芝 30g，胡萝卜 20g，薏苡仁 50g，大米 300g，姜、盐各适量。

做法：①红豆、薏苡仁、陈皮用清水浸泡 3 小时左右；蜜枣洗净；灵芝刮去杂质，洗净，切成小块；胡萝卜洗净切滚刀块；把瘦肉切成小丁，放入开水中焯一下捞出。②锅中放水烧开，放入肉丁、红豆、陈皮和薏苡仁、蜜枣以及胡萝卜煮沸，放入灵芝，煮开后转小火煮 2 小时，加入盐即可。

营养功效：日常食用，补中益气，养心安神，对失眠有调理功效。

2. 桂圆冰糖茶

原料：桂圆肉 20g，冰糖 10g。

做法：把桂圆肉与冰糖一起放入杯中，倒入开水，盖上盖子焖一会儿即可。

营养功效：每天 1 次，补心脾，益气血，治疗失眠、多梦、心悸。

3. 安神补脑粥

原料：莲子 20g，桂圆 30g，黑米 100g，冰糖适量。

做法：①将桂圆去皮、去核备用。②锅中加入适量清水烧沸。③放入黑米、莲子、桂圆共煮。④最后加入冰糖调味即可。

营养功效：莲子具有补脾止泻、益肾涩精、养心安神的功效。尤其是莲子心，味道虽极苦，却有显著的强心作用，能扩张外周血管，降低血压；还有很好的祛心火的功效，可以治疗口舌生疮，并有助于睡眠。

4. 产后失眠典型案例分析

产妇张某某，女，32 岁，一月前产下男婴，主诉睡眠不佳、容易疲劳。

母婴营养师的处理原则如下所述。

（1）孩子睡觉时产妇尽量同时补觉，孩子清醒时再照看。

（2）可多食用莲子、桂圆、小米等食物可以促进睡眠，尤其可在夜晚补充。

（3）可与其他家庭成员沟通，帮助照看婴儿，以补充睡眠。

（4）失眠问题较严重需要及时干预。可以合理补充钙镁片，镁有安神镇静的作用。

九、产后多汗者推荐食谱举例

产后 2～3 天出汗特别多是正常的，此后几天虽然也比平常多一些，但是会逐渐减少。如果出汗时间长且没有减少的迹象，一种是自汗，清醒时候不论活动与否，或不管气候如何，汗都会自然冒出；一种是盗汗，睡着后出汗，睡醒后发现湿透了衣服，醒来后出汗停止。自汗、盗汗是因为分娩时失血过多，产后没有及时补起来而导致的，或者血虚，或者气虚，平时可多吃黑豆、菠菜、山药、番茄、百合、鸡蛋、银耳等，另外可以用补气补血的食疗方进行纠正。

1. 泥鳅汤

原料：糯稻根 30g，泥鳅 90g，盐适量。

做法：①锅中放 2 碗水，将糯稻根放入煎煮，煮至水只剩下 1 碗。②泥鳅处理干净后，锅中放油烧热，将泥鳅煎至双面金黄，取出，放入煮糯稻根的锅中继续煮至泥鳅熟，加盐即可。

营养功效：连汤带泥鳅吃，每天 1 次，补中益气，益肾补阳，治疗虚汗过多。

2. 归芪山药炖猪肾

原料：猪肾 500g，当归、党参、山药各 10g，盐、香油各适量。

做法：①将猪肾切开，剔除筋膜，洗净，放入锅中。②将当归、党参、山药都放入锅中，加适量水，炖至猪肾熟透。③将猪肾取出，切片，撒点盐和香油即可。

营养功效：吃猪肾片、喝汤，有养血、益气、补肾的功效，也能增强体质。体质改善后，自汗、盗汗就会停止。

3. 麦仁红枣粥

原料：小麦仁 60g，糯米 30g，红枣 15 颗，白糖适量。

做法：将小麦仁、糯米、红枣都洗干净，一起放入锅中，加水煮成粥，加入白糖即可。

营养功效：每天 2 次，养阴固表，调理盗汗。

十、产后脱发者推荐食谱举例

1. 枸杞子丝瓜熘肉片

原料：猪里脊肉 150g，丝瓜 100g，鲜蘑 50g，枸杞子 10g，清汤、精盐、鸡精各适量。

做法：①猪里脊肉洗净，切薄片；丝瓜去皮，洗净切段；鲜蘑洗净去根，切片；枸杞子洗净，浸泡 30 分钟。②净锅点火，倒入适量清汤烧沸，下入鲜蘑片、丝瓜段、肉片，加枸杞子、精盐、鸡精，中火煨至汤干，装盘即可。

营养功效：增强免疫力，抗疲劳，乌发生发。

2. 蜂蜜桑椹膏

原料：桑椹500g，蜂蜜250g。

做法：①将桑椹洗净，拣去杂质后捣烂，用纱布包裹挤汁。②将汁放于瓦锅内煎熬，稍浓缩后，加入蜂蜜熬成膏状，每日早、晚各服15g，用开水冲服。

营养功效：滋养肝肾，补益气血，乌须生发。

3. 黑豆牛肉汤

原料：牛肉300g，黑豆200g，生姜30g，精盐适量。

做法：①黑豆洗净，用清水浸泡1小时；生姜去皮，洗净切片。②牛肉洗净，切成大块，放入沸水锅中氽烫至变色，捞起。③锅中放入黑豆、牛肉块、姜片，加入清水以大火煮沸后改小火慢炖50分钟，加精盐调味即成。

营养功效：补肾壮阳，有黑发作用。

十一、回乳推荐食谱举例及典型案例分析

1. 山楂麦芽茶

原料：山楂3g，麦芽10g，红糖适量。

做法：①先将山楂切片与麦芽放入干净的小锅中，加400ml水，中火烧开后，转小火继续加热15分钟。②将煮好的水放至稍凉后，调入红糖，即可饮用。

营养功效：食用山楂和麦芽都能使乳汁分泌量减少，而且山楂能够消食健脾、消油脂，对产妇产后瘦身也有帮助。

2. 豆豉炒饭

配方：豆豉60g，食油、熟米饭适量。

做法：锅内放入油待热，先炒豆豉后下米饭。食用。

营养功效：下气，解郁。用于治疗断奶后乳房胀痛，服后乳汁即回。

3. 花椒红糖水

配方：花椒20g，红糖80g。

做法：花椒加水400ml，浸泡4小时后煎至250ml，捞去花椒不用，加入红糖于断奶当天一次服下，可连服3天。

营养功效：用于断奶。

4. 陈皮甘草汤

配方：陈皮30g，甘草15g。

做法：每天1剂，水煎服。

营养功效：回乳。

5. 回乳典型案例分析

产妇秦某某，女，26岁，8月前产下一女婴，主诉希望逐渐回乳。

母婴营养师的处理原则如下所述。

（1）建议母乳喂养至少12个月。

（2）逐渐延长两餐喂养时间，减少哺乳及吸奶水频率。

（3）减少汤水摄入，可用山楂麦芽茶代替饮用水等。

十二、产褥期食谱编制及举例

母婴营养师需要为产褥期妇女编制食谱，编制的食谱需要达到平衡膳食和合理营养的要求，为产妇提供个性化的膳食服务，协助产妇做到营养均衡。在食谱编制过程中，需要特别注意以下几个原则：

①保证营养平衡，做到食物多样化，合理搭配。②针对产褥期妇女所处的阶段和症状实施对症食疗。③采用合适的烹调方法。④兼顾饮食习惯。⑤结合市场供应，尽量选用当地、当季的时令菜肴。⑥兼顾经济条件。

食谱编制的方法有多种，常见的有计算法、食物交换份法、膳食宝塔应用法和进食量确定法等。编制带量食谱是母婴营养师的基本功，用计算法编制食谱比较繁琐，客户执行起来有时也费劲。食物交换份法相对灵活，便于操作，是实际工作中使用最多的方法，本书主要介绍用食物交换份法编制食谱的具体方法。

食物交换份法是将常用食物按其所含营养素量的近似值归类，计算出每类食物每份所含的营养素值和食物质量，然后将每类食物的内容列出表格供交换使用；最后根据不同能量需要，按蛋白质、脂肪、碳水化合物的合理分配比例，计算出各类食物的交换份数和实际重量，再按每份食物等值交换表选择食物。

（一）食物的分类

根据膳食指南，按常用食物所含营养素的特点划分为五大类食物。

（1）谷类和薯类。谷类包括米、面、杂粮；薯类包括马铃薯、甘薯、木薯等。主要提供碳水化合物、蛋白质、膳食纤维、B 族维生素。

（2）动物性食物。包括畜、禽、鱼、蛋等，主要提供蛋白质、脂肪、矿物质、维生素 A 和 B 族维生素。

（3）豆类及制品。包括大豆及其制品，主要提供蛋白质、脂肪、膳食纤维、矿物质和 B 族维生素。

（4）蔬菜水果类。包括鲜豆、根茎、叶菜、茄果等，主要提供膳食纤维、矿物质、维生素 C 和胡萝卜素。

（5）纯能量食物。包括植物油、淀粉、食用糖和酒类，主要提供能量，植物油还提供维生素 E 和必需脂肪酸。

（二）各类食物的每单位食物交换代量表

食物交换以份为单位来进行，每份食物所含能量大致相等，约为 90kcal，同类食物可以任意互换。具体食物的“份量”如下：①谷薯类：每份重量 25g。②蔬菜类：每份重量 500g。③水果类：每份重量 200g（约一个中等大小苹果）。④大豆类：每份重量 25g。⑤奶制品：每份重量 160g。⑥肉类：每份重量 50g。⑦蛋类：每份重量 60g（1 个中等大小鸡蛋）。⑧坚果类：每份重量 15g。⑨油脂类：每份重量 10g（约 1 汤匙）。

（1）谷类。富含淀粉的食品。每 1 交换单位谷类含有能量 377kJ（90kcal），蛋白质 2g，碳水化合物 19g，脂肪 0. 5g，见表 4 – 5。

表 4 – 5　等值谷类食物交换份表（单位：g）

食品	重量	食品	重量
稻米、小米、糯米、面粉、米粉、干玉米、玉米面、玉米渣、薏苡仁、混合面、挂面、燕麦片、莜麦片、荞麦片	25	苦荞麦、油条、油饼、通心粉、饼干、高粱米、藕粉、银耳、绿豆、赤豆、芸豆、干豌豆	25
咸面包	37. 5	荸荠、湿米粉	150
干粉条	23	土豆、山药	125
馒头、烧饼、烙饼、窝窝头	35	茨菰	75
生面条	30	凉粉	400

（2）蔬菜类。富含矿物质、维生素和膳食纤维。每一交换份含能量335kJ（80kcal），碳水化合物15g，蛋白质5g，见表4－6。每份均为净食部分重量。

表4－6　等值蔬菜类食物交换份表（单位：g）

食品	重量	食品	重量
大白菜、圆白菜、菠菜、油菜、韭菜、芹菜、茼蒿、油菜苔、龙须菜、芥蓝菜	500	菜花、莴笋、西红柿、绿豆芽、黄豆芽、鲜蘑菇、黄瓜、丝瓜、苦瓜、冬瓜、茄子、茴香	500
西蓝花、白萝卜、南瓜、茄瓜、甜椒	350	胡萝卜、蒜苗、洋葱	200
鲜豌豆、芋头、百合	100	鲜豇豆、扁豆、四季豆	250
莲藕、凉薯	150	毛豆	70

（3）水果类。富含矿物质、维生素和果糖。每1交换单位含能量377kJ（90kcal），碳水化合物21g，蛋白质lg，见表4－7。表中均为市品部重量，可按规定量互换品种。

表4－7　等值水果类食品交换表（单位：g）

食品	重量	食品	重量
柿子、柚子、猕猴桃、李子、苹果、荔枝	200	甜橙	350
鸭梨、黄岩蜜橘	250	枣、香蕉	100
桃子	175	橘子、汕头蜜橘	275
葡萄	220	西瓜	750

（4）肉、蛋、鱼类。包括瘦肉类、水产品、鱼类和部分豆类制品，富含蛋白质。每1交换单位含有能量335kJ（80kcal），蛋白质9g，脂肪5g。表4－8食品除了鸡蛋、鸭蛋带壳外，其他食品均为可食部。可按规定量互换。

表4－8　等值肉蛋鱼类食物交换份表（单位：g）

食品	重量	食品	重量
瘦猪肉、牛、羊、鸡、鸭、鹅、大排骨（带肉）豆腐丝、豆腐干	50	鲫鱼、鲤鱼、甲鱼、草鱼、鳝鱼、带鱼、虾、鲜贝	80
鸡蛋、鸭蛋、松花蛋	55	鲳鱼、青鱼、鲢鱼、比目鱼	75
鱿鱼、兔肉、北豆腐	100	猪心、猪肝	70
香肠、熟火腿、黄豆	20	肉松、酱肉	25
南豆腐	125	豆腐脑	200
午餐肉、熟叉烧肉	35		

（5）豆乳类。包括牛奶和豆浆，富含蛋白质、脂肪和碳水化合物等营养素。每1交换单位含有能量335kJ（80kcal），蛋白质4g，脂肪5g，碳水化合物6g。表4-9列出的每种食品，按规定量可互换。豆浆一般是指按黄豆与水重量比为1:8浸泡、磨浆、过滤煮沸。

表4-9　等值豆乳类食物交换份表（单位：g）

食品	重量	食品	重量
淡牛奶、酸牛奶、羊奶	125	豆浆粉、豆腐粉	20
奶粉	15	豆浆	200
豆汁	500		

（6）油脂类。包括烹调用油和含脂肪丰富的硬果类。每1交换单位含能量335kJ（80kcal），9g。表4-10可按规定量食品互换。

表4-10　等值油脂类食物交换份表（单位：g）

食品	重量	食品	重量
花生油、豆油、菜籽油、葵花籽油、红花油、麻油、玉米油	9	调和油、猪油、牛油、羊油、黄油	9
花生米、芝麻酱、杏仁	15	南瓜子、葵花籽	30
核桃仁	12.5		

（三）食物交换份法的应用举例

食物交换份法是一个比较粗略的方法。优点是方法简单，同类食品可以互换，如以粮换粮、以豆换豆、以肉换肉、以蔬菜换蔬菜等。任意选择，1份换1份，半份换半份，1/3份换1/3份等。便于用餐者根据自己的情况进行食物选择，可使食物多样化，避免单调。食物交换份的不足之处是只考虑食物交换份的能量和产能营养素含量，忽略了微量营养素（维生素、矿物质）含量的差异。虽然各交换单位内的食物营养价值并不完全相同，人体摄入的营养素在每天之间可能会存在一定的差异，但从较长的一段时期看，只要保持食物的多样化，保持能量平衡，人体摄入的营养素会处于动态均衡状态。

例4-1　产妇李女士，文员，27岁，身高160cm，孕前体重55kg，5天前顺产一男孩，目前体重67kg。请你为李女士编制产褥期营养食谱。

第一步：计算标准体重。标准体重=身高（cm）-105

标准体重=160-105=55kg。李女士孕前体重为55kg，恰好等于标准体重。

第二步：计算孕前BMI。体质指数（BMI）=体重（kg）/身高^2（m^2），正常值为18.5~23.9kg/m^2，BMI 24~28kg/m^2为超重，超过28kg/m^2为肥胖。

李女士孕前BMI=55（kg）÷1.6^2=21.5kg/m^2，在正常范围。

第三步：计算每日所需总能量。李女士是文员，查阅表4-11劳动强度判断表判断属于轻体力劳动；查阅表4-12BMI和体力活动强度与热量系数关系表，轻体力劳动孕前BMI正常范围，每日热量系数为30kcal/kg。哺乳期要在计算出的孕前每日能量需要的基础上平均增加400kcal。

李女士每日所需的总能量=基础能量+纯母乳喂养哺乳期需要增加的能量

=（55kg×30kcal）+400kcal=2050（kcal/d）

表 4－11　劳动强度判断表

活动水平	职业工作时间	工作内容
轻	75%时间坐或站立不动 25%时间站着活动	办公室工作、修理电器钟表、售货员、酒店服务员、化学实验操作、讲课等
中	40%时间坐或站立不动 60%时间站着活动	学生日常活动、机动车驾驶、电工安装、车床操作、金工切割等
重	25%时间坐或站立不动 75%时间站着活动	非机械化的农业活动、炼钢、舞蹈、体育活动、装卸、采矿等

表 4－12　BMI 和体力活动强度与热量系数关系表

BMI	体力活动强度			
	卧床	轻体力	中等体力	重体力
18.5～23.9	20～30	30	35	40
<18.5	30	35	40	45～50
≥28	15～20	20～25	30	35

第四步：确定食物份数。李女士哺乳期 1 天摄入的总能量为 2050kcal，查阅表 4－13 不同热量食物份数分配表，1 天摄入的总能量为 2000kcal，食物份数为 22.5 份；1 天摄入的总能量为 2100kcal，食物份数为 23.5 份。李女士说很怕饿，要求哺乳早期多给一点能量，月子期后再减，最后确定李女士每天摄入的食物份数为 24 份。

表 4－13　不同热量食物份数分配表

热量（kcal）	总交换份	各类食物交换份					
		谷类	蔬菜	肉类	奶类	水果	油脂
1000	11	4.5	1	2	1.5	0.5	1.5
1100	12	5.5	1	2	1.5	0.5	1.5
1200	13.5	6	1	2	1.5	1	2
1300	14.5	7	1	2	1.5	1	2
1400	15.5	8	1	2	1.5	1	2
1500	16.5	8.5	1	2.5	1.5	1	2
1600	18	9	1	3	1.5	1	2.5
1700	19	10	1	3	1.5	1	2.5
1800	20	11	1	3	1.5	1	2.5
1900	21	12	1	3	1.5	1	2.5
2000	22.5	13	1	3.5	1.5	1	2.5
2100	23.5	14	1	3.5	1.5	1	2.5
2200	24.5	15	1	3.5	1.5	1	2.5
2300	25.5	16	1	3.5	1.5	1	2.5
2400	27	17	1	4	1.5	1	2.5

第五步：确定每种食物的份数。李女士1天食物总份数为24，查阅表4－13不同热量食物份数分配表，结合乳母的实际情况做一些微调，即适当增加肉奶类摄入量，减少主食摄入量，确定李女士每日食物份数为谷薯类11份，蔬菜类1份，肉蛋类4份，豆类1份，奶类3份，水果类1.5份，油脂类2.5份。

第六步：将食物份数换算成食物重量。参考等值食物交换份表4－5～4－10，将李女士的每日食物份数换算成食物重量，谷类275g（11份），奶类500g（3份），肉蛋类200g（4份），豆类1份，蔬菜类500g（1份），水果300g（1.5份），油脂类25g（2.5份）。

第七步：确定李女士每日的餐次及每餐量的分配。确定李女士每日六餐，三个正餐，三次加餐，早餐占10%～15%，上午10点加餐占5%～10%，午餐占20%～30%，下午4点加餐5%～10%，晚餐30%，睡前加餐5%～10%。李女士每日食谱详见表4－14,三个正餐遵循“有肉＋有菜＋有主食”的原则进行搭配。

表4－14　李女士每日24份食物各餐分配表

餐次	谷类	奶类	肉蛋	豆制品	蔬菜	水果	油脂
早餐	2	1.5	1		0.2		0.5
早加	1						
中餐	3		1.5	0.5	0.5		1
中加	1					1.5	
晚餐	3		1.5	0.5	0.3		1
晚加	1	1.5					
合计	11	3	4	1	1	1.5	2.5

第八步：李女士1日食谱举例。

时间	食谱
早餐8点	枸杞猪肝粥（50g生米）
	牛奶250ml，鸡蛋1个
	黄瓜丝（100g），胡萝卜丝（40g）
早点10点	面包1片约35g
	黄芪党参枸杞茶
午餐12点	杂粮饭200g（大米50g，小米25g）
	姜丝蒸白鲳（50g）
	鸡丁炒柿椒（鸡肉50g）
	姜片炒油麦菜（150g）
	玉米煲龙骨
午点15点	木瓜燕窝（木瓜200g）
	燕麦馒头1个（约25g面粉）
晚餐19点	黑米软米饭150g（黑米25g，白米50g）
	杂菌蒸肉丸1个（25g）

续表

时间	食谱
	砂锅豆腐：对虾 100g，豆腐丝 50g 白菜 150g，香菇少许 益母草瘦肉汤
晚点 21 点	热牛奶 250ml 鸡蛋卷 1 个（约 25g 面粉）

特点：每天的早餐、中餐及晚餐均遵循有肉有菜有淀粉（主食）的原则。做到食物多样，营养均衡。

第九步：编制 1 周或 1 月食谱。使用等值食物交换份表 4 – 5 ~ 表 4 – 10，同一类食物可以以份为单位进行交换，每餐可用不同的食物进行替换，很快就可以编制出 1 周甚至 1 月的食谱。

第九节　产褥期营养常见误区与问题指导

一、产褥期营养常见误区

1. 产褥期食用盐摄入误区

我国民间有这样一个习俗，产妇分娩后坐月子，甚至是哺乳期间，食物中不能含有盐分。受传统观念影响，许多产妇在老人的指导下，开始了漫长的“无盐”生活。由于妊娠期间血容量增加了 15% ~25%，产后这些增加的水分需要通过肾脏和皮肤代谢排出，通常需要 2 ~ 3 周才能逐渐恢复正常。因此产褥期低盐甚至无盐是有一定道理的，尤其对于产后存在水肿者，更需严格控制盐分的摄入。如果盐分摄入过多，会导致水分在身体的积蓄不易排出。但长期、过分限制产妇摄入盐分，会因食欲不振、胃口不佳而“难以下咽”，不仅阻碍了产妇身体的复原，还可能造成营养不良、乳汁减少，影响对婴儿的哺育。因此随着产妇身体的逐渐恢复，对于食盐的限制可以逐渐放宽，食盐应当选用加碘盐，以满足孩子对碘的营养需求。需要注意的是，调味料如酱油、豆瓣酱、番茄酱等含的盐分都比较高，要学会查看食物营养成分表，尽量少食高盐食物。

2. 产褥期水果摄入误区

传统观点认为水果属于生冷食物，月子里吃了会导致乳汁减少、腰酸腿痛、月经不调等不良反应。产褥期吃水果需要注意以下问题：①产后的最初几天，脾胃虚弱，不要吃太多偏寒凉性的水果，如梨、西瓜等。②吃水果要有规律，最好在饭后或两餐间吃些水果，这样就不会增加消化道的负担。③要避免吃凉的水果。刚从冰箱拿出来的水果，要放在室温里过一会儿，等它温度正常了再吃。为了避免水果温度偏低，也可切成块，用开水烫一下再吃。但是最好不要煮沸，以免破坏水果中的维生素。④刚生产的产妇肠胃虚弱，吃水果时需要更加注意清洁卫生，彻底清洗干净或去皮后再吃，以免发生感染、腹泻。

3. 产褥期鸡蛋摄入误区

有的产妇为了加强营养，分娩后和月子期间常以多吃鸡蛋来滋补身体的亏损，甚至把鸡蛋当成主食来吃。然而，吃鸡蛋并非越多越好。分娩后数小时内，最好不要吃鸡蛋。因为在分娩过程中，体力消耗大，出汗多，体液不足，消化能力也随之下降。若分娩后立即吃鸡蛋，脾胃难以消化，将增加胃肠负担。此时一般以流质食物为宜。在整个产褥期，产妇每天吃 1 ~ 2 个鸡蛋即可，适当增加禽、鱼、肉、奶类或大豆制品，保证充足优质蛋白质的摄入。

4. 产褥期蔬菜摄入误区

民间认为蔬菜寒凉，产后吃蔬菜会影响产妇身体恢复。对于产后妈妈而言，由于哺乳的需要，各种维生素的需求比平时增加 1 倍以上，如维生素 C 每日 RNI 为 150mg，UL 为 2000mg，乳母维生素摄入量为 150～2000mg。维生素 C 在新鲜蔬菜和水果中含量很丰富，如蔬菜中的油菜、苋菜、卷心菜、白菜、菠菜，水果中的柑橘、荔枝、鲜枣、猕猴桃和刺梨等。人体内能保持一定数量的维生素 C，但不能久存，过量则从尿中排出，所以必须每天不断摄入。蔬菜如芹菜、油菜、萝卜、白薯等均含有丰富的膳食纤维，吸水性强，在肠胃里体积较大，可促进肠胃蠕动，有利于排便通畅。由于不同蔬菜营养成分不同，要注意合理搭配，以绿叶蔬菜和橙黄色蔬菜为主，注意食物摄入的多样化。当然，对于产褥期这一特殊时期，避免蔬菜沙拉一类的生冷做法是有必要的。

5. 产褥期汤水摄入误区

误区一：喝汤不吃肉。产后不同阶段适当多喝一些鸡汤、鱼汤、排骨汤、豆腐汤等，可以促进乳汁分泌。但有的产妇怕胖，所以只喝汤不吃肉。其实在胃肠功能恢复之后，产妇吃些肉对身体恢复有益，肉汤的营养成分大约只有肉的 1/10，如果只喝汤不吃肉，就会影响身体对营养的摄取。

误区二：开奶后要大量喝汤。传统观念认为，产妇开奶后应大量喝汤，比如猪蹄汤、鲫鱼汤，以补充营养，促进乳汁的分泌。其实，这是不妥的。因为大量喝汤，会使乳汁分泌旺盛，而刚出生的宝宝胃容量小，吃得也少，剩余乳汁就会淤滞于妈妈的乳腺管中，导致乳房发生胀痛。因此，产妇不宜过早催乳，最好在产后 1 周逐渐增加喝汤的量。

误区三：汤越浓越好。太浓、脂肪太多的汤不仅会影响产妇的食欲，还会引起婴儿脂肪消化不良性腹泻。煲汤的材料宜选择一些脂肪较低的肉类，如鱼类、瘦肉、去皮的禽类、瘦排骨等，也可喝蛋花汤、豆腐汤、蔬菜汤、面汤及米汤等清汤。

此外要注意餐前不宜喝太多汤。餐前多喝汤可减少食量，减少能量摄入。可在餐前喝半碗至一碗汤，待到八九成饱后再饮一碗汤。煲汤料如红枣、红糖、猪肝等对补血有帮助。加入子鸡、黄豆、猪蹄、花生等食材对催乳有帮助。

6. 产褥期补品摄入误区

产后不宜立即进补，尤其是人参之类大补的药材，要根据产妇体质、产后恢复情况酌情使用，过早进补有可能造成不良后果。因为人参具有止血功能，刚刚分娩的产妇正处于排恶露的关键时期，若服用人参，将会导致恶露排出困难，引起腹痛，甚至胎盘剥落不全，引发大出血、感染等。人参还有兴奋中枢神经的作用，而产妇精力和体力消耗很大，需要卧床休息，此时服用人参，因兴奋难以安睡会影响身体恢复。因此在产褥期不宜进补人参，待伤口愈合之后可以适当食用一点，帮助产妇恢复体力，但不能服用过多，否则容易上火。

产后适当进补有利于产妇康复，并有充足的母乳喂养婴儿。然而每天鸡鸭鱼肉、大补特补滋补过量，容易引起产妇肥胖，将来引发糖尿病、高血压病等各种疾病，对女性以后的健康造成不良影响。此外，产妇营养过剩，乳汁脂肪含量也会增加，容易导致婴儿肥胖、脂肪泻等情况的出现。

二、产褥期常见问题的营养饮食调理

1. 产后发热的营养饮食调理

产后发热是指产妇在产褥期内由于感冒、感染、产伤、胀乳等原因出现发热的症状。需针对不同原因，予以分别处理。

（1）产后感冒引起的发热：主要症状为恶寒、发热、出汗，还有关节疼痛和咽喉疼痛等。以祛风清热解毒为基本治疗原则。产妇可食用蜜芷茶、葱豉肉粥进行辅助治疗。

（2）产后感染引起的发热：起病于产后 24 小时至 10 天以内，主要症状为高热、寒战，伴随头痛、身痛、小腹疼痛拒按，恶露量可从正常至较多、颜色紫暗、有腥臭味。如炎症发展严重，可能波及内生殖器，出现腹肌紧张等急腹症症状，应及时就医，进行抗感染治疗。饮食方面以清热解毒、活血化瘀为原则。推荐食用无花果炖瘦猪肉、黑木耳煮桑椹、猪肝瘦肉粥等。

（3）产后产伤引起的发热：由产妇出血过多引起，主要症状是面色潮红、耳鸣、心悸、头晕眼花，自觉有汗等。以滋阴清热为主要治疗原则。产妇可食用姜汁黄鳝饭、牛血粥等。

（4）产后胀乳引起的发热：通常起于产后 3～4 天，产妇除发热外，主要表现为乳房膨胀、疼痛、乳汁不畅、局部红肿，此时应及时处理，防止发展为乳腺炎。以清除热痛、疏通乳腺为基本治疗原则。辅助饮食有丝瓜络茶、鸽肉杏仁汤、油菜粥等。

2. 产后出血的营养饮食调理

产后出血是指胎儿娩出后24小时内，阴道分娩者出血量达到或超过500ml，剖宫产者出血量达到或超过1000ml，是产科常见的严重并发症，也是全球孕产妇死亡的首要原因，占孕产妇死亡总数的1/5～1/4。由于我国医疗技术能力和医疗水平的提升，孕产妇死亡率从2010年的30/10万下降至2020年的16.9/10万，降低约43.7%，但产后出血仍然占我国孕产妇死亡原因的主要位置，其关键在于早期快速识别和有效治疗。

产后出血常见原因有子宫收缩乏力、软产道裂伤、胎盘或胎膜残留、凝血机制障碍等。产后出血分为胎儿娩出后至胎盘娩出前、胎盘娩出至产后2小时、产后2小时至24小时这三个阶段，前两个阶段更容易发生产后出血，因此分娩后仍需在产房内观察2小时后产妇和宝宝才能移至爱婴区。如有出血情况，积极治疗控制出血，病情稳定后可以进食高热量、高蛋白、易消化且含铁丰富的食物，并坚持少食多餐。药膳可选用栗肉柿饼糊、生地益母汤等。

3. 产后腹痛的营养饮食调理

产妇分娩后下腹疼痛，称作“产后腹痛”。有的人腹部疼痛剧烈，而且拒绝触按，按之有结块，且恶露不下，此是瘀血阻在子宫引起；有的人疼痛夹冷感，热痛感减轻，恶露量少、色紫、有块，此是寒气入宫、气血阻塞所致。针对产后腹痛的饮食宜清淡，少吃生冷食物。山芋、黄豆、蚕豆、豌豆、牛奶、白糖等容易引起胀气的食物，也应少食为宜。注意保持大便通畅。产妇不要卧床不动，应及早起床运动，并酌情逐渐增加活动量。产妇宜食用羊肉、山楂、红糖、红小豆等。常用食疗方有当归生姜羊肉汤、桂皮红糖汤、当归煮猪肝等。

4. 产后便秘的营养饮食调理

产后子宫收缩，直肠承受的压迫突然消失而使肠腔舒张、扩大；产后卧床休息，缺少活动，胃肠运动缓慢；产后饮食精细，食物残渣少；产后疏忽调理或孕期便秘未能治愈等，都是引起产后便秘的原因。产后便秘会使产妇感到伤口剧烈疼痛和出血，因恐惧疼痛而不敢进食，直接影响产妇的健康。

因此，产妇在分娩后，产后头两天应勤翻身，吃饭时应坐起来。两天后应下床活动，不能长时间卧床。饮食上要多喝汤、饮水。餐食安排要有一定比例的杂粮，做到粗、细粮搭配，力求主食多样化。在吃肉、蛋类食物的同时，还要吃一些含纤维素多的新鲜蔬菜和水果。食疗方有葱味牛奶、菠萝香蜜茶、紫苏麻仁粥等。酌情辅助使用开塞露、乳果糖等药物缓泻剂帮助解决便秘。

5. 产后尿潴留的营养饮食调理

产后排尿不畅是指产后膀胱内的尿部分或全部不能排出，潴留在体内的情况。原因有生产过程中胎儿压迫膀胱时间过久，造成膀胱黏膜和尿道充血；剖宫产或会阴侧切造成的伤痛让产妇不敢排尿；产妇腹壁松弛，膀胱肌肉张力差，对尿液的刺激不敏感；产妇不习惯躺在床上或在床边小便等。可将粗盐炒热，用布包好熨烫下腹部，每次20～30分钟。除对症治疗外，饮食方面建议适当选用有促排尿作用的食物，刺激膀胱收缩排尿，如西瓜皮、陈皮、红豆等，可以制成西瓜皮饮、小米陈皮粥、果仁黑芝麻糊、薏苡仁冬瓜汤等。

第十节　产妇情绪管理及食物调节

产妇情绪管理是指在整个分娩和产后阶段，通过一系列的方法和策略来帮助产妇调整和控制自己的情绪，以保持身心健康。这个概念涵盖了分娩过程中的疼痛管理，以及产后的身体恢复和心理支持。产妇情绪管理的目的不仅是为了母亲自身的健康，也是为了家庭和谐以及新生儿的成长环境。

哺乳期母亲的情绪状态、精神方面的刺激会影响乳汁分泌的质和量，乳汁分泌是一个十分复杂的神经内分泌调节过程。例如，情绪可影响催产素的产生，乳母疲乏、焦虑或忧虑、悲伤、紧张或惊恐、愤怒、不安等均可使乳汁分泌突然减少或停止。产后由于育儿的劳累、生活秩序改变，做母亲的责任压力以及性反应能力的降低等可使产妇出现情绪低落、情绪不稳、焦虑或抑郁，需要特别做好心理保健和情绪管理。

一、产后情绪变化及其原因

（一）产褥期及哺乳早期的心理特点

产褥期及哺乳早期，产妇需要从妊娠和分娩的不适、疼痛及焦虑中恢复，并开始适应新的家庭成员和家庭关系，承担母亲这一重要角色。此阶段产妇对外界刺激敏感，情绪波动大，易患各种身心障碍，这可能与分娩后产妇体内雌激素和孕激素水平迅速降低有关。

根据产妇的行为和心理特点可将产褥期分为三个时期。

（1）依赖期：产后前3天。此期产妇很多的需要是通过他人来满足，如丈夫及家人的帮助可满足被爱的需要，用语言表达对孩子的关心可满足爱的需要等。产妇常较多地谈论妊娠和分娩时的感受，呈现高涨的热情、满足感和幸福感。

（2）依赖－独立期：产后3～14天。产妇表现出较为独立的行为，开始注意周围人际关系，主动参与活动，如学习和练习护理自己的孩子。产妇第一次接触新生儿或哺乳时，由于缺乏经验，加之领会到母亲责任的重大，可产生一定程度的焦虑心理，表现为对孩子生长发育、乳汁质与量的担心等方面。

（3）独立期：产后2周～1个月。新家庭的形成和运作使产妇、家人、孩子成为一个完整体系，形成新的生活形态。此期乳母可独立完成护理和喂养孩子的任务，但事业与家庭、梦想与现实、兴趣与需要等矛盾日益突出。乳母在感受亲情带来欢乐的同时也必须面对更多的生活压力。

提高家庭亲密度，加倍关心产妇，疏导产妇心理，及时帮助和指导产妇护理和喂养自己的孩子，鼓励产妇与周围人的交流等，均能增加产妇自信心，有助于产妇平稳应对焦虑和心绪不良。

（二）哺乳后期的心理特点

哺乳后期大部分乳母已顺利完成角色转换，确立了相对稳定的母婴及夫妻关系，心态良好，生活适应性明显增加。但仍有部分乳母可出现心理问题，主要原因为上班后精神紧张，工作压力大，疲于护理和照顾孩子，失去了继续母乳喂养的信心。此外，辅食的添加，减少了婴儿对乳汁的需求，反过来影响了乳汁的合成和分泌，使乳母担心乳汁不足以继续喂养孩子，担心婴儿患病及生长发育缓慢也是原因之一。由于过分的担心和疲惫，乳母易产生孤立无助、不安及低落等情绪。研究发现乳母自信心水平与母乳喂养程度及持续时间成显著正相关，乳母喂养自信心越高，哺乳期喂养程度也就越高，维持时间也越长，越能促进母婴双方的身心健康。因此，哺乳后期应充分关心乳母，经常与乳母沟通，帮助其及时舒缓心中压力，树立母乳喂养的自信心。

二、产后抑郁症

（一）产后抑郁的概念

产妇在产褥期出现抑郁症状，是产褥期非精神病性精神综合征中最常见的一种类型。产后抑郁并不是一种独立的疾病，而是特发于女性产后这一特殊时期，起病时间的界定，从产后1天至产后12个月，甚至在产前都有可能发生。大量研究表明，产后抑郁发生的峰值处于产后1个月以内，既往无精神障碍史，以情感或心境持续低落为基本特征，可能与内分泌变化和社会心理因素相关。研究显示其发病率国内外报道有差异，西方国家报道10%～20%，国内报道5.36%～11.09%。

发生产后抑郁相关性最强的原因为既往精神疾病史、阳性家族史、生活事件、社会支持；相关性中等的原因为个体心理因素、婚姻关系；相关性较弱的因素有产科因素、社会经济状况；几乎无相关性的因素有产妇的年龄、文化层次、妊娠的次数、与配偶关系的时间长短。

产后抑郁典型表现为自罪自责，对孩子表现强迫性担心或恐惧症，失去育儿信心，害怕接近新生儿，严重者可出现自杀或他杀倾向，会给孩子和家庭带来有害的影响，包括疏忽孩子、家庭破裂、自残等悲剧的发生。

（二）产后抑郁症的识别

产后抑郁的表现复杂多样，主要分为核心症状、心理症状和躯体症状三个方面。

（1）核心症状：情绪低落，兴趣和愉快感丧失，劳累感增加，活动减少，精力降低。

（2）心理症状：焦虑，集中注意的能力降低，自我评价和自信降低，自罪观念和无价值感，认为前途暗淡悲观，自杀或伤害婴儿的观念或行为，强迫观念，精神病性症状。

（3）躯体症状：合并躯体症状的概率很高，有时躯体症状可能成为患者的首发症状，如睡眠障碍、食欲及体重下降、性欲下降、非特异性的躯体症状如头痛、腰背痛、口干、便秘、胃部烧灼感和胀气等。

（4）爱丁堡产后抑郁量表：迄今为止，尚无针对产后抑郁的特异性检查项目，主要通过询问病史、精神检查、体格检查、心理评估及其他辅助检查来协助诊断，最常用的是爱丁堡产后抑郁自评量表（Edinburgh Postnatal Depression Scale，简称 EPDS），筛查的最佳时间为产后 2～6 周。

爱丁堡产后抑郁量表（EPDS）

爱丁堡产后抑郁量表是一有效的评测工具，帮助我们识别产妇出院后的情绪适应状况，我们鼓励您在出院后填写以下问卷（最好在第一次产后检查前），在过去七天，包括今天：（请填上或圈上您的答案）

姓名________年龄________性别________填表日期________产后天数________分数________

1. 我能看到事情有趣的一面，并笑得开心
   0 同以前一样　　1 没有以前那么多　　2 肯定比以前少　　3 完全不能
2. 我欣然期待未来的一切
   0 同以前一样　　1 没有以前那么多　　2 肯定比以前少　　3 完全不能
3. 当事情出错时，我会不必要地责备自己
   3 大部分时候这样　　2 有时候这样　　1 不经常这样　　0 没有这样
4. 我无缘无故感到焦虑和担心
   0 一点也没有　　1 极少有　　2 有时候这样　　3 经常这样
5. 我无缘无故感到害怕和惊慌
   3 相当多时候这样　　2 有时候这样　　1 不经常这样　　0 一点也没有
6. 当很多事情冲着我而来，使我透不过气
   3 大多数时候我都不能应付　　2 有时候我不能像平时那样应付得好
   1 大部分时候我都能像平时那样应付得好　　0 一直都能应付得很好
7. 我很不开心，以至失眠
   3 大部分时候这样　　2 有时候这样　　1 不经常这样　　0 没有这样
8. 我感到难过或悲伤
   3 大部分时候这样　　2 相当时候这样　　1 不经常这样　　0 一点也没有
9. 我不开心到哭
   3 大部分时候这样　　2 有时候这样　　1 不经常这样　　0 一点也没有
10. 我想过要伤害自己
   3 经常这样　　2 有时候这样　　1 很少这样　　0 从来没有

爱丁堡产后抑郁量表（EPDS）包含 10 个项目，每个项目都有四个可能的回答选项，分别对应不同程度的症状频度。总分范围从 0 到 30 分，得分越高表示抑郁症状越严重。以下是一般的评分标准。

0 至 9 分：通常被认为是正常的情况，没有明显的产后抑郁症状。

10 至 12 分：可能存在轻度的产后抑郁症状，建议进一步关注和监测。

13 至 19 分：可能存在中度的产后抑郁症状，建议咨询医疗专业人员进行评估和治疗。

20 分及以上：可能存在严重的产后抑郁症状，建议尽早咨询医疗专业人员进行评估和治疗。

请注意，EPDS 可以用于初步筛查，但不足以作为最终诊断产后抑郁症的依据。如果 EPDS 得分高，医疗专业人员通常会进一步评估患者的情况，以确定是否确诊为产后抑郁症，并制定合适的治疗计划。产后抑郁症的治疗通常包括心理治疗、药物治疗、营养治疗或三者结合，具体治疗方式将根据症状的严重程度和个体需求而定。

（三）改善产后抑郁的方法

产后抑郁对母乳喂养会产生不良影响。因此持续深入推进母乳喂养，在孕期进行母乳喂养知识教

育，产后针对产妇和家属强化母乳喂养观点，关注和重视早期终止母乳喂养/母婴分离的产妇，必要时进行产后抑郁的筛查和评估。对没有运动禁忌证的产妇进行适当的体育锻炼，调整情绪状态。

婚姻是一种很好的心理支持，患产后抑郁症的妇女这时候最需要得到丈夫及家人的关爱和支持，需加强对产妇家人的心理健康教育，提高其支持和陪伴产妇技巧，如辅助夜间喂奶的工作，帮助准备食物或者处理家务。产妇也要学会和家人分享自己的感受，不独自忍受低落的心情等。此外也不要总是和宝宝待在屋里，可以带着宝宝到户外走走透透气，并避免在此期间做出任何重大生活改变，使生活难以应付。

1. 产后抑郁饮食调理方法

（1）增加富含 n－3 多不饱和脂肪酸的食物摄入。n－3 脂肪酸可以帮助缓解抑郁症状。建议多食用深海鱼类如三文鱼、鲑鱼，以及核桃、亚麻籽等。

（2）增加富含 B 族维生素的食物摄入。B 族维生素可以缓解抑郁症状，调节情绪。建议多食用全谷类、瘦肉、蛋类、奶制品、绿叶蔬菜等富含 B 族维生素的食物。

（3）增加富含镁的食物摄入。镁可以缓解抑郁症状。建议多食用紫菜、坚果、莲子等富含镁的食物。

（4）玫瑰花茶：中医认为玫瑰花味甘微苦、性温，具有理气解郁、活血散瘀和调经止痛的作用，能够温养人的心肝血脉，抒发体内郁气，起到镇静、安抚、抗抑郁的功效。女性产后情绪烦躁时喝玫瑰花茶，可安抚、稳定情绪。根据个人的口味，调入冰糖或蜂蜜，以减少玫瑰花的涩味，可加强功效。需要注意玫瑰花最好不要与茶叶一起冲泡，茶叶中含有大量鞣酸，会影响玫瑰花舒肝解郁的功效。

（5）甘麦大枣汤：加生地黄、百合，对焦虑状态也有所帮助。

2. 产后抑郁的药物治疗

一旦产妇出现产后抑郁症状，严重时需要权衡治疗与不治疗对母亲和婴幼儿的获益和风险。目前哺乳期使用精神类药物的安全性尚无定论。产妇服用药物后母乳中药物浓度小于母血的10%，导致婴儿出现剂量相关不良反应的可能性较小，因此对于需要药物治疗的产妇，在可行的情况下可以进行母乳喂养。但应谨慎使用氯氮平，并在婴儿出生后的前 6 个月每周监测 1 次白细胞计数。如果使用抗惊厥药物，应做好新生儿生长发育状况咨询与监测。同时尽量避免使用锂剂类药物。

3. 产后抑郁的营养治疗

人的情绪受大脑意识的控制，都有确定的物质基础。大脑中的许多生物活性物质，如五羟色胺、内啡肽、乙酰胆碱等，都对人的情绪有直接的影响。如果营养均衡，这些生物活性物质就会得到充分的合成，人的情绪就会得到很好的调控，产后抑郁就不会发生，即使发生也会很快过去。许多产后抑郁的妇女存在营养不均衡，如果不能及时解决就容易发生抑郁症，所以及时补充调节情绪相关的营养素，就可以有效地防治产后抑郁。

产后抑郁的营养治疗指的是通过饮食调整和补充特定营养素来有效预防和缓解产后抑郁症状。营养治疗是一种非药物的、自然的辅助治疗方式，它通过天然的特定成分来影响身体和大脑的化学平衡，从而帮助改善产妇的情绪和心理状态。

（1）B 族维生素：维生素 B_1、维生素 B_2、维生素 B_6 和烟酸等 B 族维生素有抗压力、调节抑郁情绪的作用。

（2）镁制剂：镁有安神镇静的作用，对神经系统有稳定作用，可以帮助缓解抑郁症状和改善睡眠。镁主要通过参与调节脑内的 GABA 神经递质，有助于放松身体和促进睡眠，改善睡眠质量。镁在神经传导中起着关键作用，有助于维持神经系统的正常运作。

（3）n－3 多不饱和脂肪酸：n－3 多不饱和脂肪酸是大脑的重要组成成分之一，对大脑功能有保护作用，可以帮助缓解抑郁症状，有深海鱼油和 EPA 胶囊等。EPA 在抗抑郁方面的作用越来越受到关注，其作用机制主要包括：①减少炎症反应。研究显示，EPA 能够通过产生 LOX 和 CYP450 脂质介质来发挥抗炎作用，这对于抑郁症患者尤为重要，因为炎症与抑郁症的发生有着密切关系。②加强神经保护。

EPA 在 IL1β 和 IFN－α 炎症细胞因子存在的情况下，能够阻止神经形成的减少，显示出其神经保护能力。同时，EPA 还能阻止炎症引起的细胞凋亡增加，维持神经元的存活。③改善神经传递。EPA 参与构成细胞膜，并在炎症或应激刺激下调节膜基细胞反应，从而可能影响神经传递物质的释放和再摄取。④调节神经递质。EPA 能够增加血浆中的脂质代谢物，这些代谢物与抑郁症状的改善相关。这表明 EPA 可能通过调节神经递质的代谢途径来发挥其抗抑郁作用。⑤调节免疫功能。在免疫失调的重度抑郁症患者中，EPA 能够保护神经元免受炎症伤害。通过调节免疫系统，EPA 可能对抗抑郁症的进程中起到积极作用。⑥维护心脏健康。EPA 通过维持心脏健康，间接对心理健康产生正面影响。心脏健康与心理健康之间存在密切联系。

（4）维生素 D：研究表明维生素 D 对缓解抑郁症有一定的帮助。维生素 D 具有调节中枢神经系统功能的能力，这种调节作用可能通过影响神经递质相关基因的表达来实现，进而缓解抑郁症的多个症状，如情绪低落、精神疲劳等。

（5）其他营养素：如锌、硒等，也有改善抑郁症状的作用。锌参与了多种神经递质的合成和传递过程，这些神经递质如血清素和多巴胺与抑郁症的发生密切相关。此外，锌还参与了抗氧化反应和神经保护，可以减轻神经炎症反应，改善大脑功能。充足的水分摄入有助于维持身体正常功能，缓解抑郁症状。避免过多饮用含糖饮料。

三、产后哺乳障碍及心理疏导

产后哺乳障碍不属于疾病范畴，但对母亲的康复、母子情感的培养，尤其对新生儿健康成长均存在不利影响。表现为产妇在婴儿出生后因为各种原因无法进行纯母乳喂养，需部分或全部添加代乳品喂养婴儿。母乳喂养受多种因素的影响，哺乳期产妇的生理因素、心理因素、精神及社会环境等因素均能影响母乳喂养。对于产后哺乳障碍，重点做好以下三项工作。

（1）加强健康教育，正确指导母乳喂养，同时加强饮食和营养调理。

（2）加强心理疏导，对有问题的产妇应重点做好心理保健。

（3）改善家庭社会环境，营造良好氛围，支持和促进母乳喂养。

第十一节　产褥期运动指导

产褥期运动指导是指针对产妇在分娩后恢复期内，如何进行适当的体育锻炼以促进身体恢复和增强体质的指导。产妇分娩后，都希望能够快速恢复因怀孕而走样的身材，重塑完美体态，唤回自信。产后运动不仅可增强腹部肌肉力量，恢复体形；促进子宫修复；促进盆底肌肉收缩和复旧；增加阴道口和尿道口肌肉的张力，预防子宫脱垂、小便失禁；恢复阴道弹性，促进和谐的性生活。还可以促进血液循环，预防静脉血栓形成的发生；预防或减轻颈肩腰背痛、关节痛的发生；促进胃肠蠕动，增进食欲，减少产后便秘，预防直肠脱垂，减少痔疮的发生和发作。产褥期运动最好在专业人士的指导下完成，注意运动时的姿势和呼吸方法，避免造成不必要的伤害。

一、产褥期运动应遵循的原则

产妇在运动过程中需要遵循一定的原则。产褥期妇女运动处方的制订必须遵循运动的 FITT 原则，即频度、强度、时间和类型，要想在安全的运动过程中取得良好的锻炼结果，就需要科学地控制锻炼的频度、强度、运动持续的时间，并选择恰当的锻炼类型。

（1）产后开始锻炼的时间和频率：产后只要身体许可，就可以尽早开始锻炼。产后运动分为两个阶段。第一阶段是产褥期运动，主要以促进子宫收缩及恢复，帮助腹部肌肉、盆底肌肉恢复张力为主。根据自己的身体条件可做盆底肌肉训练、腹部肌肉运动、腿部肌肉运动、胸部运动等。这些运动最好在床上做，从最简单的运动做起，开始时每次 15～20 分钟，每日 1～2 次，以后根据身体情况逐步增加。第二阶段为产褥期后，此时逐步进行全身肌肉力量的恢复训练，并加强腹部和骨盆腔底部肌肉锻炼，每周至少进行 150 分钟中等强度的有氧运动，可以把每周 150 分钟的锻炼分成 5 天、每天 30 分钟的锻炼，或者每天分成10分钟的间歇性锻炼，例如每天散步3次，每次10分钟。中等强度指的是运动量足以达到提高心率并开始出汗，可以正常说话但是不能唱歌。运动量和运动时间需要根据个人体能而定。

（2）产后运动强度：产后运动量要适度。初期产妇应根据自身状况，以不痛不累为准则，量力而为，切忌急于求成，使自己过于疲劳。产后剧烈运动，可能影响伤口愈合和子宫复原，从而引起子宫出血、感染甚至子宫脱垂和阴道膨出。如果在运动中出现阴道流血，或流血量增多，或恶露呈鲜红色的情况，应立即停止运动，并及时就医。对于孕前有高强度运动习惯者，产后42天以后可以逐渐恢复至孕前的运动状态。高强度运动一般有心率加快、说话困难、出汗增多、肌肉紧张和呼吸加深等表现。必要时可以与医生、营养师共同评估后制订运动处方。

（3）产后运动类型：有氧运动和抗阻运动结合进行。散步是恢复体形的好方法。另一种很好的日常锻炼方式如做体操、动感单车、跳舞和瑜伽等。除了常规的有氧运动外，至少还应该做一些增强肌肉的抗阻运动，一周两天锻炼身体的主要肌肉群，如腿、手臂和臀部，包括瑜伽、普拉提、仰卧起坐及俯卧撑等。运动之前的热身与之后的放松是必不可少的，否则容易造成运动伤害。

二、产后盆底肌训练

盆底肌是指封闭骨盆底的肌肉群，面积约有手掌大小。骨盆底的三层肌肉纤维走向都不完全相同，外层在皮下，从耻骨延伸到骶骨，形状像一个拉长的阿拉伯数字8，包围住阴道、尿道和肛门。中层肌肉从骨盆的左侧内部横跨到右侧内部，把两个坐骨结节连接起来，其中间位置相当于阴道口处，弹性非常强，以利于分娩时胎儿头部的顺利通过。骨盆底内层肌肉形状就像一串打开的抽屉，从耻骨延伸到骶骨。这部分肌肉层次丰富，主要由左右两侧的肛提肌构成，负责支撑骨盆和脊柱。三层叠加在一起的肌肉织成一张非常牢固的肌肉“吊网”，尿道、膀胱、阴道、子宫、直肠等脏器被这张“网”紧紧吊住，从而维持正常位置以便行使其功能，见图4－4。一旦这张“网”弹性变差，“吊力”不足，便会导致“网”内的器官无法维持在正常位置，从而出现相应功能障碍，如大小便失禁、盆底脏器脱垂等。

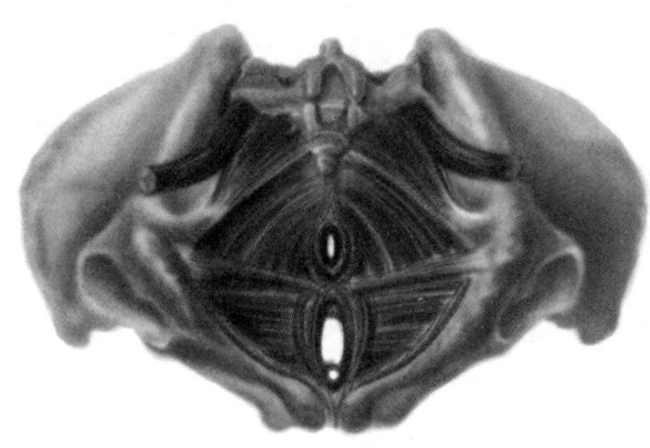

图4－4　盆底肌

妊娠期随着子宫的增大，其重力作用对盆底的慢性牵拉造成不同程度的盆底软组织损伤。而分娩可造成盆底肌群的部分撕裂或完全断裂，阴道的主动收缩能力严重下降，导致女性的性生活能力下降，缺乏快感，大小便失禁，甚至子宫、阴道、膀胱脱垂。盆底肌训练法通过主动的、反复的盆底肌群收缩和舒张，增强支持子宫、膀胱、直肠和尿道的盆底肌张力，恢复松弛的盆底肌群原有状态，达到预防和治疗女性尿失禁和生殖器官脱垂的目的。

（一）盆底肌“三步走”训练计划

盆底肌“三步走”训练包括盆底肌的识别、控制和训练。

1. 盆底肌的识别

识别盆底肌的锻炼涉及三件事，首先，感知盆底肌动作的微妙；其次，感知如何运用耻尾肌提起盆底；最后，感知盆底肌肉是如何与其他肌肉如腹横肌、脊柱的肌肉和筋膜协作的。收缩、提升盆底肌的感觉就像忍住大小便一样，准确地定位和提升身体下面的盆底肌，坚持5～10秒，同时保持均匀呼吸，然后放松，重复5～8次，每天重复这个动作至少3遍。如果你能在坐着和站着时正确地收紧，则可以进一步锻炼盆底肌的控制功能。

2. 盆底肌的控制

盆底肌的力量和耐力分为三个级别。

（1）低水平耐力：白天当你坐着或爬楼时，盆底肌肉以低水平呈持续开启状态。当你坐或站时，要注意挺直身体同时放松腰部。呼气时提起盆底肌并保持提升的状态 10～30 秒，保持提升的过程自然均匀地呼吸，每天重复这个轻轻提升盆底肌的动作训练。

（2）耐力的强度：在持久负重的情况下，如快步上坡或抱孩子，盆底肌肉会同时提供力量和耐力。测试盆底力量的一个方法是从蹲着的姿势站起时依旧能保持盆底肌的提升状态。练习时向前端坐，放松腰部。呼气，努力向上提升耻尾肌和阴道，同时收紧和提升肛门括约肌，持续 10 秒并保持自然均匀的呼吸，完全放松 5～10 秒，然后重复 5～8 次。

更进一步的锻炼是站着做运动。把双手放在一个桌子上撑着，向前倾斜，微微翘起屁股，放松腰部和膝盖。这个姿势有助于提升盆底肌。这个训练也可以采取跪姿，身体前倾，两手置放于地板上，额头放在前臂上，或者盘腿坐在地板上。

（3）快速反应力：盆底肌肉对任何突发、意外的负重情况反应迅速，如打喷嚏或摔倒。为了保证你在咳嗽、打喷嚏或跳跃时盆底反应很快，可做以下练习：坐在座位的前端，快速大力地提升盆底肌，保持 2～3 秒，然后完全放松，做 8～10 次，肌肉疲劳了就休息。

3. 盆底肌的训练

要把盆底肌三种形式的训练，包括耐力训练、力量训练、快速反应训练作为常规训练，从每个训练每天重复 3 次开始，然后依次增加到每天 5 次、8 次，直到 10 次。如此反复，每次训练 15～20 分钟，每天 2～3 次，坚持训练至产后 3 个月。如果认真投入去做，随时随地去做，坚持终生运动，女性将受益终生。

（二）盆底肌训练其他方法

1. 生物反馈训练

生物反馈训练也是一种主动的盆底康复方法，通过放置于阴道或直肠内的肌电位探头或压力感受器，使产妇盆底肌肉产生的肌电位信号或压力信号传给计算机控制系统，将这些肌肉活动的信号转化为听觉和视觉信号反馈给产妇，指导产妇进行正确的、自主的盆底肌群训练。治疗周期为 2～3 个月。

2. 神经肌肉电刺激

神经肌肉电刺激是一种被动的盆底康复方法。通过低频电刺激盆底肌群的神经，使尿道括约肌、肛提肌、阴道括约肌等被动收缩，达到治疗和预防盆底功能障碍的目的。产后 1 个月内，由于子宫处于恢复期，不断有恶露排出，这时候一般只适合做简单的盆底肌训练。待恶露排尽，一般产后 42 天后，可以根据情况选择生物反馈训练、神经肌肉电刺激等物理治疗，并且越早进行盆底肌功能训练，恢复的效果越好。但如有阴道流血、泌尿生殖系统的急性炎症等情况则不宜进行盆底肌功能训练。

三、产褥期运动的方法及注意事项

（一）收紧小腹运动

顺产 24～48 小时后，剖宫产 5～10 天后可以开始收紧小腹运动，可增强盆底肌的控制力，从而增强膀胱和肠道括约肌关闭压。

（1）腹式呼吸。仰卧，双膝弯曲，双手轻轻放在腹部。如果是剖宫产，需要将手轻轻放在伤口部位，以保护伤口。缓慢呼吸，吸气时腹部隆起将手抬起，呼气时手将腹部压平。每次 10 遍，每日 3 次。

（2）产后 4～5 天可以进行腹肌运动。仰卧，屈膝，双手放在背下，使身体和床留下缝隙，慢慢用力收缩腹部肌肉，略抬高身体，停留 2 秒后使身体恢复平直，其间不要憋气，每次 5 下，每日数次。

（3）产后 2～6 周可进行腹部锻炼。仰卧，双腿并拢，屈膝，抬起上半身，同时伸直双手去摸膝盖；仰卧，头部抬起，同时双手和双腿尽量向上抬起，背部呈弓形。

（二）胸部运动

胸部运动可锻炼胸肌，增强对乳房的承托力。

（1）双手合掌，并使手掌相互用力合压。合压时，胸部两侧的胸肌拉紧，呈紧绷状态，保持 5 秒后放松，重复 10 次左右。

（2）双手在胸前互相紧握手腕，注意手肘关节必须朝外，且左、右手肘要相互牵引，胸部两侧的胸肌拉紧，呈紧绷状态，保持5秒后放松，重复10次左右。但如用力过猛可导致疲劳，则会有反效果。

（3）站立位，两手持哑铃或饮料瓶举起至胸前，然后两臂向两侧伸直外展做扩胸运动，锻炼胸大肌，每分钟20～30个。

（4）站或坐位，两手握拳，双上肢屈肘举起，双手与头部同高，分开一段距离，前臂相对向中间靠拢，坚持数秒钟后分开，再重复8～10次。

（三）产褥期循序渐进运动举例

（1）产后第1周：此时的运动并不是单纯为了瘦身，而是使气血畅通，让产妇尽快恢复元气。产妇可下床活动，轻微活动手腕、手指、脚踝等末梢部位，以促进血液循环。

（2）产后第2周：开始建立体重管理计划，按摩腹部，巧排恶露，顺产的产妇可做一些产后恢复操，锻炼子宫、会阴部等。

（3）产后第3周：顺产的产妇可以持续上周的锻炼，并开始恢复骨盆、锻炼腰部肌肉的训练。剖宫产产妇的刀口还会隐隐作痛，所以还不适宜进行全面、系统的瘦身锻炼。

（4）产后第4周：是顺应身体的状况，进行产后运动和瘦身的好时候。可适当增加运动量，重点关注胸部、颈部盆底、腰肌等部位的锻炼。

（5）产后2个月：可以适当加大运动量，同时注意保证摄入充足的营养。

（四）产后运动注意事项

（1）运动原则：从简单、轻巧的动作开始，避免剧烈运动；循序渐进，持之以恒，至少持续至身体恢复正常。

（2）运动注意点：运动中有出血和疼痛不适，应立即停止；剖宫产术后需要等到伤口愈合后再逐渐开始。

（3）运动前准备：运动前排空膀胱，避免饭前或饭后一小时内运动；哺乳妈妈在运动前最好先哺乳，避免运动过程中产生的乳酸渗入母乳中，影响乳汁质量；运动前要做热身运动，穿宽松、透气、弹性好的衣裤。

（4）运动环境：选择在硬板床或木地板上进行运动；注意室内空气流通，运动前适当饮水，运动中出汗较多，手边准备一瓶水，在锻炼时小啜几口，补充水分。

第十二节　产褥期乳房按摩护理

产褥期乳房按摩护理是指在产妇分娩后的恢复期，通过手工或机械方式对乳房进行按摩，以达到促进乳腺通畅、改善乳汁分泌、预防乳腺炎等目的的护理措施。在实施产褥期乳房按摩护理时，应注意温和操作、方法正确、注意卫生。

产褥期乳房按摩护理具有以下好处。

（1）促进乳汁分泌：按摩乳房可以刺激乳腺，促进乳汁的分泌。

（2）预防乳腺管堵塞：通过按摩，可以促进乳腺管内的乳汁流动，减少堵塞的风险。

（3）缓解乳房胀痛：产褥期乳房胀痛是常见的问题，适当的按摩可以缓解胀痛感。

（4）预防乳腺炎：通畅的乳腺管可以减少乳腺炎的发生风险。

（5）促进子宫恢复：乳房按摩还可以通过反射作用帮助子宫收缩，促进产后子宫的恢复。

（6）提高母乳喂养的成功率：通过按摩护理，可以提高母乳喂养的成功率，对婴儿的健康成长有益。

和谐的哺乳关系对母婴来说都是一份特别棒的礼物，以后的生活中母亲和孩子很少再有像这样经常亲密独处的时光了。每次哺乳前调整到舒适、放松的状态是成功哺乳的基础，注意宝宝吃奶时的姿势，防止损伤妈妈的乳头，否则会感觉非常疼痛。乳头开始时还不适应哺乳的需求，可能对吸吮反应混乱而出现干裂或皮肤过敏的症状，进而使哺乳变成一种折磨，甚至放弃哺乳。因此需要做好一些预防措施，哺乳之前用热毛巾给乳房做一下热敷，扩张输乳管，便于乳汁顺利流出。哺乳之后将宝宝的唾液涂抹在乳头上，然后再滴几滴母乳，等它慢慢变干。使用清洁卫生的棉布或丝绸布料的防溢出乳垫。除此之外，乳母通过学习并做好乳房的日常护理，了解相关按摩护理技巧，有助于更好地完成哺乳工作。

一、乳房护理按摩的一般步骤

按摩是催乳的主要方法之一，是指操作者用手和身体的其他部位，在人体体表的俞穴或部位上按照特定的技巧动作进行操作的方法。手法的熟练程度与运用是否得当，直接影响效果。由于刺激乳头可能会引起子宫收缩，一般在怀孕 4 ~6 个月或 9 个月以后就要逐步进行乳房的按摩和护理。按摩可以由孕妇自己做，也可以由他人做，每天 1 次。

（1）护理按摩：热毛巾清洗后，涂擦天然植物油如橄榄油或麻油等，取材方便，对身体无害。用手掌的侧面轻按乳房。围绕乳房均匀按摩。

（2）促进乳管的通畅：一手托住乳房，另一只手的中指和示指由外向乳头方向轻轻地按摩。

（3）增加乳头的韧性：示指与中指捏住乳头向外轻轻拉，增强乳头的韧性。

（4）纠正乳头凹陷：双手平放于乳房两侧，上下、左右轻轻揉动 4 ~6 次。双手拇指放在乳头两侧，慢慢向外拉。然后再向上下两侧外拉。重复 8 ~10 次。最后捏住乳头向外拉 4 ~6 次。另外，可以用吸奶器吸引乳头 4 ~6 次，使乳头膨出。

二、产褥期问题的乳房护理

产褥期乳房按摩护理是一种有效的产后护理措施，包括热敷、轻柔按摩、乳头护理、避免堵塞、佩戴合适的乳罩等方法，有助于促进母乳喂养，减少乳腺问题。孕期及喂哺过程中需要注意对乳房的保护、承托，哺乳的时间及频率取决于婴儿的需要及乳母感到奶胀的情况。哺乳开始后，遇到下述情况分别采取相应的护理方法。

（1）乳胀：多因乳房过度充盈及乳腺管阻塞所致。哺乳前湿热敷 3 ~5 分钟，并频繁哺乳，排空乳房。热敷时尽量把乳头放在外面，防治乳头皲裂。有时需要两条毛巾，用一条湿热毛巾捂住乳房，另一条干毛巾覆盖在湿毛巾上面，以延长热毛巾的保湿时间。热敷的同时可轻拍乳房，持续 3 ~5 分钟。

（2）催乳：若出现乳汁不足，鼓励乳母树立信心，指导哺乳方法，按需哺乳，夜间哺乳，并调节饮食，喝营养丰富的肉汤催乳。

（3）退奶：产妇因病不能哺乳，应尽早退奶。停止哺乳是最简单的退奶方法。不排空乳房，少食汤汁，但有半数产妇会感到乳房胀痛。可用生麦芽 60 ~90g，水煎当茶饮，连服 3 ~5 天。芒硝 250g 分装两个纱布袋内，敷于两乳房并包扎，湿、硬时更换。

（4）乳头皲裂：乳头皲裂是哺乳期的常见病之一。轻者仅乳头表面出现裂口，可继续哺乳。重者局部渗液渗血，日久不愈，反复发作易形成小溃疡，处理不当又极易引起乳痈。特别是哺乳时往往有撕心裂肺的疼痛感觉，令乳母坐卧不安，极为痛苦。发生这种情况的主要原因可能是孩子在吸乳时咬伤乳头，或是其他损伤而引起。

1）哺乳时应先从疼痛较轻的一侧乳房开始，以减轻对另一侧乳房的吸吮力，并让婴儿含吮乳头和一部分乳晕，以防乳头皮肤皲裂加剧。

2）交替改变哺乳时的抱婴位置，以便吸吮力分散在乳头和乳晕四周。

3）勤哺乳，以利于乳汁排空，乳晕变软，有利于婴儿吸吮。

4）在哺乳后挤出少量乳汁涂在乳头和乳晕上，短暂暴露和干燥乳头，靠近窗户照射阳光最好。由于乳汁具有抑菌作用且含有丰富的蛋白质，有利于乳头皮肤的愈合。哺乳后，也可在乳头上涂薄层水状的羊毛脂，它对婴儿无害，哺乳前不必擦掉。如有乳头溢液或破损，可使用适当的乳头保护霜。

5）哺乳后穿戴宽松内衣和胸罩，并放正乳头罩，有利于空气流通和皮肤损伤的愈合。

6）如果乳头疼痛剧烈或乳房肿胀，婴儿不能很好地吸吮乳头，可暂时停止哺乳 24 小时，但应将乳汁挤出，用小杯或小匙喂养婴儿。

三、乳房护理按摩的七种基本手法

（1）梳法：五指微曲，自然展开，用手指末端接触体表，做单方向滑动梳理动作。

（2）揉法：用手掌大鱼际、手掌或手指罗纹面着力，吸定在一定部位或某一穴位上，施加一定的压力，做轻柔缓和的环旋转动，称为揉法。揉法可分为掌揉法和指揉法。掌揉法又分为大鱼际揉法、掌根揉法和全掌揉法。指揉法又分为中指揉法、三指揉法和拇指揉法，是催乳按摩最常用的手法之一。

（3）抹法：用掌面、指腹或示指、中指、无名指并拢的掌侧面，贴附于体表的一定部位上，做环形或直线且有节奏的抚摩运动，称为抹法。分为指抹法和掌抹法两种。

（4）按法：术者用手指、手掌或肘尖着力于受者体表一定部位或穴位上，逐渐用力下压，称为按法。按法可细分为指按、掌按或肘按法三种。

（5）拿捏法：以拇指与示指、中指或拇指和其余四指相对用力，在施术部位上拿捏肌肤，一松一紧有节律地进行拿捏。

（6）掐法：以指端甲缘（多为拇指端）重按穴位而不刺破皮肤的方法，称掐法，又称切法、爪法。

（7）滚法：用手背靠近小指侧部分或小指、无名指、中指的掌指关节部分附着于体表治疗部，通过腕关节的伸曲、内外旋转的连续复合动作，带动手背往返滚动的手法。滚法压力较大，接触面较广，适用于肩背、腰臀、四肢等肌肉丰满处。

四、针对不同症状的乳房按摩护理方法

乳房按摩，除了需要掌握基本的按摩手法之外，还需要准确选取及定位与乳房泌乳有关的人体主要穴位，否则达不到良好的按摩效果。

（一）催乳按摩的主要穴位

1. 胸部主要穴位

（1）膻中：位于两乳头连线的中点。

（2）膺窗：前正中线旁开 4 寸，第三肋间隙中。

（3）神封：位于胸部前正中线旁开 2 寸，第 4 肋间隙。

（4）乳中：在乳房的中央，可刺激泌乳。

（5）乳根：位于乳头直下方，乳房的根部。

（6）期门：位于乳头直下方，第 6 肋间隙。

（7）云门：位于前正中线旁开 6 寸，锁骨下窝凹陷中。

（8）中府：位于前正中线旁开 6 寸，第一肋间隙中。

（9）天池：位于乳头外 1 寸，第四肋间隙中。

2. 背部主要穴位

（1）膈俞：位于第 7 胸椎棘突下，旁开 1.5 寸。

（2）肝俞：位于第 9 胸椎棘突下，旁开 1.5 寸。

（3）脾俞：位于第 11 胸椎棘突下，旁开 1.5 寸。

（4）肾俞：位于第 2 腰椎棘突下，旁开 1.5 寸。

（5）肩井：位于大椎与肩峰连线的中点，肩部高处。

3. 配穴

（1）极泉：腋窝正中，腋动脉搏动处。

（2）曲池：屈肘呈直角，在手肘关节弯曲凹陷处。

（3）少泽：位于小指尺侧，距指甲角 0.1 寸。

（4）合谷：手背第 1、2 掌骨之间，约平第 2 手掌骨中点处。

（5）神阙：在脐中部，脐中央。

（6）足三里：坐在凳子上，将小腿垂直悬挂，摸到膝眼的凹陷处，四个手指并拢，将示指放在膝眼

处，小指对应的地方就是足三里。

主要的按摩部位包括胸部、乳房、背部、上肢部、胁肋部。

（二）产后普通型缺乳

产妇分娩3天以后乳汁分泌不足或全无，称为产后缺乳。常与乳腺发育不良、产后失血过多和疲劳过度有关，表现为乳房柔软不胀。

1. 按摩手法

梳法、按揉法、捏拿法。

2. 按摩穴位

膻中、乳中、乳根、天池、膺窗、神封、中府、云门、曲池、合谷、膈俞、肝俞、脾俞、肾俞、肩井。

3. 按摩方法

（1）产妇仰卧或坐位。两手搓热，在产妇乳房上涂上麻油，三指按揉并摩膻中穴1分钟。

（2）按揉乳中－乳根－天池－渊腋－膺窗－神封2～5分钟。

（3）拇指、示指、中指轻捏拿乳头2分钟，像婴儿吸吮状。

（4）五指从远端向乳头方向梳乳房5分钟。

（5）点按云门、中府（乳上方）、曲池、合谷各5次。

（6）产妇俯卧位，滚法施于背部膈俞－肝俞－脾俞－肾俞5分钟。

（7）自下而上捏脊3～5遍。

（8）双手捏拿肩井3次，畅通全身经络。

（三）气血不足型缺乳的按摩护理

1. 缺乳的原因及症状

气血不足型缺乳指的是产妇身体本来就气血虚弱，或者平时就脾胃虚弱，气血生化不足，加上在分娩过程中失血耗气过多，导致产后乳汁很少，甚至一点都没有。催乳师开展工作前要观察产妇，如果产妇乳房柔软，没有胀痛感，面色苍白，神情疲倦，吃的又少，面色没有光泽，则可以判断属于这一类型症状。

2. 按摩手法及穴位

（1）按摩手法：按揉法、点按法、掐法。

（2）按摩穴位：在普通型缺乳步骤的基础上，增加少泽、神阙、足三里。

3. 按摩步骤

（1）产妇取坐位。催乳师搓热两手，蘸上按摩油。

（2）用三指按揉并摩膻中，时间为1分钟。

（3）按揉穴位：乳中－乳根－天池－渊腋－膺窗－神封，各2～5分钟。每日两次，以穴位处有酸胀、痛感为度。

（4）拇指、示指、中指轻轻地捏拿乳头，像婴儿吮吸的样子，持续时间为2分钟。

（5）用五指从乳房远端向乳头方向梳乳房，持续时间为5分钟左右。

（6）点按云门－中府－曲池－合谷，每个穴位点按5次。

（7）点按少泽穴位，要求按5～10次。

（8）摩腹并按神阙，时间为1分钟。

（9）按揉足三里30～50次。

（四）肝郁气滞型缺乳的按摩护理

1. 缺乳原因及症状

肝郁气滞型缺乳是指产妇在哺乳期内，性格抑郁，或者产后情绪不好，乳脉不通，阻碍乳汁运行，乳汁运行不畅，因此乳汁很少或者完全没有乳汁。肝郁气滞型缺乳主要表现为产后乳汁少，浓稠，或乳汁不下、乳房胀硬疼痛、产妇忧郁、胸肋胀闷、没有食欲，或身体微微发热、舌苔薄黄。

2. 按摩手法及穴位

（1）按摩手法：梳法、按揉法、点按法。

（2）按摩穴位：在普通型缺乳步骤的基础上，增加少泽、期门穴，同时需搓摩胁肋，拍打后背。

3. 按摩步骤

（1）产妇取坐位。催乳师搓热两手，蘸上按摩油。

（2）用三指按揉并摩膻中，时间为 1 分钟。

（3）按揉乳中 – 乳根 – 天池 – 渊腋 – 膺窗 – 神封，各 2 ~ 5 分钟。每日两次，以穴位处有酸胀、痛感为度。

（4）用拇指、示指、中指轻轻地捏拿乳头，像婴儿吮吸的样子，持续时间为 2 分钟。

（5）用五指从乳房远端向乳头方向梳乳房，持续时间为 5 分钟左右。

（6）点按云门 – 中府 – 曲池 – 合谷，每个穴位点按 5 次。

（7）点按少泽穴位，要求按 5 ~ 10 次。

（8）搓摩胁肋，时间为 1 分钟。

（9）点按期门，要求点按 3 次。

（10）捏拿肩井 3 次。让产妇俯卧，由上而下拍打后背 10 ~ 20 次。

（五）乳汁淤积

1. 乳汁淤积的原因

乳汁淤积是因为乳汁分泌过多没有及时排空，或在乳腺管还不完全畅通时盲目大补引起。表现为乳房出现肿块，肿块移动度好，按之胀痛，乳房表面光滑，皮肤颜色没有改变，皮肤不热或微热，与肿块相对应的乳孔无乳汁排出。常发生在产后 3 ~ 7 天。如不及时处理，容易发生急性乳腺炎。

2. 按摩手法及穴位

（1）按摩手法：指揉法、指梳法、点按法。

（2）按摩穴位：神庭、百会、风池、肩井、极泉、膻中、乳中、乳根、天池、膺窗、神封、曲池、合谷、少泽，捏拿胸大肌。

3. 按摩步骤

（1）从头前额开始，右手五指伞形张开，稍用力，从神庭渐移至百会，再移至风池，反复做 5 ~ 8 次。

（2）双手拿两侧肩井 2 分钟。

（3）用湿热毛巾敷在乳房 3 ~ 5 分钟后，帮产妇在乳房上涂上麻油，一只手托起患侧乳房，另一只手三指并拢，在乳头和乳晕处施以轻柔的揉法，以引起排乳反射。继续在乳头外侧至乳头处施以指柔、指摩、指梳、指抹等法，直至肿块消失，淤乳排出。

（4）拿捏患侧胸大肌 3 ~ 5 次。

（5）弹拨极泉穴 3 ~ 5 次。

（6）点按膻中 – 乳中 – 乳根 – 天池 – 膺窗 – 神封 – 曲池 – 合谷 – 少泽各 5 次。

练习题

一、理论题

（一）单项选择题

1. 关于乳房的结构，下列描述不正确的是（C）。

A. 每个乳腺有 15 ~ 20 个呈轮辐状排列的腺叶

B. 每个叶又分成若干个小叶，而每个小叶由众多腺泡组成

C. 位于胸廓前第四至第八肋间水平的浅筋膜浅层与深层之间

D. 腺叶与腺泡之间有脂肪与结缔组织包裹和保护

2. 能引起母体泌乳反射的主要激素是（C）。
A. 雌激素　B. 雄激素　C. 催乳素　D. 催产素
3. 乳母营养不良的最重要征象是（A）。
A. 乳汁分泌量少　B. 贫血　C. 头发枯黄　D. 缺钙
4. 乳母泌乳量是否足够的最有效指标是（B）。
A. 乳汁分泌量达 750ml　B. 婴儿体重增长率
C. 乳汁白稠　D. 婴儿大小便次数多
5. 以下乳母合理膳食原则错误的是（B）。
A. 营养价值要高　B. 种类不宜过多　C. 搭配尽量平衡　D. 保证能量充足
6. 中国营养学会建议妊娠期妇女叶酸的 RNI 为（C）。
A. 800μgDFE/d　B. 700μgDFE/d　C. 600μgDFE/d　D. 400μgDFE/d
7. 关于哺乳的描述不正确的是（D）。
A. 泌乳量少是乳母营养不良的一个指征　B. 婴儿吸吮乳头对乳汁的分泌很重要
C. 乳母严重营养不良将影响乳汁的质量　D. 母乳泌乳量在个体之间差别不大
8. 关于母乳与牛乳营养素的描述，下列说法错误的是（D）。
A. 母乳中脂肪含量高于牛乳中脂肪含量
B. 母乳中蛋白质含量低于牛乳中蛋白质含量
C. 母乳中乳糖含量高于牛乳中乳糖含量
D. 母乳中维生素含量高于牛乳中维生素含量
9. 有关产褥期膳食的描述错误的是（C）。
A. 正常分娩后产妇进食适量、易消化的半流质食物
B. 剖宫手术的产妇术后 24 小时给予术后流食 1 天，但忌用牛奶和豆浆
C. 不能吃蔬菜和水果
D. 注意烹调方法以清淡的煮或煨最好，多喝水
10. 人工喂养新生儿开始时应（C）。
A. 1 份鲜牛乳加 1 份水稀释　B. 2 份水加 1 份鲜牛乳稀释
C. 2 份鲜牛乳加 1 份水稀释　D. 4 份鲜牛乳加 1 份水稀释
11. 恶露根据颜色、内容物的不同可分为（D）。
A. 红色恶露　B. 浆液性恶露　C. 白色恶露　D. 全部都是
12. 观察宝宝尿量，每日（B）就表示乳母的乳量充足。
A. 4 ~ 6 次　B. 6 ~ 8 次　C. 8 ~ 10 次　D. 10 次以上
13. 乳房主要由（A）构成。
A. 腺体、导管、脂肪组织、纤维组织
B. 腺体、导管、肌肉组织、脂肪组织
C. 导管、脂肪组织、肌肉组织、纤维组织
D. 导管、腺泡、脂肪组织、肌肉组织
14. 轻体力劳动的哺乳期妇女蛋白质、脂肪、碳水化合物的供能比是（A）。
A. 13% ~ 15%、20% ~ 30%、55% ~ 60%　B. 15% ~ 20%、25% ~ 30%、50% ~ 55%
C. 15% ~ 20%、20% ~ 30%、55% ~ 60%　D. 13% ~ 15%、25% ~ 30%、50% ~ 55%
15. 人乳腺产生乳量的主要决定因素是（A）。
A. 乳糖合成速度　B. 全天饮水量　C. 全天热量摄入　D. 乳母蛋白质营养状况
16. 哺乳过程中脂肪含量最高的是（B）。
A. 初乳　B. 后段乳　C. 前段乳　D. 中段乳
17. 几乎不能通过乳腺输送到乳汁的营养素是（A）。
A. 铁　B. 碘　C. 锌　D. 维生素 A

18. 为了增进乳汁分泌，乳母的膳食应充分补充（B）。
A. 固体食物　B. 流质食物及汤类　C. 软食　D. 保健食品
19. 母乳喂养时母亲托乳房的正确方法是（C）。
A. 母亲在非常接近乳晕的地方托着乳房　B. 母亲以“剪刀式”托着乳房
C. 母亲以“C”字托着乳房　D. 母亲在婴儿吃奶时边吃边挤
20. 关于母乳表述不正确的是（D）。
A、母乳中锌、铜含量远高于牛乳
B、钙磷比例适宜
C、母乳铁吸收率较牛奶低
D、母乳膳食钙摄入量对乳汁中钙含量的影响不大
21. 关于母乳中钙的含量，说法错误的是（D）。
A. 母乳钙含量大约为350mg/L　B. 母乳中钙较易吸收
C. 钙磷比例为2∶1　D. 母乳钙含量比牛奶高
22. 乳母在补钙的同时，还要注意补充（A），以促进钙的吸收和利用。
A. 维生素D　B. 维生素C　C. 铁　D. 锌
23. 与影响基础代谢无关的因素有（D）。
A. 人的身高与体形　B. 生长发育
C. 服用甲状腺素片　D. 睡眠时打鼻鼾
24. 最简单的退奶方法是（D）。
A. 停止哺乳　B. 少食汤汁　C. 生麦芽煮水　D. 以上都正确
25. 产后6个月内泌乳量在500~700ml/d，乳母营养状况是（B）。
A. 良好　B. 较差　C. 严重营养不良　D. 饥荒
26. 产后1~5天的乳汁称为初乳，过渡乳是产后（A）。
A. 6~10天　B. 5~11天　C. 5~12天　D. 5~13天
27. 几乎不能通过乳腺的营养素是（D）。
A. 维生素A　B. 维生素E　C. 维生素C　D. 维生素D
28. 蛋白质最为重要的生理功能是（D）。
A. 进行生理调节　B. 能量供给
C. 构成多种生物代谢酶　D. 构成机体组织和器官的成分
29. 产褥期消化系统变化特点，下列选项正确的是（B）。
A. 胃肠蠕动增强　B. 容易发生便秘　C. 肌张力增强　D. 胃液中盐酸分泌量增加
30. 有关产后第一周饮食原则，错误的是（D）。
A. 生新血、化瘀血　B. 促进子宫收缩，恶露排尽
C. 不宜进补　D. 促进乳汁分泌
31. 产后第一周能吃的食物是（C）。
A. 桂圆　B. 人参　C. 枸杞　D. 海参
32. 根据产妇的行为和心理特点将产褥期分为三个时期，其中依赖期是（A）。
A. 产后前3天　B. 产后3~5天　C. 产后1周　D. 产后2周~1个月
33. 产后抑郁对症食疗，应选择（C）。
A. 茉莉茶　B. 绿茶　C. 玫瑰茶　D. 枸杞茶
34. 婴儿最佳的天然食物和饮料是（C）。
A. 婴儿配方奶粉　B. 羊奶　C. 母乳　D. 牛乳
35. 良好的乳母营养供给是要保证（B）。
A. 婴儿的体重增长　B. 乳汁的正常分泌并维持乳汁质量的相对恒定
C. 乳母能量充足　D. 产后康复需要

36. 营养配餐是按人们的（A），根据食物中各种营养物质的含量设计的食谱，使人体摄入的营养素种类齐全、数量充足、比例合适，即达到平衡膳食。

A. 身体需要　B. 健康状况　C. 身体状况　D. 营养状况

37. 产后脱发与（D）无关。

A. 激素水平变化　B. 精神因素刺激　C. 营养摄入过多　D. 头发护理得当

38. 有关人体内营养储存时间，下列（A）描述不准确。

A. 维生素 C 能提前 90～356 天储存　B. 铁能提前 125 天储存

C. 碘能提前 1000 天储存　D. 钙能提前 2500 天储存

39. 下列有关 DHA 的描述不正确的是（D）。

A. DHA 是构成神经细胞的细胞膜和神经髓鞘的物质

B. 对胎儿或小儿快速生长的脑细胞起着至关重要的作用

C. 缺乏 DHA 可造成胎儿或小儿脑部受损或智力低下

D. DHA 是胎儿、婴幼儿神经细胞发育过程中不重要的营养成分

40. 关于锌缺乏的特点，不正确的是（D）。

A. 容易出现复发性口腔溃疡、痤疮、皮肤干燥等表现

B. 青春期性发育迟缓，性成熟推迟，性器官发育不全，第二性征发育不全

C. 锌缺乏症发生于孕妇，可以不同程度地影响胎儿的生长发育，以致引起胎儿的畸形

D. 容易诊断

41. 关于人乳成分的描述，正确的是（C）。

A. 人乳含蛋白质多，尤其是酪蛋白明显高于牛乳

B. 人乳虽不含脂肪酶，但因其脂肪颗粒细小，所以易消化吸收

C. 人乳中乳糖含量较高，且主要以乙型乳糖为主

D. 人乳中矿物质种类丰富，钙、铁、锌含量明显高于牛乳

42. 下列哪一项不是初乳的特点（B）。

A. 质略稠而带黄色，比重较高。

B. 初乳量少，每天 250～500ml。

C. 含脂肪较少而蛋白质较多

D. 维生素、牛磺酸和矿物质的含量颇丰富

43. 母乳与牛乳成分相比有以下几个特点，除外（D）。

A. 母乳含 sIgA　B. 母乳含白蛋白较多　C. 母乳含乳糖较多　D. 母乳含钙较多

44. 正常足月新生儿开奶最好在（A）。

A. 出生后 15 分钟～2 小时内　B. 出生后 10 分钟～2 小时内

C. 出生后 20 分钟～2 小时内　D. 出生后 1 小时～6 小时内

45. 五个月母乳喂养儿，生长发育良好，现母乳量略有不足，正确的做法是（D）。

A. 改为人工喂养　B. 改为部分母乳喂养

C. 改为人工喂养，并开始添加辅食　D. 继续母乳喂养，并开始添加辅食

46. 九个月小儿，身高 80cm，体重 15kg，每天户外活动 2～3 小时，近日出现多汗、烦躁、夜惊，查体：枕秃，轻度肋缘外翻。该患儿患佝偻病的可能原因是（C）。

A. 未补钙　B. 未加辅食　C. 生长过速　D. 未补充鱼肝油

47. 维生素 D 缺乏性佝偻病后遗症期最主要的特点是（C）。

A. 无任何临床体征　B. 血生化正常

C. 仅遗留不同程度的骨骼畸形　D. 骨骼干骺端无活动性病变

48. 营养不良婴儿皮下脂肪消减的顺序是（C）。

A. 躯干－臀部－四肢－腹部－面颊　B. 面颊部－腹部－躯干－臀部－四肢

C. 腹部－躯干－臀－四肢－面颊　D. 四肢－躯干－腹部－面颊

49. 一女童，体重低于同龄正常体重中位数两个标准差，皮下脂肪为 0.5cm，同时伴有皮肤干燥，肌张力减低，应诊断为（B）。

A. 营养不良轻度　　B. 营养不良中度　　C. 营养不良重度　　D. 属正常儿童范畴

50. 三个月婴儿，每日供给的热量为 0.42MJ/kg（100kcal/kg），三大产能营养素蛋白质、脂肪、碳水化合物的供能比应该为（C）。

A. 蛋白质 35%，脂肪 15%，碳水化合物 50%　　B. 蛋白质 15%，脂肪 38%，碳水化合物 47%

C. 蛋白质 15%，脂肪 48%，碳水化合物 37%　　D. 蛋白质 50%，脂肪 15%，碳水化合物 35%

51. 一岁男婴，母乳少，长期以米汤、稀饭喂养，不规律添加辅食，食欲差，精神差，皮下脂肪厚度为 0.5cm，诊断为：Ⅰ度营养不良，下面表现（B）最先出现。

A. 皮肤干燥　　B. 体重不增或减轻　　C. 身高低于正常　　D. 皮下脂肪减少

52. 冬季出生一男婴，足月顺产，现已 4 个月，体重 5.8kg，只母乳喂养，未添加辅食，近日来婴儿多烦躁、易激惹、夜惊、多汗，血钙、血磷、碱性磷酸酶正常，最可能的诊断是（D）。

A. 惊吓　　B. 营养不良　　C. 佝偻病活动期　　D. 佝偻病早期

53. 下列选项中不符合乳母膳食原则的是（B）。

A. 种类多样　　B. 少摄入水分　　C. 搭配平衡　　D. 数量足够

54. 不符合乳母合理膳食原则的是（B）。

A. 营养价值要高　　B. 种类不宜过多　　C. 搭配尽量平衡　　D. 保证能量充足

55. 乳母缺乏（A）可导致婴儿脚气病。

A. 维生素 B_1　　B. 维生素 B_2　　C. 维生素 B_6　　D 维生素 B_{12}

56. 影响乳汁分泌质量的主要因素不包括（D）。

A. 乳母的营养状况　　B. 乳母的心理状况

C. 科学喂哺的方法　　D. 多给婴儿添加母乳以外的食物

57. 有关产后抑郁的概念，不正确的是（A）。

A. 产后抑郁是一个独立的疾病

B. 产后抑郁时间，从产后 1 天至产后 12 个月都可能发生

C. 以情感或心境持续低落为基本特征

D. 可能与内分泌变化和社会心理因素相关

58. 产后出现乳汁不足，下列处理可能不合理的是（C）。

A. 鼓励乳母树立信心，指导哺乳方法

B. 按需哺乳，夜间哺乳

C. 用生麦芽煎水当茶饮

D. 喝营养丰富有催乳作用的肉汤

59. （D）不是维持泌乳所必需的激素。

A. 催乳素　　B. 肾上腺皮质激素　　C. 甲状腺素　　D. 雄性激素

60. 初乳的性质与重要性，（D）不对。

A. 含丰富的抗体，保护婴儿，防止感染及过敏

B. 有许多白细胞，抵抗感染

C. 生长因子帮助肠道成熟，防止过敏及乳汁不耐受

D. 含丰富的维生素 A，减轻感染的严重性、预防眼病

61. 食谱编制时，需要根据 BMI 来计算每日热能供给量（kcal/kg 理想体重），产褥期一体型正常的产妇每日能量供给系数应为（A）。

A. 25 ~ 30kcal　　B. 30 ~ 35kcal　　C. 35 ~ 40kcal　　D. 40 ~ 45kcal

62. 产褥期运动原则有（D）。

A. 产后运动量要适度　　B. 运动强度的控制

C. 运动方式要根据个体情况合理选择　　D. 以上都是

63. 产褥期关于喝汤的方法正确的是（C）。
A. 汤越浓越好　B. 只喝汤不吃肉　C. 喝汤时也适当吃肉　D. 开奶后要大量喝汤
64. 产褥期关于水果摄入，不正确的是（B）。
A. 产后最初几天不要吃太多偏寒凉性的水果，如梨、西瓜等
B. 刚从冰箱拿出来的水果可以马上吃
C. 吃水果时要更加注意清洁，彻底清洗干净
D. 吃水果要有规律，最好在饭后或两餐间吃些水果
65. 有关产后头几天的饮食错误的是（C）。
A. 适量进食清淡、易消化的食物
B. 分娩时若有Ⅰ度或Ⅱ度会阴撕伤并及时缝合者，可给普通饮食
C. 剖宫手术的产妇术后马上可以喝牛奶或豆浆
D. 分娩时若有Ⅲ度会阴撕裂伤缝合，应给无渣或少渣膳食一周左右
66. 乳母营养不良的指征是（A）。
A. 乳汁分泌量少　B. 贫血　C. 头发枯黄　D. 缺钙
67. 有关产褥期膳食的描述错误的是（C）。
A. 正常分娩后产妇进食适量、易消化的半流质食物
B. 剖宫产手术的产妇术后 24 小时给予术后流食 1 天，但忌用牛奶和豆浆
C. 不能吃蔬菜和水果
D. 注意烹调方法以清淡的煮或煨为最好，多喝水
68. 恶露根据颜色、内容物不同，可分为（D）。
A. 红色恶露　B. 浆液性恶露　C. 白色恶露　D. 全部都是
69. 脂肪酸组成中含有较多二十碳五烯酸（EPA）和二十二碳六烯酸（DHA）的油脂是（D）
A. 玉米油　B. 花生油　C. 小麦胚芽油　D. 深海鱼油
70. 有关脂肪酸的描述错误的是（B）。
A. 体内不能合成，必须从食物获得的脂肪酸是亚油酸及 α－亚麻酸。
B. 亚油酸最好的食物来源是动物油类
C. α－亚麻酸最好的食物来源是植物油类
D. 猪油中的亚油酸含量比牛油多
71. 防治妊娠纹可能有效的方法（D）。
A. 多吃富含维生素 E、维生素 C、维生素 A 的食物
B. 每天喝 1～2 杯牛奶
C. 孕初期开始涂抗妊娠纹乳液
D. 以上均对
72. 哺乳期膳食关键推荐不包括（C）。
A. 增加富含优质蛋白质及维生素 A 的动物性食物和海产品，选用碘盐
B. 产褥期食物多样、不过量，重视整个哺乳期营养
C. 可以喝浓茶、咖啡提神
D. 坚持哺乳，适度运动，逐步恢复适宜体重
73. 产后脱发与（D）无关。
A. 激素水平变化　B. 精神因素刺激　C. 营养摄入过多　D. 头发护理得当
74. 营养不良最先出现的症状是（A）。
A. 体重不增　B. 身长低于正常
C. 皮下脂肪减少或消失　D. 皮肤干燥、苍白，失去弹性
75. 最简单的退奶方法是（D）。
A. 停止哺乳　B. 少食汤汁　C. 生麦芽煮水　D. 以上都正确

76. 产后第一周饮食原则，错误的是（D）。
A. 生新血、化瘀血
B. 促进子宫收缩，恶露排尽
C. 不宜进补
D. 促进乳汁分泌
77. 产后发热常见的原因有（D）。
A. 产后感冒　B. 产后感染　C. 产后产伤　D. 以上都是
78. 产后排尿不畅的常见原因不含（B）。
A. 产伤　B. 尿路结石　C. 肌张力差　D. 胎儿压迫
79. 乳头疼痛的最佳预防方法是（D）。
A. 正确的哺乳姿势
B. 乳头异常的处理及暂停喂奶
C. 选择合适的吸乳器
D. 以上都是
80. 不能喂奶的疾病是（D）。
A. 癌症和 HIV　B. 严重精神病　C. 母乳性黄疸　D. 以上都是
81. 哺乳对母体健康的近期影响是（B）。
A. 预防产后肥胖
B. 延长恢复排卵的时间间隔
C. 能够减少骨质疏松发生的风险
D. 能够降低乳腺癌的发生率
82. 哺乳对母体健康的远期影响是（C）。
A. 减少产后子宫出血的危险性，促进子宫恢复
B. 避免发生乳房肿胀和乳腺炎
C. 能够减少乳腺癌的发生率
D. 延长恢复排卵的时间间隔
83. 乳汁分泌受多种因素影响，主要包括（D）。
A. 内分泌因素　B. 乳母的营养状况　C. 乳母的心理状况　D 以上都是
84. 乳母的营养需要主要用于（B）。
A. 脂肪组织增加
B. 正常泌乳及恢复和维持母体健康
C. 心理需要
D. 长个子
85. 乳母哺乳期膳食要点是（D）。
A. 食物种类齐全多样化
B. 多食含钙丰富的食物
C. 多食含铁丰富的食物
D. 以上都是
86. 延迟下奶的原因是（D）。
A. 产妇本身的原因　B. 生产过程原因　C. 喂养不当　D. 以上都是
87. 乳母合理膳食的原则是（D）。
A. 增加鱼、禽、蛋、瘦肉及海产品摄入，保证供给充足的优质蛋白质
B. 适当增加奶类等含钙丰富的食品
C. 粗细粮搭配、膳食多样化，摄入足够的新鲜蔬果
D. 以上都是
88. 增加泌乳量的有效手段是（D）。
A. 愉悦心情，树立信心
B. 尽早开奶，频繁吸吮
C. 合理营养，多喝汤水；生活规律，保证睡眠
D. 以上都是
89. 产后第一周调养重点是（D）。
A. 调理以生新血、化瘀血，促进子宫收缩、恶露排净为目的
B. 禁用酒、香油等料理食物
C. 不吃任何催奶的食物
D. 以上都对

90. 产后第二周调养重点不包括（A）。
A. 调理重点是排出体内的恶露、废水　　B. 促进乳汁分泌
C. 预防便秘　　D. 恢复体力，预防腰酸背痛、筋骨酸痛

91. 产后第三周调养重点不含（A）。
A. 促进子宫收缩和伤口愈合
B. 预防产后掉发、腰膝酸软、记忆力减退
C. 食材中加入补气、养血、补肾壮筋骨的中药材
D. 可以开始适度运动

92. 产后第四周的调养重点是（D）。
A. 提供充足营养，保证乳汁分泌充沛　　B. 多吃易消化及刺激性小的食物
C. 注意控制体重　　D. 以上都对

93. 缺乳食谱不包括（D）。
A. 木瓜花生排骨汤　　B. 王不留行猪蹄汤　　C. 鱼白三鲜汤　　D. 陈皮甘草汤

94. 乳汁不通食谱不含（B）。
A. 玉米丝瓜络羹　　B. 陈皮甘草汤　　C. 通草鲫鱼汤　　D. 丝瓜炖豆腐

95. 产后便秘的营养饮食调理包括（D）。
A. 多喝汤水　　B. 饮食做到粗、细粮搭配，主食多样化
C. 心情舒畅，避免不良精神刺激　　D. 以上都是

96. 产褥期按照产妇的行为和心理特点分为三期，不符的是（C）。
A. 依赖期　　B. 依赖 – 独立期　　C. 结束期　　D. 独立期

97. 产后抑郁的主要临床表现不包括（B）。
A. 核心症状　　B. 皮肤症状　　C. 躯体症状　　D. 心理症状

98. 盆底肌三步走训练计划不含（C）。
A. 识别　　B. 控制　　C. 判断　　D. 训练

99. 盆底肌训练方法不含（A）。
A. 物理训练　　B. 生物反馈训练　　C. 神经肌肉电刺激　　D. 基本方法

100. 产后抑郁调理可能无效的营养素是（B）
A. B 族维生素　　B. 维生素 K　　C. 钙镁片　　D. DHA

101. 有关玫瑰花茶的描述，错误的是（B）。
A. 玫瑰花味甘微苦、性温，具有理气解郁、活血散瘀和调经止痛的作用
B. 玫瑰花最好与茶叶一起冲泡
C. 女性产后情绪烦躁时喝玫瑰花茶，可安抚、稳定情绪
D. 根据个人的口味调入冰糖或蜂蜜，可以减少玫瑰花的涩味、加强功效

102. 以下有关产后运动作用的描述，错误的是（C）。
A. 增强腹部肌肉力量，恢复体形　　B. 促进盆底肌肉收缩和复旧
C. 加重子宫脱垂、小便失禁　　D. 恢复阴道弹性，促进和谐的性生活

103. 产后有氧运动不包括（B）。
A. 散步　　B. 仰卧起坐　　C. 做体操　　D. 跳舞和瑜伽

104. 产褥期乳房按摩的好处可能不包括（C）。
A. 促进乳汁分泌　　B. 预防乳腺管堵塞　　C. 预防乳头皲裂　　D. 预防乳腺炎

（二）判断题（正确的在题后括号内填“A”，错误的填“B”）

1. 新生儿出生一周内可出现暂时性体重下降。（A）
2. 初乳含有丰富的 SIgA 抗体。（A）
3. 预防佝偻病的方法主要是口服维生素 D。（B）
4. 佝偻病胸廓改变多见于 8 个月左右的婴儿，表现为肋串珠、鸡胸、漏斗胸等。（B）

5. 婴儿体格生长评价包括发育水平、生长速度以及匀称度三个方面。（A）
6. 初乳为孕后期与分娩4~5日以内的乳汁，5~10天为过渡乳，10天以后的乳汁为成熟乳。（B）
7. 生理性体重下降为体重下降10%，出生10天后恢复到出生体重。（B）
8. 限制性氨基酸首先应是必需氨基酸，需要由食物来提供。（A）
9. 食物血糖生成指数是指含100g可利用碳水化合物的食物与相当量的葡萄糖在一定时间体内血糖反应水平的百分比值。（B）
10. 铁的生理功能包括参与体内氧的运送和组织呼吸过程。（A）
11. 在食谱编制过程中，除要求保证营养平衡外，还要考虑就餐对象的饮食习惯和经济条件。（A）
12. 孕早期如果碳水化合物摄入太少，可因脂肪利用过多而造成孕妇血中酮体的减少。（B）
13. 膳食指南是根据营养学原则，结合国情，教育人民群众采用平衡膳食，以达到合理营养、促进健康目的的指导性意见。（A）
14. 孕妇盲目进食或进补可导致胎儿生长过度但不会出现新生儿出生后营养缺乏症。（B）
15. 木瓜酶能消化蛋类、牛奶、肉类中的蛋白质，同时有助于哺乳期妈妈分泌乳汁。（A）
16. 孕妇盲目进食或进补可导致胎儿生长过度和新生儿出生后营养缺乏症。（A）
17. 在乳母能量平衡时，乳汁中脂肪酸的组成与膳食脂肪酸组成会有很大差异。（B）
18. 乳汁排空是一个重要的产乳刺激。（A）
19. 初乳能为新生儿提供大量的母体抗体和免疫活性成分。（A）
20. 产后出血的治疗原则是迅速止血、纠正失血性休克及控制感染，必要时手术治疗。（A）
21. 怀孕期间内分泌会发生改变，调节营养素代谢来支持胎儿发育。（A）
22. 产后出血的常见原因有子宫收缩乏力、软产道裂伤、胎盘和胎膜残留、凝血机制障碍。（A）
23. 母乳中含有婴儿大脑发育所需要的DHA（二十二碳六烯酸）。（A）
24. 产后发热常见原因有感冒、感染、产伤、胀乳。（A）
25. 产后失眠对症食疗可用银耳桂圆莲子汤。（A）
26. 产后缺乳对症食疗可用黄豆猪蹄汤。（A）
27. 产后根据恶露不同时间的颜色、内容物，分为红色恶露、浆液性恶露、白色恶露、黑红色恶露。（B）
28. 泌乳的过程分成乳汁生成起始阶段、乳汁排出阶段、乳汁射出阶段及婴儿吞咽乳汁阶段。（A）
29. 新生儿反射包括四个主要反射，有觅食反射、吸吮反射、吞咽反射及嗅觉反射。（B）
30. 母体的主要反射包括泌乳反射、催乳反射及乳头勃起反射。（B）
31. 在哺乳的头6个月，平均每天泌乳量约为750ml，其后的6个月约为700ml。（B）
32. 母乳不足的可靠征象是婴儿出生2周后体重低于出生体重。（A）
33. 哺乳对母亲健康的近期影响有哺乳期闭经，防止产后出血及预防骨质疏松。（B）
34. 哺乳对母亲健康的长期影响包括有利于乳母体重尽快复原，预防产后肥胖，减少骨质疏松发生的风险及降低发生乳腺癌和卵巢癌的危险。（A）
35. 母乳中营养成分能满足出生后4~12个月内婴儿的营养需要。（B）
36. 母乳喂养的优点包括母乳中营养成分能满足生后4~6个月内婴儿的营养需要，可降低婴儿发病率和死亡率，增进母子间感情，有助于婴儿的智力发育，母乳喂养经济方便又不易引起过敏。（A）
37. 在最初4个月中，分泌乳汁所蕴含的能量约等于整个孕期总的能量消耗。（A）
38. 母乳的能量含量为67~77kcal/100ml，平均为70kcal/100ml。乳母要合成1L乳汁约需要800kcal的能量。（B）
39. 每日蛋白质摄入超过100g不会使泌乳量进一步增加。（A）
40. 每次哺乳过程中后段乳中脂肪含量比前段乳脂肪含量低。（B）
41. 维生素D几乎不能通过乳腺，因此母乳中维生素D的含量很低。（A）
42. 人乳中钙含量比较稳定，一般含34mg/100ml，乳母每日通过乳汁分泌的钙近350mg。（B）
43. 增加乳母膳食铁的摄入量虽可升高乳母血清铁水平，但对乳汁中铁含量的影响并不明显。（A）
44. 母乳成为出生后纯母乳喂养婴儿维生素E的唯一来源。（A）

45. 产后第一周为恶露排出关键期，不宜进补。（A）

46. 产后需要适当地限制盐分的摄入来促进体内水分和钠的排出。（A）

47. 水果属于生冷食物，吃了会导致乳汁减少、腰酸腿痛、月经不调等不良反应。（B）

48. 分娩后数小时内，最好不要吃鸡蛋。（A）

49. 乳母开奶后应大量喝汤，比如猪蹄汤、鲫鱼汤，以补充营养，促进乳汁的分泌。（B）

50. 镁有安神镇静的作用，对神经系统有稳定作用，可以帮助改善乳母的抑郁症状和改善睡眠。（A）

51. 产褥期运动指导是指针对产妇在分娩后恢复期内，如何进行适当的体育锻炼以促进身体恢复和增强体质的指导。（A）

52. 盆底肌训练法可以达到预防和治疗女性尿失禁和生殖器官脱垂的目的。（A）

二、技能练习题

（一）简述产后运动的注意事项。

参考答案：

（1）运动原则：从简单、轻巧的动作开始，避免剧烈运动；循序渐进，持之以恒，至少持续至身体恢复正常。

（2）运动注意点：运动中有出血和疼痛不适，应立即停止；剖宫产者需要等到伤口愈合后再逐渐开始。

（3）运动前准备：运动前排空膀胱，避免饭前或饭后一小时内运动；哺乳妈妈先哺乳、后运动，避免运动过程中产生的乳酸渗入母乳中，影响乳汁质量；运动前要做热身，穿宽松、透气、弹性好的衣裤。

（4）运动环境：选择在硬板床或木地板上进行运动；注意室内空气流通，运动前适当饮水，运动中出汗较多，注意及时补充水分。

（二）简述 n－3 多不饱和脂肪酸的作用、食物来源，举出三种常见的 n－3 多不饱和脂肪酸。

参考答案：

（1）n－3 不饱和脂肪酸的作用

1）具有降低三酰甘油和低密度脂蛋白胆固醇的作用，甚至在某种程度上能够升高高密度脂蛋白，阻碍三酰甘油掺入到肝中，使分泌到血液循环中的三酰甘油减少。

2）近年来的研究表明，n－3 系列长链脂肪酸是正常生长发育不可缺少的，尤其是在脑和视网膜的发育与功能完善中具有不可替代的作用。

3）还具有抗血小板凝集、抗心律失常、免疫调节和抗炎作用。

（2）n－3 多不饱和脂肪酸的食物来源

1）深海鱼，如三文鱼、金枪鱼等。

2）一些植物油，如亚麻籽油、紫苏油富含 α－亚麻酸。

（3）三种常见的 n－3 多不饱和脂肪酸：α－亚麻酸、二十碳五烯酸（EPA）和二十二碳六烯酸（DHA）。α－亚麻酸是 n－3 脂肪酸的母体，EPA、DHA 是其衍生物。深海鱼中直接含 EPA、DHA。食用油中一般是 α－亚麻酸。

（三）简述延迟下奶的处理方法。

参考答案：

（1）指导产妇增加哺乳次数。每次喂奶后，要把乳房剩余的乳汁排空。每次宝宝吸吮乳头能够刺激妈妈脑下垂体分泌催乳激素，从而增加乳汁的分泌。

（2）补充营养和注意睡眠。保证乳母有充足的营养摄入，特别是蛋白质、维生素和矿物质，有助于乳汁的产生。蛋白质是乳汁的主要成分之一，增加蛋白质的摄入可以帮助增加乳汁的产量。优质的蛋白质食物来源包括鱼、肉、禽、蛋、奶制品和豆类。

（3）药膳或食疗。必要时可适当服用中药下奶，如黄芪、当归、王不留行、穿山甲、漏芦、瓜蒌、白芷等；或结合一些催乳食物，如猪蹄、花生米等，对乳汁的分泌有良好的促进作用。

（4）保持良好的情绪。情绪波动会影响母乳分泌，妈妈应保持开朗乐观的心态。

（5）保持充足的汤水或水分摄入也是非常重要的。因为水分是乳汁的主要成分之一。

（6）避免乱服药。哺乳期内，妈妈应避免乱服药，有些药物和食物会影响乳汁的分泌。

（7）也可辅助按摩乳房及用针灸法催乳。

（四）简述产后抑郁症的概念、病因及解决方法。

参考答案：

（1）产后抑郁的概念：产后以情感或心境持续低落为基本特征的神经障碍，既往无精神障碍史。产后抑郁不是一个独立的疾病，而是一个阶段性症状。从产后第 1 天至产后 12 个月都可能发生。

（2）可能病因

1）与内分泌激素的变化有关。

2）与社会心理因素相关。比如家人带孩子方法不同，产生争议。

3）过度疲劳、过度劳累。

4）与多种营养素的缺乏有很大的关系。

（3）产后抑郁症的解决方法

1）婚姻是一种很好的心理支持方法。有产后抑郁症的妇女最需要得到丈夫的关爱和支持。

2）B 族维生素是缓解紧张压力的天然解压剂。有多种维生素 B 与人的情绪有密切关系。缺乏 B 族维生素的人，易得抑郁症。

3）研究发现，n－3 多不饱和脂肪酸可能有助于制造神经传导素，对于维持正常的心理功能有重要作用。

4）酪氨酸是脑内几种重要神经递质包括多巴胺的前驱物质，能提高多巴胺的水平，改变人的情绪。

5）钙镁是天然的压力缓冲剂，可改变人的情绪。

6）圣约翰草胶囊是一种天然镇静、缓解神经紧张的营养素，有调节情绪的作用。

7）玫瑰花茶：有镇静、安抚、抗抑郁的功效。

8）甘麦大枣汤加炒地黄、百合，对调理焦虑状态有所帮助。

（五）膳食计算和评价，并提出膳食改善建议。

张某，女，从事轻体力活动，现为产后 2 个月的乳母，每天自行服用钙 300mg。以下是其一日三餐食物营养成分计算表，请根据《中国居民膳食营养参考摄入量（2023 版）》《中国居民膳食指南》及提供的相关资料完成下列操作。

（1）计算并评价该乳母全天摄入的总能量。

（2）计算并评价该乳母全天摄入的蛋白质总量及优质蛋白质的量。

（3）计算并评价该乳母全天钙的摄入量。

（4）针对以上计算对该乳母存在的饮食问题提出改善建议。

相关资料：

表Ⅰ 该乳母早餐食物营养成分表

食物名称	数量 g	热量 kcal	蛋白质 g	脂肪 g	糖 g	维生素 B_1 mg	维生素 B_2 mg	维生素 C mg	钙 mg	钠 mg
牛奶	250ml	136	7.5	7.25	10.25	0.05	–	–	337.5	91.25
鸡蛋	50	77	6.3	5.5	0.5	0.1	0.13	–	19.5	66
馒头	100	23.3	7.8	1	48.3	0.05	0.07	–	18	165
苹果	100	48	0.3	–	11.8	0.01	0.02	4	13	2.1
合计	500	494	21.9	13.75	70.85	0.21	0.22	4	388	324.4

表Ⅱ　该乳母午餐食物营养成分表

食物名称	数量 g	热量 kcal	蛋白质 g	脂肪 g	糖 g	维生素 B_1 mg	维生素 B_2 mg	维生素 C mg	钙 mg	钠 mg
面条	120	410	12.7	0.6	88.6	0.1	0.06	–	16.8	15.5
鸡肉	30	54	5.6	3.4	0.4	0.02	0.04	0	17.6	77.4
西红柿	50	9	0.5	0.2	1.5	0.02	0.01	–	4.5	–
黄瓜	250	32.5	1.8	–	6.5	0.05	1.3	12.5	42.5	6.3
花生油	15	139	0	15	0	0	0	9.6	0	0
苹果	250	120	0.8	–	29.5	0.03	0.05	10	32.5	5.3
食盐	1	0	0	0	0	0	0	0	0	251
合计	716	764.5	21.4	19.2	126.5	0.22	1.46	32.1	113.9	335.5

表Ⅲ　该乳母晚餐食物营养成分表

食物名称	数量 g	热量 kcal	蛋白质 g	脂肪 g	糖 g	维生素 B_1 mg	维生素 B_2 mg	维生素 C mg	钙 mg	钠 mg
米粥	50	23	0.6	0.2	4.9	–	0.02	–	4	1.4
花卷	75	162	4.8	0.8	34.2	–	0.02	–	14.3	71
土豆	250	213	4.8	–	49	0.25	0.08	20	37.5	8.3
瘦猪肉	50	76	10	4	–	2.5	0.14	2.8	–	35.5
花生油	15	135	0	15	0	–	0	9.6	0	0
食盐	1	0	0	0	0	0	0	0	0	251
合计	441	609	20.2	20	88.1	2.75	0.26	32.4	55.8	367.2

参考答案：

（1）计算并评价该乳母全天总能量摄入的合理性

1）查表：DRIS 推荐该乳母全天应该摄入的总能量 = 1700 + 500 = 2200（kcal）。

2）计算：该乳母全天实际摄入总能量。

E 总 = 494（E 早）+ 760.5（E 午）+ 609（E 晚）= 1863.5（kcal）。

3）评价：该乳母全天实际摄入总能量占推荐摄入总能量的比例：

=（1863.5/2200）×100% = 84.7%。

4）结论：该乳母 1 天实际摄入的总能量等于应该摄入总能量的 84.7%，没有达到最低要求 90%，故该乳母每日摄入总能量不足。

（2）计算并评价该乳母全天摄入蛋白质总量及质量

1）查表：DRIS 推荐该乳母全天摄入蛋白质总量 = 55 + 25 = 80（g）。

2）计算：1 天实际摄入蛋白质总量 = 21.9（早）+ 21.4（午）+ 20.2（晚）= 63.5（g）；

1 天实际摄入优质蛋白质量 = 7.5 + 6.3（早）+ 5.6（午）+ 10（晚）= 29.4（g）。

3）评价

①该乳母蛋白质实际摄入量与推荐摄入量的比例 =（63.5/80）×100% = 79.4%。

②实际优质蛋白质摄入量与推荐量比例 =（29.4g/80g）×100% = 36.8%。

该乳母实际蛋白质摄入量应该达到推荐摄入量的 90%，优质蛋白质摄入量应占总蛋白质的 50% 以上。

4）结论：该乳母蛋白质总量和优质蛋白质量均摄入不足。

（3）计算及评价该乳母全天钙摄入量

1）查表：DRIS 推荐该乳母钙 RNI 为 800mg。

2）计算：实际食物钙摄入量：

Ca＝338（早）＋113.9（午）＋55.8（晚）＋300＝807.7（mg）。

3）评价：该乳母钙的实际摄入量与推荐量的比例：＝807.7/800）×100%＝101.0%。

4）结论：该乳母钙的摄入充足。

（4）膳食改善建议

1）评价结果显示：该乳母能量、蛋白质、优质蛋白等营养素均摄入不足，长期按此模式进食将影响婴儿的生长发育和母婴的健康。

2）建议：每天增加能量至 2200kal，蛋白质增加至 80g，且优质蛋白质占 40g 以上，还需要观察并及时补充铁、锌、碘及各类维生素，以保证婴儿生长发育和母婴健康的需要。

（六）请用食物交换份法为产妇编制产褥期营养食谱，25 岁语文教师，身高 158cm，孕前体重 70kg，5 天前顺产一男孩，目前体重 75kg。

参考答案：

（1）计算标准体重：身高（cm）－105，标准体重＝158－105＝53kg。

（2）计算孕前 BMI：BMI＝体重（kg）/身高^2（m^2），正常值为 18.5～23.9，BMI 在 24～28 之间为超重，超过 28 为肥胖。

妈妈 BMI＝70÷1.58（m）÷1.58（m）＝28.0，在肥胖范围。

（3）查阅表 4－12 BMI、体力活动强度与热量系数关系表，可知该产妇热量系数为 25kcal/kg 标准体重。

该产妇每日总能量＝（53kg×25kcal/kg）＋500kcal（哺乳期增加的能量）＝1825（kcal/d）。

（4）确定食物份数和食物重量：该妈妈每日摄入总热量为 1825kcal，查表 4－13 每天热量 1825kcal，介于 1800～1900 之间。由于乳母属于特殊人群，能量供给一般就高标准，最后确定该乳母每天食物的总份数为 21 份，各类食物的份数见下表。

食物	谷类	奶类	肉蛋	豆类	蔬菜	水果	油脂	总计
份数	10	3	3	1	1	1	2	21
重量（g）	250	500	150	25	500	200	20	

（5）确定每日餐次及每餐量的分配

早餐	上午 10 点加餐	中餐	下午 4 点加餐	晚餐	睡前加餐
10%～15%	5%～10%	20%～30%	5%～10%	30%	5%～10%

餐次	谷类	奶类	肉蛋	豆制品	蔬菜	水果	油脂
早餐	1	1.5	1		0.2		
早加	1						
中餐	3		1	0.5	0.5		1
中加	1					1	
晚餐	3		1	0.5	0.3		1
晚加	1	1.5					
合计	10	3	3	1	1	1	2

（七）简述影响乳汁分泌及质量的主要因素。

参考答案：

（1）乳母的营养状况：乳母的营养状况是泌乳的基础，乳母的饮食、营养状况是影响乳汁分泌量的重要因素。

（2）乳母的心理状况：乳母心理状态好可以明显促进或激发泌乳反射，而乳母的惶恐和不安也能抑制泌乳反射。

（3）做到三早，即“早接触、早吸吮、早开奶”，乳汁分泌质量好。

（4）科学喂哺的方法：如乳母选择坐姿或侧卧姿势，确保舒适和支持乳房；每日排空乳汁是一个重要的产乳刺激等。

（5）按需哺乳：按需哺乳是根据婴儿的需求来喂养，而不是按照固定的时间表或频率的一种哺育方式。

（6）避免不适当的食物添加：不适当地给婴儿母乳以外的食物，会影响婴儿的食欲，减少对乳头的吸吮和刺激，会对母乳的质量产生不良的影响。

（八）简述乳量充足的征象。

参考答案：

（1）喂奶前后乳母能明显感觉到乳房从胀满到松软的变化。

（2）宝宝吮吸时能听到连续吞咽的声音。

（3）宝宝吃饱后很满足，表情安详、眼睛亮、能够安静入睡。

（4）观察宝宝尿量，每日 6～8 次或以上，颜色呈淡黄色。

（5）观察大便，每日 2～3 次或以上，每次量约 1 大汤勺，性状呈蛋花糊状。

（6）生长发育正常。

（7）每次单侧吃奶 15～20 分钟。

（九）简述中国哺乳期妇女膳食指南。

参考答案：

中国哺乳期妇女膳食指南（2022 版）在一般人群膳食指南基础上增加了以下五条关键推荐。

（1）产褥期食物多样、不过量，坚持整个哺乳期营养均衡。

（2）适量增加富含优质蛋白质及维生素 A 的动物性食物和海产品，选用碘盐，合理补充维生素 D。

（3）家庭支持，愉悦心情，充足睡眠，坚持母乳喂养。

（4）增加身体活动，促进产后恢复健康体重。

（5）多喝汤和水，限制浓茶和咖啡，忌烟酒。

（十）简述产后缺乳的处理方法。

参考答案：

（1）早吸吮、勤喂奶。宝宝吸吮刺激越早，产妇乳汁分泌就越多。

（2）增加营养，多吃富含蛋白质、脂肪、糖类丰富的食物，多吃新鲜蔬菜和水果，保证维生素的摄入，同时汤类食物必不可少。

（3）合理选用产后缺乳对症药膳，如酒酿蛋花汤、木瓜猪蹄汤、王不留行猪蹄汤等。每日饮汤量达到 1000～1500ml。

（4）产妇产后要保持愉快心情，可促使体内的催乳素水平增高，从而使奶水增多。

（5）对乳房进行按摩，按摩刺激可引起脑垂体释放催产素，促进奶水的分泌。

（6）其他干预方案。可以服用一些中药或配合针灸治疗。

（7）如果采用各种方法奶水依然无法增多，也可选择合适的婴儿配方奶粉进行混合喂养。

（十一）简述产褥期汤水摄入的误区。

参考答案：

误区一：喝汤不吃肉。产后不同阶段适当多喝一些鸡汤、鱼汤、排骨汤、豆腐汤等，可以促进乳汁分泌。但肉汤的营养成分大约只有肉的1/10，如果只喝汤不吃肉，就会影响身体对营养的摄取。

误区二：开奶后要大量喝汤。这是不妥的。因为大量喝汤，会使乳汁分泌旺盛，而刚出生的婴儿胃容量小，吃得少，剩余乳汁就会淤滞于乳母的乳腺管中，导致乳房胀痛。因此，产妇不宜过早催乳，最好在产后1周逐渐增加喝汤的量。

误区三：汤越浓越好。太浓、脂肪太多的汤不仅会影响产妇的食欲，还会引起婴儿脂肪消化不良性腹泻。煲汤的材料宜选择一些脂肪较低的肉类，如鱼类、瘦肉、去皮的禽类、瘦排骨等，也可喝蛋花汤、豆腐汤、蔬菜汤、面汤及米汤等。

（十二）简述产后发热的处理原则。

参考答案：

产后发热是指产妇在产褥期内由于感冒、感染、产伤、胀乳等原因出现发热的症状。需针对不同原因，予以分别处理。

（1）产后感冒引起的发热：以祛风清热解毒为基本治疗原则。产妇可食用蜜芷茶、葱豉肉粥进行辅助治疗。

（2）产后感染引起的发热：饮食方面以清热解毒、活血化瘀为原则。推荐食用无花果炖瘦猪肉、黑木耳煮桑椹、猪肝瘦肉粥等。高热者应及时就医，进行抗感染治疗。

（3）产后产伤引起的发热：以滋阴清热为主要治疗原则。产妇可食用姜汁黄鳝饭、牛血粥等。

（4）产后胀乳引起的发热：应及时处理，防止发展为乳腺炎。以清除热痛、疏通乳腺为基本治疗原则。辅助饮食有丝瓜络茶、鸽肉杏仁汤、油菜粥等。

（十三）简述产后便秘的原因及防治方法。

参考答案：

（1）产后便秘的原因

1）产后子宫收缩，直肠承受的压迫突然消失而使肠腔舒张、扩大。

2）产后卧床休息，缺少活动，胃肠运动缓慢。

3）产后饮食精细，食物残渣少。

4）产后疏忽调理或孕期便秘未能治愈等。

（2）产后便秘的防治方法

1）预防：产妇在分娩后，产后头两天应勤翻身，吃饭时应坐起来。两天后应下床活动，不能长时间卧床。

2）膳食原则：饮食上要多喝汤、多饮水。餐食安排要有一定比例的杂粮，做到粗、细粮搭配，力求主食多样化。在吃肉、蛋类食物的同时，还要吃一些含纤维素多的新鲜蔬菜和水果。

3）对症食疗：如葱味牛奶、菠萝香蜜茶、紫苏麻仁粥等。

4）营养补充：B族维生素可以改善胃肠动力，钙镁片有下泻的作用。

5）药物对症：必要时可短期使用开塞露、乳果糖等药物缓泻剂帮助解决便秘。

（十四）7月大男婴，足月顺产。家长诉其夜睡不宁，易惊醒哭闹，多汗。母乳+辅食喂养，未规则服用维生素D，很少户外活动。查体：体重9.0kg，身长71cm，头围43cm，前囟2.0×2.0cm，独坐不稳，方颅，枕秃（+），双侧肋缘外翻，未出牙。请你完成下列操作。

（1）考虑的初步诊断是什么？依据是什么？

（2）建议做何进一步检查以确诊？

（3）在检查结果出来前，请给予家长适当的保健和营养指导。

（4）若检查结果阳性，请制定合适的治疗方案。

参考答案：

（1）根据患儿年龄为7月大，未规则服用维生素D，很少户外活动，有夜睡不宁、易惊、多汗等病史；查体有方颅，枕秃（+），双侧肋缘外翻，尚未出牙等体征，初步考虑患儿患维生素D缺乏性佝偻病（活动期）。

（2）建议家长为患儿做血清25-（OH）维生素D_3、骨碱性磷酸酶检测及骨骼X线检查（手腕摄片）以确诊有无维生素D缺乏性佝偻病。

（3）在检查结果出来前，建议家长可给予患儿维生素D预防量400IU/d，每日带患儿户外活动晒太阳1~2小时。继续母乳+辅食喂养。

（4）检验检查结果如符合维生素D缺乏性佝偻病诊断，就给予患儿维生素D治疗量进行治疗，即2000~5000IU/d，持续4~6周；之后改为预防量，直到2岁。建议治疗1个月后复诊，了解症状有无好转，可复查血生化指标及骨骼X线以了解疗效。

（十五）简述产褥期四周的营养调理重点。

参考答案：

（1）产后第1周营养调理的重点是排出体内的恶露、废水等废物，补充元气，强健脾胃；促进子宫收缩和伤口愈合，要注意预防便秘，不宜进补，本周重点是促“排”。

（2）产后第2周的调理重点是补血，滋阴，促进乳汁分泌，强筋健骨，润肠通便，恢复体力，收缩子宫。本周的重点是“调”。饮食重点以清补为主，重在修复。

（3）产后第3周营养调理的重点是补筋骨，强腰膝，清火润肺，安心神，补气养血。本周的重点是“补”。在这阶段新妈妈可以适当加强进补，但仍不宜食用过多燥热食物，以防止便秘。

（4）产后第4周将进一步调整产后的健康状况，净化机体，增强免疫力，调理的重点是“养”。此阶段饮食调理的目的是保证乳汁的充足和质量。产妇尤其要多吃富含蛋白质、钙、铁的食物，以补充营养，保证乳汁源源不断地供给婴儿。

（杨永红　邵　华　陈会云　李沐蔓）

第五章
0～2 岁婴幼儿营养及喂养指导

第一节　婴幼儿营养基础

一、能量代谢

儿童总能量消耗包括基础代谢率、食物热力作用、生长、活动和排泄 5 个方面。

（1）基础代谢率（BMR）：基础代谢的能量需要随年龄增长而逐渐减少。如婴儿的 BMR 约为 55kcal/（kg・d），7 岁时 BMR 为 44kcal/（kg・d），12 岁时约为 30kcal/（kg・d），成人为 25～30kcal/（kg・d）。

（2）食物热力作用：进餐后几小时内发生的超过 BMR 的能量消耗，主要用于体内营养素的代谢。食物热力作用与食物成分有关，如碳水化合物食物热力作用为本身产生能量的 6%，脂肪为 4%，蛋白质为 30%。婴儿食物中蛋白质含量较高，食物热力作用占总能量的 7%～8%，年长儿的膳食为混合食物，其食物热力作用为 5%。

（3）生长所需：生长所需是儿童期特有的能量消耗，所需能量与儿童生长的速度成正比，随年龄的增长逐渐减少。

（4）活动消耗：儿童活动所需的能量与身体大小、活动强度、活动持续时间、活动类型有关。

（5）排泄消耗：正常情况下未经消化吸收的食物损失约占总能量的 10%，腹泻时增加。

儿童一般基础代谢占能量的 50%，排泄消耗占能量的 10%，生长和活动所需能量占 32%～35%，食物热力作用占 7%～8%。

二、宏量营养素

（1）蛋白质：1 岁内婴儿蛋白质推荐摄入量为 1.5～3g/（kg・d）。婴幼儿生长速度较快，保证优质蛋白质供给非常重要，建议优质蛋白质应占 50% 以上。

（2）脂类：包括脂肪和类脂，是机体第二供能营养素。母乳含有丰富的必需脂肪酸。6 个月以下婴儿脂肪供能占比为 45%～50%，必需脂肪酸应占脂肪所提供能量的 1%～3%。

（3）碳水化合物：2 岁以下婴幼儿膳食中，碳水化合物应占总能量的 55%～65%。

为满足儿童生长发育的需要，应首先保证能量供给，其次是蛋白质。三大宏量营养素供给应平衡，比例适当，以免发生代谢紊乱。

三、微量营养素

1. 矿物质

（1）常量元素：婴儿期钙的沉积高于生命的任何时期，2 岁以下每日钙在骨骼增加约 200mg，但也要避免钙摄入过量。乳类是钙的最好来源，大豆是钙的较好来源。

（2）微量元素：微量元素具有十分重要的生理功能（表 5－1），但在体内含量很低，需通过食物摄入补充。其中，锌缺乏是全球最主要的微量营养缺乏症。

表5－1　微量元素生理功能及缺乏症状

	生理功能	缺乏症状
铁	血红蛋白和肌红蛋白的重要组成部分，免疫功能，维持神经/生殖系统正常功能	贫血、免疫力下降、能量代谢障碍、神经系统功能异常
锌	200多种酶的辅酶，稳定细胞质膜，参与基因表达调控，神经调节功能	生长迟缓、免疫力降低、伤口愈合慢、皮炎、性功能低下、食欲不振、味觉异常等
碘	甲状腺激素的主要成分，调节能量和蛋白质代谢中的关键生化反应，对生长发育和成熟至关重要	甲状腺功能减低、生长迟滞、神经发育迟缓、呆小症、甲状腺肿
硒	保护生物膜，抗自由基，抗衰老，清除毒素，影响核酸、蛋白质和黏多糖合成和代谢，参与免疫调节	营养不良、贫血、克山病、高血压、肝硬化、胰腺炎、纤维瘤、癌症、糖尿病、白内障等
铜	构成含铜酶与铜结合蛋白，维持正常造血功能，促进结缔组织形成，维护中枢神经系统的健康	贫血、中性粒细胞减少、视力下降、脂溢性皮炎、癫痫和智力下降
锰	多种酶的辅助因子，如超氧化物歧化酶、丙酮酸羧化酶	影响黏多糖形成，损害骨骼发育
铬	正常生长发育和调节血糖的重要元素，胰岛素调节活动中起重要作用	胰岛素抵抗高血糖症，葡萄糖不耐受，体重丢失，高脂肪酸血症
钴	参与了维生素B_{12}的合成，促进肠道对铁的吸收，支持神经系统和心脏健康，提高免疫力	厌食、消瘦、贫血为主的慢性代谢性疾病

2. 维生素

维生素及其主要生理功能详见表5－2。儿童比较容易缺乏维生素A、维生素D、维生素C和维生素B。

表5－2　维生素及其生理功能

维生素	生理功能
维生素A	促进生长发育，维持上皮组织的完整性，为形成视紫质所必需的成分，与铁代谢、免疫功能有关
维生素D	调节钙磷代谢，促进肠道对钙的吸收，维持血钙浓度，有利于骨骼矿化
维生素K	由肝脏利用，合成凝血酶原
维生素E	保护细胞膜的稳定性，很强的抗氧化剂，调节机体代谢活动，激发机体的免疫系统，保护肝脏，调节血压等
维生素B_1	参与能量代谢，保护神经系统功能，促进心脏和肌肉健康
维生素B_2	参与能量代谢，促进皮肤、眼睛和神经系统健康
维生素B_6	参与蛋白质和氨基酸代谢和红细胞生成，调节血糖和激素水平
维生素B9	即叶酸，促进DNA合成、细胞分裂、红细胞生成，预防胎儿神经管缺陷
维生素B_{12}	促进红细胞生成、神经系统健康、DNA合成
维生素C	抗氧化，促进胶原蛋白合成，增强免疫系统，促进铁吸收

四、其他膳食成分

（1）膳食纤维：婴幼儿可从谷类和新鲜蔬菜、水果中获得一定量的膳食纤维。

（2）水：儿童水的需要量与能量摄入、食物种类、肾功能成熟度、年龄等因素有关。婴儿新陈代谢旺盛，水的需要量相对较多，为 100～150m/（kg·d），以后每 3 岁减少约 25ml/（kg·d）。

第二节　0～2 岁婴幼儿的生长发育及生理特点

一、婴儿期体格生长特点

生长发育在整个儿童期是一个连续不断进行的过程，不同年龄生长速度不同。体重和身长在生后第 1 年尤其是前 3 个月增加最快，第 1 年为生后的第一个生长高峰。

1. 新生儿期

自胎儿娩出脐带结扎时开始至 28 天之前称为新生儿期。小儿从宫内到宫外，所处的内外环境发生巨大的变化，但其适应能力尚不完善，发病率高，死亡率也高，具有明显的特殊性，因此单独列为婴儿期中的一个特殊时期。

（1）体重：新生儿出生体重与胎龄、性别及宫内营养状况有关。足月、健康的男孩出生体重平均为 3.3kg，女孩为 3.2kg。出生后一周内因奶量摄入不足，水分丢失、胎粪排出，可出现暂时性的体重下降，又称生理性体重下降。生理性体重下降表现为生后第 3～4 日体重达最低点（下降范围 3%－9%，不超过 10%），以后逐渐回升，至出生后第 7～10 日恢复到出生时体重。如果体重下降超过 10% 或者到第 10 天还没有恢复到出生时体重，则要排除病理情况。

（2）身长：出生身长受胎龄、性别和宫内营养状况影响。足月健康的男孩出生平均身长为 49.9cm，女孩为 49.1cm。年龄越小，身长生长速度越快，新生儿期身长增加平均 4.5cm。

（3）头围：经眉弓上缘、枕骨粗隆结节，左右对称环绕头一周的长度为头围。头围的增长与脑和颅骨的生长发育有关。出生时头围相对比较大，足月儿出生时头围平均 33～34cm。

（4）胸围：平乳头下缘经肩胛下缘平绕胸一周为胸围。胸围代表肺与胸廓的生长发育。足月新生儿出生时胸围平均为 32cm，略小于头围 1～2cm，约 32～33cm。

2. 6 个月内婴儿

前 6 个月特别是前 3 个月仍然维持最快的生长速度。

（1）体重：生后 3～4 个月体重约等于出生体重的 2 倍，是婴儿出生后体重增长最快的时期，即第 1 个生长高峰。1～6 个月体重＝［出生时体重（g）＋月龄×700］g。

（2）身长：生后一般每月增长 3～3.5cm，前 3 个月身长增加 11～13cm。

（3）头围：头围前半年增加 8～10 厘米，出生 6 个月头围为 43cm。

3. 6 个月～1 岁婴儿

（1）体重：第 1 年内婴儿前 3 个月体重的增加值约等于后 9 个月体重的增加值，即 12 月龄时婴儿体重约为出生时体重的 3 倍（10kg）。7～12 个月婴儿体重＝［6000＋月龄×250］g。

（2）身长：生后第 1 年身长增加最快，约增长 25～27cm，前 3 个月身长增长值约等于后 9 个月的增长值，1 岁时身长 75～77cm。

（3）头围：与体重和身长的增长相似，第 1 年前 3 个月头围的增长约等于后 9 个月头围的增长值（6cm），即 1 岁时头围为 45～47cm。

（4）胸围：1 岁左右胸围约等于头围，1 岁左右头围与胸围的增长在生长曲线上形成头围、胸围的交叉，此交叉时间与儿童营养、胸廓的生长发育有关，生长较差者头胸围交叉时间延后。

（5）牙齿：牙齿的发育可以反映骨骼的发育情况，正常出牙时间为 4～10 个月龄，1 岁时婴儿出 6～8 颗乳牙。

二、1～2 岁幼儿体格生长特点

（1）体重：1～2 岁幼儿体重增长 2.5～3kg，2 岁体重约为出生体重的 4 倍（12～13kg）。体重粗略估计公式，体重（kg）＝年龄（岁）×2＋8。

（2）身长：生后第二年身长增长速度逐渐减慢，平均年增长约 10 ~ 12cm，2 岁幼儿身长 85 ~ 87cm。

（3）头围：出生第二年头围增长约 2cm，2 岁时头围为 47 ~ 49cm。

（4）胸围：1 岁后胸围发育开始超过头围，1 岁至青春期前胸围应大于头围（约 = 头围 + 年龄 - 1cm）。

（5）牙齿：若 13 个月龄后仍未萌牙称为萌牙延迟。乳牙共 20 枚，约在 3 岁内出齐。

三、身体比例与匀称度

生长过程中身体各部分呈一定比例发育。

（1）体型匀称：常以两个体格指标间的关系表示，如身长（身高）/体重（身长的体重）、胸围/身长（身高）、体重（kg）/身高（cm）×1000（克托莱指数）、体重（kg）/身高（m）^{2}（BMI）等。2 岁以内的婴幼儿常采用身长的体重表示一定身长的相应体重范围。

（2）身材匀称：以身体上部（顶臀长、坐高）与身长（高）的比值表示，反映下肢的生长情况。身体上部体重（kg）/身高（cm）占身长（高）的比例随年龄增长逐渐降低，由出生时的 0.67 下降至 14 岁时的 0.53。正常 2 岁幼儿的顶臀长/身长应≤0.60。

四、早产儿体格生长特点

（1）早产儿定义：指出生胎龄 < 37 周分娩的婴儿，亦称未成熟儿。我国早产儿发生率逐年上升，约为 8%。早产儿由于提前分娩，各脏器发育不成熟，出生后并发症多、死亡率高，大多需要在新生儿重症监护室（NICU）治疗或抢救。

（2）宫外生长发育迟缓：宫外生长发育迟缓（extra - uterine growth restriction，EUGR）是指早产儿出院时/出院后体格生长指标（体重、身高、头围）仍低于同胎龄平均体格生长指标的第 10 百分位（P10）。EUGR 不仅关系到早产儿近期生长发育，还会影响到远期的身心健康和生命质量，包括导致成年后的矮小、免疫力下降、智商/情商下降、注意力缺陷、代谢综合征如肥胖、心血管疾病、糖尿病等患病风险增加。

（3）追赶生长：生理情况下婴儿在既定轨道上生长，受遗传、营养和环境等多因素调控。在生长发育过程中，如果受到某些病理因素如营养不良或疾病等影响，会导致生长迟缓，偏离正常轨迹。一旦去除阻碍因素，则生长加快，并迅速接近或回到原来的生长轨道上，这种生长加速的过程称为追赶生长（catch - up growth）。

理想的追赶生长是指早产儿体格指标达到校正月（年）龄的 P25 ~ P50 百分位以上。追赶生长的最佳时期是生后第 1 年，尤其是前 6 个月。追赶生长出现时间、维持长短、是否完全等与社会经济因素有关，如发达国家或地区早产儿出院后追赶生长出现比较早。判断是否追赶生长，必须准确、细致，定期监测生长速率及评估生长指标。常用的评估工具如下所述。

1）WHO 的生长曲线：生长曲线呈现上升趋势，并能维持在新的百分位曲线或继续上升，直至同月龄标准的第 25 ~ 50 百分位以上。

2）纵向生长速率：2 岁以内可参照不同性别足月儿的纵向生长速率，如果生长速率超过同月龄的足月儿，认为存在追赶生长。

第 1 年是早产儿脑发育的关键期，追赶生长直接关系到早产儿神经系统发育。如出院后喂养得当、有充足均衡的营养摄入、无严重疾病因素影响，大多数适宜胎龄的早产儿能在 1 ~ 2 年内追赶上同年龄的婴幼儿。

五、0 ~ 2 岁婴幼儿消化系统生理及功能特点

1. 消化系统解剖生理特点

（1）口腔：口腔是消化道的起端，具有吸吮、吞咽、咀嚼、消化、味觉、感觉和语言等功能。足月新生儿出生时已具有较好的吸吮动作与吞咽功能。婴幼儿口腔黏膜薄嫩，血管丰富，唾液腺发育不足，

口腔黏膜易受损伤和发生局部感染。3～4个月时唾液分泌开始增加。婴儿口腔较浅，尚不能及时吞咽所分泌的全部唾液，因而表现为流涎现象（生理性流涎）。

（2）食管：食管长度在新生儿为8～10cm，1岁时为12cm，5岁时为16cm。婴儿的食管呈漏斗状，黏膜薄嫩，腺体缺乏，弹力组织及肌层尚不发达，食管下段括约肌发育不成熟，控制能力差，常发生胃食管反流。如吸奶时吞咽过多空气，易发生溢乳。

（3）胃：胃容量在新生儿约为30～60ml，1～3个月时为90～150ml，1岁时为250～300ml，5岁时为700～850ml。哺乳开始后幽门即开放，胃内容物陆续进入十二指肠，故实际胃容量不受上述容量限制。婴儿胃略呈水平位，盐酸和各种酶的分泌均较成人少，且酶活性低下，消化功能差。胃平滑肌发育尚未完善，在充满液体食物后易出现胃扩张。由于贲门和胃底部肌张力低，而幽门括约肌发育较好，故易发生幽门痉挛而出现呕吐。胃排空时间随食物种类不同而异，水的排空时间为1.5～2小时，母乳为2～3小时，牛乳为3～4小时。早产儿胃排空更慢，易发生胃潴留。

（4）肠：婴儿肠管相对比成人长，一般为身长的5～7倍（成人仅为4倍）或为坐高的10倍。小肠的主要功能包括运动（蠕动、摆动、分节运动）、消化、吸收及免疫。大肠的主要功能是贮存食物残渣，吸收水分以及形成粪便。婴幼儿肠黏膜肌层发育差，肠系膜柔软而长，结肠无明显结肠脂肪垂，升结肠与后壁固定差，易发生肠扭转和肠套叠。肠壁薄，故通透性高，屏障功能差，肠内毒素、消化不全产物等过敏原可经肠黏膜进入体内，加之口服耐受机制尚不完善，容易导致自身感染和变态反应性疾病。由于婴儿大脑皮质功能发育不完善，进食时常引起胃－结肠反射，产生便意，所以大便次数多于成人。

（5）肝：年龄越小，肝脏相对越大。婴儿肝结缔组织发育较差，肝细胞再生能力强，不易发生肝硬化，但易受各种不利因素的影响，如缺氧、感染、药物等均可使肝细胞发生肿胀、脂肪浸润、变性、坏死、纤维增生而肿大，影响其正常功能。婴儿时期胆汁分泌较少，故对脂肪的消化、吸收功能较差。

（5）胰腺：出生后3～4个月时胰腺发育较快，胰液分泌量也随之增多，出生后1年胰腺外分泌部分生长迅速，为出生时的3倍。胰液分泌量随年龄生长而增加。酶类出现的顺序为：胰蛋白酶，而后是糜蛋白酶、羧基肽酶、脂肪酶，最后是淀粉酶。新生儿胰液所含脂肪酶活性不高，直到2～3岁时才接近成人水平。婴幼儿时期胰液及其消化酶的分泌易受炎热天气和各种疾病的影响而被抑制，发生消化不良。

2. 吸收功能特点

（1）蛋白质：胃蛋白酶出生时活性低，3个月后活性增加，18个月时达成人水平。胰蛋白酶于生后1周活性增加，1个月时达成人水平。生后几个月内，小肠上皮细胞渗透性高，有利于母乳中的免疫球蛋白吸收，但也会增加异体蛋白（如牛奶蛋白、鸡蛋蛋白）、毒素、微生物以及未完全分解代谢产物的吸收机会，产生过敏或肠道感染。因此，对婴儿特别是新生儿，食物的蛋白质应有一定限制。

（2）脂肪：新生儿胃脂肪酶发育较好。而胰脂酶几乎无法测定，2～3岁后达成人水平。母乳的脂肪酶可补偿胰脂酶的不足。故婴儿吸收脂肪的能力随年龄增加而提高，足月儿脂肪吸收率较早产儿高，6个月婴儿脂肪的吸收率达95%以上。

（3）碳水化合物：肠双糖酶发育好，有利于乳糖消化；胰淀粉酶发育较差，3个月后活性逐渐增高，2岁达成人水平，故婴儿生后几个月消化淀粉能力较差，不宜过早添加淀粉类食物。

3. 肠道细菌

在母体内胎儿肠道是无菌的，生后数小时细菌即侵入肠道，主要分布在结肠和直肠。肠道菌群（微生物）大致可分为三大类：有益菌、有害菌和中性菌。有益菌参与人体的免疫调节、促进肠道黏膜发育以及肠道营养代谢作用等，并且对入侵至肠道内的致病菌有一定的拮抗作用。婴幼儿肠道菌群脆弱，易受许多内外界因素影响而致菌群失调，导致消化功能紊乱。同时，肠道菌群受食物成分影响，单纯母乳喂养儿以双歧杆菌占绝对优势，人工喂养和混合喂养儿肠内的大肠埃希菌、嗜酸杆菌、双歧杆菌及肠球菌所占比例几乎相等。

4. 健康婴儿粪便

（1）人乳喂养儿粪便：多为黄色或金黄色，均匀膏状，或带少许黄色粪便颗粒，或较稀薄的绿色，不臭，呈酸性反应（pH 4.7～5.1）。平均每日排便 2～4 次，一般在添加泥糊状食物/半固体食物后次数减少。

（2）人工喂养儿粪便：多为淡黄色或灰黄色，较干稠，呈中性或碱性反应（pH 6～8）。因牛乳及其配方奶粉含酪蛋白较多，粪便有明显的蛋白质分解产物的臭味，有时可混有白色酪蛋白凝块。大便每日 1～2 次，易发生便秘。

（3）混合喂养儿粪便：与人工喂养者粪便相似，但较软、黄，添加淀粉类食物可使大便增多，稠度稍减，稍呈暗褐色，臭味加重。添加各类蔬菜、水果等大便外观与成人粪便相似。大便每日 1 次左右。

六、0～2 岁婴幼儿心理行为特点

从胎儿期到出生后 2 年内是大脑发育最快的时期，新生儿脑重量约 390g，2 岁时脑重 900～1000g，成人期脑重 1350～1400g。出生早期婴幼儿的大脑要从初具基本皮髓质结构的基础上经历神经细胞的分化、突触增多、神经纤维髓鞘化等快速发育过程。生命早期 2 周岁内头围增长监测有重要意义，一定程度上反映大脑的发育。同时，婴幼儿的感知、认知、运动等心理行为能力都处于快速发展中，与婴幼儿营养摄取密切相关的喂食、进食行为又在一定程度上刺激和促进孩子的心理行为发育。

1 岁儿童手指精细动作发育程度能够实现捏取细小颗粒食物或手掌握持小勺自喂食物，2～3 岁幼儿能够独立用勺子进食。1～2 岁的幼儿能够辨别甜、酸、苦、咸等味道，也能分辨食物的软、硬、冷、热性状。在前期食物转换的基础上幼儿对于食物口味偏好也逐渐形成。

第三节　0～2 岁婴幼儿喂养指南及营养素补充

一、6 个月龄婴儿喂养指南

（1）母乳是婴儿最理想的食物，坚持 6 月龄内纯母乳喂养。

（2）生后 1 小时内开奶，重视尽早吸吮妈妈乳头。

（3）顺应喂养，建立良好的生活规律。

（4）适当补充维生素 D，母乳喂养不需补钙。

（5）任何动摇母乳喂养的想法和举动，都必须咨询医生或其他专业人员，并由他们帮助做出决定。

（6）定期监测婴儿体格指标，保持健康生长。见图 5－1。

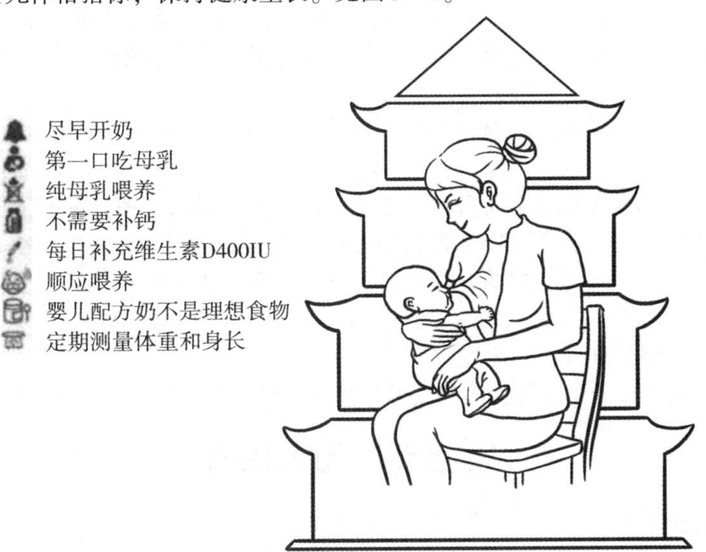

图 5－1　6 个月龄婴儿膳食宝塔

二、7～24 个月龄婴幼儿喂养指南

（1）继续母乳喂养，满 6 月龄起必须添加辅食，从富含铁的泥糊状食物开始。

（2）及时引入多样化食物，重视动物性食物，包括易过敏食物。

（3）尽量少加糖盐，保持食物原味，油脂适当。

（4）提倡回应式喂养，鼓励但不强迫进食。

（5）注重饮食卫生和进食安全。

（6）定期监测体格指标，追求健康生长。见图 5－2。

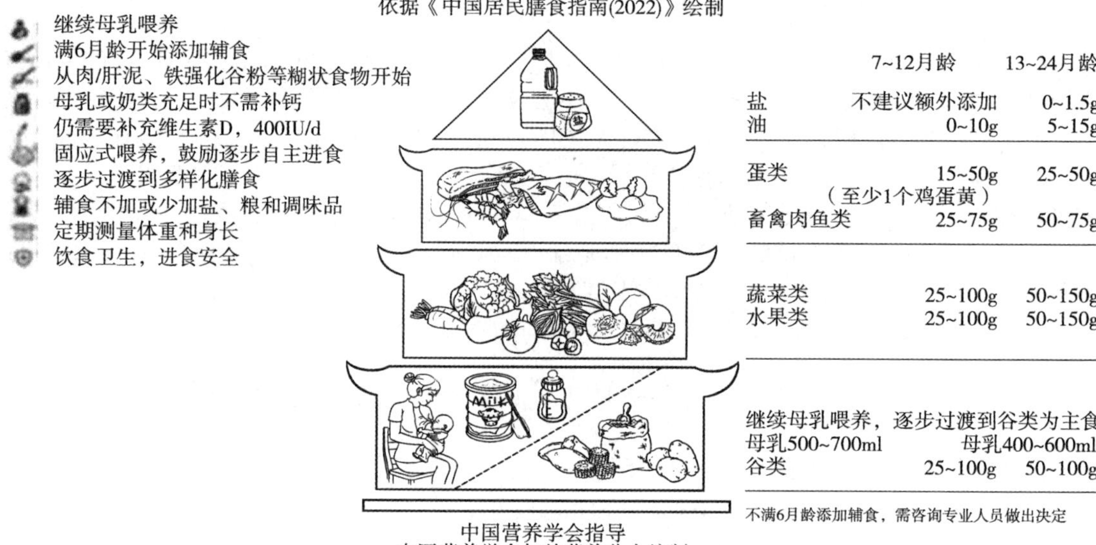

图 5－2　中国 7～24 月龄婴幼儿平衡膳食宝塔

三、其他营养素补充

（1）维生素 D：无论采用何种喂养方式，足月儿出生后 2 周内或新生儿出院后建议开始补充维生素 D，足月儿推荐的剂量为每天 400IU，无须补充钙剂。早产、低出生体重儿生后即应补充维生素 D 800～1000IU/d，3 月龄后改为 400IU/d，直至 2 岁。该补充量包括食物、日光照射、维生素 D 制剂中的维生素 D 含量。

（2）维生素 A：维生素 A 缺乏比较少见，早产儿维生素 A 建议摄入量为 1330～3330IU/（kg. d），出院后可按下限补充。

（3）铁：纯母乳喂养或母乳为主足月健康婴儿若固体食物添加合理，一般情况下不需要额外添加铁剂；500ml 的铁强化配方奶亦可以保证婴儿对铁的基本需求，4～6 个月后可适时添加其他食物，如动物肝脏、血、瘦肉、鱼肉等富含铁的食物。但早产儿如果有缺铁性贫血的证据，可以补充儿童铁片 2mg/（kg·d）。

（4）钙：一般不建议额外补充钙剂。

（5）锌：如果没有锌缺乏的证据，不建议额外补充锌剂，通过饮食多样化获取锌即可。

第四节　母乳喂养

一、母乳喂养的好处

母乳喂养的好处包括健康、营养、免疫、生长发育、心理、社会以及环境等多方面。从营养学、

经济学和情感需求等方面来讲，母乳均有得天独厚的优势。实际上，母乳喂养的好处至少涉及三个层面。

（1）对子代的好处：母乳是婴儿最好、最天然的食品。母乳喂养能促进婴儿神经与认知能力的发育，这种能力的提高可以延续至青少年甚至成年。一项来自巴西的大型前瞻性队列研究结果认为，母乳喂养的时间与母乳喂养的总量与成年后的智商、情商、免疫能力以及社会收入等均成正比。

1）减少感染性疾病的发生：研究证实母乳喂养可以减少感染性疾病的发生，或降低各种感染性疾病的严重程度，包括细菌性脑膜炎、腹泻、呼吸道感染、坏死性小肠结肠炎、中耳炎、泌尿道感染，以及早产儿的晚发性败血症。

2）减少过敏性疾病的发生：纯母乳喂养持续4个月以上，有助于降低2岁内儿童特应性皮炎及牛奶过敏的累积发病率。同时，有研究发现，母乳喂养持续时间长对哮喘儿童的肺功能亦有保护作用，特别是非特异性哮喘患儿。

3）子代其他健康结局：有研究显示，母乳喂养可以减少第一年的婴儿猝死发生率，减少后期甚至成年期的胰岛素依赖和非胰岛素依赖糖尿病、淋巴瘤、白血病、霍奇金病、超重和肥胖、高脂血症等疾病的发生。

（2）对母亲健康的好处：母乳喂养的母亲在激素分泌、生理和心理方面都占优势，如减少母亲产后出血，增快子宫复原，迅速恢复孕前体重，减少乳腺癌、卵巢癌，降低肥胖、糖尿病等疾病的发生，改善更年期心血管健康状况。

（3）对社会的好处：母乳喂养的推广在很多国家已经上升至国家公共卫生资源层面。2005年美国疾病预防控制中心的一项研究数据结果显示，如果纯母乳喂养率达到90%，每年可以节省130亿美元，同时预防911名婴儿死亡；并且节约公共卫生成本，相对增加对子女的关注，减少处理配方粉罐与奶瓶等环境压力，减少人工喂养相关产品生产运输等造成的能源需求。

二、母乳喂养的禁忌证

（1）母亲患有活动性传染病，如结核病、肝炎等。但母亲为乙肝病毒携带者并非哺乳禁忌证，这类婴儿应在出生后24小时内给予特异性高效乙肝免疫球蛋白，继之接种乙肝疫苗免疫。

（2）母亲为HIV感染或携带者。

（3）乳房单纯性疱疹病毒感染，但另一侧无感染乳房可继续母乳喂养。

（4）母亲正在接受同位素诊疗或曾暴露于放射性物质下。因为这种情况乳汁内可能含有放射性物质。

（5）母亲正在接受抗代谢药物及其他化疗药物治疗，或对婴儿有影响的药物治疗，直至完全清楚之前暂时不哺乳。

（6）母亲正在吸毒、酗酒。

（7）婴儿怀疑或明确诊断为遗传代谢性疾病，如半乳糖血症、苯丙酮尿症等。

（8）其他情况，即便妈妈生病并服用了药物，亦可以在药物半衰期过后继续母乳喂养。

三、母乳成分及影响因素

1. 母乳成分

母乳是婴儿天然的、最好的食物，其营养成分丰富，如必需氨基酸比例适宜，酪蛋白/乳清蛋白比例为1∶4；乙型乳糖含量丰富，有利于脑发育、肠道益生菌生长、肠蠕动等；不饱和脂肪酸较多，有利于脑发育；电解质浓度低、蛋白质分子小，有利于肾发育；钙磷比例适当（2∶1）以及锌和铁含量适宜，容易吸收。

（1）水：母乳中的主要成分，约为88%。

（2）能量：一般情况下，100ml母乳大约提供68kcal的热量。

（3）脂类：是母乳中除了水以外含量最多的成分，成熟乳含脂类3%~5%。乳汁的脂肪含量可因婴儿年龄和每次喂哺阶段的不同发生变化。如前乳含蛋白质高而脂肪少，后乳含蛋白质低而脂肪高；随着哺乳时间延长，乳汁中的蛋白质渐减而脂肪增加。此外，母乳中的脂肪酸含量和构成可随母亲膳食的改变而变化。DHA俗称“脑黄金”，是一种对人体非常重要的n-3多不饱和脂肪酸。科学研究证实，DHA对于婴幼儿的大脑和视网膜等的发育十分重要。

（4）蛋白质：与其他哺乳动物乳汁相比，成熟母乳中蛋白质含量相对较低（0.8%～1.0%），但具有重要的营养和非营养价值。乳清蛋白和酪蛋白是母乳中两种主要的蛋白质，由初乳的80∶20下降为成熟乳的55∶45。

（5）碳水化合物：乳糖是母乳主要的碳水化合物，其次还包括单糖（如葡萄糖）、寡糖、多糖以及与蛋白质和脂类共价结合的糖蛋白及糖脂等。目前发现有超过130种的寡糖以功能性物质的形式存在于母乳中，刺激肠道益生菌繁殖，抑制肠道有害菌和其他条件致病菌生长，同时阻止病原微生物黏附肠道，预防感染和腹泻。

（6）脂溶性维生素：①维生素A：以β-胡萝卜素形式存在，初乳维生素A的含量大约是成熟乳的两倍。②维生素D：大多数的维生素D以25-（OH）维生素D和维生素D_3形式存在。③维生素E：母乳中的维生素E含量足以满足足月儿的需要。④维生素K：大约5%的母乳喂养婴儿由于维生素K缺乏而产生风险。

（7）水溶性维生素：包括维生素C、维生素B_2、烟酸、维生素B_6和生物素等，其水平可反映母亲膳食摄入量或营养剂补充量。由于母亲水溶性维生素摄入不足而导致母乳喂养儿缺乏的临床问题十分少见。

（8）矿物质：母乳中的矿物质主要用于维持乳汁渗透压，保持母乳处于等渗状态。母乳中矿物质含量远低于兽乳，从而减轻了婴儿的肾脏负担，是母乳喂养的一大优势。另外，母乳中某些矿物质，如镁、钙、铁和锌等，以适宜的比例存在，生物利用度高。

（9）生物活性因子：近年来对母乳中的生物活性因子研究掀起了新的热潮，包括生长因子和免疫因子，这些活性因子对促进婴儿的器官发育、免疫功能成熟等具有重要作用，见表5-3。

表5-3　母乳中的生物活性因子及功能

活性因子		功能
生长因子	表皮生长因子	肠道黏膜成熟与修复
	神经元生长因子	促进神经生长以及肠道蠕动
	胰岛素生长因子超家族	促进组织生长以及防止肠黏膜萎缩
	血管内皮生长因子	调节血管形成，减少早产儿视网膜病发生
	促红细胞生成素	促进肠道细胞生长，预防贫血
	降钙素	调节生长
	脂联素	调节新陈代谢及抑制炎症反应
免疫因子	大量免疫细胞，如巨噬细胞、T细胞、淋巴细胞以及干细胞	作用各异，共同点均可促进婴儿免疫功能成熟
	细胞因子与趋化因子：IL-10，IL-7，TNF-α，IL-6，IL-8和IFN-γ	作用各异，防御感染，减轻炎症反应，抗过敏等
	其他，如SIgA、乳铁蛋白等	预防感染
	寡聚糖	有利于肠道有益菌群的生长

2. 母乳成分影响因素

母乳成分影响因素众多，包括分娩后月龄、单次哺乳过程、母亲健康状况、母亲饮食和睡眠以及心情、婴儿的性别、早产/足月、婴儿的疾病状况等。

如按照分娩后的月龄，母乳分为初乳、过渡乳、成熟乳和晚乳，各成分变化见表5－4。

表5－4　不同时期母乳成分大体变化

分类	产后时间	营养成分变化
初乳	4～5天	蛋白质含量高，特别是免疫球蛋白
过渡乳	5～14天	脂肪含量高
成熟乳	14天后	蛋白质含量逐渐减少
晚期乳	10月后	母乳总量和营养成分均减少

即便是同一次哺乳过程，母乳成分也在发生改变，如开始分泌的乳汁较稀，蛋白质高而脂肪少，称为前乳；随着哺乳时间的延长，乳汁逐渐黏稠，蛋白质逐渐减少而脂肪增加，称为中间乳；最后分泌的乳汁蛋白质低而脂肪最高，称为后乳。

3. 母乳储存条件与时限

母乳储存条件与时限，见表5－5。

表5－5　母乳储存条件与时限

储存条件	时限
室温（19～22℃）	4～6小时
室温（>25℃）	不合适保存
冰包（配冰袋的保温包）	24小时
冰箱（4℃）	
新鲜母乳（未冰冻）	不超过72小时
解冻母乳（曾经冰冻）	24小时
冷冻室（－15℃左右）	
单门冰箱（冷冻室在冰箱内）	2周
双门冰箱（独立冷冻室）	3月
深冻冰柜（－18℃以下）	3～6个月

四、泌乳调节

妊娠期间母亲体内雌激素浓度增高，加上脑垂体激素的协同作用，极大地促进乳腺发育。分娩后，脑垂体前叶分泌的催乳素、促肾上腺皮质素等作用于已发育的乳腺，引起乳汁分泌；同时，婴儿反复吸吮乳头和乳晕区，可以刺激神经通路传至脑垂体前叶，促进催乳素分泌，促使泌乳细胞分泌乳汁。哺乳约30分钟后，催乳素在血液中浓度达到高峰，乳房腺体为下次哺乳而分泌乳汁。婴儿反复吸吮乳头同时也刺激神经垂体催产素分泌，使泌乳细胞周围的肌细胞收缩，将已存储在乳腺泡内的乳汁压向导管，到达乳窦，引起射乳，称为射乳反射，也称催产素反射。一些其他刺激，例如见到孩子或想到孩子的可爱之处，听闻婴儿哭泣和联想婴儿喂哺，也能够促进催产素分泌，引发射乳反射，使乳汁溢出。而一些负面的情绪反应和不良的身体状态，如焦虑、压力、疼痛和对成功哺乳的疑虑等，会抑制催产素的分泌，从而影响射乳反射。对于一些乳汁分泌不足的母亲，可以尝试通过热敷乳房、刺激乳头、轻柔地按摩或拍打乳房等方法，促进催产素分泌。

◇ 在自然哺乳下，婴儿吸吮乳头的刺激，或挤奶时人工按摩乳房的刺激等，都可以通过神经反射途径影响泌乳活动。
◇ 婴儿吮吸乳头的机械刺激，刺激乳头感觉神经末梢，神经冲动传至下丘脑，促进脑垂体分泌催产素，产生射乳反射。
◇ 婴儿的反复吮吸刺激，可以使上述激素分泌持续发生，维持正常泌乳量和延长哺乳期。若婴儿停止吮吸，泌乳将减少和停止。

五、母乳喂养成功的促进措施

成功的母乳喂养不仅仅是母亲的个人意愿和行为，还依赖于家庭和社会的支持。

（1）落实管理规范

1）遵守《国际母乳代用品销售守则》和世界卫生大会相关决议。

2）制定书面的婴儿喂养政策，并定期与员工及家长沟通。

3）建立持续的监控和数据管理系统。

（2）确保工作人员有足够的知识、能力和技能以支持母乳喂养。

（3）与孕妇及其家属讨论母乳喂养的重要性和实现方法。

（4）分娩后即刻开始不间断的肌肤接触，帮助母亲尽快开始母乳喂养。

（5）支持母亲开始并维持母乳喂养，以及处理常见的困难。

（6）除非有医学上的指征，否则不要为母乳喂养的新生儿提供母乳以外的任何食物或液体。

（7）让母婴共处，并实践 24 小时母婴同室。

（8）帮助母亲识别和回应婴儿需要进食的迹象。

（9）告知母亲使用奶瓶、人工奶嘴和安抚奶嘴的风险。

（10）协调出院，以便父母与其婴儿及时获得持续的支持和照护。

◇ 产前准备
◇ 乳头保健
◇ 三早：早接触、早吸吮、早开奶
◇ 按需哺乳
◇ 正确的喂养技巧
◇ 乳母做好五件事：吃、喝、玩、乐、睡

六、特殊情况下的母乳喂养

（1）感染 HIV 的产妇：提倡人工喂养，避免母乳喂养。

（2）感染梅毒的产妇：不是母乳喂养的禁忌证，但是梅毒母亲应立即治疗，婴儿应与母亲和其他婴儿隔离，并给予正规治疗，母亲乳头和乳房有破损不应实行母乳喂养，直至完成治疗和创面清洁。婴儿完成正规治疗后方可母乳喂养。

（3）乙肝病毒携带的母亲：单纯乙肝病毒携带者，新生儿出生后接种乙肝疫苗，可选择母乳喂养。乙肝小三阳的产妇，孕期检测乙肝病毒 – DNA 复制量，如果乙肝病毒量很低或没有乙肝病毒复制，新生儿出生后注射乙肝疫苗后，可选择母乳喂养。乙肝病毒 DNA 阳性或乙肝大三阳的母亲提示乙肝病毒复制处于活动期，母乳的传染性很强，可于妊娠第 7、8、9 个月分别注射 1 支乙肝免疫球蛋白，以减少宫内垂直感染的机会；新生儿出生后分别于 1 个月内，1 个月时，6 个月时，再注射乙肝免疫球蛋白和乙肝疫苗实行联合免疫，可以母乳喂养。但应注意，乙肝大三阳伴有肝功能异常的母亲，不建议选择母乳喂养。

七、母乳喂养常见问题及处理

（1）母乳不足：母乳不足的征象包括母亲挤奶时挤不出奶；婴儿在睡完后，经常哭闹（排除疾病、大小便等情况），含着奶头不放；喂奶次数过频；哺喂持续时间过长；婴儿不经常排便且排便量少。

母乳不足的原因有两种，一种是真正的不足，还有一种是母亲或家属认为不足。很多情况是由于婴儿吸吮不够或未能进行有效的吸吮，导致“母乳不足”。如果哺乳前乳房膨胀，哺乳时能听到婴儿连续吞咽声，哺乳后婴儿安然入睡，且睡眠时间较长，体重身长增长正常，表示母乳已经满足婴儿的需要。

母乳不足处理：针对原因，采取措施。①如果母亲认为婴儿没有获得足够母乳，需要分析母亲担心的原因，帮助母亲树立信心。②通过询问全面喂养史，了解母亲担心的问题。③了解母亲营养及膳食摄入情况。④了解周围其他人对母乳喂养的看法及对母亲造成的压力。⑤观察母乳喂养过程，以检查喂奶姿势和衔接是否正确。

（2）婴儿拒绝母乳喂养：表现为含着乳头，但不吸吮或不吞咽。其原因可能是：①婴儿生病、疼痛或服用镇静剂。②母乳喂养有技术性困难。③环境改变使婴儿不安。④仅仅是表面拒绝，而非真正拒绝。

（3）胀奶或乳房肿块：吸吮不够频繁或衔接错误，没有做到按需喂养，母婴分离、“排空”乳房不够及时，母亲产奶过多、乳房过大、穿紧身衣或不穿内衣，母亲哺乳时有不良习惯。

处理：早吸吮、勤吸吮、有效吸吮。对于那些乳头短、硬，影响有效衔乳的情况宝宝在吸吮前先挤出部分乳汁，使乳头变软，便于衔乳。母婴分离要及时“排空”乳房，使用吸奶器方法要正确。如果乳房出现肿块且位置固定，则需到医院做专科检查。

（4）乳腺炎：常见类型是急性化脓性乳腺炎，多见于初产妇产后 1～2 个月内。呈急性炎症表现，红肿热痛，寒战高热。乳腺炎早期可以用手法排乳、中药治疗，化脓以后则需要切开引流。

（5）母乳性黄疸：生后母乳喂养且无其他原因而出现的黄疸，称为母乳性黄疸。婴儿一般状况良好，吃奶好、生长发育正常，黄疸可持续 3 周至 3 个月。

处理：先排除其他引起黄疸的病因，对临床诊断母乳性黄疸的婴儿，可以采取暂时停止哺乳喂养，48 小时内血清胆红素明显下降。必要时可以结合其他治疗措施，如中药退黄、光疗等。黄疸明显下降后可以继续母乳喂养。

（6）乳糖不耐受：由于乳糖酶分泌少，不能完全消化分解母乳或牛乳中的乳糖所引起的非感染性腹泻，又称乳糖酶缺乏症。主要症状是腹泻每日数次至 10 余次，大部分患儿肠道气体多，常带出少量粪便在尿布上。大便多为黄色或青绿色稀糊便，或呈蛋花汤样，泡沫多，有奶块，少数患儿有回奶或呕吐。患儿还会伴有腹胀和不同程度的不安、易哭闹，排便或经治疗后腹泻好转。

处理：如果大便次数不多且不影响生长发育，则无须特殊治疗。若腹泻次数多，体重增加缓慢，建议到医院就诊，由专科医生给予相应治疗，包括母乳喂养前添加乳糖酶，改用无乳糖配方粉喂养或混合喂养，急性期伴脱水时给予静脉或口服补充液体以纠正脱水等。

（7）断离母乳：目前还没有指南明确最佳的断奶时间。每位宝宝的食量、进食习惯、生长发育状况以及妈妈的奶量、身体状况、工作性质等都是有差异的。WHO 建议纯母乳喂养至少 6 个月，继续母乳喂养至 2 岁或更长时间，同时需要补充其他适当的食物。

“断母乳”应该是一个有计划的自然适应过程，逐步减少喂养次数，这个过渡时期有时需要持续几个月。婴儿 4～6 月龄时，要根据婴儿的生理成熟度逐渐添加泥糊状/半固体食物，为“断母乳”做准备。不建议在宝宝生病时断奶。

第五节　配方奶喂养及混合喂养

一、配方奶喂养

由于各种原因母亲不能喂哺婴儿时，可选用牛、羊乳，或其他代乳品喂养婴儿，称为配方奶喂养或人工喂养。婴儿配方奶粉是参照母乳组成成分和模式，对牛乳/羊乳/其他兽乳的营养组成加以调整改进，配制成适合婴儿生长发育所需的代乳品。

1. 配方奶种类及选择

目前国内外已有多种婴儿配方奶粉，分为以下几种。

（1）普通婴儿配方粉。

（2）特殊医学用途配方粉，包括：①早产儿配方粉，分为早产儿院内配方粉和早产儿过渡配方粉（早产儿出院后配方粉）。②无乳糖配方粉。③部分水解蛋白配方粉。④深度水解蛋白配方粉。⑤氨基酸配方粉。⑥高能量密度配方粉。⑦其他医学用途配方粉，如苯丙酮尿症的特殊配方（限制苯丙氨酸）等。

（3）豆制代乳品，在不易获得奶类制品的边远地区、对牛奶蛋白过敏、乳糖不耐症的婴儿，可用大豆为主体蛋白的代乳品。

2. 配方奶喂养方法

（1）选用适合婴儿的配方粉，需要考虑婴儿的月龄、生理（早产儿、足月儿）及病理状况（乳糖不耐受、牛奶蛋白过敏、短肠综合征、苯丙酮尿症等）。

（2）学会看标签：包括配方粉的成分、生产日期、保存期限、批号及冲调方法等。

（3）了解或掌握婴儿的奶量：在添加半固体食物前，婴儿每天的总奶量是150～180ml/kg。

（4）喂奶规律与间隔时间：基本上与母乳喂养相同，逐步建立定时、定量喂奶的规律。新生儿期，每天喂奶7～8次，2个月以后每天喂奶5～7次。每次吸吮时间以15～20分钟为宜。同时注意个体化，根据婴儿的需求适量增减奶量。

（5）选择合适的奶嘴：包括奶嘴的材质、软硬度以及大小，特别是要注意奶的流速，一滴接一滴往下滴，一秒钟一滴。

（6）奶粉冲调试验：取一勺奶粉放入玻璃杯内，用开水充分调和后，静置5分钟，水与奶粉溶解在一起，应该没有沉淀。

3. 配方奶调配

（1）提前准备好奶具，包括奶瓶、奶嘴、奶盖等，先用清洁水冲洗干净，再加水煮5～10分钟后待用。

（2）冲调前用肥皂洗净双手。

（3）水及水温：建议选择40℃左右的温开水调配。

（4）配奶顺序：先放水，再放奶，轻轻摇匀。

（5）现喝现配，喝多少冲多少。

（6）仔细阅读奶粉标签中的冲调方法，注意调配浓度，不要太浓也不要太稀。

（7）使用随盒附赠的专用量勺，请勿使用沾有水的量勺取奶粉。

（8）特殊医学用途配方粉，必须在医生指导下使用。

4. 配方奶储存及奶具消毒

（1）配方粉储存：①奶粉罐打开后，请储存在阴凉、干燥的地方。②罐装奶粉，每次开罐使用后务必盖紧塑料盖。③袋装奶粉每次使用后要扎紧袋口，常温保存，最好存放于洁净的奶粉罐内。④开封后请2周内食用完毕，并在保质日期前食用。⑤有条件者最好选用真空保存或用奶粉真空保鲜器。

（2）奶具消毒：①煮沸消毒法：最常用的方法。先将奶瓶、奶具等用水冲洗干净，将奶瓶和其他喂奶的用具放入深锅，完全浸在水中，然后煮沸10～15分钟。②用消毒剂消毒：将奶瓶和其他喂奶的用具放入一个大容器中，加水浸过其高度，放入消毒剂（固体或液体均可），浸泡30分钟。③蒸汽消毒机消毒：是一种电动设备，只需加入水就可产生足够的蒸汽为奶瓶消毒，大约需要 10 分钟。④微波消毒装置：是一种特别设计的可放入微波炉的蒸汽装置。消毒大约需要 5 分钟，但使用前必须先确定奶瓶和其他用具可以用微波消毒时方可使用。

二、混合喂养/部分母乳喂养

总有部分婴儿由于各种原因不能完全母乳喂养，如母乳不足、母亲需要外出等，这时需要给婴儿喂养配方粉，这种喂养方式称混合喂养或部分母乳喂养。常见以下两种方式。

（1）补授法：指在喂完母乳之后，再补喂奶粉直到婴儿吃饱，即补授法。

（2）代授法：指每天有一次或多次用配方粉完全代替母乳，即代授法。

第六节　食物转换

一、食物转换的生理意义

吸吮、吞咽是先天就会的生理功能，但咀嚼功能发育需要适时的生理刺激和后天的训练培养。

处在生后第一年快速生长期的婴儿所需营养密度急剧加大，营养强度快速提高和营养谱随时增宽，单独由液体食物（母乳/或配方粉）已不能满足此种需求；固体食物虽然可以满足此阶段的营养需要，但婴儿牙齿尚未萌出，咀嚼能力不足，胃容量不足，消化腺发育尚在初级水平，消化道的生理成熟度不足以承担固体食物；另外，口腔配合进食固体食物的“吃”的动作、手的“握”和“递送”等生理功能亦未发育成熟。泥糊状食物/半固体食物是界乎液体食物和固体食物二者之间，无须手的递送和牙齿咀嚼，只需牙床压挤，口腔轻度混合和吞咽即可完成；泥糊状食物在婴幼儿早期扩大了婴儿味觉感受的范围，有利于防止日后挑食、偏食、拒食等不良进食行为的发生；为 1 岁后正确进食、均衡膳食打下基础。咀嚼功能发育完善对语言能力（构音、单词、短句）的发育有直接的影响。许多泥状食物添加不好的婴儿，后期多有语言发育迟缓和认知不良等障碍。

故泥糊状食物/半固体食物喂养不仅具有营养学意义，还具有语言发育、进食行为训练的促进意义，其生理意义归纳为：①促进消化道功能的成熟。②锻炼口腔咀嚼能力和手眼协调能力。③影响婴儿口腔发育（牙齿排列、颌骨形态）。④提高语言表达能力。⑤提高智商和情商。

二、食物转换的时机、原则和方法

（1）时机：4～6 个月是添加泥状食物/半固体食物最佳和最敏感时期，延迟添加或提前添加都可能使婴幼儿咀嚼功能发育迟缓或咀嚼功能低下，不能摄取更多的营养，造成营养不良或今后的喂养困难。

1）3～4 月后唾液腺发育成熟，淀粉酶含量逐渐增加。

2）牙齿正常萌出时间为 4～10 月，多数第 1 对牙齿萌出时间为 4～6 月。

3）4～6 月婴儿能够将嘴唇闭合做咽下动作。

4）7～8 月后嘴唇闭合的同时，颌与舌可以上下运动。

（2）添加的原则：①由少到多。②由稀到稠。③由细到粗。④由软到硬。⑤由一种到多种。

（3）添加的方法

1）刚开始多选择植物性食物，包括强化铁或强化锌的婴儿米糊、根茎类或瓜豆类的蔬菜泥、果泥等。

2）新食物宜单一引入，让婴儿反复尝试，持续约一周，或直至婴儿可接受为止，再换另一种。

3）随着月龄增加，逐渐添加末状、碎状、指状或条状软食，包括水果、蔬菜，鱼肉类、蛋类和豆类食物。

4）引入其他食物的过程也是婴儿学习进食技能的过程。因此，食物宜易于咀嚼且易于婴儿用手拿，如指状食物包括熟通心面、面条、小面包、小块水果、蔬菜以及饼干等。

5）10～12 月龄婴儿可在餐桌上与成人同食，手抓食物进餐。如家庭条件允许，婴儿进餐时可坐婴儿餐椅或加高椅，便于婴儿与成人同餐学习进食技能，增加进食兴趣，又有利于眼手动作协调和培养独立。

食物转换一方面满足婴儿不断增长的营养需求，另一方面让婴儿逐渐适应不同的食物，促进其味觉发育，锻炼咀嚼、吞咽、消化功能，有利于培养儿童良好的饮食习惯，避免进食偏食；随着年龄的增长，适时添加多样化的食物能帮助婴儿顺利实现从哺乳到家常饮食的过渡。促进小儿精细动作和协调能力的发育，还有利于亲子关系的建立和孩子情感、认知、语言和交流能力的发育。

生长发育潜力的最佳表达，不仅有赖于正确的营养物选择，还需要正确的营养行为实施和营造良好的营养气氛。

三、半固体及固体食物制作的方法及食谱举例

（一）泥糊状食物/半固体食物制作的方法及食谱举例

（1）婴儿米糊：可以直接购买成品，无须自己制作。

（2）土豆泥：切成小块蒸熟后碾成泥，或借助“辅食机”制作。

（3）叶茎类的蔬菜泥：先用开水焯十秒钟左右去掉所含的草酸，再用蒸锅蒸熟，然后捣成泥或过筛成泥。

（4）肉泥：先剁成泥再蒸熟。

（二）固体食物的制作方法及食谱举例

实际上就是成人餐饮的各项烹饪技术。

木耳炒山药制作方法如下所述。

（1）将山药洗净，削去外皮，略用水冲洗一下，切成片（削皮时如有氧化变色，切片后放入加了白醋的水中浸泡可防止变色）。干木耳泡发后洗净撕成小朵，枸杞子用水浸泡一会。

（2）锅烧热倒入少许油，下几片蒜片爆香，倒入山药片翻炒。因山药中淀粉较多，还有黏液，所以翻炒时容易沾锅，可倒入少许清水，翻炒两分钟。

（3）倒入木耳和枸杞子，继续翻炒两分钟，看锅内情况，如有需要再加入一点清水。

（4）山药木耳炒熟关火，调入适量盐，继续翻炒几下即可出锅。

第七节　婴幼儿生长发育监测

在良好适宜的环境下，大多数儿童的体格生长都循着一定规律或“轨道”正常发育，尽管存在种族、地区、家族或个体的差异。但如果受到体内外某些因素影响，使生长速度出现异常，导致体格生长水平出现了偏离正常规律或“轨道”的现象，称为生长偏离。生长偏离的原因主要分为两大类：疾病和营养/喂养。生长偏离发生的时间、程度需要通过定期纵向观察才能早发现、早干预。因此，定期描绘生长曲线图可以简单、直观且早期发现生长偏离，见图 5－3。

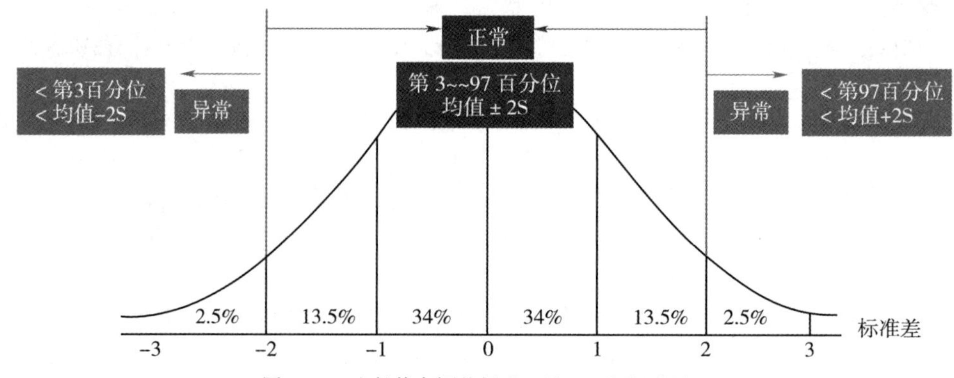

图 5－3　生长偏离评价标准（注：S 即标准差）

一、体重生长偏离

生长发育过程中婴儿体重过重或过轻。

（1）超重和肥胖：实际体重与标准体重相比，超出10%为超重，20%～29%为轻度肥胖，30%～49%为中度肥胖，大于50%为重度肥胖。多因喂养过量，提前添加半固体/固体食物，添加速度过快或某些疾病导致。

（2）低体重：指体重低于同性别、同年龄的第3百分位或小于平均值两个标准差。多因长期摄入不足、消化吸收障碍、消耗过多、营养需要增多、饮食习惯不好或某些急/慢性疾病导致。

二、身长生长偏离

生长发育过程中婴儿身长增长过快或过慢。

（1）高身材：指身长超过同性别、同年龄身长的第97百分位或大于平均数两个标准差。原因包括正常家族性高身材，遗传内分泌疾病如生长激素分泌过多等。

（2）矮身材：指身长低于同性别、同年龄身长的第3百分位或小于平均数两个标准差。可分为匀称性短小和非匀称性短小。其原因有体质性发育延迟、家族性短小、内分泌疾病等。

三、纵向生长速度及生长发育监测图

（1）纵向生长速度：对某一单项体格生长指标进行定期连续测量（纵向观察）所获得的该项指标在某一时间段中的增长值，即为该项指标的纵向生长速度。

将此速度值与参照人群的标准值进行比较，就能判断出在此段时间内生长的状况即生长趋势是正常、加速还是下降（增长不足）。通过计算和评估纵向生长速度可以及时检出早期潜在生长不足，可以定量指示生长欠缺和预期增长幅度，并适时指导热量添加和食谱制订，实现个体化的营养喂养指导。

2岁以内不同性别足月儿的纵向生长速率，可参考WHO标准。

在实际工作中，可以通过生长曲线图来观察婴儿的生长，如果曲线上抬意味着生长加速，曲线维持原来的水平表示生长速度正常，如果曲线下降则表示生长速度落后。

定期监测是评价纵向生长速度的关键，建议常规测量的时间及频率：6个月以内的婴儿每月一次，6～12月每2个月一次，1～2岁每3个月一次，3～6岁每半年一次，6岁以上每年一次。高危儿童宜适当增加观察次数。

监测注意事项：①定期、连续测量比一次数据更重要。②正常儿童各种测量值的百分位在同一参数上应大致相似，如体重、身长、头围。③使用同一测量工具、同一测量标准，同一人测量。④体格测量结果应结合其他临床表现、体格检查、实验室结果来综合判断。

（2）生长发育监测图。见图5－4、图5－5。

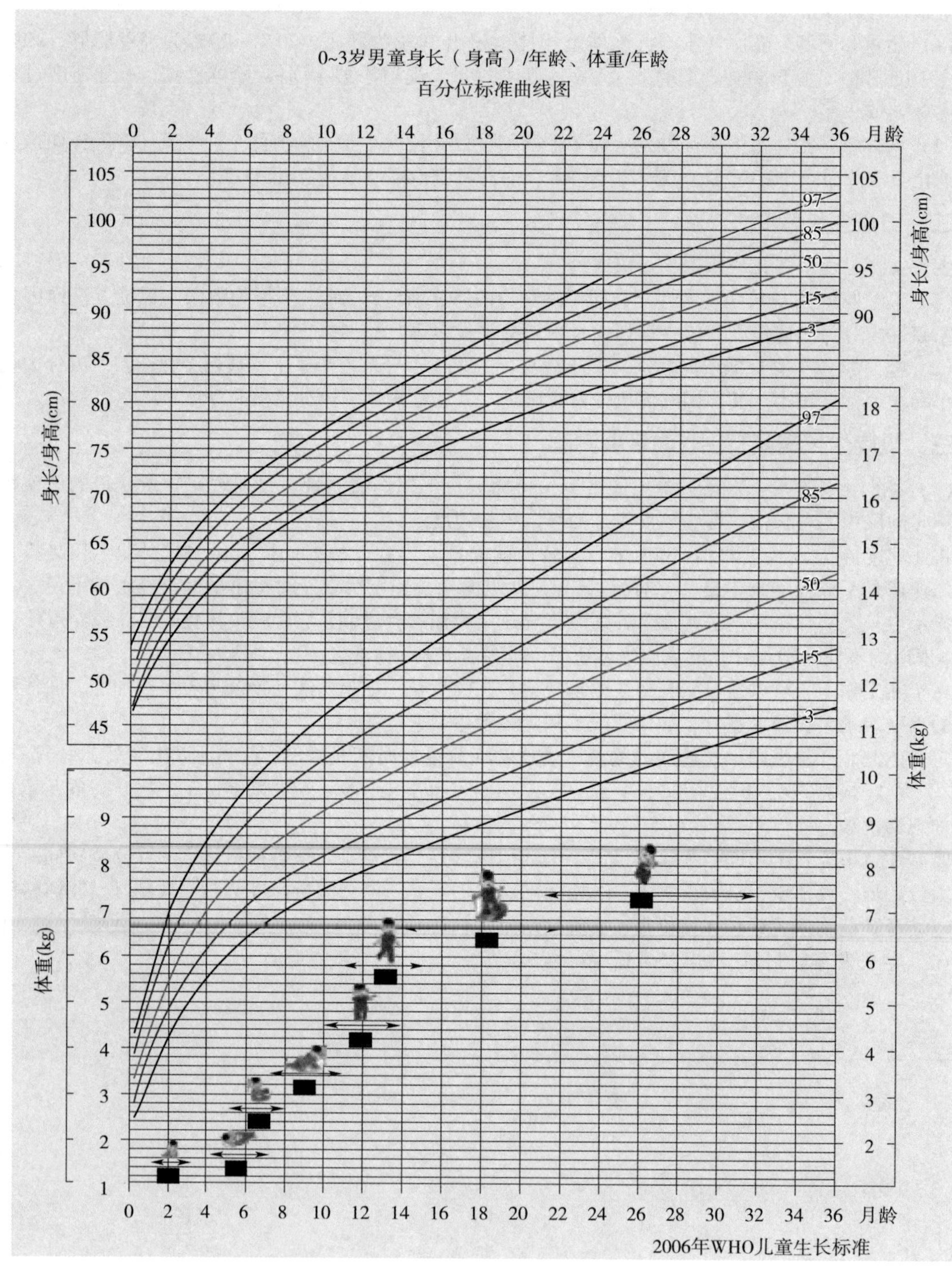

图 5－4　男童生长发育监测图

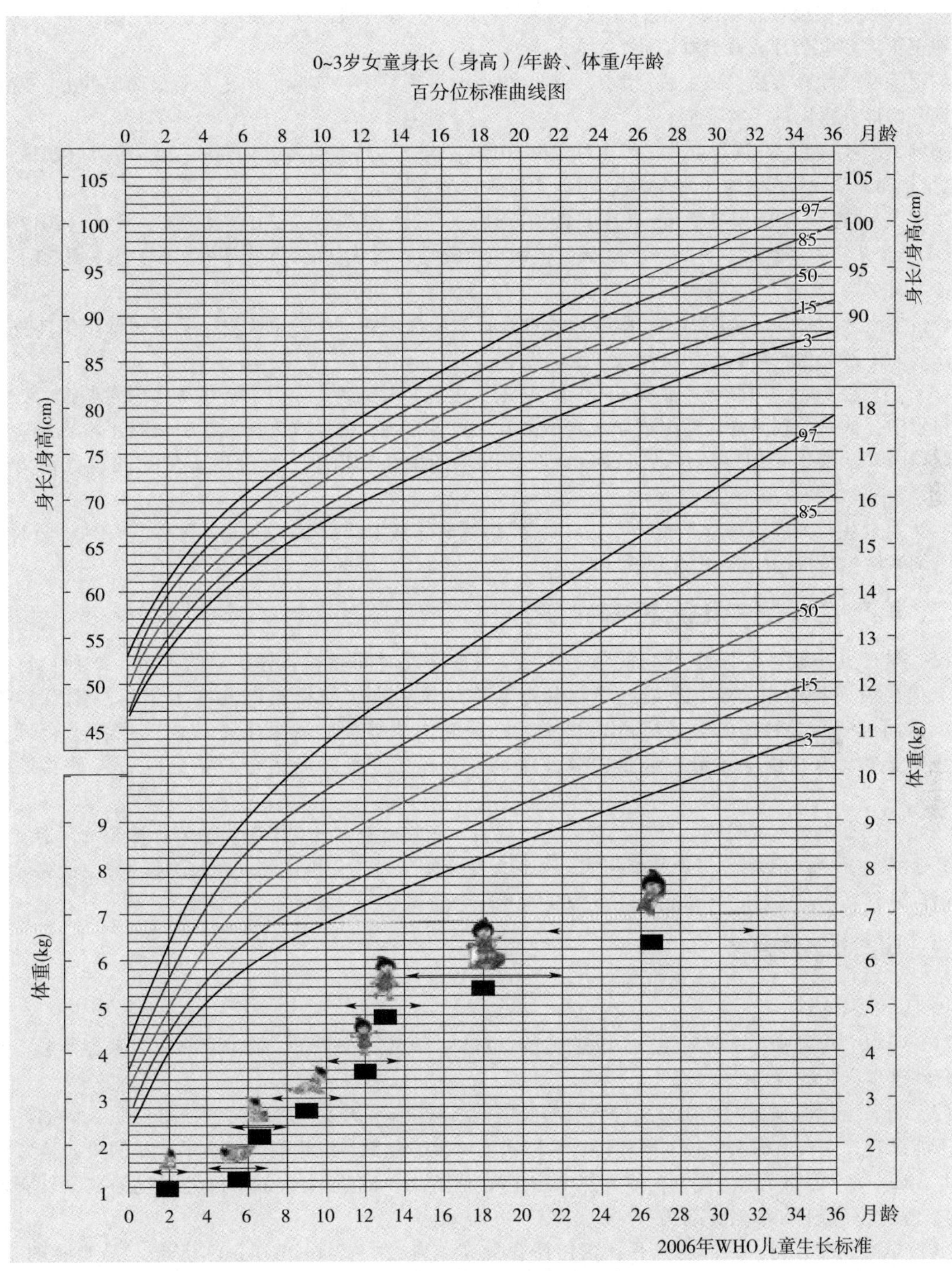

图 5－5　女童生长发育监测图

第八节　早产儿营养喂养

一、几个基本概念

（1）日历年龄或实际年龄：按实际出生时期计算而得的年龄（生后多少周、月、岁）。

（2）纠正年龄或校正年龄：早产儿在纠正至足月（40 周）前，可以使用纠正胎龄多少周，其后则使用纠正年龄多少个月或多少岁。

纠正年龄的计算方法：出生后月龄 -（40 - 出生时孕周）/4，实际上纠正月龄最简单的方法就是从预产期开始计算得出的年龄（周、月、岁）。

举例 1：李宝宝，32 周早产儿，出生日期为 2019 - 6 - 25，预产期是 2019 - 8 - 20，今天（2019 - 8 - 7）这个早产儿实际年龄是 1 个月 13 天，但纠正年龄是 38 周 +1 天。

举例 2：张宝宝，32 周早产儿，出生日期为 2018 - 6 - 25，预产期是 2018 - 8 - 20，今天（2019 - 8 - 7）这个早产儿实际年龄是 1 岁 1 个月 13 天，但纠正年龄是 11 个月 17 天（还不满周岁，至 8 月 20 日纠正年龄才 1 周岁）。

评价早产儿的生长、营养需求、喂养以及神经行为应使用纠正年龄至 2 岁，某些超低出生体重儿或严重疾病的早产儿建议评估至纠正年龄 3 岁。

（3）追赶生长：生理情况下，婴儿在既定轨道上生长，受遗传、营养和环境等多因素调控。在生长发育过程中，如果受到某些病理因素如营养不良或疾病等影响，会导致生长迟缓，偏离正常轨迹。一旦去除阻碍因素，则生长加快，并迅速接近或回到原来的生长轨道上，这种生长加速的过程称为追赶生长。

（4）宫外生长发育迟缓：是指早产儿出院时/出院后体格生长指标（体重、身高、头围）仍低于同胎龄平均体格生长指标的第 10 百分位（P10）。

二、早产儿出院后并发症及存在的问题

（1）早产儿出院后并发症产生原因：早产儿因在孕期时间短和营养积累的不足，故存在宫内营养债；出生后因各种并发症以及某些药物和抢救措施的应用，使得早产儿在出生后早期营养投入不足，从而进一步导致蛋白质和能量累积缺乏，即院内营养债；如果出院后营养喂养不合理，或因为疾病影响，又可能导致新的营养欠缺，即院外营养债，最终导致早产儿出院后各种并发症的发生。

（2）早产儿出院后并发症：早产儿常常在出院后，面临着七大发育障碍：脑瘫、神经发育迟缓、精神发育迟滞、听/视觉障碍、慢性肺部疾病、生长发育迟缓以及反复再住院（免疫力低下），最终导致将来的语言障碍、学习困难、多动症、注意力缺陷及行为问题。

三、早产儿营养喂养

（一）奶类选择

（1）母乳：母乳喂养不仅对足月儿是必需的，对早产儿也是必需的。除非存在母乳喂养禁忌，母乳喂养仍然是早产儿的首选。

（2）母乳 + 母乳强化剂：如果纯母乳喂养的极低/超低出生体重儿摄入的包括蛋白质在内的许多营养素不能满足其生长所需，生长速度较慢，可以添加母乳强化剂。强化剂一般在早产儿的摄入量为 80 ~ 100ml/（kg · d）后加入到母乳中，使其热卡密度增加至 80 ~ 85kcal/100ml。母乳强化剂在国外有多种商品化产品，有粉剂和浓缩液态奶。

（3）早产儿配方粉：共同特点是：蛋白质含量高，为 2.7 ~ 3.0g/100kcal；足量、易吸收的脂肪，并可提供必需脂肪酸；40% ~ 50% 乳糖和 50% ~ 60% 多聚葡萄糖组成的碳水化合物混合体；强化了多种维生素和钙、磷、铁、钠、铜、硒等矿物质。

（4）早产儿过渡配方粉：以前称早产儿出院后配方粉，其能量及各营养素密度介于足月儿配方和早产儿配方之间，适合于出院后的早产儿。

（5）足月儿配方粉：即普通婴儿配方粉。对于不能、不应或无法获得母乳喂养的较大胎龄早产儿，亦可以根据情况选择普通婴儿配方粉。三种配方粉营养素含量比较见表 5 - 6。

表5－6　三种配方粉营养素含量比较（单位/100ml）

	足月儿配方	早产过渡配方	早产儿配方
蛋白质（g）	1.45～1.69	1.85～1.90	2.20～2.40
能量（kcal）	67.2～68	72.0～74.0	80.0～81.0
蛋白/能量比（g/100kcal）	2.2	2.5	2.8
脂肪（g）	3.5～3.6	3.4～4.1	4.1～4.3
碳水化合物（g）	7.3～7.6	7.7～8.0	8.6～9.0
钙（mg）	51～53	77～90	134～146
铁（mg）	1.0～1.2	1.3～1.4	1.2～1.4
VitA（IU）	200～204	330～340	250～1000
VitD（IU）	40.5～41.0	52～59	70.0～192.0

（6）特殊医学用途配方粉：如早产儿存在某些疾病，不能使用母乳或整蛋白配方粉，则根据临床诊断选择特殊医学用途配方粉，如水解蛋白配方粉、氨基酸配方粉、无乳糖配方粉等。

（二）特殊营养素

（1）钙和磷：早产儿特别是极低出生体重儿在追赶生长时对钙磷的需求增加，如果不及时、合理补充，则容易出现骨矿物不足、骨折等风险。故推荐使用高生物活性钙盐120～140mg/（kg·d）和磷60～90mg/（kg·d）。

（2）铁：铁是脑发育的基本营养素之一。早产儿铁储备低，出生后易出现铁缺乏。推荐摄入量为2～3mg/（kg·d）[不应超过5mg/（kg·d）]，铁补充量包括强化铁配方奶、母乳强化剂、食物和铁制剂中的铁元素含量。

婴儿过度补铁有以下害处：增加感染的危险、生长迟滞、干扰其他营养素的吸收和代谢。此外，铁还是一个强有力的促氧化剂，可诱发产生自由基，增加早产儿视网膜损伤。因此，在处理铁的问题时，既要防止铁缺乏，又要预防铁过量。

（3）维生素D：根据我国维生素D缺乏性佝偻病防治建议，早产/低出生体重儿生后即应补充维生素D 800～1000IU/d，三个月后改为400IU/d，直至2岁。该补充量包括食物、日光照射、维生素D制剂中的维生素D含量。

（4）维生素A：住院期间采用强化配方奶可以使早产儿体内维生素A在出院后2个月快速达到正常水平，而随后采用足月儿配方奶喂养可以提供足量的维生素A，满足婴儿的需要。

（5）锌：足月配方奶喂养的早产儿锌相对缺乏，根据专业医护人员评估可适当选择补锌。

（6）必需脂肪酸：对早产儿来说，DHA是一种条件必需营养素，可促进早产儿视觉和认知发育及提高免疫功能。推荐量为DHA12～30mg/（kg·d）。

（7）益生元和益生菌：益生元给益生菌提供食物来源，益生元和益生菌促进肠道菌群平衡、抑制有害菌生长、促进机体免疫功能等。母乳内含有130多种寡糖（益生元）以及大量的有益菌群，配方粉中含有种类及数量有限的益生元。目前尚无足够的证据支持早产儿使用益生元和益生菌是安全的。

（三）食物转换/泥糊状食物/半固体食物的添加

泥糊状食物/半固体食物添加过早、过晚或添加方法方式不正确，都可能导致今后的喂养障碍与生长障碍，甚至影响今后的潜能发育，特别是语言能力、主动交往沟通能力以及生命后期的体质健康水平，乃至预期寿命长短。早产儿在矫正年龄4～6个月并处于快速生长期时可考虑添加，添加的原则与方法同足月儿。

四、早产儿的营养评估

（一）体格发育评估

早产儿体格发育评估包括体重、身长、头围等。监测早产儿生长可以选择以下几个生长曲线。

（1）出生至40～50周使用Fenton曲线。

（2）足月至2岁使用世界卫生组织（WHO）生长曲线。

（3）2岁以后使用中国疾病预防控制中心（CDC）生长曲线。

早产儿营养评估在纠正年龄2岁以内，均按纠正年龄评估，而不是按实际年龄评估。关于体格参数监测频率，早产儿住院期间每日测体重，每周测身长和头围；出院后6个月以内每月1次，6～12月每2个月1次，1～2岁每3个月1次。

（二）体成分评估

评价早产儿体成分的方法很多，如通过尿肌酐排泄评价瘦体重，皮褶厚度评价脂肪含量等，但在临床上都存在一定的局限性。临床实践中，体重、身长、头围平行生长即说明体成分正常。

（三）生化及骨矿物质评估

常用的生化指标包括生化离子、肾功能、肝功能、血糖、血脂；总蛋白、血清白蛋白、前白蛋白；碱性磷酸酶、钙和磷等。

（四）判断追赶生长

追赶生长的含义是生长速率超过同年龄、同性别的正常生长速率。一般认为，最终的体格指标（体重、身长、头围）达到目标范围，其追赶生长才是完全的或者说是完成追赶生长。早产儿的追赶性生长常发生在1岁以内尤其是前半年，因此校正年龄6个月以内理想的生长水平应在同月龄标准的第25～50百分位以上。

五、早产儿营养喂养流程图

早产儿营养喂养流程图见图5－6。

六、早产儿营养管理的目标

（1）保持正常的体重、身长、头围生长需求。

（2）促进各组织器官的成熟。

（3）保持营养均衡，预防营养缺乏和过剩。

（4）预防疾病的发生。

（5）保证神经系统的发育。

（6）有利于远期健康。

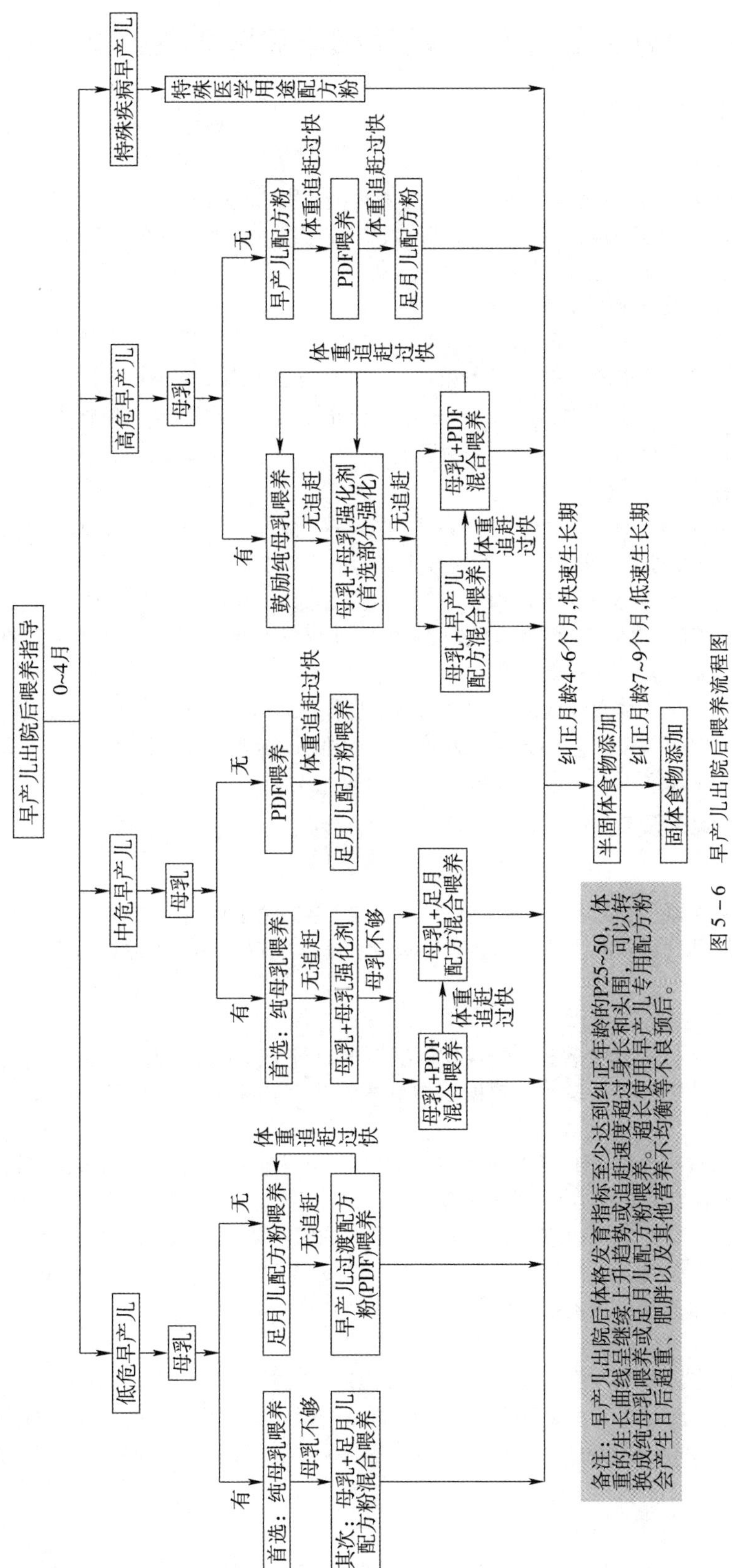

图 5－6　早产儿出院后喂养流程图

第九节　婴幼儿期个体化喂养和常见营养性问题及处理

一、个体化的营养喂养方案

（一）个体化营养喂养

要真正实现婴儿个体化的营养喂养方案，必须掌握和应用以下基础知识和技能。

（1）系统的营养评估，包括体格发育评估、膳食调查、实验室/生化指标评价以及临床表现。

（2）了解出生史、家族史、过去史和预防接种史等。

（3）定期监测纵向生长速度及营养状况。

（4）判断是否出现追赶生长，评价追赶生长是否合理。

（5）营养不等于喂养，营养素、营养行为和营养气氛均会影响营养结局。

（6）食物转换时机也存在个体化，4～6 个月（早产儿则为纠正年龄 4～6 个月）处于快速生长期（即当月身长增加值为 2～3cm）。

（二）个体化营养喂养举例

（1）足月健康婴儿：出生体重 3.3kg（P50），出生身长 50cm（P50），母乳喂养至 2 个月，体重、身长均维持 P50。建议继续母乳喂养，及时添加维生素 D，定期监测。

（2）足月健康婴儿：出生体重 3.3kg（P50），出生身长 50cm（P50），母乳喂养至 2 个月，体重下降至 P25，身长仍然是 P50，母乳量够，但母亲喜素食。建议继续母乳喂养，母亲饮食要均衡，提高母乳的质量，补充维生素 D，继续定期监测。

（3）足月健康婴儿：出生体重 3.3kg（P50），出生身长 50cm（P50），人工喂养，普通婴儿配方粉，2 个月体重和身长均有下降的趋势（≈P25），奶量一直不理想，排除先天疾病因素。建议：检查奶嘴大小、配奶和喂奶方法并排除是否存在食物过敏。

二、常见营养性问题及处理

（一）溢奶

婴儿吃奶后，如果立即平卧床上，奶汁会从口角流出，甚至把刚吃下去的奶全部吐出。但是，喂奶后把宝宝竖抱一段时间再放到床上，吐奶就会明显减少。医学上把这种吐奶称为溢奶。新生儿期比较常见，多为生理性。

1. 原因

（1）小儿的胃呈水平位，胃底平直，内容物容易溢出。站立行走后，膈肌下降及重力的作用，才逐渐转为垂直位。另外，婴儿胃容量较小，胃壁肌肉和神经发育尚未成熟，肌张力较低，这些均易造成溢奶。

（2）婴儿胃的贲门（近食管处）括约肌发育不如幽门（近十二指肠处）完善，使胃的出口紧而入口松，平卧时胃的内容物容易反流入食管而溢奶。

（3）喂养方法不当，婴儿吃奶过多，母亲乳头内陷，或吸空奶瓶、奶头内没有充满乳汁等，均会使宝宝吞入大量空气而发生溢奶。

（4）喂奶后体位频繁改变也容易引起溢奶。

2. 处理

喂奶间歇或喂奶后宜将婴儿头靠在母亲肩上竖直抱起，轻拍背部，帮助排出吞入的空气而预防溢奶；保持直立体位半小时后再躺下，可采用 15°～30°斜坡的床垫（不是仅抬高头）并且右侧卧位；必要时可减少摄入奶量 20～30ml。若经指导后婴儿溢奶的症状无改善或体重增长不良，应及时转诊做进一步诊断，排除器质性疾病。

（二）婴儿腹泻

腹泻是指排便次数增加或粪便中水分增加，多由饮食不当或肠道内、外感染所引起的一种消化道功能紊乱综合征，多发生在2岁以下婴儿。婴儿喂食母乳时，正常每天大便次数会比喂食牛奶多1~2次，为黄绿色糊便；而喂食牛奶者，则为黄色成形便。

可以将腹泻分为生理性腹泻和病理性腹泻。前者多见于6个月以下的婴儿，多无其他症状，食欲好，无呕吐，生长发育不受影响，添加“辅食”后，大便即逐渐转为正常。如果出现：①脓血便、黏液便；②水样便，且排便量大；③轻度脱水；④发热；⑤持续时间>2周；⑥频繁呕吐；⑦伴有湿疹、发作性咳嗽等过敏症状；⑧生长发育不良等“危险信号”时，应考虑病理性疾病引起腹泻，如胃肠道感染性疾病、牛奶蛋白等食物过敏、炎性肠病等。

故应了解大便次数、性状、有无黏液/脓血及其与进食的关系，注意有无烦躁、恶心、呕吐、发热及过敏症状等伴随症状，并评估生长发育指标。针对病因做相应处理：①及时到医院就医。②在合理喂养，提倡母乳喂养的基础上，适时、合理进行食物转换。③人工喂养的婴儿应根据具体情况选择合适的配方粉，必要时选择特殊医学用途配方粉，如乳糖配方粉、部分水解特殊配方粉等。④对于生理性腹泻的婴儿应避免不适当的药物治疗。⑤养成良好的卫生习惯，注意乳品的保存和奶具、食具、便器、玩具等的定期消毒。⑥感染性腹泻患儿应积极治疗，做好消毒隔离工作，防止交叉感染。⑦做好相关疫苗接种。

（三）蛋白质能量营养不良

蛋白质能量营养不良是由于能量和（或）蛋白质缺乏所致的一种营养缺乏症，特征为体重不增、体重下降、渐进性消瘦或水肿、皮下脂肪减少或消失，常伴全身各组织脏器不同程度的功能降低及新陈代谢失常，有多种维生素、矿物质缺乏，可能导致儿童生长障碍、抵抗力下降、智力发育迟缓、学习能力下降等后果，对其成年后的健康和发展也可发生长远的不利影响。

多发生于3岁以下婴幼儿，常见原因包括长期摄入不足、喂养不当或疾病影响。早产和双胎易引起营养不良，宫内感染、孕母疾病或营养低下、胎盘和脐带结构与功能异常均可导致胎儿营养不足和宫内生长阻滞，易出现婴儿营养不良。分为三种类型：①消瘦型，由于热能严重不足引起，表现为消瘦、皮下脂肪消失、皮肤弹性差、头发干燥易脱落、体弱乏力、萎靡不振。②水肿型，因蛋白质严重缺乏引起，可表现为眼睑和身体低垂部位水肿、肝大，常有腹泻和水样便。③混合型，因能量和蛋白质缺乏所致。临床诊断分为三大类：低体重、生长迟缓和消瘦。按照严重程度可分为轻度、中度和重度营养不良。处理方法包括病因治疗、急救治疗（抗感染，纠正水、电解质紊乱，防止休克等）、营养支持、并发症治疗以及饮食治疗等。轻中度营养不良者，建议继续母乳喂养，提高母乳质量；人工喂养可以选择高能量密度配方粉；及时、合理、科学进行食物转换，并做到多样化，提高烹调水平，选择易消化的食物。预防婴儿营养不良尤为重要，建议定期进行营养评估，接受专业的营养指导。

（四）肥胖

儿童肥胖的标准一般指体重超过同性别、同年龄健康儿或同身高健康儿平均体重的2个标准差（M+2S），或是超过同年龄同性别平均体重的20%。婴儿期肥胖时脂肪细胞分裂增快，脂肪细胞数增多、增大，治疗困难且容易复发。影响婴儿肥胖的主要因素有：出生体重、喂养过多、喂养频繁、食物转换过早过快、家长的认知、母亲的学历等。婴儿肥胖预防比治疗更重要，包括孕期合理膳食，控制孕妇体重的增长，分娩后尽量母乳喂养，定期营养评估，在专业人员指导下喂养，及时、合理、科学进行食物转换。

（五）食物过敏及不耐受

食物不良反应是指由食物或食物添加剂引起的所有临床异常反应，包括食物过敏和食物不耐受等。

1. 食物过敏

免疫机制介导的食物不良反应，即食物蛋白引起的异常或过强的免疫反应，可由IgE或非IgE介导，表现为一疾病群，症状累及皮肤、呼吸、消化、心血管等系统。引起儿童过敏最常见的食物有以下8大类：牛奶、鸡蛋、豆类、鱼、贝壳类、坚果、花生和小麦，其中花生、坚果类过敏可持续数年甚至成年后。婴幼儿食物过敏最常受累的器官为皮肤、胃肠道、呼吸道及黏膜，且临床表现常无特异性，故易误诊或漏诊。由于食物过敏的临床表现多样，建议婴儿应定期营养评估以早期发现或临床诊断食物过敏，在专科医生的指导下进行饮食回避、食物替代及降低食物过敏原性。

2. 食物不耐受

非免疫介导的食物不良反应，包括机体本身代谢异常（如乳糖酶缺乏）或是机体对某些食物内含的药物成分（如久置奶酪中含的酪胺）的易感性增高等原因引起。

三、母乳喂养几个常见误区

（1）初乳有“毒”不能喝。初乳民间称为“血乳”，质地浓厚，黏度特高，呈橙黄带血色，味微苦，带微腥，故有些人觉得初乳不好，所以就直接挤掉。实际上，初乳至少含有 13 种生长因子、68 种细胞因子、415 种蛋白、200 种寡聚糖、大量细胞以及中链脂肪酸，故称为“奶黄金”。母乳中这些种类众多的蛋白质以及丰富的活性因子从各个层面促进婴儿的各脏器发育及免疫功能，是任何配方粉都无法模拟的。在早产儿重症监护病房，国内外越来越多的研究表明：将初乳涂抹在早产儿/新生儿口腔内进行的口腔免疫疗法，都可以明显提高早产儿的免疫功能、减少感染以及其他并发症的发生。

（2）母乳 10 个月后没营养了。母乳的营养成分随着月龄的变化确实会发生一些变化，也因此分为初乳、过渡乳、成熟乳和晚乳。初乳蛋白质含量高，特别是免疫球蛋白；过渡乳脂肪含量最高；成熟乳蛋白质含量逐渐下降；晚乳总量和营养素均下降。实际上母乳是根据宝宝身体的需求、生理成熟度不同而相应变化，以满足相应阶段宝宝的生长发育需要，但并不等于 10 个月后的母乳没有营养了。

（3）母乳喂养 6 个月内不添加任何食物。WHO 建议纯母乳喂养至 6 个月，且这 6 个月内不需要添加任何其他食物。但每一个婴儿的生长速度、出牙时间不同，即生理成熟度不同，因此，添加半固体食物的时间理应存在个体差异，而不是统一一个时间点。添加半固体食物（俗称“辅食”）的最佳时机是满足以下三个条件之时：足月儿月龄达 4 ~ 6 个月，早产儿则纠正年龄达 4 ~ 6 个月；线性生长速度处于快速生长阶段，即 2 ~ 3cm/月；宝宝见到别的食物有想吃的欲望。

练习题

一、理论练习题

（一）单项选择题（选择一个正确的答案）

1. 营养不良出现水肿是由于缺乏（B）。

A. 糖　B. 蛋白质　C. 维生素　D. 微量元素

2. 婴儿，3 月，营养发育正常，其标准体重、身长最可能为（A）。

A. 6kg，60cm　B. 8kg，67cm　C. 4kg，56cm　D. 7kg，66cm

3. 1 岁小儿，体重 9kg，身高 75cm，头围 13cm，出牙 6 个，考虑为（D）。

A. 体重、身高略低　B. 营养不良　C. 肥胖、身材高大　D. 正常范围

4. 小儿体重前半年每月平均增长（A）。

A. 600 ~ 800g　B. 300 ~ 400g　C. 400 ~ 500g　D. 500 ~ 600g

5. 小儿体重后半年每月平均增长（B）。

A. 200 ~ 300g　B. 300 ~ 400g　C. 400 ~ 500g　D. 600 ~ 800g

6. 12 个月龄时婴儿体重约为出生时的（C）倍。

A. 1　B. 2　C. 3　D. 5

7. 小儿前囟早闭见于（C）。

A. 克汀病　B. 佝偻病　C. 小头畸形　D. 极度消瘦者

8. 小儿生长发育的一般规律，不正确的是（A）。

A. 由下到上　B. 由近到远

C. 由粗到细　D. 由低级到高级、简单到复杂

9. 关于人乳成分正确的是（C）。

A. 人乳含蛋白质多，尤其是酪蛋白明显高于牛乳

B. 人乳虽不含脂肪酶，但因其脂肪颗粒细小，所以易消化吸收

C. 人乳中乳糖含量较高，且主要以乙型乳糖为主

D. 人乳中含丰富的矿物质，钙、铁、锌含量明显高于牛乳

10. 下列不是初乳的特点的是（B）。

A. 质略稠而带黄色，比重较高　　B. 初乳量少，每天250~500ml

C. 维生素、牛磺酸和矿物质的含量颇丰富　　D. 含脂肪较少而蛋白质较多

11. 母乳中的钙磷比例为（B）。

A. 1:2　　B. 2:1　　C. 2:3　　D. 1:3

12. 母乳与牛乳成分相比有以下几个特点，除外（D）。

A. 母乳含SIgA　　B. 母乳含白蛋白较多

C. 母乳含乳糖较多　　D. 母乳含钙较多

13. 正常足月新生儿开奶最好在（A）。

A. 出生后15分钟~2小时内　　B. 出生后10分钟~2小时内

C. 出生后20分钟~2小时内　　D. 出生后1小时~6小时内

14. 5个月母乳喂养儿，生长发育良好，现母乳量略有不足，正确的做法是（A）。

A. 继续母乳喂养，并开始添加辅食　　B. 改为部分母乳喂养

C. 改为混合喂养　　D. 改为人工喂养，并开始添加辅食

15. 为预防缺铁性贫血，足月正常新生儿开始添加含铁辅食的年龄是（D）。

A. 新生儿期　　B. 1~2个月　　C. 6个月后　　D. 5~6个月

16. 颅缝闭合的时间为（B）。

A. 3~4周　　B. 1~1.5岁　　C. 3~4月　　D. 6~8月

17. 人乳蛋白质中乳清蛋白和酪蛋白的比例为（A）。

A. 6:4　　B. 5:2　　C. 1:4　　D. 4:1

18. 出生时平均身长约为（C）。

A. 40cm　　B. 45cm　　C. 50cm　　D. 60cm

19. 2岁时小儿身长较出生时增加约为（C）。

A. 15cm　　B. 20cm　　C. 35cm　　D. 30cm

20. 3岁小儿的身长按公式推算应是（B）。

A. 90cm　　B. 95cm　　C. 100cm　　D. 110cm

21. 男，5岁，身高96cm，年身高增长4.5cm，其骨龄与实际年龄相符，其生长速度最可能的类型是（B）。

A. 生长速度尚属正常范围，但身长偏低

B. 生长速度明显落后于正常

C. 出生时正常，生长速度减慢或停止

D. 出生时正常，青春前期生长缓慢

22. 2岁小儿正常的体格发育应达到以下指标，除外（A）。

A. 腕部无骨化中心　　B. 体重12kg、身长85cm

C. 头围48cm　　D. 出牙18颗

23. 2岁小儿头围经测量为52cm，应考虑下列哪种疾病（B）。

A. 脑发育不全　　B. 脑积水　　C. 重度营养不良　　D. 佝偻病

24. 有关佝偻病发病机制中哪项是正确的（B）。

A. PTH分泌不足　　B. 骨基质不能正常钙化

C. 肠道吸收磷增加　　D. 碱性磷酸酶分泌减少

25. 早产儿易发生佝偻病，主要的原因是（A）。

A. 体内贮钙不足，生长发育快
B. 胃肠道对维生素 D 吸收不良
C. 胃肠道对钙磷吸收不良
D. 易发生胃肠道功能紊乱

26. 下列哪项是维生素 D 缺乏性佝偻病早期可靠的指标（D）。

A. 多汗、喂养困难
B. 骨骼 X 线片
C. 血浆中的 cAMP 水平降低
D. 25 -（OH）- D_3 降低

27. 9 个月小儿，身高 80cm，体重 15kg，每天户外活动 2 ~ 3 小时，近日出现多汗、烦躁、夜惊，查体：枕秃，轻度肋缘外翻。该患儿患佝偻病的可能原因是（C）。

A. 未补钙
B. 未补充鱼肝油
C. 生长过速
D. 未加辅食

28. 小儿 5 个月，烦躁不安、多汗、后枕部秃发、有颅骨软化，诊断与治疗应选（A）。

A. 佝偻病的活动早期，维生素 D 治疗量
B. 佝偻病的活动极期，维生素 D 治疗量
C. 佝偻病的恢复期，维生素 D 预防量
E. 佝偻病的恢复期，维生素 D 治疗量

29. 符合维生素 D 缺乏性佝偻病激期改变的是（D）。

A. 血清钙正常
B. 长骨 X 线检查骨质密度增高
C. 钙磷乘积大多高于 30
D. 碱性磷酸酶增高

30. 维生素 D 缺乏性佝偻病后遗症期最主要的特点是（C）。

A. 无任何临床症状
B. 血生化正常
C. 仅遗留不同程度的骨骼畸形
D. 骨骼干骺端无活动性病变

31. 营养不良患儿皮下脂肪消减的顺序是（C）。

A. 躯干 - 臀部 - 四肢 - 腹部 - 面颊
B. 面颊部 - 腹部 - 躯干 - 臀部 - 四肢
C. 腹部 - 躯干 - 臀 - 四肢 - 面颊
D. 躯干 - 臀部 - 腹部 - 面颊

32. 营养不良测定腹壁皮下脂肪厚度的部位是（A）。

A. 锁中线上平脐处
B. 脐下
C. 脐旁
D. 平脐

33. 营养不良最先出现的症状是（A）。

A. 体重不增
B. 身长低于正常
C. 皮下脂肪减少或消失
D. 皮肤干燥、苍白，失去弹性

34. 营养不良皮下脂肪最后消失的部位是（D）。

A. 胸部
B. 背部
C. 腹部
D. 面颊部

35. 维生素 D 缺乏性佝偻病冬春季多见的病因是（A）。

A. 皮肤接触日光中紫外线较少
B. 食物中维生素 D 含量不足
C. 婴儿食物中钙磷含量少
D. 婴儿生长快，钙磷需要量大

36. 一女童，体重按同龄正常儿童低 30%，皮下脂肪为 0.5cm，同时伴有皮肤干燥，肌张力减低应诊断为（B）。

A. 营养不良轻度
B. 营养不良中度
C. 营养不良重度
D. 属正常儿童范畴

37. 3 个月婴儿，每日供给的热量为 0.42MJ/kg（100kcal/kg），需要蛋白质、脂肪、碳水化合物分别占总热量比例为（C）。

A. 蛋白质 35%，脂肪 15%，碳水化合物 50%
B. 蛋白质 15%，脂肪 50%，碳水化合物 35%
C. 蛋白质 15%，脂肪 35%，碳水化合物 50%
D. 蛋白质 35%，脂肪 50%，碳水化合物 15%

38. 1 岁男婴，母乳少，长期以米汤、稀饭喂养，不规律添加辅食，食欲差，精神差，皮下脂肪厚度为 0.5cm，诊断为 I 度营养不良，下面表现（A）最先出现。

A. 体重不增或减轻　B. 皮肤干燥　C. 身高低于正常　D. 皮下脂肪减少

39. 冬季出生一男婴，足月顺产，现已4个月，体重5.8kg，纯母乳喂养，未添加辅食，近日来婴儿多烦躁、易激惹、夜惊、多汗，血钙、血磷、碱性磷酸酶正常，最可能的诊断是（D）。

A. 先天性佝偻病　B. 营养不良　C. 佝偻病活动期　D. 佝偻病早期

40. 男婴，8个月。自幼人工喂养，未补充维生素D制剂，近来出现多汗、烦躁、夜惊，查体：方颅，出牙延迟，串珠，诊断为佝偻病活动期，发病机制下列（A）是错误的。

A. 甲状腺代偿功能不足　B. 尿磷排出增加

C. 维生素D缺乏　D. 钙、磷在肠道吸收减少

41. 女婴，1岁，体重10kg，生后母乳喂养，8月始添加辅食，因不能站立而就诊，查体：精神好，面稍苍白，消瘦，腹部皮下脂肪厚度为0.3cm，肌肉松弛，可能的诊断为（C）。

A. 正常儿　B. Ⅲ度营养不良　C. Ⅱ度营养不良　D. Ⅰ度营养不良

42. 2月男婴，出生体重3000g，生后即予进乳，进水后出现呕吐，逐渐加重而入院治疗。患儿食欲强，大便少，查体：体重3kg，血浆总蛋白降低，最易出现的体征是（A）。

A. 皮下脂肪0.3cm　B. 皮肤、巩膜黄染

C. 肋串珠及哈氏沟　D. 双足背浮肿

（43~45题共用题干）

22个月小儿，偏食严重，喜进食蔬菜和水果，不喜吃鱼、肉、蛋、奶，喜精细食物，进食固体食物时不易吞咽。

43. 患儿不喜吃固体食物最可能的原因是（D）。

A. 口腔问题　B. 还无咀嚼能力

C. 食物口味不好　D. 由于长期食物过细，错过训练吞咽的最佳时机

44. 针对小儿偏食，下列做法正确的是（C）。

A. 强制进食　B. 单独进食　C. 奖励进食　D. 多进食精细食物

45. 经过医生指导及家长努力，小儿体重正常增加，无偏食，但食欲波动，每餐间进食量差别大，每日总量大致一样，这种情况需采取的措施是（A）。

A. 不予处理，为正常的生理现象　B. 进食少时要鼓励小儿多进食

C. 进食量多，要加以节制　D. 保证每餐进食量相同

46. 婴儿每日每千克体重需要能量为（C）。

A. 250kJ（60kcal）　B. 419kJ（100kcal）

C. 460kJ（110kcal）　D. 502kJ（120kcal）

47. 下列属于脂溶性维生素的是（A）。

A. 维生素A　B. 维生素B　C. 维生素C　D. 叶酸

48. 母乳具有增进婴儿免疫力的作用，是因为母乳中含有（D）。

A. 乳白蛋白　B. 亚油酸　C. 乙型乳糖　D. 分泌型IgA

49. 儿童体格生长特点描述错误的是（B）。

A. 具有阶段性的连续过程　B. 各系统器官的生长发育是平衡的

C. 头尾规律　D. 个体差异

50. 关于幼儿各器官系统的生长发育，以下说法正确的是（A）。

A. 神经系统发育较早，大脑在孕后期以及生后头2年发育较快。

B. 淋巴系统在幼儿期生长很慢，直到青春期前才发育。

C. 生殖系统在幼儿期已经发育良好。

D. 幼儿期各器官系统的生长发育没有先后顺序。

51. 胃蛋白酶（D）月龄时达成人水平。

A. 12　B. 24　C. 36　D. 18

52. 关于幼儿进食技能发育，（D）是错误的。

A. 1 岁左右逐渐出现舌体上抬、卷裹食物团块，下颌运动产生了食物团块在口腔内的转动，送到牙齿的切面，可磨咬纤维性食物并感觉食物性质

B. 2 岁左右幼儿舌体和喉下降到颈部，口腔增大，可控制下颌动作和舌向两侧的活动，随吞咽动作发育成熟，嘴唇可控制口腔内食物

C. 10～12 个月学习自己用勺，1.5～2 岁可独立进食

D. 由于婴幼儿感知觉和心理行为的发育特点，特别是幼儿进食技能发育较慢，因此，3 岁以下的婴幼儿不建议与成人共进餐

53. 幼儿顺应喂养的要点不包括（D）。

A. 耐心喂养，鼓励进食，但决不强迫喂养

B. 鼓励并协助幼儿自己进食，培养进餐兴趣

C. 进餐时不看电视、玩玩具，每次进餐时间不超过 20 分钟

D. 进餐时喂养者与幼儿应有充分的交流，可通过以食物作为奖励或惩罚引导幼儿更好进食

54. 2 岁幼儿的食物应当（A）。

A. 细、软、碎、烂，不用刺激性和过于油腻的食物

B. 可以进食成人同样的食物

C. 为适应幼儿胃肠道消化吸收功能，饮食越精细越好

D. 幼儿食品中可适当使用味精、醋及糖精等调味品

55. 2 岁幼儿的膳食中可以使用（C）。

A. 辣椒　　B. 胡椒

C. 磨碎后加工的豆类制品　　D. 整粒的豆类

56. 幼儿膳食原则不包括（C）。

A. 合理烹调，要注意尽量减少营养素的损失

B. 合理进餐

C. 两餐间隔时间可根据幼儿不同活动时间的安排而合理调整

D. 营造幽静的进餐环境

57. （A）是幼儿最好的饮料。

A. 白开水　　B. 鲜果汁　　C. 咖啡　　D. 茶

58. 1～3 岁幼儿应每（C）个月测量一次身高、体重。

A. 1～2　　B. 1～3　　C. 2～3　　D. 2～3

59. 婴幼儿的年龄性别身高低于同年龄、同性别参照人群值的正常范围，属于（B）。

A. 体重低下　　B. 生长迟缓　　C. 消瘦　　D. 超重

60. 儿童智力发育的 3 个高峰期不包括（D）。

A. 孕期晚期　　B. 出生至 1 岁　　C. 1 岁至 3 岁　　D. 6 岁到 12 岁

61. 婴幼儿脑发育的重要营养物质不包括（C）。

A. 蛋白质　　B. DHA　　C. 膳食纤维　　D. 卵磷脂

（二）判断题（正确的在题后括号内填“A”，错误的填“B”）

1. 新生儿出生一周内可出现暂时性体重下降。（A）

2. 初乳含有丰富的 SIgM。（B）

3. 预防佝偻病的方法主要是口服钙片。（B）

4. 正常 8 个月小儿按体重公式计算，标准体重为 6kg。（B）

5. 佝偻病胸廓改变多见于 8 个月左右的婴儿，表现为肋串珠、鸡胸、漏斗胸和郝氏沟等。（B）

6. 1 岁小儿正常的体格发育应达到以下指标：体重 12kg，身长 85cm。（B）

7. 儿童体格生长评价包括发育水平、生长速度以及匀称程度三个方面。（A）

8. 宏量营养素包括糖类、脂类、蛋白质、矿物质、维生素和膳食纤维。（B）

9. 初乳为孕后期与分娩 4～5 日以内的乳汁，5～10 天为过渡乳，10 天以后的乳汁为成熟乳。（B）

10. 眼部表现是维生素 A 缺乏病的早期表现。（A）

11. 肥胖症指体重超过同性别同年龄正常儿童体重的 15%。（B）

12. 生理性体重下降为体重下降 10%，出生 10 天后恢复到出生体重。（B）

13. 幼儿身长代表头部、脊柱和下肢长度的总和，是反映长期营养状况和骨骼发育的重要指标。（A）

14. 幼儿一般在 2 岁半左右乳牙会全部生长出来，共 20 只，伴随着牙齿的生长，幼儿的消化系统和排泄功能也有了提升。（A）

15. 幼儿缺锌时会出现生长发育缓慢、味觉减退、食欲不振、贫血、创伤愈合不良、免疫功能低下等现象。（A）

16. 1~3 岁的儿童由于生长发育需要，钙沉积在骨骼中需要维生素 D，是特别容易发生维生素 D 缺乏的易感人群，而维生素 D 的摄取主要来源于幼儿膳食，所以要合理喂养。（B）

17. DHA 大量存在于人脑细胞中，DHA 约占大脑总脂肪含量的 24% –37%，是脑细胞的主要组成成分。（A）

二、技能练习题

（一）母乳喂养的好处有哪些？

参考答案：

（1）对子代的好处：母乳是婴儿最好、最天然的食品。母乳喂养能促进婴儿神经与认知能力的发育，还与成年后的智商、情商、免疫能力以及社会收入等成正比。母乳喂养可以减少婴儿感染性疾病、过敏性疾病的发生，减少后期甚至成年期的糖尿病、淋巴瘤、白血病、超重和肥胖及高脂血症等疾病的发生。

（2）对母亲健康的好处：母乳喂养的母亲在激素分泌、生理和心理方面都占优势，如减少母亲产后出血，增快子宫复原，迅速恢复孕前体重，减少乳腺癌、卵巢癌，降低肥胖、糖尿病等疾病的发生，改善更年期心血管健康状况。

（3）对社会的好处：纯母乳喂养可以节省家庭开支，预防婴儿死亡；节约公共卫生成本，因孩子疾病减少可以相对增加对子女的关注等。

（二）母乳喂养有哪些禁忌证？

参考答案：

（1）母亲患有活动性传染病，如结核病、活动性肝炎等。

（2）母亲为 HIV 感染或携带者。

（3）乳房单纯性疱疹病毒感染。另一侧无感染乳房可继续母乳喂养。

（4）母亲正在接受同位素诊疗或曾暴露于放射性物质下。因为这种情况乳汁内可能含有放射性物质。

（5）母亲正在接受抗代谢药物及其他化疗药物治疗，或对婴儿有影响的药物治疗，直至完全清楚之前暂时不哺乳。

（6）母亲正在吸毒、酗酒。

（7）婴儿怀疑或明确诊断为遗传代谢性疾病，如半乳糖血症、苯丙酮尿症等。

（8）其他情况。如乳母生病服药，在药物未排出体内前。

（三）母乳含有哪些营养成分？

参考答案：

（1）水：母乳中的主要成分，约占 88%。

（2）能量：一般情况下，100ml 母乳大约提供 68kcal 的热量。

（3）脂类：是母乳中除了水以外含量最多的成分，成熟乳含脂类 3% ~5%。乳汁的脂肪含量可因婴儿年龄和每次喂哺阶段的不同发生变化。母乳含有 DHA。

（4）蛋白质：成熟母乳中蛋白质含量相对较低（0.8% ~1.0%），但具有重要的营养和非营养价值。乳清蛋白和酪蛋白是母乳中两种主要的蛋白质。

（5）碳水化合物：乳糖是母乳主要的碳水化合物，其次还包括单糖（如葡萄糖）、寡糖、多糖以及糖蛋白、糖脂等。

（6）脂溶性维生素：母乳含有β－胡萝卜素、25－（OH）维生素D_3、维生素E和维生素K等多种脂溶性维生素。

（7）水溶性维生素：包括维生素C、维生素B_2、烟酸、维生素B_6和生物素等，其水平可反映母亲膳食摄入量或营养剂补充的量。

（8）矿物质：母乳中某些矿物质，如镁、钙、铁和锌等，以适宜的比例存在，生物利用度高。

（9）生物活性因子：母乳中含有多种生长因子和免疫因子，对促进婴儿的器官发育、免疫功能成熟等具有重要作用。

（四）母乳喂养成功的促进措施有哪些？

参考答案：

（1）落实国际国内的管理规范。

（2）确保工作人员有足够的知识、能力和技能以支持母乳喂养。

（3）与孕妇及其家属讨论母乳喂养的重要性和实现方法。

（4）分娩后即刻开始不间断的肌肤接触，帮助母亲尽快开始母乳喂养。

（5）支持母亲开始并维持母乳喂养，以及处理常见的困难。

（6）除非有医学上的指征，否则不要为母乳喂养的新生儿提供母乳以外的任何食物或液体。

（7）让母婴共处，并实践24小时母婴同室。

（8）帮助母亲识别和回应婴儿需要进食的迹象。

（9）告知母亲使用奶瓶、人工奶嘴和安抚奶嘴的风险。

（10）协调出院，以便父母与其婴儿及时获得持续的支持和照护。

（五）乳母是乙肝病毒表面抗原携带者，如何喂奶？

参考答案：

（1）单纯乙肝病毒携带者，新生儿出生后接种乙肝疫苗，可选择母乳喂养。

（2）乙肝小三阳的产妇，孕期检测乙肝病毒－DNA复制量，如果乙肝病毒量很低或没有乙肝病毒复制，新生儿出生后注射乙肝疫苗后，可选择母乳喂养。

（3）乙肝病毒DNA阳性或乙肝大三阳的母亲，提示乙肝病毒复制处于活动期，母乳的传染性很强，可于妊娠第7、8、9个月分别注射1支乙肝免疫球蛋白，以减少宫内垂直感染的机会；新生儿出生后分别于1个月内、1个月时、6个月时，再注射乙肝免疫球蛋白和乙肝疫苗实行联合免疫，可以母乳喂养。

（4）乙肝大三阳伴有肝功能异常的母亲，不建议选择母乳喂养。

（六）简述母乳不足的原因和处理方法。

参考答案：

（1）母乳不足的原因有两种，一种是真正的不足，还有一种是母亲或家人认为不足。很多情况是由于婴儿吸吮不够或未能进行有效的吸吮，导致“母乳不足”。

（2）母乳不足处理：针对原因，采取措施。

1）如果母亲认为婴儿没有获得足够母乳，需要分析母亲担心的原因，帮助母亲树立信心。

2）通过询问全面喂养史，了解母亲担心的问题。

3）了解母亲营养及膳食摄入情况。

4）了解周围其他人对母乳喂养的看法及对母亲造成的压力。

5）观察母乳喂养过程，以检查喂奶姿势和衔接是否正确。

（七）简述食物转换的时机和原则。

参考答案：

（1）时机：4～6个月是添加泥状食物/半固体食物最佳和最敏感时期，延迟添加或提前添加都可能使婴幼儿咀嚼功能发育迟缓或咀嚼功能低下，不能摄取更多的营养，造成营养不良或今后的喂养困难。具体理由有以下几个方面。

1）3～4 月后唾液腺发育成熟，淀粉酶含量逐渐增加。

2）牙齿正常萌出时间为 4～10 月，多数第 1 对牙齿萌出时间在 4～6 月。

3）4～6 月婴儿能够将嘴唇闭合做咽下动作。

4）7～8 月后嘴唇闭合的同时，颌与舌可以上下运动。

（2）添加的原则：①由少到多。②由稀到稠。③由细到粗。④由软到硬。⑤由一种到多种。

（八）7 月大男婴，足月顺产。家长诉其夜睡不宁，易惊醒哭闹，多汗。母乳＋辅食喂养，未规则服用维生素 D，很少户外活动。查体：体重 9.0kg，身长 71cm，头围 43cm，前囟 2.0×2.0cm，独坐不稳，方颅，枕秃（＋），双侧肋缘外翻，未出牙。请你完成下列操作。

（1）考虑的初步诊断是什么？依据是什么？

（2）建议做何种进一步检查以确诊？

（3）在检查结果出来前，请给予家长适当的保健和营养指导。

（4）若检查结果阳性，请制定合适的治疗方案。

参考答案：

（1）根据患儿年龄为 7 月大，未规则服用维生素 D，很少户外活动，有夜睡不宁，易惊，多汗等病史；查体有方颅，枕秃（＋），双侧肋缘外翻，尚未出牙等体征，初步考虑患儿患维生素 D 缺乏性佝偻病（活动期）。

（2）建议家长为患儿做血清 25－(OH)－维生素 D_3、骨碱性磷酸酶检测及骨骼 X 线检查（手腕摄片）以确诊有无维生素 D 缺乏性佝偻病。

（3）在检查结果出来前，建议家长可给予患儿维生素 D 预防量 400IU/d，每日带患儿户外活动晒太阳至少 1～2 小时。继续母乳＋辅食喂养。

（4）检验检查结果如符合维生素 D 缺乏性佝偻病诊断，就给予患儿维生素 D 治疗量进行治疗，即 2000～5000IU/d，持续 4～6 周；之后改为预防量，直到 2 岁。建议治疗 1 个月后复诊，了解症状有无好转，可复查血生化指标及骨骼 X 线以了解疗效。

（九）简述 6 个月龄婴儿喂养指南。

参考答案：

（1）母乳是婴儿最理想的食物，坚持 6 月龄内纯母乳喂养。

（2）生后 1 小时内开奶，重视尽早吸吮妈妈乳头。

（3）顺应喂养，建立良好的生活规律。

（4）适当补充维生素 D，母乳喂养不需补钙。

（5）任何动摇母乳喂养的想法和举动，都必须咨询医生或其他专业人员，并由他们帮助做出决定。

（6）定期监测婴儿体格指标，保持健康生长。

（十）简述 7～24 个月龄婴幼儿喂养指南。

参考答案：

（1）继续母乳喂养，满 6 月龄起必须添加辅食，从富含铁的泥糊状食物开始。

（2）及时引入多样化食物，重视动物性食物，包括易过敏食物。

（3）尽量少加糖盐，保持食物原味，油脂适当。

（4）提倡回应式喂养，鼓励但不强迫进食。

（5）注重饮食卫生和进食安全。

（6）定期监测体格指标，追求健康生长。

（十一）简述婴幼儿营养素补充方法。

参考答案：

（1）维生素 D：无论采用何种喂养方式，足月儿出生后 2 周内或新生儿出院后建议开始补充维生素 D，足月儿推荐的剂量为每天 400IU，无须补充钙剂。早产、低出生体重儿生后即应补充维生素 D800～

1000IU/d，3 月龄后改为 400IU/d，直至 2 岁。该补充量包括食物、日光照射、维生素 D 制剂中的维生素 D 含量。

（2）维生素 A：维生素 A 缺乏比较少见，早产儿维生素 A 建议摄入量 1330～3330IU/（kg. d），出院后可按下限补充。

（3）铁：纯母乳喂养或母乳为主足月健康婴儿若固体食物添加合理，一般情况下不需要额外添加铁剂；500ml 的铁强化配方奶亦可以保证婴儿对铁的基本需求，4～6 个月后可适时添加其他食物，如动物肝脏、血、瘦肉、鱼肉等富含铁的食物。但早产儿如果有缺铁性贫血的证据，可以补充儿童铁片 2mg/（kg·d）。

（4）钙：一般不建议额外补充钙剂。

（5）锌：如果没有锌缺乏的证据，不建议额外补充锌剂，通过饮食多样化获取锌即可。

（十二）落实婴儿个体化营养喂养方案，需要掌握和应用哪些专业知识和技能？

参考答案：

（1）系统的营养评估，包括体格发育评估、膳食调查、实验室及生化指标评价以及临床表现。

（2）了解出生史、家族史、过去史、预防接种史等。

（3）定期监测纵向生长速度及营养状况。

（4）判断是否出现追赶生长，评价追赶生长是否合理。

（5）营养不等于喂养，营养素、营养行为和营养气氛均会影响营养结局。

（6）食物转换时机也存在个体化，4～6 个月（早产儿则为纠正年龄 4～6 个月）处于快速生长期，即当月身长增加值为 2～3cm。

（十三）简述婴儿溢奶的原因及处理方法。

参考答案：

1. 原因

（1）小儿的胃呈水平位，胃底平直，内容物容易溢出。另外，婴儿胃容量较小，肌张力较低，这些均易造成溢奶。

（2）婴儿胃的贲门括约肌发育不如幽门完善，使胃的出口紧而入口松，平卧时胃的内容物容易反流入食管而溢奶。

（3）喂养方法不当，婴儿吃奶过多，母亲乳头内陷，或吸空奶瓶、奶头内没有充满乳汁等，均会使宝宝吞入大量空气而发生溢奶。

（4）喂奶后体位频繁改变也容易引起溢奶。

2. 处理方法

（1）喂奶间歇或喂奶后宜将婴儿头靠在母亲肩上竖直抱起，轻拍背部，帮助排出吞入的空气而预防溢奶。

（2）保持直立体位半小时后再躺下，可采用 15°～30°斜坡的床垫，并且右侧卧位，不是仅抬高头。

（3）必要时可减少摄入奶量 20～30ml。

（4）若经指导后婴儿溢奶的症状无改善或体重增长不良，应及时转诊专科医生做进一步诊断，排除器质性疾病。

（十四）简述婴幼儿食物过敏及食物不耐受。

参考答案：

食物不良反应是指由食物或食物添加剂引起的所有异常反应，包括食物过敏、食物不耐受和食物中毒。

（1）食物过敏：是免疫机制介导的食物不良反应，即食物蛋白引起的异常或过强的免疫反应，可由 IgE 或非 IgE 介导，表现为一疾病群，症状累及皮肤、呼吸、消化、心血管等系统。

引起婴幼儿过敏最常见的食物有以下 8 大类：牛奶、鸡蛋、豆类、鱼、贝壳类、坚果、花生和小麦，其中花生、坚果类过敏可持续数年甚至成年后。

婴幼儿食物过敏最常受累的器官为皮肤、胃肠道、呼吸道及黏膜，且临床表现常无特异性，故易误诊或漏诊。由于食物过敏的临床表现多样，建议婴儿应定期营养评估以早期发现或诊断食物过敏，在专业人士的指导下进行饮食回避、食物替代及降低食物过敏原性。

（2）食物不耐受：非免疫介导的食物不良反应，包括机体本身代谢异常（如乳糖酶缺乏），或是机体对某些食物内含的药物成分（如久置奶酪中含的酪胺）的易感性增高等原因引起。

（刘喜红）

第六章
孕产妇中医药膳

第一节　中医药膳基础

一、中医体质辨识

中医体质辨识是中医基础理论的重要组成部分，是一门新兴学科。

体质现象是人类生命活动的一种重要表现形式，是指人体生命过程中，在先天禀赋和后天获得的基础上所形成的形态结构、生理功能和心理状态方面综合的、相对稳定的固有特质，是人类在生长发育过程中所形成的与自然、社会环境相适应的人体个性特征。中医体质学以生命个体的人为研究出发点，旨在研究不同体质构成特点、演变规律、影响因素、分类标准，从而应用于指导疾病的预防、诊治、康复与养生。

2009 年 4 月 9 日，《中医体质分类与判定》标准正式发布，该标准是我国第一部指导和规范中医体质研究及应用的文件，旨在为体质辨识及与中医体质相关疾病的防治、养生保健、健康管理提供依据，使体质分类科学化、规范化。该标准将体质分为平和质、气虚质、阳虚质、阴虚质、痰湿质、湿热质、血瘀质、气郁质、特禀质九个类型。

（一）平和质

（1）定义：强健壮实的体质状态，表现为体态适中，面色红润，精力充沛状态。

（2）体质特征

1）形体特征：体形匀称健壮。

2）常见表现：面色、肤色润泽，头发稠密有光泽，目光有神，鼻色明润，嗅觉通利，口和，唇色红润，不易疲劳，精力充沛，耐受寒热，睡眠良好，胃纳佳，二便正常，舌色淡红，苔薄白，脉和有神。

3）心理特征：性格随和开朗。

4）发病倾向：平素患病较少。

5）对外界环境适应能力：对自然环境和社会环境适应能力较强。

（3）成因：先天禀赋良好，后天调养得当。

（4）饮食调养

1）生理特点：阴阳和调、血脉畅达、五脏均平。

2）调养原则：气温调和、因时施膳。

3）具体做法：①酸、苦、甘、辛、咸都应平均摄入，不过分偏嗜。②春季宜多食蔬菜，如菠菜、芹菜、荠菜等清温平淡之品。③夏季宜多食新鲜水果及清凉生津食品，如绿豆、苦瓜、冬瓜、豆芽等。④夏秋之交宜用淡补，食用健脾利湿之品，如山药、薏苡仁、莲子、丝瓜等。⑤秋季宜食用沙参、麦冬、阿胶等濡润阴滋之品。⑥冬季宜食用胡椒、牛肉、羊肉等温补之品。

（二）气虚质

（1）定义：由于元气不足，以气息低弱，机体、脏腑功能状态低下为主要特征的一种体质状态。

（2）体质特征

1）形体特征：肌肉不健壮。

2）常见表现

①主项：平素语音低怯，气短懒言，肢体容易疲乏，精神不振，易出汗，舌淡红，舌体胖大、边有齿痕，脉象虚缓。

②副项：面色偏黄或白，目光少神，口淡，唇色少华，毛发不华，头晕，健忘，大便正常，或有便秘但不结硬，或大便不成形，便后仍觉未尽，小便正常或偏多。

3）心理特征：性格内向，情绪不稳定，胆小，不喜欢冒险。

4）发病倾向：平素体质虚弱，卫表不固，易患感冒；或病后抗病能力弱，易迁延不愈；易患内脏下垂、虚劳等病。

5）对外界环境适应能力：不耐受寒邪、风邪、暑邪。

（3）成因：先天本弱，后天失养或病后气亏。如家族成员多数较弱，孕育时父母体弱，早产，人工喂养不当，偏食，厌食，年老气衰等。

（4）饮食调养

1）调养原则：健脾益气。

2）气虚者脾胃虚弱，不宜过于滋腻。

3）可选择的食物：小米、粳米、扁豆、猪肚、黄鱼、菜花、胡萝卜、香菇等。

（三）阳虚质

（1）定义：由于阳气不足以虚寒现象为主要特征的体质状态。

（2）体质特征

1）形体特征：多形体白胖，肌肉不壮。

2）常见表现

①主项：平素畏冷，手足不温，喜热饮食，精神不振，睡眠偏多，舌淡胖嫩边有齿痕、苔润，脉象沉迟而弱。

②副项：面色柔白，目胞晦暗，口唇色淡，毛发易落，易出汗，大便溏薄，小便清长。

3）心理特征：性格多沉静、内向。

4）发病倾向：发病多为寒证，或易从寒化，易病痰饮、肿胀、泄泻、阳痿。

5）对外界环境适应能力：不耐受寒邪，耐夏不耐冬；易感湿邪。

（3）成因：先天不足或病后阳亏。如家族中均有虚寒表现，孕育时父母体弱或年长受孕，早产，平素偏嗜寒凉损伤阳气，久病阳亏，年老阳衰等。

（4）饮食调养

1）调养原则：温补脾肾阳气。

2）阳虚者平时应少食生冷黏腻之品，不要过食寒凉之品。

3）可选择的食物：羊肉、刀豆、核桃、栗子、韭菜、茴香等。

（四）阴虚质

（1）定义：由于体内津液精血等阴液亏少，以阴虚内热为主要特征的体质状态。

（2）体质特征

1）形体特征：体形瘦长。

2）常见表现

①主项：手足心热，平素易口燥咽干，鼻微干，口渴喜冷饮，大便干燥，舌红少津少苔。

②副项：面色潮红、有烘热感，目干涩，视物花，唇红微干，皮肤偏干、易生皱纹，眩晕耳鸣，睡眠差，小便短涩，脉象细弦或数。

3）心理特征：性情急躁，外向好动，活泼。

4）发病倾向：平素易患有阴亏燥热的病变，或病后易表现为阴亏症状。

5）对外界环境适应能力：平素不耐热邪，耐冬不耐夏；不耐受燥邪。

（3）成因：先天不足，久病失血，纵欲耗精，积劳伤阴。如家族成员体形多偏瘦，孕育时父母体弱或年长受孕，早产，曾患出血性疾病等。

（4）饮食调养

1）调养原则：滋阴清热。

2）阴虚质者体内津液精血等阴液亏少，以阴虚内热为主要表现。

3）可选择的食物：龟、鳖、牛奶、鸭肉、猪皮、百合、乌梅等。

（五）痰湿质

（1）定义：由于水液内停而痰湿凝聚，以黏滞重浊为主要特征的体质状态。

（2）体质特征

1）形体特征：体形肥胖、腹部肥满松软。

2）常见表现

①主项：面部皮肤油脂较多，多汗且黏，胸闷，痰多。

②副项：面色淡黄而暗，眼胞微浮，容易困倦，平素舌体胖大，舌苔白腻，口黏腻或甜，身重不爽，脉滑，喜食肥甘甜黏，大便正常或不实，小便不多或微浑。

3）心理特征：性格偏温和，稳重恭谦、和达，多善于忍耐。

4）发病倾向：易患消渴、中风、胸痹等病证。

5）对外界环境适应能力：对梅雨季节及湿环境适应能力差。

3. 成因：先天遗传或后天过食肥甘。

（4）饮食调养

1）调养原则：宣肺健脾、益肾化湿、通利三焦。

2）痰湿质者宜清淡饮食，少食肥甘厚腻之品。

3）可选择的食物：冬瓜、荷叶、山楂、赤小豆、扁豆、枇杷叶等。

（六）湿热质

（1）定义：以湿热内蕴为主要特征的体质状态。

（2）体质特征

1）形体特征：形体偏胖或苍瘦。

2）常见表现

①主项：平素面垢油光，易生痤疮粉刺，舌质偏红，苔黄腻，容易口苦口干，身重困倦。

②副项：体偏胖或苍瘦，心烦懈怠，眼睛红赤，大便燥结或黏滞，小便短赤，男易阴囊潮湿，女易带下增多，脉象多见滑数。

3）心理特征：性格多急躁易怒。

4）发病倾向：易患疮疖、黄疸、火热等病证。

5）对外界环境适应能力：对湿环境或气温偏高，尤其是夏末秋初湿热交蒸气候较难适应。

（3）成因：先天禀赋，久居湿地、善食肥甘，长期饮酒，火热内蕴。

（4）饮食调养

1）调养原则：清利化湿。

2）湿热质者禁忌辛辣燥烈之品，如辣椒、羊肉、牛肉、酒等。

3）可选择的食物：薏苡仁、莲子、茯苓、绿豆、鸭肉、鲫鱼、冬瓜、苦瓜等。

（七）瘀血质

（1）定义：瘀血质是指体内有血液运行不畅的潜在倾向或瘀血内阻的病理基础，并表现出一系列外在征象的体质状态。

（2）体质特征

1）形体特征：瘦人居多。

2）常见表现

①主项：平素面色晦暗，皮肤偏暗或色素沉着，容易出现瘀斑、易患疼痛，口唇暗淡或紫，舌质暗有点、片状瘀斑，舌下静脉曲张，脉象细涩或结代。

②副项：眼眶暗黑，鼻部暗滞，发易脱落，肌肤干；女性多见痛经、闭经，或经血中多凝血块，或经色紫黑有块，崩漏，或有出血倾向、吐血。

3）心理特征：性格心情易烦，急躁健忘。

4）发病倾向：易患出血、瘕、中风、胸痹等病。

5）对外界环境适应能力：不耐受风邪、寒邪。

（3）成因：先天禀赋或后天损伤，忧郁气滞，久病入络。

（4）饮食调养

1）调养原则：活血化瘀。

2）血瘀质又对饮酒无禁忌者，可适量饮用葡萄酒。

3）可选择的食物：山楂、油菜、番木瓜等。

（八）气郁质

（1）定义：由于长期情志不畅、气机郁滞而形成的以性格内向不稳定、忧郁脆弱、敏感多疑为主要表现的体质状态。

（2）体质特征

1）形体特征：形体瘦者为多。

2）常见表现

①主项：性格内向不稳定、忧郁脆弱、敏感多疑，对精神刺激适应能力较差，平素忧郁面貌，神情多烦闷不乐。

②副项：胸胁胀满，或走窜疼痛，多伴善太息，或嗳气呃逆，或咽间有异物感，或乳房胀痛，睡眠较差，食欲减退，惊悸怔忡，健忘，痰多，大便多干，小便正常，舌淡红，苔薄白，脉象弦细。

3）心理特征：性格内向，不稳定，忧郁脆弱，敏感多疑。

4）发病倾向：易患郁证、脏躁、百合病、不寐、梅核气、惊恐等病证。

5）对外界环境适应能力：对精神刺激适应能力较差；不喜欢阴雨天气。

（3）成因：先天遗传，或因精神刺激，暴受惊恐，所欲不遂，忧郁思虑等。

（4）饮食调养

1）调养原则：理气解郁、调理脾胃。

2）气郁质者肝失疏泄、气机不畅。

3）可选择的食物：大麦、刀豆、萝卜、菊花、玫瑰花等。

（九）特禀质

（1）定义：表现为一种特异性体质，多指由于先天性和遗传因素造成的一种体质缺陷，包括先天性、遗传性的生理缺陷，先天性、遗传性疾病，过敏反应，原发性免疫缺陷等。

（2）体质特征

1）形体特征：无特殊，或有畸形，或有先天生理缺陷。

2）常见表现：遗传性疾病有垂直遗传，先天性、家族性特征；胎传性疾病为母体影响胎儿个体生长发育及相关疾病特征。

3）心理特征：因禀质特异情况而不同。

4）发病倾向：过敏体质者易药物过敏，易患花粉症等；遗传疾病如血友病，先天愚型等；胎传疾病如“五迟”“五软”“解颅”、胎寒、胎热、胎赤、胎惊、胎肥、胎痫、胎弱等。

5）对外界环境适应能力：适应能力差，如过敏体质者对过敏季节适应能力差，易引发宿疾。

（3）成因：先天因素、遗传因素、环境因素、药物因素等。

（4）饮食调养

1）调养原则：根据个体实际情况制定。

2）过敏体质者做好日常预防和保养工作，避免食用致敏食物。

3）忌用生冷、辛辣、肥甘厚腻及各种“发物”，如酒、鱼、虾、蟹、肥肉、浓茶、咖啡等，否则引起伏痰宿疾。

二、寒热体质辨识

（一）寒性体质

（1）身体表现：面色苍白，怕冷或四肢冰冷，口淡不渴，大便稀软，尿量多且色淡，舌苔白，易感冒。

（2）适用食物：这种体质的妈妈肠胃虚寒，手脚冰冷，气血循环不良，应吃较为温补的食物，如麻油鸡、烧酒鸡、四物汤、四物鸡或十全大补汤等，原则上不能太油，以免腹泻。食用温补的食物或药补可促进血液循环，达到气血双补的目的，而且筋骨较不易扭伤，腰背也较不会酸痛。

（3）忌食：寒凉蔬果，如西瓜、木瓜、葡萄柚、柚子、梨子、杨桃、橘子、番茄、香瓜、哈密瓜等。

（4）宜食：荔枝、桂圆、苹果、草莓、樱桃等。

（二）热性体质

（1）身体表现：面红目赤，怕热，四肢或手足心热，口干或口苦，大便干硬或便秘，尿量少而色黄，舌质红赤，易口破，皮肤易长痘疮。

（2）适用食物：这种体质的妈妈不适宜多吃麻油鸡；煮麻油鸡时，姜及麻油用量要减少，酒也少用。宜用食物来滋补。

（3）不宜多吃：荔枝、桂圆、苹果等。

（4）少量吃些：橙子、草莓、樱桃、葡萄等。

三、常用中药辨识

常用中药辨识是指对中药的外观、气味、口感和质地等方面进行观察和辨别，以确定其真伪和品质。

常用的中药辨识方法如下所述。

（1）观察外观：包括中药的颜色、形状、大小和表面特征等。例如，人参通常为红棕色或黄棕色，呈圆柱形或扁圆形，表面有纵皱纹和横裂纹；黄芪则呈黄白色或淡黄色，呈圆柱形或扁圆形，表面有纵皱纹和横裂纹。

（2）闻气味：中药的气味也是一个重要的辨识指标。例如，陈皮具有独特的香味，而伪劣陈皮则可能没有香味或者有异味。

（3）品尝口感：有些中药可以通过品尝来辨别真伪和品质。例如，甘草具有甜味和微苦味，而伪劣甘草则可能没有甜味或有苦味。

（4）检查质地：中药的质地也是一个重要的辨识指标。例如，当归通常为柔软的肉质，而伪劣当归则可能比较硬或者有纤维感。

以下是一些孕产期常用中药材的辨识和应用。

（一）黄芪

（1）性味归经：甘、微温。归脾、肺经。

（2）功效：补气升阳，益卫固表，利水消肿，托疮生肌。

（3）适应证

1）用于脾胃气虚及中气下陷诸证。

2）用于肺气虚及表虚自汗，气虚外感诸证。

3）用于气虚水湿失运的浮肿，小便不利。

4）用于气虚血亏的面色萎黄，神倦脉虚等。

（4）用法用量：煎服，10～15g；大剂量可用至30～60g，益气补中宜蜜炙用；其他方面多生用。

（5）注意事项：凡表实邪盛，内有积滞，阴虚阳亢，疮疡阳证实证等均忌用。另有报道，黄芪过量服用，可引起头晕、胸闷、失眠、剧烈肢痛等症，或引起皮疹、瘙痒等过敏反应，重者出现过敏性休克。临床大剂量应用时，应加以注意。

（二）当归

（1）性味归经：甘、辛、温。归肝、心、脾经。

（2）功效：补血，活血，调经，止痛，润肠。

（3）适应证

1）用于血虚诸证。

2）用于血虚或血虚而兼有淤滞的月经不调、痛经、经闭等症。

3）用于血虚、血滞或寒滞，以及跌打损伤、风湿痹阻的疼痛证。

4）用于痈疽疮疡。

（4）用法用量：煎服，5～15g. 一般生用，为加强活血则酒炒用。又通常补血用当归身；活血用当归尾；活血（补血活血）用全当归。

（5）注意事项：湿盛中满、大便溏泄忌服。

（三）莲子

（1）性味归经：甘、涩、平，归肾、心、脾经。

（2）功效：补脾止泻，固涩止带，益肾固精，养心安神。

（3）适应证

1）用于脾虚泄泻、食欲不振。

2）用于肾虚遗精、滑精。

3）用于带下证。

4）用于虚烦、失眠、惊悸。

（4）用法用量：煎服，6～15g，去心打碎用。

（四）人参

（1）性味归经：甘、微苦，微温。归心、肺、脾经。

（2）功效：大补元气，补脾益肺，生津止渴，安神益智。

（3）临床应用

1）用于气虚欲脱、脉微欲绝的危重症候。

2）用于肺气虚弱的短气喘促、懒言声微、脉虚自汗等证。

3）用于脾气不足的倦怠乏力、食少便溏等证。

4）用于热病生津两伤之身热口渴及消渴等证。

（4）用法用量：煎服，5～10g；用于急重症，剂量可酌增为15～30g。宜文火另煎对服。研末吞服，每次1.5～2g。

（5）注意事项：反藜芦。畏五灵脂。不宜与莱菔子同用，不宜同时吃萝卜或喝茶，以免影响补力。另有报道，内服3%人参酤剂100ml后，仅感轻度不安和兴奋；内服200ml，可出现中毒现象，全身玫瑰疹、瘙痒、晕眩、头痛、体温升高及出血。曾有内服人参根酤剂500ml导致死亡的报道。

（五）党参

（1）性味归经：甘、平。归脾、肺经。

（2）功效：补中益气，生津，养血。

(3) 适应证

1) 用于中气不足的食少便溏、四肢倦怠等证。

2) 用于肺气亏虚的气短咳喘、言语无力、声音低弱等证。

3) 用于热伤气津、气短口渴之证。

4) 用于气血两亏的面色萎黄、头晕心悸等证。

(4) 用法用量：煎服，10～30g。

(5) 使用注意：气滞、肝火盛者忌用；邪盛而正不虚者不宜。另有报道，党参用量每剂超过60g，可引起心前区不适和心律不齐，停药后可自行恢复。

(六) 西洋参

(1) 性味归经：苦、微甘、寒。归心、肺、胃经。

(2) 功效：补气养阴，清火生津。

(3) 适应证

1) 用于阴虚火旺、肺失清肃的喘咳痰血证。

2) 用于热病气阴两伤之烦倦、口渴。

(4) 用法用量：另煎对服，3～6g。

(5) 使用注意：中阳衰微，胃有寒湿者忌服。忌用铁器炒。另有口服西洋参10g而导致过敏反应的报道，用当注意，不可滥用。

(七) 大枣

(1) 性味归经：甘、温。归脾、胃经。

(2) 功效：补中益气，养血安神，缓和药性。

(3) 适应证

1) 用于脾虚食少便溏、倦怠乏力等证。

2) 用于血虚萎黄及妇女脏躁、神志不安等证。

3) 用于药性较峻烈的方剂中，可以减少烈性药的不良反应，并保护正气。

(4) 用法用量：煎服，10～30g。亦可去皮核捣烂为丸服。

(5) 使用注意：湿盛脘腹胀满、食积、虫积、龋齿作痛，以及痰热咳嗽均忌服。

(八) 龙眼肉

(1) 性味归经：甘、温。归心、脾经。

(2) 功效：补益心脾，养血安神。

(3) 适应证：用于心脾虚损、气血不足的心悸、失眠、健忘等。

(4) 用法用量：煎汤，10～15g。大剂量可用至30～60g。亦可熬膏、浸酒或入丸散。

(5) 使用注意：内有郁火、痰饮气滞、湿阻中满者忌服。

(九) 通草

(1) 性味归经：甘、淡、微寒。归肺、胃、膀胱经。

(2) 功效：利尿通淋，下乳。

(3) 适应证

1) 用于湿热淋证。

2) 用于产后乳汁不通或乳少。

(4) 用法用量：煎服，5～10g。

(十) 桑椹

(1) 性味归经：甘、寒。归肝、肾经。

(2) 功效：滋阴补血，生津，润肠。

(3) 适应证

1) 用于阴血亏虚的头晕耳鸣、目暗昏花、失眠、须发早白、遗精等。

2) 用于津伤口渴、内热消渴及肠燥便秘等。

(4) 用法用量：煎服，10～15g。桑椹膏 15～30g，温开水冲服。亦可生啖或浸酒。

(5) 使用注意：脾胃虚寒、大便溏泄者忌服。

(十一) 阿胶

(1) 性味归经：甘、平。归肺、肝、肾经。

(2) 功效：补血，止血，滋阴润燥。

(3) 适应证

1) 用于血虚萎黄、眩晕、心悸等。

2) 用于多种出血证。

3) 用于阴虚证及躁证。

(4) 用法用量：入汤剂，5～15g，烊化兑服。止血常用阿胶珠或用蒲黄炒；润肺常用蛤粉炒阿胶。

(5) 使用注意：胃弱便溏者忌服。

(十二) 鸡内金

(1) 性味归经：甘、平。归脾、胃、小肠、膀胱经。

(2) 功效：消食健胃，固精止遗，化坚消石。

(3) 适应证

1) 用于饮食积滞、小儿疳积。

2) 用于遗精、遗尿。

3) 用于结石。

(4) 用法用量：煎服，3～10g。研末服，每次 1.5～3g，效果优于煎剂。

(十三) 熟地黄

(1) 性味归经：甘、微温。归肝、肾经。

(2) 功效：补血滋阴，益精填髓。

(3) 适应证

1) 用于血虚萎黄、眩晕、心悸失眠、月经不调、崩漏等证。

2) 用于肾阴不足的潮热骨蒸、盗汗、遗精、消渴等。

3) 用于肝肾精血亏虚的腰膝酸软、眩晕耳鸣、须发早白等。

(4) 用法用量：煎服，10～30g；大剂量可用至 30～60g。

(5) 使用注意：脾胃虚弱、中满痰盛及食少便溏者慎用。

(十四) 百合

(1) 性味归经：甘、微寒。归肺、心经。

(2) 功效：养阴润肺止咳，清心安神。

(3) 适应证

1) 用于肺阴虚的燥热咳嗽及劳嗽久咳、痰中带血等。

2) 用于热病余热未清之虚烦惊悸、失眠多梦等。

(4) 用法用量：煎服，10～30g。清心宜生用；润肺蜜炙用。

(5) 使用注意：风寒咳嗽及中寒便溏者忌服。另有服食百合可引起心烦心悸、面色潮红、坐卧不安、全身有蚁行感，以头部为甚的过敏反应的报道，大量服食时宜慎。

(十五) 枸杞子

(1) 性味归经：甘、平。归肝、肾经。

（2）功效：补肝肾，明目，润肺。

（3）适应证

1）用于肝肾不足的腰酸遗精，以及头晕目眩、视力减退、内障目晕、消渴等。

2）用于阴虚劳嗽。

（4）用法用量：煎服，10～15g。亦可熬膏、浸酒或入丸散。

（十六）赤小豆

（1）性味归经：甘、平。归心、小肠经。

（2）功效：利水消肿，解毒排脓，利湿退黄。

（3）适应证

1）用于水肿、小便不利。

2）用于痈疮肿毒。

3）用于黄疸。

（4）用法用量：煎服，10～30g。外用适量。

（十七）山药

（1）性味归经：甘、平。归肺、脾、肾经。

（2）功效：益气养阴，补脾肺肾，固精止带。

（3）适应证

1）用于脾胃虚弱证。

2）用于肺肾虚弱证。

3）用于阴虚内热、口渴多饮、小便频数的消渴证。

（4）用法用量：煎服，10～30g。大量60～250g。研末吞服，每次6～10g。补阴生津宜生用；健脾止泻宜炒用。

（5）使用注意：湿盛中满而有积滞者忌服。

（十八）茯苓

（1）性味归经：甘、淡、平。归心、脾、肾经。

（2）功效：利水渗湿，健脾安神。

（3）适应证

1）用于水肿、小便不利。

2）用于脾虚诸证。

3）用于心悸、失眠。

（4）用法用量：煎服，10～15g。

（十九）薏苡仁

（1）性味归经：甘、淡，微寒。归肺、脾、胃经。

（2）功效：利水渗湿，健脾止泻，清热排脓，除痹。

（3）适应证

1）用于水肿、小便不利。

2）用于脾虚泄泻。

3）用于肺痈、肠痈。

4）用于湿痹筋脉拘挛。

（4）用法用量：煎服，10～30g。清热利湿宜生用；健脾止泻宜炒用。本品力缓，用量宜大。除入汤剂、丸散剂外，亦可作粥食用，为食疗佳品。

（二十）蒲公英

（1）性味归经：苦、甘、寒。归肝、胃经。

（2）功效：清热解毒，利湿。

（3）适应证

1）用于疮痈、乳痈、内痈。

2）用于热淋、黄疸。

（4）用法用量：煎服，10～30g。外用适量。

（5）使用注意：大量可致缓泻。

第二节　孕期中医对症药膳

一、不同体质药膳的选择

（一）平和质

1. 兔肉健脾汤

（1）材料：兔肉100g，山药15g，枸杞子5g，党参10g，黄芪10g，大枣2颗，盐适量，生姜3片。

（2）做法：①兔肉洗净，切成小块。②上述药材洗净，连同兔肉、生姜放入炖盅中，煮沸后改文火继续煮1小时，放入适量食盐后，汤、肉同食。

（3）功效：补中益气，健脾益胃。

2. 怀山地黄栗子煲鸡

（1）材料：鸡半只，怀山药30g，熟地黄15g，板栗（去壳去皮）50g，红枣5颗，茯苓15g，莲子（去心）15g，老陈皮5g。

（2）做法：①鸡肉洗净，斩成小块，飞水后捞出备用。②上述药材洗净，连同鸡肉放入砂锅中，加入适量清水，煮沸后改文火继续煮1小时，放入适量食盐后即可。

（3）功效：补肾健脾，强身健体。

3. 猴头菇煲猪脊骨

（1）材料：猪脊骨1斤，猴头菇1朵，茯苓20g，莲子20g，山药30g，北沙参20g，生姜3片，老陈皮5g，蜜枣1枚。

（2）做法：①猪脊骨洗净，斩块，飞水后捞出备用。②上述其他材料洗净，连同猪脊骨放入砂锅中，加入适量清水，煮沸后改文火继续煮1小时，放入适量食盐后即可。

（3）功效：清润补虚，健脾助运。

4. 怀山乳鸽汤

（1）材料：怀山药15g，莲子15g，乳鸽2只，生姜3片，盐适量。

（2）做法：①将乳鸽洗净，除去内脏斩块，飞水后捞出备用。②上述其他材料洗净，连同乳鸽放入砂锅中，加入适量清水，煮沸后改文火继续煮1小时，放入适量食盐后即可。

（3）功效：温补，健脾，益气。

（二）气虚质

1. 黄芪胡椒猪肚汤

（1）材料：黄芪15g，白胡椒5g，猪肚1个，鸡半只，生姜3片，大枣5颗。

（2）做法：①买回来的猪肚，用醋和面粉反复揉搓、洗净，直至没有黏液，放锅中焯水捞起，再以清水冲净、切片。②鸡焯水，白胡椒研磨成细末状。③以上食材放入锅中，慢火煲1小时以上（至猪肚酥软），加盐调味即可。

（3）功效：健脾，暖胃，益气。

2. 小米南瓜山药粥

（1）材料：小米150g，南瓜300g，山药150g。

（2）做法：①山药及南瓜去皮，切成小块。②小米淘洗洗净，放入电饭煲中，加入适量清水，倒入南瓜、山药熬煮至软烂即可。也可根据口味加入适量冰糖。

（3）功效：温补脾肾。

3. 人参桂圆炖鸡

（1）材料：人参15g，龙眼肉10g，红枣10g，乌鸡半只，生姜3片，老陈皮5g。

（2）做法：①将乌鸡洗净，飞水后捞出。②其余材料洗净共入锅内，加水适量，煲至乌鸡肉熟烂，加入适量食盐调味后即可。

（3）功效：健脾益气。

4. 党参灵芝炖瘦肉

（1）材料：灵芝5g，党参10g，龙眼肉5g，瘦肉100g，生姜3片。

（2）做法：上述材料洗净，放入炖盅中，加入适量清水，煮沸后转小火炖1小时即可。

（3）功效：补中益气。

（三）阴虚质

1. 百合水鸭汤

（1）材料：干百合15g，北沙参10g，枸杞子10g，大枣10g，水鸭1只，生姜、食盐适量。

（2）做法：①百合、北沙参、枸杞子、大枣洗净，备用。②水鸭如常法洗净，斩件，沸水焯去腥污。③鸭肉连同其他材料放入炖锅内，大火煮沸后转小火炖1小时后，加入适量食盐调味即可。

（3）功效：养阴益气，清解虚热。

2. 沙参玉竹乌鸡汤

（1）材料：乌鸡半只（约750g），沙参15g，玉竹15g，红枣3个（去核），食盐适量。

（2）做法：①乌鸡斩件，洗净飞水后捞出。②砂锅中加入适量清水，放入所有食材，大火煮沸后转小火煲1小时，加入食盐调味即可。

（3）功效：养阴润燥，除烦止渴。

3. 石斛西洋参茶

（1）材料：西洋参10g，石斛5g，干百合花5g，麦冬5g。

（2）做法：直接将材料放入杯中，加入沸水冲泡，再加盖闷10分钟左右，便可以代茶饮用。

（3）功效：益气养阴。

4. 枸杞炖雪梨银耳

（1）材料：银耳1朵，枸杞子15g，冰糖100g，雪梨1个。

（2）做法：①枸杞子洗净。银耳放入温水中泡发1～2小时，洗净。②取干净砂锅，将银耳放入，加清水1000ml左右，先用大火烧开，再用小火煨煮1小时左右，加冰糖、枸杞子，雪梨再煮20分钟即可。

（3）功效：滋阴润燥。

5. 椰子鲍鱼煲鸡

（1）材料：椰子1个，鲜鸡1只，干鲍鱼50g，红枣4个，姜3片。

（2）做法：①椰子取汁，肉切块，鲜鸡去尾去内脏，干鲍鱼先用清水浸泡3小时，换水煲滚约半小时，熄火焗3小时后捞起对半切开。②上述材料放入砂锅中，加入适量清水，大火煮沸后转文火再煲2小时，加入适量食盐即可。

（3）功效：滋阴润肺，清热生津。

（四）阳虚质

1. 巴戟杜仲扁豆煲龙骨

（1）材料：猪龙骨500g，巴戟15g，杜仲10g，扁豆10g，生姜2片，食盐适量。

（2）做法：①猪龙骨洗净飞水后捞出备用。②巴戟、杜仲清水洗净去泥，扁豆洗净。③所有材料放入砂煲中，大火煮沸后转小火再煲1.5小时，加入适量食盐即可。

（3）功效：滋补养肾，强壮筋骨。

2. 冬菇煮牛肉

（1）材料：牛肉200g，土豆1个，干冬菇50g，胡萝卜1个，胡椒粉、大料（八角）、酱油、味精、醋、葱姜末各适量。

（2）做法：①将牛肉洗净，切成小方块；土豆、胡萝卜去皮洗净，切成滚刀块；干冬菇温水泡发2～3小时，切成小方块备用。②锅内加油烧至八成热，下土豆块稍炸后捞出。③另起锅加油烧热，下葱姜末爆香，放牛肉块煸炒，加酱油、胡椒粉、大料和适量水烧开。④待牛肉煮熟时，放入土豆、胡萝卜、蘑菇同煮，加盐、味精和少许醋，小火慢炖至汤汁渐收即可。

（3）功效：温脾胃，暖肾阳。

3. 枸杞炖羊肉

（1）材料：羊腿肉500g，枸杞子10g，生姜、料酒、食盐各适量。

（2）做法：①将羊肉整块入开水锅内煮透，撇净血沫，捞出切成方块。②生姜切片，和羊肉一同煸炒，烹入料酒，炒透。再将羊肉同姜片一起倒入砂锅内。③将枸杞子、食盐、羊肉、生姜一起放入砂锅内，加入适量清水，大火煮沸后转小火炖至羊肉软烂即可。

（3）功效：益气补虚，温中暖下。

4. 莲子补骨脂猪腰汤

（1）材料：莲子10g，核桃肉20g，补骨脂20g，猪腰2个，生姜3片。

（2）做法：①莲子、核桃肉、补骨脂洗净，浸泡；②猪腰洗净剖开，去白脂膜，用食盐反复洗净。一起与生姜放进瓦煲内，加入适量清水，大火煲沸后改文火煲1.5小时，调入适量食盐即可。

（3）功效：补肾助阳。

（五）痰湿质

1. 白扁豆鸡汤

（1）材料：白扁豆20g，莲子15g，鸡腿300g，砂仁5g，盐适量。

（2）做法：①白扁豆提前泡好，洗净，沥干。②鸡腿、莲子、白扁豆置入锅中，加入适量清水以大火煮沸，转小火续煮45分钟。③最后再放入砂仁，再煮10分钟，加入盐调味后即可。

（3）功效：健脾祛湿。

2. 茯苓家常面

（1）材料：面条、胡萝卜块、小白菜各100g，猪里脊、黑香菇、芹菜段各75g，茯苓10g，盐、淀粉适量。

（2）做法：①清水煮沸，加入胡萝卜、芹菜段、黑香菇、茯苓，小火煮30分钟，去渣即为药膳高汤。②小白菜洗净切小段；猪里脊两面抹上淀粉。③面煮熟，盛入碗内；药膳高汤煮沸，放入小白菜、猪里脊肉片煮熟，捞出放于面上，再倒入药膳高汤和盐调味即可。

（3）功效：健脾祛湿。

3. 祛湿汤

（1）材料：鲜玉米2根，五指毛桃30g，生姜3片，排骨500g。

（2）做法：①五指毛桃洗净；鲜玉米切块；排骨焯水待用。②把所有材料放置锅中，加入适量清水大火煮沸，中火煲1小时，调味食用。

（3）功效：健脾祛湿，利尿消肿。

4. 赤小豆鲫鱼汤

（1）材料：鲫鱼1条，赤小豆20g，陈皮5g，砂仁5g，生姜3片。

（2）做法：①赤小豆洗净，温水浸泡1小时。②鲫鱼去鳞、鳃、内脏，热油下锅，煎至两面金黄，加入适量热水、赤小豆、陈皮、生姜，中火继续煮半小时，最后10分钟放入砂仁，加入适量食盐即可。

（3）功效：健脾、利尿、祛湿。

（六）湿热质

1. 冬瓜海带猪骨汤

（1）材料：带皮冬瓜250g，海带50g，生姜3片，猪脊骨250g。2人份。

（2）做法：①海带泡发；冬瓜洗净外皮切块；猪骨焯水。②把所有材料放进锅中，加入清水适量，大火煮沸，调成中火煲1小时即可。

（3）功效：清热祛湿，利尿消肿。

2. 五子清热粥

（1）材料：绿豆30g，红豆、眉豆、莲子、花生各50g，大米少许，食盐或红糖适量。

（2）做法：①食材洗净，清水浸泡1小时。②锅内放入所有食材，加适量清水，大火煮沸后转小火煮1小时，调味即可。

（3）功效：清热利湿。

3. 五指毛桃炖乳鸽汤

（1）材料：五指毛桃15g，眉豆10g，乳鸽2只，陈皮5g，生姜3片，盐少许。

（2）做法：①将乳鸽洗净，去毛及内脏，斩件，飞水后捞出备用。②五指毛桃、陈皮浸透、洗净。瓦煲内加入适量清水，煮沸后加入乳鸽、五指毛桃、陈皮，继续用大火煮沸后转小火煲1.5小时，加盐调味即可。

（2）功效：清热燥湿，利水。

4. 百合莲子粥

（1）材料：干百合15g，莲子15g，白术10g，山药30g，大米100g。

（2）做法：将百合、莲子、白术、山药和粳米一起入锅，加清水适量煮粥，煮熟即可。

（3）功效：健脾祛湿。

（七）气郁质

1. 绿萼梅茶

（1）材料：绿萼梅10g，绿茶4g。

（2）做法：上方以沸水冲泡，代茶频饮，兑开水再饮。

（3）功效：疏肝理气。

2. 金桔冰糖饮

（1）材料：金桔3个，冰糖适量。

（2）做法：①用刀把金桔的果皮刺破，或者用刀把金桔切小块儿，挤出核或者用刀去掉核。②多加些水在锅中，加入适量冰糖，大火煮开后再文火煲至金桔软烂即可，装瓶，食用时舀适量冲水。

（3）功效：疏肝理气。

3. 柚皮内金瘦肉汤

（1）食材：鲜柚子皮120g（干品30g），鸡内金30g，猪瘦肉500g，红枣3枚，生姜3片。

（2）做法：①先将鲜柚皮用微火烤外皮部约3分钟，用水清洗干净，切厚片；猪瘦肉洗净，切厚块；红枣劈开，去核。②连同洗净的鸡内金、生姜片一齐置于砂锅内，加入适量清水，用大火煮沸后改用文火熬1.5小时，精盐调味即可。

（3）功效：理气健脾。

4. 菊花茉莉茶

（1）材料：杭白菊4朵，茉莉花3朵。

（2）做法：用90℃开水沏，代茶频饮，兑开水再饮。

（3）功效：疏肝解郁。

（八）特禀质

1. 扁鹊三豆饮

（1）材料：红豆、绿豆、黑豆各 50g，冰糖适量。

（2）做法：三种豆洗净，用开水浸泡 30 ~ 60 分钟，将三豆及泡豆的水放入砂锅，加入适量清水，大火烧开，小火煮到豆烂，加入冰糖煮到溶化即可。

（3）功效：增强抵抗力。

2. 固表粥

（1）材料：乌梅 15g，黄芪 20g，当归 5g，大米 100g，适量的冰糖。

（2）做法：①取乌梅、黄芪、当归，放入砂锅中加水煮沸，再用小火慢煎成浓汁。②取出药汁后，用汁煮大米成粥，放入冰糖趁热食用。

（3）功效：益气固表。

3. 葱白红枣鸡肉粥

（1）材料：大米 100g，连骨鸡肉 100g，姜、葱、香菜适量。

（2）做法：①大米、红枣、鸡肉分别洗净，姜切片，香菜、葱切末。②锅内加适量水，放入鸡肉、姜片大火煮开，然后放入大米熬 45 分钟，最后加入葱白、香菜调味即可。

（3）功效：增强抵抗力。

4. 鲜人参炖乌鸡

（1）材料：鲜人参 2 根，乌鸡半只，猪瘦肉 200g，火腿 30g，姜 3 片，料酒、食盐适量。

（2）做法：①乌鸡处理干净；猪瘦肉洗净切小块；火腿切粒；鲜人参洗净。②所有肉料焯去血污，加鲜人参、姜片、料酒装入炖盅内，入锅隔水炖 2 小时至熟烂。③加入盐调味即成。

（3）功效：补中益气，增强抵抗力。

二、孕期常见病症的药膳处理

孕期妇女可能会遇到一些常见的健康问题，如妊娠气血不足、妊娠呕吐、妊娠便秘、妊娠外感和妊娠失眠等。这些问题可以通过调整饮食和食用特定的药膳来缓解或治疗。药膳是指结合中药材和食材，根据中医理论和药膳学原理，通过烹饪方式制作而成的具有特定保健或治疗功效的食物。在孕期，药膳可以帮助孕妇平衡营养，增强体质，预防和缓解一些常见的孕期不适症状，从而保障母婴健康。

（一）妊娠呕吐

1. 生姜陈皮饮

（1）材料：生姜 10g，陈皮 5g，砂仁 5g，乌梅 3g，红糖 15g。

（2）做法：上述材料洗净，生姜切片，放入养生壶中，大火煮沸后转小火煮 10 分钟，再焗 10 分钟，加入红糖后当茶饮用。

（3）功效：理气和中，降逆止呕。

2. 鲫鱼止呕汤

（1）材料：鲫鱼 1 条，生姜 3 片，砂仁 5g，紫苏叶 10g。

（2）做法：鲫鱼加油盐煎至两面金黄，加入沸水，与生姜同煮 10 ~ 20 分钟，再加入砂仁、紫苏叶沸腾 5 分钟出锅饮用。

（3）功效：温中行气，降逆止呕。

3. 糖醋蛋

（1）材料：白米醋 10ml，白糖 30g，鸡蛋 2 个。

（2）做法：碗中打入两个鸡蛋，加入白米醋、白糖、清水后搅匀，隔水蒸熟服食。

（3）功效：降逆止呕。

4. 砂仁萝卜饮

（1）材料：砂仁 6g，白萝卜 1 根。

（2）做法：①白萝卜洗净，切小片，砂仁捣碎。②萝卜煎汤约 30 分钟，最后 5 分钟放入砂仁同煎，取汁饮用。

（3）功效：醒脾，行气，止呕。

（二）妊娠便秘

1. 玉竹罗汉果粥

（1）材料：玉竹 15g，沙参 15g，罗汉果 1/5 个，麦冬 15g，瘦肉 50g，大米 50g。

（2）做法：①大米温开水浸泡半小时。②锅里加水，大火煮沸后加入以上食材，转小火再煮约 30 分钟，加盐调味后食用。

（3）功效：滋阴润肠通便。

2. 党参黑芝麻枸杞粥

（1）材料：党参 15g，黑芝麻 30g，枸杞 15g，大米 50g。

（2）做法：将以上食材洗净，放入锅中，大火煮沸后改用小火熬制 20 分钟，加盐或糖再煮 5 分钟即可。

（3）功效：益气，养血，通便。

3. 蜜汁红薯

（1）材料：红心红薯 250g，冰糖及蜂蜜适量。

（2）做法：①先将红薯洗净去皮，切去两头，再切成约 1 厘米粗的寸条。②在锅里加入 200g 清水，放入冰糖并将其熬化，然后放入红薯和蜂蜜。③煮沸后，先弃去浮沫，然后用小火焖熟。④待汤汁黏稠时，即可食用。

（3）功效：润肠，通便。

4. 酸奶水果沙拉

（1）材料：橙子、苹果、香蕉、猕猴桃各一个，低脂酸奶、蜂蜜适量。

（2）做法①各色水果洗净，切丁准备。②根据水果的量及个人口味，调适量酸奶、蜂蜜即可。

（3）功效：润肠，通便。

（三）妊娠气血不足

1. 红糖黑豆粥

（1）材料：黑豆 20g，黑米 50g，干百合 10g，核桃 2 个，大米 100g，红糖适量。

（2）做法：①核桃去壳取肉，黑豆、黑米、大米、百合洗净后泡 1 小时。②上述材料放入锅中，加入适量清水，大火煮沸后转小火再煮 1.5 小时，加入适量红糖后食用。

（3）功效：益精填髓，强壮滋补。

2. 粥油

（1）材料：小米或大米、盐。

（2）做法：尽量用大些的锅煮粥，煮开翻滚，关火静置，待表面变稠可以取出，淡服，或者加盐后食用。

（3）功效：补益元气，助肾养精。

3. 大枣膏

（1）材料：大枣 500g，红糖 100g。

（2）做法：大枣去核，加水煮烂，熬成膏状，加红糖拌匀，放进干净容器中，冷藏。每次食用 1 勺。

（3）功效：补气血，益脾胃。

4. 炒猪肝

（1）材料：猪肝 250g，料酒、淀粉、生抽、老抽少许。

（2）做法：①猪肝洗净，切 1mm 左右厚的片，然后放碗里，加少许料酒、老抽、生抽抓匀，最后放一勺干淀粉抓匀腌制十分钟。②热锅凉油放猪肝进去翻炒至断生就可以出锅食用。

（3）功效：养肝，补血，明目。

（四）妊娠外感

1. 紫苏姜枣水

（1）材料：新鲜紫苏叶 10g，生姜 3 片，红枣 10g。

（2）做法：①先将红枣放在清水里洗净，然后去掉枣核。②将新鲜紫苏叶切成丝，然后放入盛有温水的锅里，接着把姜片和红枣也放入锅里用大火煮，等到水开以后，再改用文火炖 30 分钟即可饮用。

（3）功效：暖胃解表散寒。

2. 紫苏葱白饮

（1）材料：新鲜紫苏叶 20g，葱白 3 根，生姜 5 片。

（2）做法：上述药材洗净后加水 500ml，大火急煎 20 分钟后即可饮用。

（3）功效：疏风散寒，和中解表。

3. 黄芩菊花饮

（1）材料：黄芩 5g，菊花 5g。

（2）做法：①上述药材洗净。②锅中加入黄芩和适量清水，煮沸后转小火煮 10 分钟，关火，加入菊花，焗泡 10 分钟后饮用。

（3）功效：疏风清热，泻火解毒。

4. 藿叶粥

（1）材料：藿香 5g，大米 100g，瘦肉 50g。

（2）做法：①瘦肉洗净，剁成肉碎。②将藿香入沸水中煮 10 分钟，捞出，放入大米、瘦肉，小火煮 40 分钟后即可。

（3）功效：疏风解表。

（五）妊娠失眠

1. 枣竹灯心粥

（1）材料：酸枣仁 20g，玉竹 20g，灯心草 6g，大米 200g。

（2）做法：先将枣仁、玉竹、灯心草用清洁纱布包扎，放入锅中，与大米同煮成粥，捞出纱布包，即可食粥。

（3）功效：养阴清火、安神镇静。

2. 黄花猪心汤

（1）材料：黄花菜 20g，猪心半个，食盐适量。

（2）做法：①猪心洗净，放入开水蒸烫，然后捞起放入凉水中用手挤压去血水，反复换水直到去净血水；切成薄片备用。②黄花菜去蒂、泡水洗净；锅中放入适量清水，加入黄花菜、猪心，大火煮沸后转小火再煮半小时，加入适量食盐即可饮用。

（3）功效：安神定志，补血益气。

3. 百麦安神饮

（1）材料：干百合 25g，小麦 25g，莲子 15g，大枣两颗，甘草 6g，瘦肉 250g。

（2）做法：①首先将所有的材料都洗干净，然后再用冷水浸泡半个小时。②瘦肉洗净，切成小块，所有材料再倒入锅中，加适量的水煮沸，转小火再煮 30 分钟，加入适量食盐即可饮用。

（3）功效：养阴，益气，安神。

4. 百合绿豆牛奶羹

（1）材料：鲜百合 30g，绿豆 50g，纯牛奶 100ml，冰糖适量。

（2）做法：①鲜百合洗净，剥成小片；绿豆浸泡 3 小时后，洗净。②将百合、绿豆加少量水同放锅中煮熟烂后，放入牛奶再煮一小会儿。食用时可加些冰糖调味。

（3）功效：清心除烦，安心定神。

第三节　产褥期对症药膳

产科疾病的病机多为脏腑功能失常，气血失调，冲任督带损伤，三种病机不是孤立的，是密切联系、互相影响的。对于产妇在产褥期出现的症状，需要加以分析辨证，对症处理。

一、产后缺乳对症药膳

1. 豆腐煲猪蹄

（1）材料：猪蹄 500g，豆腐 100g，适量生姜、大葱、食盐、植物油、淀粉、鸡精。

（2）做法：①将猪蹄煮熟，剔去骨头，切片，留下汤汁备用。②将豆腐用开水煮透盛起，炒锅下植物油，爆香姜葱，加猪蹄炒透。③再加入豆腐、汤汁、盐略煮。用淀粉勾芡，加鸡精调味，炒匀装盘。佐餐食用。

（3）功效：补气血，增乳汁。

2. 当归煲猪蹄

（1）材料：猪蹄 500g，当归 25g，适量大葱、生姜、食盐、料酒。

（2）做法：①将猪蹄洗净剁块，用沸水烫一下，捞出备用；当归洗净备用；大葱洗净切段；姜洗净切片。②将猪蹄放入砂锅，加入当归、葱段、姜片及适量清水，先用大火烧开，改用小火炖至猪蹄熟烂，弃去当归，加入盐、味精、料酒调味即成。

（3）功效：补血通乳。

3. 当归炖乌鸡

（1）材料：乌鸡半只，党参 30g，当归 20g，红枣 3 颗，生姜 3 片。

（2）做法：①将乌鸡洗净，入沸水中焯一下，捞出备用。②将乌鸡与当归、党参、生姜片一同放入蒸碗内，隔水炖 1～2 小时即成，加入适量食盐即可。

（3）功效：益气补血通乳。

4. 党参老鸽汤

（1）材料：党参 20g，枸杞子 15g，大枣 6 颗，老鸽 1 只，猪瘦肉 200g。

（2）做法：①将老鸽剖杀洗净，去除内脏。其他用料洗净，瘦猪肉切成块。②全部材料一起放入锅中，加适量清水，大火煮沸后小火煮 2 小时，调味即可食饮用。

（3）功效：益脾胃、补气血、通乳。

二、产后乳汁不通对症药膳

1. 木瓜鲫鱼汤

（1）材料：鲫鱼 1 条，木瓜 1 个，大枣 3 颗，生姜 3 片，适量黄酒、食盐、植物油。

（2）做法：①将鲫鱼刮磷、去鳃、去内脏清洗干净，控干水分，木瓜洗净去皮，去子切成块，红枣洗净备用。②锅内倒油烧至六成热，放入生姜、鲫鱼煎至两面微黄，锅内倒入适量开水，大火煮沸，放入木瓜、红枣、黄酒，开锅后转小火煲大约半小时左右，加盐和味精即可。

（3）功效：通经下乳。

2. 通草鲫鱼汤

（1）材料：鲫鱼 1 条，通草 5g，大葱 3g，生姜 3 片，食盐、料酒适量。

（2）做法：①将鲫鱼刮磷、去鳃、去内脏清洗干净，控干水分。②放入生姜、鲫鱼煎至两面微黄，加入适量开水，与通草、葱、姜、盐、料酒共炖至熟即可，佐餐食用。

（3）功效：通经下乳。

3. 猪蹄桑寄生通乳汤

（1）材料：猪蹄 2 只，桑寄生 15g，王不留行 10g，生姜、胡椒、味精、食盐各适量。

（2）做法：①将猪蹄洗净剁块，用沸水烫一下，捞出备用。②将桑寄生、王不留行、猪蹄、生姜共同放砂锅内，加适量清水，炖至猪蹄熟烂，加胡椒、食盐等调味即成。

（3）功效：通经下乳。

4. 通草猪蹄催乳汤

（1）材料：新鲜猪蹄 1 个，通草 3g，花生仁 15g。

（2）做法：①先把猪蹄洗净，刮干净皮毛，用沸水烫一下，捞出备用。②与通草、花生仁一同放入砂锅，加适量清水，用大火煮沸后改成小火煮 1 ~ 2 个小时。

（3）功效：通经下乳。

三、产后气血不足对症药膳

1. 桂圆莲子木耳乌鸡汤

（1）食材：桂圆干 10g，莲子（去心）20g，木耳一小把，乌鸡一只，生姜 3 片。

（2）做法：①木耳泡发，桂圆、莲子洗净，乌鸡洗净斩块，飞水后捞出。②取砂锅，将切块的乌鸡放入砂锅内，加入桂圆和莲子、姜片和适量清水炖煮。③水煮沸后 20 分钟加入木耳，继续炖煮至鸡肉软烂，加适量盐调味即可。

（3）功效：益气补血。

2. 当归黄芪羊肉汤

（1）食材：当归 5g，黄芪 30g，羊肉 500g，姜片适量。

（2）做法：①将当归和黄芪洗干净，用纱布包好。②羊肉洗干净切块，氽水。③将羊肉、姜和用纱布包好的药材一同放入砂锅内，加适量水，大火煮沸后转小火炖煮一个小时左右，羊肉软烂以后加适量盐即可食用。

（3）功效：补气生血。

3. 红枣山药小米粥

（1）材料：红枣 6 颗，小米 200g，山药半根。

（2）做法：①山药洗净去皮切块，红枣、小米洗净。②把所有食材放入锅中加水煮成粥即可食用。

（3）功效：补脾益肾，益气养血。

4. 西红柿炖牛腩

（1）材料：西红柿 3 个，牛腩 500g，姜片适量。

（2）做法：①西红柿洗净后用开水烫一下剥皮，切成块。②牛腩切块，氽水后捞出。③锅底放油，加入牛腩块翻炒，然后加入姜片和西红柿，西红柿炖出红汤以后加水，炖两个小时左右至牛肉软烂加盐调味即可。

（3）功效：补益气血。

四、产后恶露不尽对症药膳

1. 益母草木耳汤

（1）材料：益母草 50g，黑木耳 5g，红糖 20g。

（2）做法：①黑木耳泡水后去洗净，撕成碎片。②益母草用纱布包好，扎紧口，锅内放入适量清水，益母草、木耳一同煮，煮到黑木耳软烂，取出益母草，放入红糖，再煮沸，即可饮用。

（3）功效：活血调经，收敛止血。

2. 益母草煮鸡蛋

（1）材料：干益母草 30g，鸡蛋 2 个。

（2）做法：①将干益母草去杂质，清水洗净，沥干水，备用。②鸡蛋清洗干净，锅内加水，把益母草鸡蛋放入锅中，鸡蛋 15 分钟煮熟后，捞出剥掉外壳，再把鸡蛋放入益母草汤中煮 15 ~ 20 分钟即可。

（3）功效：活血祛瘀。

3. 红糖小米粥

（1）材料：小米100g，红糖10g，红枣7～8颗。

（2）做法：①锅内加入适量清水，小米洗干净，放入锅内浸泡30分钟左右。②红枣洗净去核，把红枣肉切碎放入碗中备用。③大火把锅烧开，转小火慢慢煮，等米粒都煮开花了，放入枣肉，搅拌均匀后继续煮，等红枣肉软烂后放入红糖即可食用。

（3）功效：补血，活血，止血。

五、产后失眠对症药膳

1. 莲子百合红豆粥

（1）材料：大米50g，红豆30g，百合10g，莲子20g，冰糖和水适量。

（2）做法：①红豆、莲子、百合、大米用水洗净，浸泡半小时。②砂锅中加适量清水，大火煮沸，锅中放入大米、莲子、百合、红豆，小火煮半小时左右，最后放入冰糖，用勺子搅拌待冰糖溶解即可食用。

（3）功效：清心，安神，定志。

2. 小米安神粥

（1）材料：小米100g，酸枣仁（捣末）15g。

（2）做法：将酸枣仁和小米分别用清水洗净，将酸枣仁放在锅里，加水煮20分钟，去底层沉渣后再加入小米，一直熬煮成粥。

（3）功效：养心，安神，定志。

3. 桂圆肉煲猪心汤

（1）材料：桂圆肉40g，莲子（去心）10g，猪心500g，姜适量。

（2）做法：①将猪心洗净、剖开，去除脂肪筋膜；桂圆肉洗净，姜切片。②将猪心、桂圆肉、莲子、姜全部放入砂锅中，大火煮沸后转小火煲1.5小时，加入适量食盐调味即可。

（3）功效：安神，定志。

4. 燕麦大枣牛奶

（1）材料：燕麦30g，牛奶500ml，红枣5个，冰糖4粒。

（2）做法：①燕麦洗净，沥干后备用；红枣洗净。②煲内放入燕麦，加入200ml水，大火煮沸后转小火熬制20分钟。③至燕麦软烂浓稠时，熄火，用漏勺捞出燕麦，沥干。④煲洗净，放入煮过的燕麦，加入牛奶、冰糖和红枣，小火慢煲至牛奶烧开，待牛奶浓稠即成。

（3）功效：镇静，安神，定志。

六、产后多汗症对症药膳

1. 黄芪人参煲猪肚

（1）材料：猪肚200g，鸡半只，黄芪30g，人参须15g，当归5g，生姜3～4片，面粉、精盐适量。

（2）做法：①将猪肚用面粉、精盐搓洗干净，切片、焯水；鸡斩件。②诸食材一同放入砂锅中，加入适量清水，大火煮沸后转小火继续煮1.5小时，放入适量食盐调味即可。

（3）功效：补气健脾，养血，固表止汗。

2. 敛汗茶

（1）材料：黄芪15g，五味子10g，浮小麦20g，大枣（去核）3－4枚，红糖适量。

（2）做法：诸物洗净，放入养生壶中，加适量清水，煎煮约30分钟，放入适量红糖调味，代茶饮。

（3）功效：益气敛汗，调和营卫。

3. 泥鳅豆腐汤

（1）材料：泥鳅100g，豆腐2块，食用油、食盐各适量。

（2）做法：①先用热水洗去泥鳅黏液，剖腹除去内脏，用热油煎至金黄色。②加入适量沸水和豆腐，小火煮半小时，用盐调味即可。

（3）功效：益气养阴，可用于盗汗调理。

4. 浮小麦猪心汤

（1）材料：浮小麦30g，生黄芪30g，大枣6枚，猪心1个，桂圆肉6g，生姜3片。

（2）做法：①猪心对边切开，洗净积血，大枣去核。②上述材料一起放入锅内，加适量清水，大火煮沸后转小火煲1小时，调味即可食用。

（3）功效：敛汗，健脾益气，宁心安神。

七、产后脱发对症药膳

1. 芝枣瘦肉粥

（1）材料：灵芝粉5g，大枣5枚，猪瘦肉150g，大米100g，调味品适量。

（2）做法：①将猪肉洗净，切细；大米淘净备用。②先取猪肉放入锅中，加适量清水煮沸后，去沸沫，而后下大枣、大米煮粥，待熟时调入灵芝粉、食盐等调味品，再煮一二沸即成。

（3）功效：补益气血，养血生发。

2. 黄精首乌粥

（1）材料：黄精、制何首乌、大枣、龙眼肉、当归各10g，大米100g，红糖适量。

（2）做法：①将诸药洗净，放入锅中，加清水适量，水煎取汁，共煎2次，2液合并。②药液中加大米煮粥，待熟时调入红糖，再煮一二沸即成。

（3）功效：补益气血，养血生发。

3. 芝麻杏仁蜜

（1）材料：黑芝麻500g，甜杏仁100g，蜂蜜150g。

（2）做法：①黑芝麻炒香研末，甜杏仁捣烂成泥，加入蜂蜜，共置瓷盆内。②上锅隔水蒸2个小时，冷却后密封，冷藏。每次2～4勺，温开水冲服。

（3）功效：补益肝肾，补养气血。

4. 黑豆枸杞炖羊肉

（1）材料：枸杞子20g，黑豆30g，羊肉150g，姜、盐适量调味。

（2）做法：①先将羊肉洗干净切成块状，用开水去腥味。②将枸杞子、黑豆分别淘洗干净，与羊肉共同放入锅内，加水适量。③先用大火煮沸后改用小火煲2个小时，加入调味品即可食用。

（3）功效：补肾益气，养血生发。

八、回乳对症药膳

1. 糖渍山楂球

（1）材料：山楂500g，白糖100g，冰糖30g。

（2）做法：①将山楂洗干净，去掉山楂杆，用筷子从山楂杆处往前捅，去掉山楂核。②锅中倒入适量的清水，放入白糖和冰糖，用大火烧开，换成中火煮一会儿。③等到汤汁浓稠的时候，放入山楂。④将山楂水煮10分钟，关火。⑤山楂放凉之后，将糖渍山楂连同汁水装入密封的容器中，即可食用。

（3）功效：回乳。

2. 韭菜炒鱿鱼

（1）材料：鱿鱼（鲜）500g，韭菜20g，生姜、蒜末、食用油、酱油、食盐适量。

（2）做法：①韭菜洗净，切段。蒜拍扁切丁，生姜切片。②切开鱿鱼抽去里面的骨头和内脏，洗净后切成两半，在内面切交叉花纹后，再切成块。③加入食用油进锅烧热，放入姜片、蒜丁炒香。将鱿鱼倒入后加15g酱油，炒熟后捞起，再倒油入锅烧热，洒蒜丁爆香。放入韭菜翻炒1分钟。④将鱿鱼倒入再炒30秒。加入盐翻调味。

（3）功效：回乳。

3. 麦芽回乳汤

（1）材料：炒麦芽100g。

（2）做法：将炒麦芽洗净，入锅，加水，大火煮沸后转小火再煮30分钟，取汁饮用。

（3）功效：回乳消胀。

4. 荷叶山楂茶

（1）材料：干荷叶10g，干山楂20g，薏苡仁10g，陈皮10g，冰糖少许。

（2）做法：①将干荷叶、干山楂、薏苡仁和陈皮略微清洗一下，然后捞出放入锅中。②在锅中倒入适量清水，大火煮开后，转中火继续煮5分钟，可依据自己的口味在杯中放入冰糖。

（3）功效：回乳消胀。

练习题

一、理论练习题

（一）单项选择题（选择一个正确的答案）

1. 中医体质辨识原则不包括（D）。

A. 整体性原则　B. 形神结合原则　C. 舌脉合参原则　D. 个性化原则

2. 中医所谓的体质是指人体的（C）。

A. 身体素质　B. 心理素质　C. 身心特性　D. 遗传特质

3. 健康之人体质应为（C）。

A. 偏阳质　B. 偏阴质　C. 阴阳平和质　D. 肥胖质

4. 具有亢奋、偏热、多动等特征的体质为（A）。

A. 偏阳质　B. 偏阴质　C. 阴阳平和质　D. 肝郁质

5. 具有抑制、偏寒、多静等特征的体质为（B）。

A. 偏阳质　B. 偏阴质　C. 阴阳平和质　D. 气虚质

6. 某人身体强壮、肥瘦适中，饮食无偏嗜，二便通调，面色红润，性格开朗，精力充沛，睡眠良好。属于（C）。

A. 偏阳质　B. 偏阴质　C. 阴阳平和质　D. 气虚质

7. 某人形体偏胖，面色萎黄，食量较少，喜欢喝热水，性格内向，动作迟缓，容易疲劳。属于（B）。

A. 偏阳质　B. 偏阴质　C. 阴阳平和质　D. 气虚质

8. 痰湿质的特征不包括（C）。

A. 体形肥胖，腹部肥满松软　B. 多汗且黏，面部油脂多

C. 口干口苦　D. 口黏腻或甜

9. 容易疲乏、气短、自汗，平时语音低弱，精神不振，舌淡红，舌边有齿印，脉弱。属于（B）。

A. 阳虚质　B. 气虚质　C. 阴虚质　D. 气郁质

10. 肤色晦暗，色素沉着，口唇黯淡，舌黯或有瘀点，舌下络脉紫黯或增粗，脉涩。属于（B）。

A. 阳虚质　B. 血瘀质　C. 阴虚质　D. 气郁质

11. 肌肉松软不实，畏寒怕冷，手足不温，舌淡胖嫩，脉沉迟。属于（A）。

A. 阳虚质　B. 气虚质　C. 阴虚质　D. 气郁质

12. 改善体质的目的是（B）。

A. 治疗疾病　B. 治未病　C. 改变遗传　D. 减肥

13. 痰湿体质肥胖患者的调体方法是（A）。

A. 健脾利湿，化痰泄浊　B. 滋补肾气　C. 疏利通络　D. 健脾补气

14. 气虚体质肥胖患者的调体方法是（D）。

A. 健脾利湿，化痰泄浊　B. 滋补肾气

C. 疏利通络　　D. 培补元气，补气健脾

15. 关于痰湿体质肥胖患者的饮食调理不正确是（D）。
   A. 药食两用的药物常常使用党参、薏苡仁、荷叶、苍术、白术
   B. 少食用甜腻油脂食物
   C. 温化通阳时可以使用桂枝、厚朴、干姜
   D. 多吃水果
16. 痰湿兼挟血瘀体质之人易患（A）。
   A. 肥胖并高脂血症　B. 痛风　C. 肾病　D. 胃病
17. 肝病患者多见于（A）。
   A. 阴虚体质　B. 气虚体质　C. 痰湿体质　D. 气郁体质
18. 有关体质现象的描述，不正确的是（B）。
   A. 体质现象是人类生命活动的一种重要表现形式
   B. 是人类与自然、社会环境相适应的群体特征
   C. 是指人体生命过程中，在先天禀赋和后天获得的基础上所形成的形态结构、生理功能和心理状态方面综合的、相对稳定的固有特质
   D. 是人类在生长发育过程中所形成的与自然、社会环境相适应的人体个性特征
19. 产后缺乳的对症药膳是（C）。
   A. 酒酿蛋花汤　B. 木瓜猪蹄汤　C. 陈皮甘草汤　D. 当归炖乌鸡
20 人参的功效不包括（D）。
   A. 大补元气　B. 补脾益肺　C. 生津止渴　D. 滋阴润燥
21. 寒性体质适宜食用的食物（A）。
   A. 麻油鸡　B. 西瓜　C. 梨子　D. 杨桃
22. 热性体质适宜食用的水果（B）。
   A. 荔枝　B. 柚子　C. 桂圆　D. 番荔枝
23. 莲子的功效不包括（C）。
   A. 补脾止泻　B. 固涩止带　C. 补气升阳　D. 益肾固精
24. 薏苡仁的功效不包括（B）。
   A. 利水渗湿　B. 明目润肺　C. 健脾止泻　D. 清热排脓

（二）判断题（正确的在题后括号内填“A”，错误的填“B”）

1. 痰湿体质之人的发病倾向为糖尿病、中风和冠心病。（A）
2. 阴阳平和质是功能较为协调的体质类型。（A）
3. 偏阳质的人具有亢奋、偏热、多动特征，食量大，体形偏胖。（B）
4. 体质分类方法将现代人的常见体质分为八种。（B）
5. 对体质进行分类的基本方法是运用阴阳的分类方法。（A）
6. 湿热质的常见表现有平素面垢油光，易生痤疮粉刺，舌质偏红，苔黄腻，容易口苦口干，身重困倦。（A）
7. 有些中药如当归可以通过闻气味来辨别真伪和品质。（B）
8. 嗜食辛辣则动血耗血伤心，易形成心气虚体质。（B）

二、技能练习题

（一）简述湿热质的体质特征及饮食调养方法。

参考答案：

（1）体质特征

1）形体特征：形体偏胖或苍瘦。

2）常见表现：平素面垢油光，易生痤疮粉刺，舌质偏红，苔黄腻，容易口苦口干，身重困倦。

3）心理特征：性格多急躁易怒。

4）发病倾向：易患疮疖、黄疸、火热等病证。

5）对外界环境适应能力：对湿环境或气温偏高，尤其是夏末秋初湿热交蒸气候较难适应。

（2）湿热质饮食调养方法

1）调养原则：清利化湿。

2）禁忌辛辣燥烈之品，如辣椒、羊肉、牛肉、酒等。

3）可选择的食物：薏苡仁、莲子、茯苓、绿豆、鸭肉、鲫鱼、冬瓜、苦瓜等。

（二）简述常用中药的辨识方法。

参考答案：

（1）观察外观：包括中药的颜色、形状、大小和表面特征等。例如，人参通常为红棕色或黄棕色，呈圆柱形或扁圆形，表面有纵皱纹和横裂纹。

（2）闻气味：中药的气味也是一个重要的辨识指标。例如，陈皮具有独特的香味，而伪劣陈皮则可能没有香味或者有异味。

（3）品尝口感：有些中药可以通过品尝来辨别真伪和品质。例如，甘草具有甜味和微苦味，而伪劣甘草则可能没有甜味或者有苦味。

（4）检查质地：中药的质地也是一个重要的辨识指标。例如，当归通常为柔软的肉质，而伪劣当归则可能比较硬或者有纤维感。

（三）简述现代人常见体质的形体和心理特征。

参考答案：

（1）平和质：①形体特征：体形匀称健壮。②心理特征：性格随和开朗。

（2）气虚质：①形体特征：肌肉不健壮。②心理特征：性格内向，情绪不稳定，胆小，不喜欢冒险。

（3）阳虚质：①形体特征：形体白胖，肌肉不壮。心理特征：性格多沉静、内向。

（4）阴虚质：①形体特征：体形瘦长。②心理特征：性情急躁，外向好动，活泼。

（5）痰湿质：①形体特征：体形肥胖、腹部肥满松软。②心理特征：性格偏温和，稳重恭谦，和达、多善于忍耐。

（6）湿热质：①形体特征：形体偏胖或苍瘦。②心理特征：性格多急躁易怒。

（7）瘀血质：①形体特征：瘦人居多。②心理特征：性格心情易烦，急躁健忘。

（8）气郁质：①形体特征：形体瘦者为多。②心理特征：性格内向，不稳定，忧郁脆弱，敏感多疑。

（9）特禀质：①形体特征：无特殊，或有畸形，或有先天生理缺陷。②心理特征：因禀质特异情况而不同。

（四）简述气虚质肥胖者的辩证要点及饮食调理。

参考答案：

（1）辨证要点

1）气虚质肥胖者的总体特征：元气不足，以疲乏、气短、自汗为主要特征。

2）形体特征：肥胖、肌肉松软不实。

3）常见表现：平素气短少言，语声低怯，精神不振，容易疲乏，目光少神，口淡，唇色少华，舌淡红，舌边有齿痕，脉弱；头晕健忘，大便正常或不成形，便后仍觉未尽，小便正常或偏多；容易出汗，容易感冒、病后康复缓慢。

（2）饮食调理。气虚质者多元气虚弱，调理法则为培补元气、补气健脾。适宜选性平偏温、健脾益气的食物，如可以选小米、红薯、南瓜、土豆、山药、莲藕、莲子、扁豆、豌豆、豇豆等作为主食，蛋白质类可选鸡肉、鸡蛋、牛肉、猪肚、兔肉、淡水鱼、黄鱼、泥鳅、黄鳝等，蔬菜水果可选大枣、苹果、橙子、菱角等。饮食不宜过于滋腻，不宜多食生冷苦寒、辛辣燥热之物；需要根据寒热虚实来进行培补元气。可用药膳，如黄芪童子鸡、黄芪党参汽锅鸡、党参莲子汤。

（五）饮食因素对体质的形成有何影响？

参考答案：

（1）饮食各有不同的成分或性味特点。长期的饮食习惯和固定的膳食品种质量，日久可因体内某些成分的增减等变化而影响体质。

（2）如果饮食多样，搭配合理，定时定量，五味调和，再加上脾胃健运，则水谷之精充足，脏腑组织得养，有利于形成良好的体质。

（3）如果长期饮食不节，则必然给体质带来不利的影响，如饮食量少，精气血津液化生不足，则会导致体质虚弱；嗜食肥甘厚味，助湿生痰，易形成痰湿体质；嗜食辛辣则易化火伤阴，形成阴虚火旺体质；过食咸则动血耗血伤心，易形成心气虚体质；饮食无度，日久损伤脾胃，易形成形盛气虚体质。

（王 聪）

附　录

附录一　母婴营养师职业水平评价制度及考试实施办法

第一章　总则

一、母婴营养师的职业前景

为适应社会经济发展，国家出台“健康中国2030规划纲要”和国民营养计划，提倡由专业协会来开展职业水平评价工作。国家要大力发展健康产业，需要大量专业人才，需要许多培训机构来培训人才，而培养的人才需要专业协会来做水平评价。为了积极配合落实国家职业评价新政策，广东省营养师协会在开展“广东省公共营养师水平评价”工作的基础上，进一步开展“母婴营养师”等职业水平评价工作。

世界卫生组织和联合国营养执行委员会联合提出“生命早期1000天”概念，并定义为一个人生长发育的“机遇窗口期”，是奠定一生生命质量的关键时期。

因此，需要特别重视生命早期1000天的营养和照护。遗憾的是，全球包括中国，孕期、哺乳期及婴幼儿期，孕妇和宝宝营养不良的情况依然严峻，孕妇膳食营养不均衡，孕期吃动不平衡，缺维生素A和维生素D，缺锌、碘、铁，妊娠期贫血和糖尿病，孕期增重不达标等问题普遍存在。严重缺乏核心营养素引起神经管畸形的情况时有发生。母婴健康是全民健康的基石，是人类可持续发展的前提，也是家庭幸福的根本。所以，母婴营养无论从哪个角度来讲都是很重要的，必须引起大家的重视。

党的十八大以来，党中央、国务院高度重视妇女儿童事业，中共中央、国务院制定《“健康中国2030”规划纲要》《中国妇女发展纲要（2021—2030年）》《中国儿童发展纲要（2021—2030年）》等纲领性文件，指出要强化干预妇女儿童人群，提出要改善妇女营养状况，预防控制营养不良、肥胖和贫血；开展孕前、孕产期营养与膳食评价指导，开展儿童生长发育监测和评价，加强个性化营养指导，保障妇女儿童营养健康。

国家要做好妇幼保健工作需要大量母婴营养师等专业人才！懂得母婴营养的人才将是国家最需要的紧俏人才，职业前景非常光明！为了配合落实“健康中国2030规划纲要”，广东省营养师协会成立妇幼营养专业委员会，主要开展“母婴营养师”职业水平评价工作，为母婴行业培养大量专业人才，有力促进母婴行业的营养工作，促进全生命周期健康，为大力推进健康中国建设做出贡献。

二、母婴营养师的职业定义

母婴营养师是指从事母婴营养咨询、营养测评、营养宣教、营养管理，母婴营养与食品知识传播，进行孕期和月子期营养指导、产后恢复、婴儿智力开发，落实生命最初1000天营养计划，促进母婴健康的工作人员。

三、母婴营养师职业水平评价的目的

母婴营养师职业水平评价的目的是规范母婴营养师的培养和水平评价，为幼儿园、托儿所、月子中心、孕产妇及婴儿食品生产等相关企业培养具备相应职业技能的合格营养师，推进科技人才评价专业化和社会化，方便用人单位选择合格专业人才，促进母婴营养相关产业的发展。

四、母婴营养师职业水平评价机构

广东省营养师协会设立妇幼营养专业委员会，主要负责母婴营养师职业水平评价工作。专业委员会负责制定《广东省母婴营养师职业水平评价制度及考试实施办法》《广东省母婴营养师职业水平评价考试大纲》。广东省营养师协会秘书处负责母婴营养师职业水平评价项目的日常事务和财务工作。

广东省营养师协会开展母婴营养师职业水平评价工作，面向社会提供母婴营养相关专业从业人员水

平评价服务。本规定适用于从事母婴营养相关工作人员的专业知识和技能水平评价。通过职业水平评价考试的人员，表明已经具备从事母婴营养专业工作的职业能力和水平。

第二章　水平评价工作

一、母婴营养师职业水平评价的主要内容

第一部分　绪论

第二部分　基础营养与食物营养

第三部分　孕期营养饮食指导

第四部分　产褥期营养饮食指导

第五部分　0～2 岁婴幼儿营养及喂养指导

第六部分　孕产妇中医药膳

二、水平评价工作组

专业委员会下设三个工作小组。

1. 命题组负责制定母婴营养师职业水平评价考试大纲，编写考试题库。

2. 考务组负责组织考试，包括考生资质审查，试卷印制、保管、运送和回收，阅卷，成绩登录等考务工作。负责考评员队伍的建立和管理，组织监考和阅卷。负责考试基地、阅卷基地的资质认定及标准的拟定。

3. 教材组负责编写及修订教材。

三、考试方式

母婴营养师职业水平评价考试实行统一大纲、统一命题、统一组织，每年举行 2 次。包括理论考试和技能考试，理论考试和技能考试均采用闭卷笔试的方式，理论考试时间为 90 分钟，技能考试时间为 120 分钟。理论考试和技能考试均实行百分制，两门成绩都达到 60 分以上者为合格。

四、考试时间和地点

考试时间由广东省营养师协会妇幼营养专业委员会提前 3 个月以上向社会发布。考试地点考前公布。

五、考生报名

考生按有关规定办理报名手续。按照规定的程序和报名条件要求，核发准考证。参加考试人员凭准考证和有效身份证件在指定的时间和地点参加考试。

六、成绩发布

参加母婴营养师职业水平评价考试成绩合格者，发放广东省营养师协会母婴营养师职业水平评价证书。成绩公布后开始发证。

七、母婴营养师的报名条件

1. 在本职业连续工作 2 年以上。

2. 具有医学或食品及相关专业中专毕业证书。

3. 经本职业三级正规培训达规定标准学时数，并取得结业证书。

八、母婴营养师的主要适用对象

1. 幼儿园、托儿所的保健医生、园长、教师等工作人员。

2. 月子中心工作人员，如营养师、医生、护师、护理人员及领导。

3. 月嫂、保姆、家政服务人员。

4. 医务人员和计生人员，尤其是妇产科、新生儿科、儿科医护人员。

5. 孕妇、婴儿、乳母营养产品企业的销售人员和客服人员。

6. 母婴营养师自由职业者。
7. 对母婴营养感兴趣的社会各界人士。

第三章　培训要求

一、培训期限

全日制职业学校或职业培训机构要根据教学计划来确定培训期限，母婴营养师不少于100标准学时，高级母婴营养师不少于120标准学时。

二、培训教师

培训母婴营养师的教师应具有本职业高级职业资格证书或相关专业中级以上（含中级）专业技术职务任职资格；培训高级母婴营养师的教师应具有本职业高级职业资格证书2年以上或相关专业高级专业技术职务任职资格。

第四章　资质认证

一、报考资质认证

母婴营养师由各地具有教学或培训资质的机构来培养。培训机构的报名资质由广东省营养师协会进行认证，认证合格的机构才有报名资质，签订工作协议后正式生效。认证有效期为三年，期满后需重新申请资质认证。

二、广州以外考试基地认证

符合母婴营养师培训资质的机构可向广东省营养师协会提出申请。经评估合格后，可开展母婴营养师的考试工作。

三、违规处理方法

培训机构或考试基地在工作过程中，违反国家法律，违反广东省营养师协会章程及母婴营养师职业水平考试规定，造成不良社会影响的，广东省营养师协会将取消其报考资质。

第五章　收费

广东省营养师协会母婴营养师职业水平评价工作，是非盈利性的社会服务类项目，为保证工作的持续运转，按规定收取水平评价费用，包括报名和考试费。母婴营养师水平评价费每人380元。

第六章　附则

一、保密要求

考试管理部门和考务实施机构，应当严格执行考务工作的各项规章制度，遵守考试工作纪律，切实做好试卷命题、印刷、发送和保管过程中的保密工作，严防泄密。

二、违纪处理

对违反考试工作纪律和有关规定的人员，按照国家有关规定进行处理。

三、其他

本办法的解释权归广东省营养师协会。

本规定自2019年11月26日起试行。

广东省营养师协会
2019年11月25日

附录二　母婴营养师职业水平评价考试大纲

（国标委全国团体标准 T/GDYX 04—2018）

第一部分　母婴营养师理论知识

第一章　绪论

第一节　妇幼营养学介绍

第二节　母婴营养的重要性

第三节　母婴营养师介绍

第二章　基础营养及食物营养

第一节　消化系统基础知识

第二节　营养学基础知识

第三节　食物营养和营养标签

第四节　膳食结构与膳食指南

第三章　孕期营养饮食指导

第一节　生命的起源

第二节　孕前营养和孕前准备

第三节　孕期营养的重要性及营养不良的影响

第四节　妊娠期的生理、心理变化和营养代谢特点

第五节　孕妇营养状况的调查和评价

第六节　孕期膳食营养指导基础知识

第七节　孕早期营养指导

第八节　孕中期营养指导

第九节　孕晚期营养指导

第十节　孕妇体重管理

第十一节　双胎妊娠膳食营养推荐

第十二节　孕妇运动

第四章　产褥期营养饮食指导

第一节　产褥期特殊生理变化

第二节　乳房发育和结构的变化

第三节　哺乳对母亲及婴儿的影响

第四节　影响乳汁分泌及质量的因素

第五节　特殊人群的喂养

第六节　乳母营养需要及重点营养素

第七节　产褥期膳食营养原则及中国哺乳期妇女平衡膳食宝塔

第八节　产褥期营养配餐及食谱举例

第九节　产褥期营养常见误区与问题指导

第十节　产妇情绪管理及食物调节

第十一节　产褥期运动指导

第十二节　产褥期乳房的按摩护理

第五章　0～2 岁婴幼儿营养及喂养指导

第一节　婴幼儿营养基础

第二节　0～2 岁婴幼儿的生长发育及生理特点

第三节　0～2岁婴幼儿喂养指南及营养素补充
第四节　母乳喂养
第五节　配方奶喂养及混合喂养
第六节　食物转换
第七节　婴幼儿生长发育监测
第八节　早产儿营养喂养
第九节　婴幼儿期个性化喂养和常见营养性问题及处理

第六章　孕产妇中医药膳

第一节　中医药膳基础
第二节　孕期对症药膳
第三节　产褥期对症药膳

第二部分　母婴营养师理论知识鉴定要素细目表

职业：母婴营养师　　　　等级：三级　　　　鉴定方式：理论知识

鉴定范围				鉴定点		
一级		二级		代码	名称	重要
名称 代码	鉴定 比重	名称 代码	鉴定 比重			
第一章 绪论	3分	1. 母婴营养的重要性		1	生命早期1000天概念及重要性	X
				2	出生缺陷防控主要内容	Y
				3	中外孕妇存在的主要营养问题	Z
		2. 母婴营养师的定义		4	母婴营养师的定义	Y
第二章 基础营养 及食物营养	2分	1. 消化系统知识		5	人体各系统的构成和主要功能	Z
				6	消化管的组成及结构特点	Y
				7	消化腺的组成及功能	Y
				8	消化和吸收的概念	X
				9	胰液、胆汁的主要成分和主要作用	X
				10	小肠液的成分及作用	Y
				11	小肠与吸收功能相适应的结构特点	Y
				12	小肠的吸收方式	Y
				13	水和矿物质的吸收特点及部位	Y
				14	碳水化合物和蛋白质的吸收特点及部位	X
				15	脂肪、胆固醇的吸收特点及部位	Y
				16	维生素的吸收特点及部位	Y
	10分	2. 营养学基础		17	营养及营养素的定义	X
				18	能量单位与能量系数	X
				19	人体的能量来源、能量消耗及参考摄入量	X
				20	基础代谢的概念及影响因素	X

续表

鉴定范围				鉴定点		
一级		二级		代码	名称	重要
名称 代码	鉴定 比重	名称 代码	鉴定 比重			
第二章 基础营养 及食物营养	10 分	2. 营养学基础		21	蛋白质的生理功能、食物来源、互补作用及参考摄入量	X
				22	优质蛋白与非优质蛋白	X
				23	脂类的生理功能、食物来源及参考摄入量	X
				24	碳水化合物的分类、生理功能、食物来源及参考摄入量	X
				25	乳糖不耐受	Y
				26	矿物质分类、特点及主要生理功能	X
				27	钙的生理功能、食物来源与参考摄入量	X
				28	影响钙吸收的因素	Y
				29	钙的缺乏与过量	Y
				30	铁的生理功能、食物来源与参考摄入量	X
				31	铁的缺乏与过量	Y
				32	锌的生理功能、食物来源与参考摄入量	X
				33	锌的缺乏与过量	Y
				34	碘的生理功能、食物来源与参考摄入量	X
				35	碘的缺乏与过量	Y
				36	维生素的命名与分类	X
				37	维生素 A 的主要生理功能、食物来源与参考摄入量	X
				38	维生素 A 的缺乏与过量	Y
				39	维生素 D 的主要生理功能、食物来源与参考摄入量	X
				40	维生素 D 的缺乏与过量	Y
				41	维生素 E 的主要生理功能、食物来源与参考摄入量	X
				42	维生素 E 的缺乏与过量	Y
				43	维生素 B_1 的主要生理功能、食物来源与参考摄入量	X
				44	维生素 B_1 的缺乏与过量	Y
				45	维生素 B_6 的主要生理功能、食物来源与参考摄入量	X

续表

鉴定范围				鉴定点		
一级		二级		代码	名称	重要
名称 代码	鉴定 比重	名称 代码	鉴定 比重			
第二章 基础营养 及食物营养	10 分	2. 营养学基础		46	维生素 B_6 缺乏与过量	Y
				47	维生素 C 的主要生理功能、食物来源与参考摄入量	X
				48	维生素 C 的缺乏与过量	Y
				49	叶酸的主要生理功能、食物来源与参考摄入量	X
				50	叶酸的缺乏与过量	X
				51	水的主要生理功能、来源与需要量	X
				52	水的缺乏与过量	Y
				53	膳食纤维的主要生理功能、食物来源与参考摄入量	X
				54	植物化学物的食物来源、功效及应用	Y
		3. 食物营养与营养标签		55	谷类、薯类、大豆及大豆制品食物的营养价值	X
				56	蔬菜和水果类食物的营养价值	X
				57	畜、禽肉类、蛋类、水产类食物的营养价值	X
				58	乳类及奶制品的营养价值	X
				59	食品营养标签的概念及标示内容	Y
				60	预包装食品营养标签解读	X
		4. 膳食结构与膳食指南		61	膳食结构的定义、类型及特点	X
				62	中国居民膳食营养素参考摄入量的主要指标及意义	X
				63	合理营养的基本要求	X
				64	平衡膳食的定义	X
				65	中国居民膳食指南的定义及内容	X
				66	中国居民平衡膳食宝塔的内容及应用	X
第三章 孕期营养 饮食指导	38 分	1. 生命的起源		67	精子的种类、染色体及其特点	Z
				68	受精卵至胎儿的步骤	Y
		2. 孕前准备和孕前营养		69	孕前准备的必要性	X
				70	获得高质量受精卵需要具备的条件	X
				71	孕前准备的步骤	X

续表

鉴定范围				鉴定点		
一级		二级		代码	名称	重要
名称代码	鉴定比重	名称代码	鉴定比重			
第三章 孕期营养饮食指导	38 分	2. 孕前准备和孕前营养		72	优生优育的重点工作	X
				73	判断排卵日期的科学方法	Y
				74	孕前期营养及膳食宝塔	X
		3. 孕妇营养状况的评估		75	孕妇营养状况的调查和评价	X
				76	体格测量方法与结果评价	X
				77	孕妇营养状况的综合评估	X
		4. 孕期膳食营养指导		78	孕期营养需求特征	X
				79	孕期核心营养素	X
				80	孕期妇女膳食指南和膳食宝塔	X
				81	孕期营养需要及膳食原则	X
				82	孕期常见营养误区	Y
				83	孕期营养补充方法	X
				84	孕期常用的营养补充剂	X
		5. 孕早期营养		85	孕早期的生理、心理变化和营养代谢特点	Z
				86	妊娠反应及营养干预	X
				87	孕早期的营养需要及重点	X
				88	孕早期膳食营养原则	X
				89	孕早期营养配餐及食谱举例	Y
				90	孕早期常见问题的营养指导	Y
		6. 孕中期营养		91	孕中期的生理、心理变化和营养代谢特点	Z
				92	孕中期的营养需要及重点	X
				93	孕中期膳食营养原则	X
				94	孕中期营养配餐及食谱举例	Y
				95	孕中期常见问题的营养指导	Y
		7. 孕晚期营养		96	孕晚期的生理、心理变化和营养代谢特点	Z
				97	孕晚期的营养需要及重点	X
				98	孕晚期膳食营养原则	X
				99	孕晚期营养配餐及食谱举例	Y
				100	孕晚期常见问题的营养指导	Y
		8. 体重管理		101	孕期体重管理的作用	Y
				102	孕期体重管理的内容	X

续表

鉴定范围				鉴定点		
一级		二级		代码	名称	重要
名称 代码	鉴定 比重	名称 代码	鉴定 比重			
第三章 孕期营养 饮食指导	38 分	9. 双胎妊娠和孕期运动		103	双胎妊娠热量和蛋白质供给	X
				104	孕期运动的益处	Y
				105	孕期运动的合理规划	X
				106	孕期运动注意事项	Y
第四章 产褥期 营养饮食 指导	32 分	1. 产褥期特殊生理变化		107	产褥期的概念	X
				108	产褥期生殖器官变化	Z
				109	产褥期消化系统变化特点	Y
				110	产后恶露的概念及特点	Y
				111	产后褥汗的概念及特点	Y
				112	乳房的结构及产褥期变化	Y
				113	孕妇生产过程中的营养补充	X
		2. 影响乳汁分泌及质量的因素		114	哺乳对母亲健康的近期影响	Y
				115	哺乳对母亲健康的长期影响	Y
				116	母乳分泌的开始	Y
				117	母乳分泌的维持	Y
				118	母乳分泌的调节	Y
				119	乳母泌乳过程的不同阶段	Z
				120	影响乳汁分泌及质量的因素	X
				121	初乳在新生儿发育中的作用	Y
				122	母乳喂养与婴幼儿生长发育	Y
				123	泌乳量充足与否的评价	X
				124	延迟哺乳的原因	Y
				125	延迟哺乳的处理方法	Y
		3. 乳母营养需要及重点营养素		126	乳母营养对乳汁成分的影响	Y
				127	乳母能量需要及来源	X
				128	乳母碳水化合物需求及来源	Y
				129	乳母蛋白质需求及来源	X
				130	乳母脂肪需求及来源	Y
				131	乳母钙的需要及食物来源	X
				132	乳母钙缺乏及影响	Y
				133	乳母铁的需要及食物来源	X

续表

鉴定范围				鉴定点		
一级		二级		代码	名称	重要
名称 代码	鉴定 比重	名称 代码	鉴定 比重			
第四章 产褥期 营养饮食 指导	32 分	3. 乳母营养需要及重点营养素		134	乳母铁缺乏及影响	Y
				135	乳母碘的需要及食物来源	X
				136	乳母碘缺乏及影响	Y
				137	乳母锌的需要及食物来源	X
				138	乳母锌缺乏及影响	Y
				139	乳母维生素 A 的需要与食物来源	X
				140	乳母维生素 A 缺乏及影响	Y
				141	乳母维生素 D 的需要及食物来源	X
				142	乳母维生素 D 缺乏及影响	Y
				143	乳母维生素 E 的需要及食物来源	X
				144	乳母维生素 C 的需要及食物来源	X
				145	乳母叶酸的需要及食物来源	X
				146	乳母 B 族维生素的需要及食物来源	X
				147	乳母膳食纤维的需求及来源	X
				148	乳母膳食纤维缺乏及影响	Y
		4. 中国哺乳期妇女平衡膳食宝塔		149	中国哺乳期妇女膳食指南	X
				150	中国哺乳期妇女平衡膳食宝塔	X
				151	中国哺乳期妇女平衡膳食宝塔的应用	Y
		5. 产褥期营养配餐		152	产褥期膳食营养原则	X
				153	产褥期第一周营养调理的重点及食谱举例	X
				154	产褥期第二周营养调理的重点及食谱举例	X
				155	产褥期第三周营养调理的重点及食谱举例	X
				156	产褥期第四周营养调理的重点及食谱举例	X
				157	产褥期食谱编制举例	Y
				158	常见催乳食谱	Y
				159	产后缺乳的对症药膳	Y
				160	产后乳汁不通的对症药膳	Y
		6. 产褥期营养常见误区与问题指导		161	产褥期食用盐摄入误区	Y
				162	产褥期水果摄入误区	Y
				163	产褥期蛋白质摄入误区	X
				164	产褥期蔬菜摄入误区	Y

续表

鉴定范围				鉴定点		
一级		二级		代码	名称	重要
名称代码	鉴定比重	名称代码	鉴定比重			
第四章 产褥期营养饮食指导	32 分	6. 产褥期营养常见误区与问题指导		165	产褥期关于汤水摄入的误区	X
				166	产褥期补品摄入误区	Y
				167	产后发热的营养饮食调理	Y
				168	产后出血的营养饮食调理	Y
				169	产后腹痛的营养饮食调理	Y
				170	产后便秘的营养饮食调理	Y
				171	产后尿潴留的营养饮食调理	Y
		7. 产妇情绪管理及食物调节		172	产褥期及哺乳早期的心理特点	Z
				173	哺乳后期的心理特点	Y
				174	产后抑郁症的概念	X
				175	产后抑郁症的识别	Y
				176	产后抑郁症的调理方法	X
				177	产后哺乳障碍	Y
		8. 产褥期运动指导		178	产后运动遵循的原则与注意事项	X
				179	盆底功能评估	Z
				180	盆底肌三步走训练计划：识别、控制、训练	Y
				181	收紧小腹运动	Y
				182	胸部运动	Y
		9. 乳房按摩护理		183	乳房护理按摩的一般步骤	Y
				184	乳房按摩的七种基本手法	Y
				185	气血不足型缺乳的按摩护理	Y
				186	肝郁气滞型缺乳的按摩护理	Z
第五章 0～2 岁婴幼儿营养及喂养指导	10 分	1. 0～2 岁婴幼儿的生长发育		187	0～2 岁婴幼儿生长发育规律	Z
				188	0～2 岁婴幼儿生理及代谢特点	Z
				189	0～2 岁婴幼儿消化系统生理及功能特点	Y
				190	0～2 岁婴幼儿心理行为特点	Z
		2. 0～2 岁婴幼儿喂养指南		191	0～2 岁婴幼儿喂养指南	X
				192	0～2 岁婴幼儿营养素补充	X
		3. 母乳喂养		193	母乳喂养的好处	Y
				194	母乳喂养的禁忌证	Y
				195	母乳成分及影响因素	X

续表

鉴定范围				鉴定点		
一级		二级		代码	名称	重要
名称 代码	鉴定 比重	名称 代码	鉴定 比重			
第五章 0～2 岁 婴幼儿营养 及喂养指导	10 分	3. 母乳喂养		196	母乳喂养的正确方法	Y
				197	母乳喂养常见问题及处理	Y
		4. 配方奶喂养		198	常见婴儿配方粉的种类	Y
				199	配方奶喂养的适应证	Y
				200	配方奶的安全配置与使用方法	Y
		5. 食物转换		201	食物转换的生理意义	X
				202	食物转换的原则、方法和时机	X
				203	半固体食物/固体食物制作的方法及食谱举例	Y
		6. 婴儿生长发育监测与生长促进		204	体重生长偏离	Y
				205	身长生长偏离	Y
				206	纵向生长速度及生长发育监测图	Y
				207	个体化的营养喂养方案	X
		7. 早产儿喂养		208	早产儿的母乳喂养及注意事项	Y
				209	早产儿的配方奶喂养	Y
				210	早产儿追赶生长及评估	Y
		8. 婴儿喂养常见误区与问题处理		211	溢奶	Y
				212	能量摄入不足	Y
				213	初乳有“毒”不能喝	Y
				214	母乳几个月后没营养了	Y
				215	配方粉比母乳更有营养	Y
				216	母乳喂养 6 个月内不添加任何食物	Y
				217	6 个月后才能添加“辅食”	Y
第六章 孕产妇 中医药膳	5 分	1. 中医体质辨识		218	平和质评判标准	Y
				219	气虚质评判标准	Y
				220	阴虚质评判标准	Z
				221	阳虚质评判标准	Z
				222	痰湿质评判标准	Y
				223	湿热质评判标准	Z
				224	气郁质评判标准	Z
				225	血瘀质评判标准	Z
				226	特禀质评判标准	Z

续表

鉴定范围				鉴定点		
一级		二级		代码	名称	重要
名称 代码	鉴定 比重	名称 代码	鉴定 比重			
第六章 孕产妇 中医药膳	5分	2. 常用中药辨识		227	黄芪的药性及功效	Z
				228	当归的药性及功效	Z
				229	莲子的药性及功效	Z
				230	人参的药性及功效	Z
				231	党参的药性及功效	Z
				232	西洋参的药性及功效	Z
				233	大枣的药性及功效	Z
				234	龙眼肉的药性及功效	Z
				235	通草的药性及功效	Z
				236	桑椹的药性及功效	Z
				237	熟地黄的药性及功效	Z
				238	百合的药性及功效	Z
				239	枸杞子的药性及功效	Z
				240	阿胶的药性及功效	Z
				241	鸡内金的药性及功效	Z
				242	赤小豆的药性及功效	Z
				243	山药的药性及功效	Z
				244	茯苓的药性及功效	Z
				245	薏苡仁的药性及功效	Z
				246	蒲公英的药性及功效	Z
		3. 孕期中医对症药膳		247	不同体质孕妇的药膳食谱	Y
				248	妊娠气血不足的药膳食谱	Z
				249	妊娠呕吐的药膳食谱	Z
				250	妊娠便秘的药膳食谱	Z
				251	妊娠外感的药膳食谱	Z
				252	妊娠失眠的药膳食谱	Z
		4. 产褥期对症药膳		253	产后缺乳的药膳食谱	Z
				254	产后乳汁不通的药膳食谱	Z
				255	产后气血不足的药膳食谱	Z
				256	产后恶露不尽的药膳食谱	Z
				257	产后失眠的药膳食谱	Z

续表

鉴定范围				鉴定点		
一级		二级		代码	名称	重要
名称 代码	鉴定 比重	名称 代码	鉴定 比重			
第六章 孕产妇 中医药膳	5分	4. 产褥期对症药膳		258	产后多汗的药膳食谱	Z
				259	产后脱发的药膳食谱	Z
				260	回乳的药膳食谱	Z

附：X 代表重要，Y 代表次重要，Z 代表一般

第三部分　母婴营养师职业水平评价技能要求

职业功能	工作内容	技能要求
一、绪论	母婴营养的重要性	1. 掌握生命早期 1000 天的概念及其重要性 2. 熟悉引起出生缺陷的常见原因
二、基础营养及食物营养	1. 人体能量消耗 2. 中国居民膳食指南和平衡膳食宝塔 3. 食品营养标签	1. 熟悉人体能量消耗的主要途径 2. 掌握和运用中国居民膳食指南和平衡膳食宝塔 3. 能解读食品营养标签
三、孕期营养饮食指导	孕前营养指导	1. 掌握获得高质量受精卵需要具备的条件 2. 熟悉优生优育的重点工作 3. 了解生男生女的奥秘 4. 熟悉中国备孕妇女平衡膳食宝塔
	孕期营养的重要性	1. 掌握孕期营养的特点 2. 熟悉孕期营养不良对孕妇的影响 3. 熟悉孕期营养不良对胎儿的影响
	孕妇营养状况评估	熟悉孕妇营养状况评估方法
	孕期膳食营养指导	1. 掌握孕期膳食指南和平衡膳食宝塔 2. 熟悉妊娠反应营养调理方法 3. 熟悉孕期营养补充的关键 4. 了解孕期营养误区 5. 掌握孕期核心营养素 6. 掌握孕早期营养的重要性 7. 了解孕妇可以选择的健康零食 8. 能进行孕期营养管理工作
	孕期营养常见误区与指导	能指导孕期常见营养问题的饮食营养调理，如贫血、便秘、感冒、焦虑、妊娠纹、高血糖、高血压等
	孕妇体重管理	能进行孕妇体重测量及 BMI 计算，指导孕期孕妇、胎儿体重按计划增长

续表

职业功能	工作内容	技能要求
四、产褥期营养饮食指导	乳汁分泌的影响因素	1. 影响乳汁分泌的主要因素 2. 乳量充足的征象
	产褥期营养指导	1. 熟悉乳母的营养需要及核心营养素 2. 熟悉中国哺乳期妇女平衡膳食宝塔 3. 能根据产褥期合理膳食原则，指导产褥期妇女合理饮食 4. 产褥期四周营养调理的重点 5. 会用食物交换份法编制产褥期妇女的食谱
	产褥期常见问题与膳食指导	能掌握产褥期常见营养问题的处理方法，如产后缺乳、产后乳汁不通、产后气血不足、产后恶露不尽、产后失眠的营养干预方法 熟悉产后发热、便秘的处理原则 熟悉产后抑郁症及营养干预
	产褥期运动指导	了解产后运动的注意事项
五、0～2 岁婴幼儿营养及喂养指导	母乳喂养	1. 能对母乳与配方奶粉的成分进行比较 2. 能掌握母乳喂养影响因素及母乳喂养的正确姿势 3. 能掌握母乳喂养技巧 4. 了解母乳喂养禁忌证
	食物转换	1. 能掌握辅食添加原则、方法和时机 2. 能掌握辅食的制作方法
	婴儿喂养	1. 熟悉婴儿喂养指南 2. 掌握婴儿喂养的注意事项 3. 能掌握婴儿体重、身长的测量方法
	婴儿期喂养常见误区与问题处理	熟悉婴儿期喂养常见误区与问题处理方法
	婴儿期生长发育监测	熟悉婴儿期生长发育监测与生长促进的方法
六、孕产妇中医药膳	中医体质辨识	能根据中医体质理论准确判断出孕产妇体质类型
	中药药性辨识	能根据中药理论准确判断出常见中药材的药性和功效
	中药药膳食谱	1. 能根据常见中药材及食材的功效及孕产妇的实际需要，制定中药药膳食谱 2. 熟悉产褥期对症药膳

附录三 膳食能量需要量（EER）（2023 版）

年龄/阶段	男性 PAL						女性 PAL					
	PAL（Ⅰ[a]）		PAL（Ⅱ[b]）		PAL（Ⅲ[c]）		PAL（Ⅰ[a]）		PAL（Ⅱ[b]）		PAL（Ⅲ[c]）	
	MJ/d	kcal/d	MJ/d	kcal/d	MJ/d	kcal/d	MJ/d	kcal/d	MJ/d	kcal/d	MJ/d	kcal/d
0 岁～	—	—	0.38MJ/(kg·d)	90kcal/(kg·d)	—	—	—	—	0.38MJ/(kg·d)	90kcal/(kg·d)	—	—
0.5 岁～	—	—	0.31MJ/(kg·d)	75kcal/(kg·d)	—	—	—	—	0.31MJ/(kg·d)	75kcal/(kg·d)	—	—
1 岁～	—	—	3.77	900	—	—	—	—	3.35	800	—	—
2 岁～	—	—	4.60	1100	—	—	—	—	4.18	1000	—	—
3 岁～	—	—	5.23	1250	—	—	—	—	4.81	1150	—	—
4 岁～	—	—	5.44	1300	—	—	—	—	5.23	1250	—	—
5 岁～	—	—	5.86	1400	—	—	—	—	5.44	1300	—	—
6 岁～	5.86	1400	6.69	1600	7.53	1800	5.44	1300	6.07	1450	6.90	1650
7 岁～	6.28	1500	7.11	1700	7.95	1900	5.65	1350	6.49	1550	7.32	1750
8 岁～	6.69	1600	7.74	1850	8.79	2100	6.07	1450	7.11	1700	7.95	1900
9 岁～	7.11	1700	8.16	1950	9.20	2200	6.49	1550	7.53	1800	8.37	2000
10 岁～	7.53	1800	8.58	2050	9.62	2300	6.90	1650	7.95	1900	8.79	2100
11 岁～	7.95	1900	9.20	2200	10.25	2450	7.32	1750	8.37	2000	9.41	2250
12 岁～	9.62	2300	10.88	2600	12.13	2900	8.16	1950	9.20	2200	10.25	2450
15 岁～	10.88	2600	12.34	2950	13.81	3300	8.79	2100	9.83	2350	11.09	2650
18 岁～	9.00	2150	10.67	2550	12.55	3000	7.11	1700	8.79	2100	10.25	2450
30 岁～	8.58	2050	10.46	2500	12.34	2950	7.11	1700	8.58	2050	10.04	2400
50 岁～	8.16	1950	10.04	2400	11.72	2800	6.69	1600	8.16	1950	9.62	2300
65 岁～	7.95	1900	9.62	2300	—	—	6.49	1550	7.74	1850	—	—
75 岁～	7.53	1800	9.20	2200	—	—	6.28	1500	7.32	1750	—	—
孕早期	—	—	—	—	—	—	+0	+0	+0	+0	+0	+0
孕中期	—	—	—	—	—	—	+1.05	+250	+1.05	+250	+1.05	+250
孕晚期	—	—	—	—	—	—	+1.67	+400	+1.67	+400	+1.67	+400
乳母	—	—	—	—	—	—	+1.67	+400	+1.67	+400	+1.67	+400

注：PAL（Ⅰ[a]）、PAL（Ⅱ[b]）、PAL（Ⅲ[c]）分别代表低强度身体活动水平、中等强度身体活动水平和高强度身体活动水平。

"—"表示未制定或未涉及；"+"表示在相应年龄阶段的成年女性需要量基础上增加的需要量。

附录四　膳食蛋白质参考摄入量（2023 版）

年龄/阶段	EAR/（g·d^{-1}）		RNI/（g·d^{-1}）		AMDR/%E
	男性	女性	男性	女性	
0 岁~	—	—	9（AI）	9（AI）	—
0.5 岁~	—	—	17（AI）	17（AI）	—
1 岁~	20	20	25	25	—
2 岁~	20	20	25	25	—
3 岁~	25	25	30	30	—
4 岁~	25	25	30	30	8~20
5 岁~	25	25	30	30	8~20
6 岁~	30	30	35	35	10~20
7 岁~	30	30	40	40	10~20
8 岁~	35	35	40	40	10~20
9 岁~	40	40	45	45	10~20
10 岁~	40	40	50	50	10~20
11 岁~	45	45	55	55	10~20
12 岁~	55	50	70	60	10~20
15 岁~	60	50	75	60	10~20
18 岁~	60	50	65	55	10~20
30 岁~	60	50	65	55	10~20
50 岁~	60	50	65	55	10~20
65 岁~	60	50	72	62	15~20
75 岁~	60	50	72	62	15~20
孕早期	—	+0	—	+0	10~20
孕中期	—	+10	—	+15	10~20
孕晚期	—	+25	—	+30	10~20
乳母	—	+20	—	+25	10~20

注：“—”表示未制定或未涉及；“+”表示在相应年龄阶段的成年女性需要量基础上增加的需要量。

附录五　膳食脂肪及脂肪酸参考摄入量（2023 版）

年龄/阶段	总脂肪	饱和脂肪酸	n-6 多不饱和脂肪酸	n-3 多不饱和脂肪酸	亚油酸	亚麻酸	EPA+DHA
	AMDR/%E	AMDR/%E	AMDR/%E	AMDR/%E	AI/%E	AI/%E	AMDR/AI/（g·d^{-1}）
0 岁~	48（AI）	—	—	—	8.0（0.15g[a]）	0.90	0.1[b]

续表

年龄/阶段	总脂肪	饱和脂肪酸	n-6多不饱和脂肪酸	n-3多不饱和脂肪酸	亚油酸	亚麻酸	EPA+DHA
	AMDR/%E	AMDR/%E	AMDR/%E	AMDR/%E	AI/%E	AI/%E	AMDR/AI/ ($g \cdot d^{-1}$)
0.5岁~	40 (AI)	—	—	—	6.0	0.67	0.1[b]
1岁~	35 (AI)	—	—	—	4.0	0.60	0.1[b]
3岁~	35 (AI)	—	—	—	4.0	0.60	0.2
4岁~	20~30	<8	—	—	4.0	0.60	0.2
6岁~	20~30	<8	—	—	4.0	0.60	0.2
7岁~	20~30	<8	—	—	4.0	0.60	0.2
9岁~	20~30	<8	—	—	4.0	0.60	0.2
11岁~	20~30	<8	—	—	4.0	0.60	0.2
12岁~	20~30	<8	—	—	4.0	0.60	0.25
15岁~	20~30	<8	—	—	4.0	0.60	0.25
18岁~	20~30	<10	2.5~9.0	0.5~2.0	4.0	0.60	0.25~2.00 (AMDR)
30岁~	20~30	<10	2.5~9.0	0.5~2.0	4.0	0.60	0.25~2.00 (AMDR)
50岁~	20~30	<10	2.5~9.0	0.5~2.0	4.0	0.60	0.25~2.00 (AMDR)
65岁~	20~30	<10	2.5~9.0	0.5~2.0	4.0	0.60	0.25~2.00 (AMDR)
75岁~	20~30	<10	2.5~9.0	0.5~2.0	4.0	0.60	0.25~2.00 (AMDR)
孕早期	20~30	<10	2.5~9.0	0.5~2.0	+0	+0	0.25 (0.2[b])
孕中期	20~30	<10	2.5~9.0	0.5~2.0	+0	+0	0.25 (0.2[b])
孕晚期	20~30	<10	2.5~9.0	0.5~2.0	+0	+0	0.25 (0.2[b])
乳母	20~30	<10	2.5~9.0	0.5~2.0	+0	+0	0.25 (0.2[b])

注：[a]花生四烯酸；[b]DHA。

"—"表示未制定；"+"表示在相应年龄阶段的成年女性需要量基础上增加的需要量。

附录六　膳食碳水化合物参考摄入量（2023 版）

年龄/阶段	总碳水化合物		膳食纤维	添加糖[a]
	EAR（$g \cdot d^{-1}$）	AMDR/%E	AI/（$g \cdot d^{-1}$）	AMDR/%E
0 岁 ~	60（AI）	—	—	—
0.5 岁 ~	80（AI）	—	—	—
1 岁 ~	120	50 ~ 65	5 ~ 10	—
4 岁 ~	120	50 ~ 65	10 ~ 15	<10
7 岁 ~	120	50 ~ 65	15 ~ 20	<10
9 岁 ~	120	50 ~ 65	15 ~ 20	<10
12 岁 ~	150	50 ~ 65	20 ~ 25	<10
15 岁 ~	150	50 ~ 65	25 ~ 30	<10
18 岁 ~	120	50 ~ 65	25 ~ 30	<10
30 岁 ~	120	50 ~ 65	25 ~ 30	<10
50 岁 ~	120	50 ~ 65	25 ~ 30	<10
65 岁 ~	120	50 ~ 65	25 ~ 30	<10
75 岁 ~	120	50 ~ 65	25 ~ 30	<10
孕早期	+10	50 ~ 65	+0	<10
孕中期	+20	50 ~ 65	+4	<10
孕晚期	+35	50 ~ 65	+4	<10
乳母	+50	50 ~ 65	+4	<10

注：[a]添加糖每天不超过 50g/d，最好低于 25g/d。

“—”表示未制定；“+”表示在相应年龄阶段的成年女性需要量基础上增加的需要量。

附录七 膳食矿物质推荐摄入量（RNI）或适宜摄入量（AI）（2023版）

年龄/阶段	钙/（mg·d^{-1}）	磷/（mg·d^{-1}）	钾/（mg·d^{-1}）	钠/（mg·d^{-1}）	镁/（mg·d^{-1}）	氯/（mg·d^{-1}）	铁/（mg·d^{-1}）		碘/（μg·d^{-1}）	锌/（mg·d^{-1}）		硒/（μg·d^{-1}）	铜/（mg·d^{-1}）	氟/（mg·d^{-1}）	铬/（μg·d^{-1}）		锰/（mg·d^{-1}）		钼/（μg·d^{-1}）
	RNI	RNI	AI	AI	RNI	AI	RNI		RNI	RNI		RNI	RNI	AI	AI		AI		RNI
							男	女		男	女				男	女	男	女	
0岁～	200（AI）	105（AI）	400	80	20（AI）	120	0.3（AI）		85（AI）	1.5（AI）		15（AI）	0.3（AI）	0.01	0.2		0.01		3（AI）
0.5岁～	350（AI）	180（AI）	600	180	65（AI）	450	10		115（AI）	3.2（AI）		20（AI）	0.3（AI）	0.23	5		0.7		6（AI）
1岁～	500	300	900	500～700[a]	140	800～1100[b]	10		90	4.0		25	0.3	0.6	15		2.0	1.5	10
4岁～	600	350	1100	800	160	1200	10		90	5.5		30	0.4	0.7	15		2.0	2.0	12
7岁～	800	440	1300	900	200	1400	12		90	7.0		40	0.5	0.9	20		2.5	2.5	15
9岁～	1000	550	1600	1100	250	1700	16		90	7.0		45	0.6	1.1	25		3.5	3.0	20
12岁～	1000	700	1800	1400	320	2200	16	18	110	8.5	7.5	60	0.7	1.4	33	30	4.5	4.0	25
15岁～	1000	720	2000	1600	330	2500	16	18	120	11.5	8.0	60	0.8	1.5	35	30	5.0	4.0	25
18岁～	800	720	2000	1500	330	2300	12	18	120	12.0	8.5	60	0.8	1.5	35	30	4.5	4.0	25
30岁～	800	710	2000	1500	320	2300	12	18	120	12.0	8.5	60	0.8	1.5	35	30	4.5	4.0	25
50岁～	800	710	2000	1500	320	2300	12	10[c] 18[d]	120	12.0	8.5	60	0.8	1.5	30	25	4.5	4.0	25
65岁～	800	680	2000	1400	310	2200	12	10	120	12.0	8.5	60	0.8	1.5	30	25	4.5	4.0	25
75岁～	800	680	2000	1400	300	2200	12	10	120	12.0	8.5	60	0.7	1.5	30	25	4.5	4.0	25
孕早期	+0	+0	+0	+0	+40	+0	—	+0	+110	—	+2.0	+5	+0.1	+0	—	+0	—	+0	+0
孕中期	+0	+0	+0	+0	+40	+0	—	+7	+110	—	+2.0	+5	+0.1	+0	—	+3	—	+0	+0

续表

年龄/阶段	钙/(mg·d^{-1})	磷/(mg·d^{-1})	钾/(mg·d^{-1})	钠/(mg·d^{-1})	镁/(mg·d^{-1})	氯/(mg·d^{-1})	铁/(mg·d^{-1})		碘/(μg·d^{-1})	锌/(mg·d^{-1})		硒/(μg·d^{-1})	铜/(mg·d^{-1})	氟/(mg·d^{-1})	铬/(μg·d^{-1})		锰/(mg·d^{-1})		钼/(μg·d^{-1})
	RNI	RNI	AI	AI	RNI	AI	RNI		RNI	RNI		RNI	RNI	AI	AI		AI		RNI
							男	女		男	女				男	女	男	女	
孕晚期	+0	+0	+0	+0	+40	+0	—	+11	+110	—	+2.0	+5	+0.1	+0	—	+5	—	+0	+0
乳母	+0	+0	+400	+0	+0	+0	—	+6	+120	—	+4.5	+18	+0.7	+0	—	+5	—	+0.2	+5

注：[a]1 岁～为 500mg/d，2 岁～为 600mg/d，3 岁～为 700mg/d。

[b]1 岁～为 800mg/d，2 岁～为 900mg/d，3 岁～为 1100mg/d。

[C]无月经。

[D]有月经。

“—”表示未涉及；“+”表示在相应年龄阶段的成年女性需要量基础上增加的需要量。

附录八　膳食维生素推荐摄入量（RNI）或适宜摄入量（AI）（2023版）

年龄/阶段	维生素A/（μgRAE·d^{-1}）		维生素D/（μg·d^{-1}）	维生素E/（mgα-TE·d^{-1}）	维生素K/（μg·d^{-1}）	维生素B_1/（mg·d^{-1}）		维生素B_2/（mg·d^{-1}）		烟酸/（mg NE·d^{-1}）		维生素B_6/（mg·d^{-1}）	叶酸/（μgDFE·d^{-1}）	维生素B_{12}/（μg·d^{-1}）	泛酸/（mg·d^{-1}）	生物素/（μg·d^{-1}）	胆碱/（mg·d^{-1}）		维生素C/（mg·d^{-1}）
	RNI		RNI	AI	AI	RNI		RNI		RNI		RNI	RNI	RNI	AI	AI	AI		RNI
	男	女				男	女	男	女	男	女						男	女	
0岁~	300（AI）		10（AI）	3	2	0.1（AI）		0.4（AI）		1（AI）		0.1（AI）	65（AI）	0.3（AI）	1.7	5	120		40（AI）
0.5岁~	350（AI）		10（AI）	4	10	0.3（AI）		0.6（AI）		2（AI）		0.3（AI）	100（AI）	0.6（AI）	1.9	10	140		40（AI）
1岁~	340	330	10	6	30	0.6		0.7	0.6	6	5	0.6	160	1.0	2.1	17	170		40
4岁~	390	380	10	7	40	0.9		0.9	0.8	7	6	0.7	190	1.2	2.5	20	200		50
7岁~	430	390	10	9	50	1.0	0.9	1.0	0.9	9	8	0.8	240	1.4	3.1	25	250		60
9岁~	560	540	10	11	60	1.1	1.0	1.1	1.0	10	10	1.0	290	1.8	3.8	30	300		75
12岁~	780	730	10	13	70	1.4	1.2	1.4	1.2	13	12	1.3	370	2.0	4.9	35	380		95
15岁~	810	670	10	14	75	1.6	1.3	1.6	1.2	15	12	1.4	400	2.5	5.0	40	450	380	100
18岁~	770	660	10	14	80	1.4	1.2	1.4	1.2	15	12	1.4	400	2.4	5.0	40	450	380	100
30岁~	770	660	10	14	80	1.4	1.2	1.4	1.2	15	12	1.4	400	2.4	5.0	40	450	380	100
50岁~	750	660	10	14	80	1.4	1.2	1.4	1.2	15	12	1.6	400	2.4	5.0	40	450	380	100
65岁~	730	640	15	14	80	1.4	1.2	1.4	1.2	15	12	1.6	400	2.4	5.0	40	450	380	100
75岁~	710	600	15	14	80	1.4	1.2	1.4	1.2	15	12	1.6	400	2.4	5.0	40	450	380	100
孕早期	—	+0	+0	+0	+0	—	+0	—	+0	—	+0	+0.8	+200	+0.5	+1.0	+10	—	+80	+0
孕中期	—	+70	+0	+0	+0	—	+0.2	—	+0.1	—	+0	+0.8	+200	+0.5	+1.0	+10	—	+80	+15
孕晚期	—	+70	+0	+0	+0	—	+0.3	—	+0.2	—	+0	+0.8	+200	+0.5	+1.0	+10	—	+80	+15
乳母	—	+600	+0	+3	+5	—	+0.3	—	+0.5	—	+4	+0.3	+150	+0.8	+2.0	+10	—	+120	+50

注："—"表示未涉及；"+"表示在相应年龄阶段的成年女性需要量基础上增加的需要量。

附录九　膳食微量营养素可耐受最高摄入量（UL）（2023 版）

年龄/阶段	钙/(mg·d^{-1})	磷/(mg·d^{-1})	铁/(mg·d^{-1})	碘/(μg·d^{-1})	锌/(mg·d^{-1})	硒/(μg·d^{-1})	铜/(mg·d^{-1})	氟/(mg·d^{-1})	锰/(mg·d^{-1})	钼/(μg·d^{-1})	维生素 A/(μg·d^{-1})	维生素 D/(μg·d^{-1})	维生素 E/(mgα-TE·d^{-1})	烟酸/(mg NE·d^{-1})	烟酰胺/(mg·d^{-1})	维生素 B_6/(mg·d^{-1})	叶酸/(μg·d^{-1})	胆碱/(mg·d^{-1})	维生素 C/(mg·d^{-1})
0 岁～	1000	—	—	—	—	55	—	—	—	—	600	20	—	—	—	—	—	—	—
0.5 岁～	1500	—	—	—	—	80	—	—	—	—	600	20	—	—	—	—	—	—	—
1 岁～	1500	—	25	—	9	80	2.0	0.8	—	200	700	20	150	11	100	20	300	1000	400
4 岁～	2000	—	30	200	13	120	3.0	1.1	3.5	300	1000	30	200	15	130	25	400	1000	600
7 岁～	2000	—	35	250	21	150	3.0	1.5	5.0	400	1300	45	300	19	160	32	500	2000	800
9 岁～	2000	—	35	250	24	200	5.0	2.0	6.5	500	1800	45	400	23	200	40	650	2000	1100
12 岁～	2000	—	40	300	32	300	6.0	2.4	9.0	700	2400	50	500	30	260	50	800	2000	1600
15 岁～	2000	—	40	500	37	350	7.0	3.5	10	800	2800	50	600	33	290	55	900	2500	1800
18 岁～	2000	3500	42	600	40	400	8.0	3.5	11	900	3000	50	700	35	310	60	1000	3000	2000
30 岁～	2000	3500	42	600	40	400	8.0	3.5	11	900	3000	50	700	35	310	60	1000	3000	2000
50 岁～	2000	3500	42	600	40	400	8.0	3.5	11	900	3000	50	700	35	310	55	1000	3000	2000
65 岁～	2000	3000	42	600	40	400	8.0	3.5	11	900	3000	50	700	35	300	55	1000	3000	2000
75 岁～	2000	3000	42	600	40	400	8.0	3.5	11	900	3000	50	700	35	290	55	1000	3000	2000
孕早期	2000	3500	42	500	40	400	8.0	3.5	11	900	3000	50	700	35	310	60	1000	3000	2000
孕中期	2000	3500	42	500	40	400	8.0	3.5	11	900	3000	50	700	35	310	60	1000	3000	2000
孕晚期	2000	3500	42	500	40	400	8.0	3.5	11	900	3000	50	700	35	310	60	1000	3000	2000
乳母	2000	3500	42	500	40	400	8.0	3.5	11	900	3000	50	700	35	310	60	1000	3000	2000

注：“—”表示未制定。

附录十 膳食宏量营养素可接受范围（AMDR）（2023 版）

单位：% E

年龄/阶段	碳水化合物	总脂肪	蛋白质
0 岁～	—	48（AI）	—
0.5 岁～	—	40（AI）	—
1 岁～	50～65	35（AI）	—
4 岁～	50～65	20～30	8～20
6 岁～	50～65	20～30	10～20
7 岁～	50～65	20～30	10～20
11 岁～	50～65	20～30	10～20
12 岁～	50～65	20～30	10～20
15 岁～	50～65	20～30	10～20
18 岁～	50～65	20～30	10～20
30 岁～	50～65	20～30	10～20
50 岁～	50～65	20～30	10～20
65 岁～	50～65	20～30	15～20
75 岁～	50～65	20～30	15～20
孕早期	50～65	20～30	10～20
孕中期	50～65	20～30	10～20
孕晚期	50～65	20～30	10～20
乳母	50～65	20～30	10～20

注："—"表示未制定。

附录十一　常用食物营养成分表（以食部100g计算）

食物名称	食部（%）	水分（g）	能量（kJ）	能量（kcal）	蛋白质（g）	脂肪（g）	碳水化合物（g）	膳食纤维（g）	维生素A（μgRE）	硫胺素（mg）	核黄素（mg）	维生素C（mg）	钙（mg）	磷（mg）	铁（mg）	锌（mg）	铜（mg）
谷类及制品																	
稻米（大米）	100	13.3	1448	346	7.4	0.8	77.9	0.7	—	0.11	0.05	—	13	110	2.3	1.7	0.3
挂面（标准粉）	100	12.4	1439	344	10.1	0.7	76	1.6	—	0.19	0.04	—	14	153	3.5	1.22	0.44
挂面（富强粉）	100	12.7	1452	347	9.6	0.6	76	0.3	—	0.2	0.04	—	21	112	3.2	0.74	0.4
面条(标准粉,切面)	100	29.7	1172	280	8.5	1.6	59.5	1.5	—	0.35	0.1	—	13	142	2.6	1.07	0.2
糯米	100	12.6	1456	348	7.3	1	78.3	0.8	—	0.11	0.04	—	26	113	1.4	1.54	0.25
小麦粉（标准粉）	100	12.7	1439	344	11.2	1.5	73.6	2.1	—	0.28	0.08	—	31	188	3.5	1.64	0.42
玉米（黄，干）	100	13.2	1402	335	8.7	3.8	73	6.4	17	0.21	0.13	—	14	218	2.4	1.7	0.25
薯类，淀粉及制品																	
甘薯（红心）	90	73.4	414	99	1.1	0.2	24.7	1.6	125	0.04	0.04	26	23	39	0.5	0.15	0.18
马铃薯	94	79.8	318	76	2	0.2	17.2	0.7	5	0.08	0.04	27	8	40	0.8	0.37	0.12
团粉（芡粉）	100	12.6	1448*	346*	1.5	…	85.8	0.8	—	0.01	0	—	34	25	3.6	0.18	0.06
粉丝	100	15	1402	335	0.8	0.2	83.7	1.1	—	0.03	0.02	—	31	16	6.4	0.27	0.05
干豆类及制品																	
蚕豆（去皮）	100	11.3	1431	342	25.4	1.6	58.9	2.5	50	0.2	0.2	—	54	181	2.5	3.32	1.17
豆腐	100	82.8	339	81	8.1	3.7	4.2	0.4	—	0.04	0.03	—	164	119	1.9	1.11	0.27
豆腐干	100	65.2	586	140	16.2	3.6	11.5	0.8	—	0.03	0.07	—	308	273	4.9	1.76	0.77
豆浆	100	96.4	59	13	1.8	0.7	1.1	1.1	15	0.02	0.02	—	10	30	0.5	0.24	0.07
豆沙	100	39.2	1017	243	5.5	1.9	52.7	1.7	—	0.03	0.05	—	42	68	8	0.32	0.13
黄豆	100	10.2	1502	359	35	16	34.2	15.5	37	0.41	0.2	—	191	465	8.2	3.34	1.35
豇豆	100	10.9	1347	322	19.3	1.2	65.6	7.1	10	0.16	0.08	—	40	344	7.1	3.04	2.1
绿豆	100	12.3	1322	316	21.6	0.8	62	6.4	22	0.25	0.11	—	81	337	6.5	2.18	1.08
豌豆	100	10.4	1310	313	20.3	1.1	65.8	10.4	42	0.49	0.14	—	97	259	4.9	2.35	0.47

续表

食物名称	食部（%）	水分（g）	能量（kJ）	能量（kcal）	蛋白质（g）	脂肪（g）	碳水化合物（g）	膳食纤维（g）	维生素 A（μgRE）	硫胺素（mg）	核黄素（mg）	维生素 C（mg）	钙（mg）	磷（mg）	铁（mg）	锌（mg）	铜（mg）
蔬菜类及制品																	
根菜类																	
白萝卜	95	93.4	88	21	0.9	0.1	5	1	3	0.02	0.03	21	36	26	0.5	0.3	0.04
红皮萝卜	94	91.6	113	27	1.2	0.1	6.4	1.2	3	0.03	0.04	24	45	33	0.6	0.29	0.04
胡萝卜（黄）	97	87.4	180	43	1.4	0.2	10.2	1.3	668	0.04	0.04	16	32	16	0.5	0.14	0.03
苤蓝（球茎甘蓝）	78	90.8	126	30	1.3	0.2	7	1.3	3	0.04	0.02	41	25	46	0.3	0.7	0.02
鲜豆类																	
扁豆	91	88.3	155	37	2.7	0.2	8.2	2.1	25	0.04	0.07	13	38	54	1.9	0.72	0.12
蚕豆	31	70.2	435	104	8.8	0.4	19.5	3.1	52	0.37	0.1	16	16	200	3.5	1.37	0.39
黄豆芽	100	88.8	184	44	4.5	1.6	4.5	1.5	5	0.04	0.07	8	21	74	0.9	0.54	0.14
豇豆（长）	97	7	121	29	2.9	0.3	5.9	2.3	42	0.07	0.09	19	27	63	0.5	0.54	0.14
绿豆芽	100	94.6	75	18	2.1	0.1	2.9	0.8	3	0.05	0.06	6	9	37	0.6	0.35	0.1
毛豆（青豆）	53	69.6	515	123	13.1	5	10.5	4	22	0.15	0.07	27	135	188	3.5	1.73	0.54
四季豆（菜豆）	96	91.3	117	28	2	0.4	5.7	1.5	35	0.04	0.07	6	42	51	1.5	0.23	0.11
豌豆（带荚）	42	70.2	439	105	7.4	0.3	21.2	3	37	0.34	0.09	14	21	127	1.7	1.29	0.22
豌豆尖	100	42.1	933*	223*	3.1	Tr	53.9	1.3	452	0.07	0.23	11	17	65	5.1	0.93	0.06
茄果，瓜类																	
冬瓜	80	96.6	46	11	0.4	0.2	2.6	0.7	13	0.01	0.01	18	19	12	0.2	0.07	0.07
黄瓜	92	95.8	63	15	0.8	0.2	2.9	0.5	15	0.02	0.03	9	24	24	0.5	0.18	0.05
苦瓜	81	93.4	79	19	1	0.1	4.9	1.4	17	0.03	0.03	56	14	35	0.7	0.36	0.06
南瓜	85	93.5	92	22	0.7	0.1	5.3	0.8	148	0.03	0.04	8	16	24	0.4	0.14	0.03
丝瓜	83	94.3	84	20	1	0.2	4.2	0.6	15	0.02	0.04	5	14	29	0.4	0.2	0.06
茄子（紫皮，长）	96	93.1	79	19	1	0.1	5.4	1.9	30	0.03	0.03	7	55	2	0.4	0.16	0.07
柿子椒	82	93	92	22	1	0.2	5.4	1.4	57	0.03	0.03	72	14	2	0.8	0.19	0.09
西红柿	100	95.6	54	13	0.6	0.1	3.2	0.8	88	0.05	0.02	8	15	21	0.4	0.14	0.45
辣椒（青，尖）	84	91.9	96	23	1.4	0.3	5.8	2.1	57	0.03	0.04	62	15	3	0.7	0.22	0.11

续表

食物名称	食部（%）	水分（g）	能量（kJ）	能量（kcal）	蛋白质（g）	脂肪（g）	碳水化合物（g）	膳食纤维（g）	维生素 A（μgRE）	硫胺素（mg）	核黄素（mg）	维生素 C（mg）	钙（mg）	磷（mg）	铁（mg）	锌（mg）	铜（mg）
葱蒜类																	
洋葱（葱头）	90	89.2	163	39	1.1	0.2	9	0.9	3	0.03	0.03	8	24	39	0.6	0.23	0.05
大葱	82	91	126	30	1.7	0.3	6.5	1.3	10	0.03	0.05	17	29	38	0.7	0.4	0.08
大蒜（蒜头）	85	66.6	527	126	4.5	0.2	27.6	1.1	5	0.04	0.06	7	39	117	1.2	0.88	0.22
蒜苗	82	88.9	155	37	2.1	0.4	8	1.8	47	0.11	0.08	35	29	44	1.4	0.46	0.05
嫩茎，叶，花类																	
大白菜（白梗）	92	93.6	88	21	1.7	0.2	3.7	0.6	42	0.06	0.07	47	69	30	0.5	0.21	0.03
菠菜（赤根菜）	89	91.2	100	24	2.6	0.3	4.5	1.7	487	0.04	0.11	32	66	47	2.9	0.85	0.1
菜花（脱水）	100	9.8	1197	286	6.5	0.6	76.8	13.2	0	0.21	0.18	82	185	182	6.4	2.15	0.79
冬苋菜	58	89.6	126	30	3.9	0.4	4.9	2.2	1158	0.15	0.05	20	82	56	2.4	1.37	0.13
青头菜（芥菜）	92	95	29	7	1.3	0.2	2.8	2.8	47	0	0.02	7	23	35	0.7	0.25	0.05
甘蓝	86	93.2	92	22	1.5	0.2	4.6	1	12	0.03	0.03	40	49	26	0.6	0.25	0.04
瓢儿白	79	94.1	63	15	1.7	0.2	3.2	1.6	200	0	0.03	10	59	36	1.8	0.54	0.06
芹菜（白茎）	66	94.2	59	14	0.8	0.1	3.9	1.4	10	0.01	0.08	12	48	50	0.8	0.46	0.09
蕹菜	76	92.9	84	20	2.2	0.3	3.6	1.4	253	0.03	0.08	25	99	38	2.3	0.39	0.1
莴笋	62	95.5	59	14	1	0.1	2.8	0.6	25	0.02	0.02	4	23	48	0.9	0.33	0.07
苋菜（紫）	73	88.8	130	31	2.8	0.4	5.9	1.8	248	0.03	0.1	30	178	63	2.9	0.7	0.07
小白菜	81	94.5	63	15	1.5	0.3	2.7	1.1	280	0.02	0.09	28	90	36	1.9	0.51	0.08
水生蔬菜																	
藕（莲藕）	88	80.5	293	70	1.9	0.2	16.4	1.2	3	0.09	0.03	44	39	58	1.4	0.23	0.11
茭白	74	92.2	96	23	1.2	0.2	5.9	1.9	5	0.02	0.03	5	4	36	0.4	0.33	0.06
薯芋类																	
姜（黄姜）	95	87	172	41	1.3	0.6	10.3	2.7	28	0.02	0.03	4	27	25	1.4	0.34	0.14
芋头（毛芋）	84	78.6	331	79	2.2	0.2	18.1	1	27	0.06	0.05	6	36	55	1	0.49	0.37
野生蔬菜类																	
小蒜	82	90.4	126	30	1	0.4	7.7	2.2	113	0.03	0.12	28	89	38	1.2	0.5	0.03

续表

食物名称	食部（%）	水分（g）	能量（kJ）	能量（kcal）	蛋白质（g）	脂肪（g）	碳水化合物（g）	膳食纤维（g）	维生素 A（μgRE）	硫胺素（mg）	核黄素（mg）	维生素 C（mg）	钙（mg）	磷（mg）	铁（mg）	锌（mg）	铜（mg）
菌藻类																	
蘑菇（干）	100	13.7	1054	252	21	4.6	52.7	21	273	0.1	1.1	5	127	357	0	6.29	1.05
黑木耳（干）	100	15.5	858	205	12.1	1.5	65.5	29.9	17	0.17	0.44	—	247	292	97.4	3.18	0.32
平菇	93	92.5	84	20	1.9	0.3	4.6	2.3	2	0.06	0.16	4	5	86	1	0.61	0.08
香菇（干）	95	12.3	883	211	20	1.2	61.7	31.6	3	0.19	1.26	5	83	258	10.5	8.57	1.03
银耳（干）	96	14.6	837	200	10	1.4	67.3	30.4	8	0.05	0.25	—	36	369	4.1	3.03	0.08
珍珠白蘑（干）	100	12.1	887	212	18.3	0.7	56.3	23.3	—	Tr	0.02	—	24	28	189.8	3.55	1.03
海带（干）	98	70.5	322	77	1.8	0.1	23.4	6.1	40	0.01	0.1	0	348	52	4.7	0.65	0.14
紫菜（干）	100	12.7	866	207	26.7	1.1	44.1	21.6	228	0.27	1.02	2	264	350	54.9	2.47	1.68
水果类																	
菠萝	68	88.4	172	41	0.5	0.1	10.8	1.3	3	0.04	0.02	18	12	9	0.6	0.14	0.07
草莓	97	91.3	126	30	1	0.2	7.1	1	5	0.02	0.03	47	18	27	1.8	0.14	0.04
橙	74	87.4	197	47	0.8	0.2	11.1	0.6	27	0.05	0.04	33	20	22	0.4	0.14	0.03
柑橘	77	86.9	213	51	0.7	0.2	11.9	0.4	148	0.08	0.04	28	35	18	0.2	0.08	0.04
桃	86	86.4	201	48	0.9	0.1	12.2	1.3	3	0.01	0.03	7	6	20	0.8	0.34	0.05
枣（干）	80	26.9	1105	264	3.2	0.5	67.8	6.2	2	0.04	0.16	14	64	51	2.3	0.65	0.27
红橘（四川）	78	89.1	167	40	0.7	0.1	9.8	0.7	30	0.24	0.04	33	42	25	0.5	0.17	0.04
香蕉	59	75.8	381	91	1.4	0.2	22	1.2	10	0.02	0.04	8	7	28	0.4	0.18	0.14
蜜橘	76	88.2	176	42	0.8	0.4	10.3	1.4	277	0.05	0.04	19	19	18	0.2	0.1	0.07
猕猴桃	83	83.4	234	56	0.8	0.6	14.5	2.6	22	0.05	0.02	62	27	26	1.2	0.57	1.87
梨	82	85.8	184	44	0.4	0.2	13.3	3.1	6	0.03	0.06	6	9	14	0.5	0.46	0.62
鸭梨	82	88.3	180	43	0.2	0.2	11.1	1.1	2	0.03	0.03	4	4	14	0.9	0.1	0.19
苹果	76	85.9	218	52	0.2	0.2	13.5	1.2	3	0.06	0.02	4	4	12	0.6	0.19	0.06
葡萄	86	88.7	180	43	0.5	0.2	10.3	0.4	8	0.04	0.02	25	5	13	0.4	0.18	0.09
杏	91	89.4	151	36	0.9	0.1	9.1	1.3	75	0.02	0.03	4	14	15	0.6	0.2	0.11
李子	91	90	151	36	0.7	0.2	8.7	0.9	25	0.03	0.02	5	8	11	0.6	0.14	0.04
西瓜	56	93.3	105	25	0.6	0.1	5.6	0.3	75	0.02	0.03	6	8	9	0.3	0.1	0.05

续表

食物名称	食部（%）	水分（g）	能量（kJ）	能量（kcal）	蛋白质（g）	脂肪（g）	碳水化合物（g）	膳食纤维（g）	维生素 A（μgRE）	硫胺素（mg）	核黄素（mg）	维生素 C（mg）	钙（mg）	磷（mg）	铁（mg）	锌（mg）	铜（mg）
坚果种子类																	
核桃（干）	43	5.2	2623	627	14.9	58.8	19.1	9.5	5	0.15	0.14	1	56	294	2.7	2.17	1.17
花生（鲜）	53	48.3	1247	298	12	25.4	13	7.7	2	0	0.04	14	8	250	3.4	1.79	0.68
花生仁（生）	100	6.9	2356	563	24.8	44.3	21.7	5.5	5	0.72	0.13	2	39	324	2.1	2.5	0.95
葵花籽（炒）	52	2	2577	616	22.6	52.8	17.3	4.8	5	0.43	0.26	0	72	564	6.1	5.91	1.95
南瓜子（炒）	68	4.1	2402	574	36	46.1	7.9	4.1	0	0.08	0.16	0	37	0	6.5	7.12	1.44
西瓜子（炒）	43	4.3	2397	573	32.7	44.8	14.2	4.5	0	0.04	0.08	0	28	765	8.2	6.76	1.82
芝麻（黑）	100	5.7	2222	531	19.1	46.1	24	14	0	0.66	0.25	0	780	516	22.7	6.13	1.77
畜肉类及制品																	
牛肉（肥瘦）	99	72.8	523	125	19.9	4.2	2	0	7	0.04	0.14	0	23	168	3.3	4.73	0.18
牛肉松	100	2.7	1862	445	3.2	15.7	67.7	0	90	0.04	0.11	0	76	74	4.6	0.55	0.05
兔肉	100	76.2	427	102	19.7	2.2	0.9	0	26	0.11	0.1	0	12	165	2	1.3	0.12
午餐肉	100	59.9	958	229	9.4	15.9	12	0	0	0.24	0.05	0	57	81	0	1.39	0.08
羊肉（肥瘦）	90	65.7	849	203	19	14.1	0	0	22	0.05	0.14	0	6	146	2.3	3.22	0.75
猪大排	68	58.8	1105	264	18.3	20.4	1.7	0	12	0.8	0.15	0	8	125	0.8	1.72	0.12
猪肝	99	70.7	540	129	19.3	3.5	5	0	4972	0.21	2.08	20	6	310	22.6	5.78	0.65
猪肚	96	78.2	460	110	15.2	5.1	0.7	0	3	0.07	0.16	0	11	124	2.4	1.92	0.1
猪肉（肥瘦）	100	46.8	1653	395	13.2	37	2.4	0	18	0.22	0.16	0	6	162	1.6	2.06	0.06
猪肉松	100	9.4	1657	396	23.4	11.5	49.7	0	44	0.04	0.13	0	41	162	6.4	4.28	0.13
猪血	100	85.8	230	55	12.2	0.3	0.9	0	0	0.03	0.04	0	4	16	8.7	0.28	0.1
禽肉类及制品																	
鹌鹑	58	75.1	460	110	20.2	3.1	0.2	0	40	0.04	0.32	0	48	179	2.3	1.19	0.1
鹅	63	61.4	1050	251	17.9	19.9	0	0	42	0.07	0.23	0	4	144	3.8	1.36	0.43
鸽	42	66.6	841	201	16.5	14.2	1.7	0	53	0.06	0.2	0	30	136	3.8	0.82	0.24
鸡	66	69	699	167	19.3	9.4	1.3	0	48	0.05	0.09	0	9	156	1.4	1.09	0.07
鸡肝	100	74.4	506	121	16.6	4.8	2.8	0	10414	0.33	1.1	0	7	263	12	2.4	0.32
鸡腿	69	70.2	757	181	16	13	0	0	44	0.02	0.14	0	6	172	1.5	1.12	0.09
鸡血	100	87	205	49	7.8	0.2	4.1	0	56	0.05	0.04	0	10	68	25	0.45	0.03
鸭	68	63.9	1004	240	15.5	19.7	0.2	0	52	0.08	0.22	0	6	122	2.2	1.33	0.21
鸭肝	100	76.3	536	128	14.5	7.5	0.5	0	1040	0.26	1.05	18	18	283	23.1	3.08	1.31

续表

食物名称	食部 (%)	水分 (g)	能量 (kJ)	能量 (kcal)	蛋白质 (g)	脂肪 (g)	碳水化合物 (g)	膳食纤维 (g)	维生素 A (μgRE)	硫胺素 (mg)	核黄素 (mg)	维生素 C (mg)	钙 (mg)	磷 (mg)	铁 (mg)	锌 (mg)	铜 (mg)
乳类及制品																	
人乳	100	87.6	272	65	1.3	3.4	7.4	0	11	0.01	0.05	5	30	13	0.1	0.28	0.03
牛乳	100	89.8	226	54	3	3.2	3.4	0	24	0.03	0.14	1	104	73	0.3	0.42	0.02
强化牛奶(VA,VD)	100	89	213	51	2.7	2	5.6	0	66	0.02	0.08	3	140	60	0.2	0.38	0.04
人乳化奶粉	100	2.9	2134	510	14.5	27.1	51.9	0	303	0.35	1.16	5	251	354	8.3	1.82	0.03
婴儿奶粉	100	3.7	1854	443	19.8	15.1	57	0	28	0.12	1.25	0	998	457	5.2	3.5	0.2
全脂速溶奶粉	100	2.3	1950	466	19.9	18.9	54	0	272	0.08	0.8	7	659	571	2.9	2.16	0.12
酸奶	100	84.7	301	72	2.5	2.7	9.3	0	26	0.03	0.15	1	118	85	0.4	0.53	0.03
鲜羊奶	100	88.9	247	59	1.5	3.5	5.4	0	84	0.04	0.12	0	82	98	0.5	0.29	0.04
婴幼儿食品																	
钙质糕粉	100	7.5	1515	362	7.9	1.3	82.1	2.4	0	0.67	0.03	0	116	202	2.3	1.6	0.31
乳儿糕	100	10.3	1527	365	11.7	2.7	74.1	0.6	0	0.27	0.07	1	143	272	3.4	1.5	0.18
蛋类及制品																	
鹌鹑蛋	86	73	669	160	12.8	11.1	2.1	0	337	0.11	0.49	0	47	180	3.2	1.61	0.09
鹅蛋	87	69.3	820	196	11.1	15.6	2.8	0	192	0.08	0.3	0	34	130	4.1	1.43	0.09
鸡蛋（白）	87	75.8	577	138	12.7	9	1.5	0	310	0.09	0.31	0	48	176	2	1	0.06
鸡蛋（红）	88	73.8	653	156	12.8	11.1	1.3	0	194	0.13	0.32	0	44	182	2.3	1.01	0.07
鸡蛋白	100	84.4	251	60	11.6	0.1	3.1	0	0	0.04	0.31	0	9	18	1.6	0.02	0.05
鸡蛋黄	100	51.5	1372	328	15.2	28.2	3.4	0	438	0.33	0.29	0	112	240	6.5	3.79	0.28
鸭蛋	87	70.3	753	180	12.6	13	3.1	0	261	0.17	0.35	0	62	226	2.9	1.67	0.11
鱼虾蟹贝类																	
草鱼	58	77.3	473	113	16.6	5.2	0	0	11	0.04	0.11	0	38	203	0.8	0.87	0.05
带鱼	76	73.3	531	127	17.7	4.9	3.1	0	29	0.02	0.06	0	28	191	1.2	0.7	0.08
大马哈鱼（鲑鱼）	72	74.1	582	139	17.2	7.8	0	0	45	0.07	0.18	0	13	154	0.3	1.11	0.03
鳝鱼	67	78	372	89	18	1.4	1.2	0	50	0.06	0.98	0	42	206	2.5	1.97	0.05
鲫鱼	54	75.4	452	108	17.1	2.7	3.8	0	17	0.04	0.09	0	79	193	1.3	1.94	0.08
鲤鱼	54	76.7	456	109	17.6	4.1	0.5	0	25	0.03	0.09	0	50	204	1	2.08	0.06
非洲黑鲫鱼	53	80.9	322	77	16	1	1	0	7	Tr	0.28	0	24	150	1.1	0.7	0.11
泥鳅	60	76.6	402	96	17.9	2	1.7	0	14	0.1	0.33	0	299	302	2.9	2.76	0.09

续表

食物名称	食部（%）	水分（g）	能量（kJ）	能量（kcal）	蛋白质（g）	脂肪（g）	碳水化合物（g）	膳食纤维（g）	维生素 A（μgRE）	硫胺素（mg）	核黄素（mg）	维生素 C（mg）	钙（mg）	磷（mg）	铁（mg）	锌（mg）	铜（mg）
鱼虾蟹贝类																	
墨鱼	69	79.2	347	82	15.2	0.9	3.4	0	0	0.02	0.04	0	15	165	1	1.34	0.69
乌贼（鲜）	97	80.4	351	84	17.4	1.6	0	0	35	0.02	0.06	0	44	19	0.9	2.38	0.45
鱿鱼（干）	98	21.8	1310	313	60	4.6	7.8	0	0	0.02	0.13	0	87	392	4.1	11.24	1.07
白米虾	57	77.3	339	81	17.3	0.4	2	0	54	0.05	0.03	0	403	267	2.1	2.03	0.99
海虾	51	79.3	331	79	16.8	0.6	1.5	0	0	0.01	0.05	0	146	196	3	1.44	0.44
河虾	86	78.1	364	87	16.4	2.4	0	0	48	0.04	0.03	0	325	186	4	2.24	0.64
虾皮	100	42.2	640	153	30.7	2.2	2.5	0	19	0.02	0.14	0	991	582	6.7	1.93	1.08
海蟹	55	77.1	397	95	13.8	2.3	4.7	0	30	0.01	0.1	0	208	142	1.6	3.32	1.67
河蟹	42	75.8	431	103	17.5	2.6	2.3	0	389	0.06	0.28	0	126	182	2.9	3.68	2.97
蟹肉	100	84.4	259	62	11.6	1.2	1.1	0	0	0.03	0.09	0	231	159	1.8	2.15	1.33
螺	41	73.6	418	100	15.7	1.2	6.6	0	26	0.03	0.4	0	722	118	7	4.6	1.05
蛤蜊	39	84.1	259	62	10.1	1.1	2.8	0	21	0.01	0.13	0	133	128	10.9	2.38	0.11
油脂类																	
菜籽油	100	0.1	3761*	889*	0	99.9	0	0	0	0	0	0	9	9	3.7	0.54	0.18
花生油	100	0.1	3761*	899*	0	99.9	0	0	0	0	0	0	12	15	2.9	8.48	0.15
色拉油	100	0.2	3757*	898*	0	99.8	0	0	0	0	0	0	18	1	1.7	0.23	0.05
玉米油	100	0.2	3745*	895*	0	99.2	0.5	0	0	0	0	0	1	18	1.4	0.26	0.23
香油（芝麻油）	100	0.1	3757*	898*	0	99.7	0.2	0	0	0	0	0	9	4	2.2	0.17	0.05
猪油（炼）	100	0.2	3753*	897*	0	99.6	0.2	0	27	0.02	0.03	0	0	0	0	0	0
速食食品																	
饼干	100	5.7	1812	433	9	12.7	71.7	1.1	37	0.08	0.04	3	73	88	1.9	0.91	0.23
蛋糕	100	18.6	1452	347	8.6	5.1	67.1	0.4	86	0.09	0.09	0	39	130	2.5	1.01	1.21
面包	100	27.4	1305	312	8.3	5.1	58.6	0.5	0	0.03	0.06	0	49	107	2	0.75	0.24
方便面	100	3.6	1975	472	9.5	21.1	61.6	0.7	0	0.02	0.03	0	25	80	4.1	1.06	0.29
燕麦片	100	9.2	1536	367	15	6.7	66.9	5.3	0	0.3	0.13	0	186	291	7	2.59	0.45

续表

食物名称	食部（%）	水分（g）	能量（kJ）	能量（kcal）	蛋白质（g）	脂肪（g）	碳水化合物（g）	膳食纤维（g）	维生素 A（μgRE）	硫胺素（mg）	核黄素（mg）	维生素 C（mg）	钙（mg）	磷（mg）	铁（mg）	锌（mg）	铜（mg）
							饮料类										
冰棍	100	88.3	197	47	0.8	0.2	10.5	0	0	0.01	0.01	0	31	13	0.9	0	0.02
冰淇淋	100	74.4	531	127	2.4	5.3	17.3	0	48	0.01	0.03	0	126	67	0.5	0.37	0.02
橘子汁	100	70.1	498*	119*	0	0.1	29.6	0	2	0	0	2	4	0	0.1	0.03	0
橙汁汽水	100	94.9	84*	20*	0	0	5.1	0	10	0	0.02	0	10	Tr	0.1	0.02	0.08
							糖，蜜饯类										
白砂糖	100	Tr	1674*	400*	0	0	99.9	0	0	0	0	0	20	8	0.6	0.06	0.04
冰糖	100	0.6	1661*	397*	0	0	99.3	0	0	0.03	0.03	0	23	0	1.4	0.21	0.03
蜂蜜	100	22	1343	321	0.4	1.9	75.6	0	0	0	0.05	3	4	3	1	0.37	0.03
奶糖	100	5.6	1703	407	2.5	6.6	84.5	0	0	0.08	0.17	0	50	26	3.4	0.29	0.14
巧克力	100	1	2452	586	4.3	40.1	53.4	1.5	0	0.06	0.08	0	111	114	1.7	1.02	0.23
山楂果丹皮	100	16.7	1343	321	1	0.8	80	2.6	25	0.02	0.03	3	52	41	11.6	0.73	0.51
							调味品										
醋	100	90.6	130	31	2.1	0.3	4.9	0	0	0.03	0.05	0	17	96	6	1.25	0.04
豆瓣酱	100	46.6	745	178	13.6	6.8	17.1	1.5	0	0.11	0.46	0	53	154	16.4	1.47	0.62
花椒	100	11	1079	258	6.7	8.9	66.5	28.7	23	0.12	0.43	0	639	69	8.4	1.9	1.02
酱油	100	67.3	264	63	5.6	0.1	10.1	0.2	0	0.05	0.13	0	66	204	8.6	1.17	0.06
味精	100	0.2	1121	268	40.1	0.2	26.5	0	0	0.08	0	0	100	4	1.2	0.31	0.12
精盐	100	0.1	0*	0*	0	0	0	0	0	0	0	0	22	0	1	0.24	0.14
榨菜	100	75	121	29	2.2	0.3	6.5	2.1	82	0.03	0.06	2	155	41	3.9	0.63	0.14

注：—：未测定；…：未检出；*：数值不确定或为估计值

（中国食物成分表，2002 年中国疾病预防控制中心营养与食品安全所编著）

附录十二　常见身体活动强度和能量消耗表

活动项目		身体活动强度（MET）		能量消耗量［kcal/（标准体重·10min）］	
		<3 低强度；3~6 中强度；7~9 高强度；10~11 极高强度		男（66kg）	女（56kg）
家务活动	整理床，站立	低强度	2.0	22.0	18.7
	洗碗，熨烫衣物	低强度	2.3	25.3	21.5
	收拾餐桌，做饭或准备食物	低强度	2.5	27.5	23.3
	擦窗户	低强度	2.8	30.8	26.1
	手洗衣服	中强度	3.3	36.3	30.8
	扫地、扫院子、拖地板、吸尘	中强度	3.5	38.5	32.7
步行	慢速（3km/h）	低强度	2.5	27.5	23.3
	中速（5km/h）	中强度	3.5	38.5	32.7
	快速（5.5~6km/h）	中强度	4.0	44.0	37.3
	很快（7km/h）	中强度	4.5	49.5	42.0
	下楼	中强度	3.0	33.0	28.0
	上楼	高强度	8.0	88.0	74.7
	上下楼	中强度	4.5	49.5	42.0
跑步	走跑结合（慢跑成分不超过10min）	中强度	6.0	66.0	56.0
	慢跑，一般	高强度	7.0	77.0	65.3
	8km/h，原地	高强度	8.0	88.0	74.7
	9km/h	极高强度	10.0	110.0	93.3
	跑，上楼	极高强度	15.0	165.0	140.0
自行车	12~16km/h	中强度	4.0	44.0	37.3
	16~19km/h	中强度	6.0	66.0	56.0
球类	保龄球	中强度	3.0	33.0	28.0
	高尔夫球	中强度	5.0	55.0	47.0
	篮球，一般	中强度	6.0	66.0	56.0
	篮球，比赛	高强度	7.0	77.0	65.3
	排球，一般	中强度	3.0	33.0	28.0
	排球，比赛	中强度	4.0	44.0	37.3
	乒乓球	中强度	4.0	44.0	37.3
	台球	低强度	2.5	27.5	23.3

续表

活动项目		身体活动强度（MET）		能量消耗量［kcal/（标准体重·10min）］	
		<3 低强度；3～6 中强度；7～9 高强度；10～11 极高强度		男（66kg）	女（56kg）
球类	网球，一般	中强度	5.0	55.0	46.7
	网球，双打	中强度	6.0	66.0	56.0
	网球，单打	高强度	8.0	88.0	74.7
	羽毛球，一般	中强度	4.5	49.5	42.0
	羽毛球，比赛	高强度	7.0	77.0	65.3
	足球，一般	高强度	7.0	77.0	65.3
	足球，比赛	极高强度	10.0	110.0	93.3
跳绳	慢速	高强度	8.0	88.0	74.7
	中速，一般	极高强度	10.0	110.0	93.3
	快速	极高强度	12.0	132.0	112.0
舞蹈	慢速	中强度	3.0	33.0	28.0
	中速	中强度	4.5	49.5	42.0
	快速	中强度	5.5	60.5	51.3
游泳	踩水，中等用力，一般	中强度	4.0	44.0	37.3
	爬泳（慢），自由泳，仰泳	高强度	8.0	88.0	74.7
	蛙泳，一般速度	极高强度	10.0	110.0	93.3
	爬泳（快），蝶泳	极高强度	11.0	121.0	102.7
其他活动	瑜伽	中强度	4.0	44.0	37.3
	单杠	中强度	5.0	55.0	46.7
	俯卧撑	中强度	4.5	49.5	42.0
	太极拳	中强度	3.5	38.5	32.7
	健身操（轻或中等强度）	中强度	5.0	55.0	46.7
	轮滑旱冰	高强度	7.0	77.0	65.3

注：1MET 相当于每千克体重每小时消耗 1kcal 能量［1kcal/（kg·h）］

参考文献

[1] 国家卫生健康委员会．中国居民营养与慢性病状况报告（2020）［R］．北京：人民卫生出版社，2020.

[2] 吴为群，胡志庚，韩宏裕．慢病调理师职业水平评价教材［M］．北京：中国医药科技出版社，2022.

[3] 吴为群．体重管理师职业水平评价教材［M］．北京：中国医药科技出版社，2020 年．

[4] 吴为群，黄绮玲，张巧玲．儿童营养师职业水平评价教材［M］．北京：中国医药科技出版社，2020.

[5] 吴为群．营养防病圣典［M］．北京：中国医药科技出版社，2015.

[6] 杨月欣，葛可佑．中国营养科学全书［M］．北京：人民卫生出版社，2019.

[7] 中国营养学会．中国居民膳食指南［M］．北京：人民卫生出版社，2022.

[8] 中国营养学会．中国居民膳食营养素参考摄入量（2023 版）［M］．北京：人民卫生出版社，2023.

[9] 李光辉．孕产期营养管理临床实践指导［M］．北京：人民卫生出版社，2022.

[10]［德］碧尔吉特·格鲍尔·瑟斯特亨，托马斯·菲林格尔．德式孕产百科［M］．邵帅，译．北京：科学技术文献出版社，2019.

[11] 刘婷婷，冯静，孙静，等．营养包干预对婴幼儿唾液中免疫球蛋白 A 水平影响的研究［J］．营养学报，2024，46（1）：13－17.

[12] 洪莉，潘秀花，汪鸿，等．中国婴幼儿辅食添加现状与实现食物多样化研究进展［J］．中国妇幼保健，2024，39（9）：1553－1557.

[13] 曾缘，任瑶林，余洁，等．microRNA 与母体孕期营养不良者的子代脂质代谢紊乱的关系［J］．中国研究型医院，2024，11（4）：65－71.

[14] 王杰，赵文华，宋鹏坤，等．妇幼保健机构营养服务及当地母婴营养状况分析［J］．营养学报，2024，46（3）：220－227.

[15] 杨艳艳，胡孟彩．个体化营养干预对 HDP 高风险孕妇 HDP 发病及母婴结局的影响［J］．中国计划生育和妇产科，2024，16（2）：51－59.

[16] 崔淼，王硕，杨振宇，等．我国 6～23 月龄婴幼儿喂养行为与营养不良的关联性研究［J］．中国预防医学杂志，2024，25（4）：473－477.

[17] 姜峻玥，黄佳婷，苏燕燕，等．应用中国哺乳期膳食平衡指数（DBI－L）评价 5 城市产褥期乳母膳食质量［J］．营养学报，2024，46（1）：7－11.

[18] Van Hoorn M，Feuling MB，Allen K，et al. Evaluation and management of reduced dietary diversity in children with pediatric feeding disorder［J］. J Autism Dev Disord，2023，53（3）：1290－1297.

[19] Quake AZ，Liu TA，D'Souza R，et al. Early introduction of multi－allergen mixture for prevention of food allergy：pilot study［J］. Nu－trients，2022，14（4）：737－743.

[20] Huus KE，Petersen C，Finlay BB. Diversity and dynamism of IgA－microbiota interactions［J］. Nat Rev Immunol，2021，21：514－525.

[21] World Health Organization，UNICEF. Indicators for assessing infant and young child feeding practices：definitions and mea－surement methods［R］. Geneva：WHO，UNICEF，2021.

[22] Meng J，Han J，Wang X，et al. Twist 1－YY1－p300 complex promotes the malignant progression of HCC through activation of miR－9 by forming phase－separated condensates at super－enhancers and relieved by metformin［J］. Pharmacol Res，2023，188：106661.

[23] Miturski A，Gęca T，Stupak A，et al. Influence of pre－pregnancy obesity on carbohydrate and lipid me-

tabolism with selected adipokines in the maternal and fetal compartment [J] . Nutrients, 2023, 15 (9): 2130.

[24] Kong L, Ye C, Wang Y, et al. Causal effect of lower birthweight on non – alcoholic fatty liver disease and mediating roles of insulin resistance and metabolites [J] . Liver Int, 2023, 43 (4): 829 – 839.

[25] Krauss T, Heisz S, Honecker J, et al. Specific miRNAs are associated with human cancer cachexia in an organ – specific manner [J] . J Cachexia Sarcopenia Muscle, 2023, 14 (3): 1381 – 1394.

[26] Takahashi Y, Morales Valencia M, Yu Y, et al. Transgenerational inheritance of acquired epigenetic signatures at CpG islands in mice [J] . Cell, 2023, 186 (4): 715 – 731.

[27] Piccinin E, Arconzo M, Matrella ML, et al. Intestinal Pgc1α ablation protects from liver steatosis and fibrosis [J] . JHEP Rep, 2023, 5 (11): 100853.

[28] Man AWC, Zhou Y, Xia N, et al. Dietary supplements and vascular function in hypertensive disorders of pregnancy [J] . Pflugers Arch, 2023, 475 (7): 889 – 905.

[29] Palatnik A, Mukhtarova N, Hetzel SJ, et al. Blood pressure changes in gestational hypertension, preeclampsia, and chronic hypertension from preconception to 42 – day postpartum [J] . Pregnancy Hypertens, 2023, 31: 25 – 31.

[30] Dos Santos K, Rosado EL, da Fonseca ACP, et al. Apilot study of dietetic, phenotypic, and genotypic features influencing hypertensive disorders of pregnancy in women with pregestational diabetes mellitus [J] . Life (Basel), 2023, 13 (5): 1104.